**Nitin Agarwal, MD**
Neurosurgery Resident
Enfolded Spine Surgery Fellow
Department of Neurological Surgery
University of Pittsburgh Medical Center
Pittsburgh, Pennsylvania

# Neurosurgery Fundamentals

# 神经外科学精要

主　编　〔美〕尼廷·阿加沃尔

主　译　张洪钿　陈立华

U0324692

天 津 出 版 传 媒 集 团
天津科技翻译出版有限公司

著作权合同登记号:图字:02-2019-257

**图书在版编目(CIP)数据**

  神经外科学精要 / (美) 尼廷·阿加沃尔
(Nitin Agarwal)主编;张洪钿,陈立华主译. —天津:
天津科技翻译出版有限公司, 2022.10
  书名原文:Neurosurgery Fundamentals
  ISBN 978-7-5433-4189-0

  Ⅰ. ①神… Ⅱ. ①尼… ②张… ③陈… Ⅲ. ①神经外
科学 Ⅳ. ①R651

  中国版本图书馆 CIP 数据核字(2021)第 248031 号

中文简体字版权属天津科技翻译出版有限公司。

**授权单位:**Thieme Medical Publishers, Inc.
**出　　版:**天津科技翻译出版有限公司
**出 版 人:**刘子媛
**地　　址:**天津市南开区白堤路 244 号
**邮政编码:**300192
**电　　话:**(022)87894896
**传　　真:**(022)87893237
**网　　址:**www.tsttpc.com
**印　　刷:**天津海顺印业包装有限公司
**发　　行:**全国新华书店
**版本记录:**889mm×1194mm　32 开本　16 印张　300 千字
　　　　　　2022 年 10 月第 1 版　2022 年 10 月第 1 次印刷
　　　　　　定价:128.00 元

(如发现印装问题,可与出版社调换)

# 译者名单

**主　译**　张洪钿　陈立华

**副主译**　杨建凯　齐洪武　林建浩　杨　艺

**译　者**　(按姓氏笔画排序)

王　旋　华中科技大学同济医学院附属协和医院

王华松　首都医科大学附属北京天坛医院

王建村　解放军海军军医大学三附院

云　强　内蒙古自治区人民医院

付　尧　吉林大学中日联谊医院

齐洪武　中国人民解放军联勤保障部队第 980 医院

闫惊涛　山西晋城大医院

汤　可　中国人民解放军总医院第八医学中心

杨　艺　首都医科大学附属北京天坛医院

杨　凯　山西医科大学附属晋中医院

杨建凯　河北医科大学第二医院

杨悦凡　西京医院

汪　峰　重庆医科大学附属第二医院

张　伟　慕尼黑工业大学附属伊萨尔河右岸医院

张　南　复旦大学附属华山医院

张亿乐　西京医院

张长远　河南省人民医院

张怡村　神外世界公众平台

张祎年　兰州大学第二医院

张洪钿　中国人民解放军总医院第七医学中心

张嘉靖　北京裕和中西医结合康复医院

陈为为　安徽医科大学第一附属医院

陈立华　中国人民解放军总医院第七医学中心

林建浩　广东三九脑科医院

郜彩斌　宁夏医科大学总医院

黄传平　南方医科大学南方医院

戚举星　盐城市第一人民医院

彭　程　中国人民解放军联勤保障部队第984医院

谭林琼　澳门科技大学医院

# 编者名单

**Divyansh Agarwal, MS**
Perelman School of Medicine
University of Pennsylvania
Philadelphia, Pennsylvania

**Prateek Agarwal, AB**
Perelman School of Medicine
University of Pennsylvania
Philadelphia, Pennsylvania

**Hanna Algattas, MD**
Resident
Department of Neurosurgery
University of Pittsburgh Medical Center
Pittsburgh, Pennsylvania

**Edward G Andrews, MD**
Resident
Department of Neurosurgery
University of Pittsburgh Medical Center
Pittsburgh, Pennsylvania

**Kofi-Buaku Atsina, MD**
Resident
Department of Radiology
Thomas Jefferson University Hospitals
Philadelphia, Pennsylvania

**Abhijeet Singh Barath, MBBS**
Resident
Department of Trauma and Emergency
  Medicine
All India Institute of Medical Sciences
Jodhpur, India

**Joao T Alves Belo, MD**
Research Fellow
Department of Neurosurgery
University of Pittsburgh Medical Center
Pittsburgh, Pennsylvania;
Attending Neurosurgeon
Hospital Felício Rocho
Belo Horizonte, Brazil

**Deborah L Benzil, MD, FAANS, FACS**
Vice Chair
Department of Neurosurgery
Cleveland Clinic
Cleveland, Ohio

**Desmond A Brown, MD, PhD**
Neurosurgery Resident
Enfolded Fellow, Neurosurgical
  Oncology
Mayo Clinic
Rochester, Minnesota

**Terrence C Burns, MD, PhD**
Senior Associate Consultant
Department of Neurosurgery
Mayo Clinic
Rochester, Minnesota

**David T Fernandes Cabral, MD**
Resident
Department of Neurosurgery
University of Pittsburgh Medical Center
Pittsburgh, Pennsylvania

**Garth Rees Cosgrove, MD, FRCS(C)**
Director of Epilepsy and Functional
   Neurosurgery
Brigham and Women's Hospital
Harvard Medical School
Boston, Massachusetts

**Mougnyan Cox, MD**
Neuroradiology Fellow
Department of Radiology
Hospital of the University of
   Pennsylvania
Philadelphia, Pennsylvania

**Michael P D'Angelo, BS**
University of Pittsburgh School of Medicine
Pittsburgh, Pennsylvania

**Jeffrey Esper, DO, MHSA, MS (Med Ed),
   FACN, FAANEM**
Residency Program Director
Department of Neurology
UPMC Hamot
Erie, Pennsylvania

**Juan C Fernandez-Miranda, MD**
Professor of Neurosurgery and (By
   Courtesy) of Otolaryngology—Head
   and Neck Surgery
Stanford University Medical Center
Stanford, California

**Adam E Flanders, MD**
Professor of Radiology and Rehabilitation
   Medicine
Co-division Director, Neuroradiology
Vice-chair Imaging Informatics

Department of Radiology
Thomas Jefferson University Hospitals
Philadelphia, Pennsylvania

**Robert M Friedlander, MD, MA**
Chairman and Professor
Walter E Dandy Chair
Head of Cerebrovascular Neurosurgery
University of Pittsburgh School of
   Medicine
Pittsburgh, Pennsylvania

**William Gibson, MD, PhD**
Resident
Department of Neurosurgery
Mayo Clinic
Rochester, Minnesota

**M Sean Grady, MD**
Charles Harrison Frazier Professor of
   Neurosurgery
Chairman, Department of Neurosurgery
Perelman School of Medicine
University of Pennsylvania
Philadelphia, Pennsylvania

**Raghav Gupta, BS**
Rutgers New Jersey Medical School
Newark, New Jersey

**David R Hansberry, MD, PhD**
Resident
Department of Radiology
Thomas Jefferson University
   Hospitals
Philadelphia, Pennsylvania

**Robert F Heary, MD, FAANS**
Professor
Department of Neurological Surgery
Director
Center for Spine Surgery and
    Mobility
Rutgers New Jersey Medical School
Newark, New Jersey

**Brian L Hoh, MD, FACS, FAANS**
James and Brigitte Marino Family
    Professor and Chair
Lillian S. Wells Department of Neurosurgery
University of Florida
Gainesville, Florida

**Rachel Jacobs, BS**
University of Pittsburgh School of
    Medicine
Pittsburgh, Pennsylvania

**Ahmed Kashkoush, BS**
University of Pittsburgh School of
Medicine
Pittsburgh, Pennsylvania

**Kristopher Kimmell, MD**
Adjunct Clinical Assistant Professor
Department of Neurosurgery
University of Rochester Medical Center
Rochester, New York

**L Dade Lunsford, MD, FACS**
Lars Leksell Distinguished Professor
Department of Neurosurgery
Director, Center for Image Guided
    Neurosurgery
Director, Neurosurgery Residency Program
Chair, Technology and Innovative Practice
    Committee
University of Pittsburgh
Pittsburgh, Pennsylvania

**Georgios A Maragkos, MD**
Postdoctoral Research Fellow
Neurosurgery Service
Beth Israel Deaconess Medical Center
Harvard Medical School
Boston, Massachusetts

**Christine Mau, MD**
Neurosurgery Resident
Department of Neurosurgery
Penn State Health Milton S. Hershey
    Medical Center
Hershey, Pennsylvania

**Michael M McDowell, MD**
Resident
Department of Neurosurgery
University of Pittsburgh Medical Center
Pittsburgh, Pennsylvania

**Catherine Miller, MD**
Assistant Professor
Department of Neurosurgery
University of California, San Francisco
San Francisco, California

**Edward A Monaco III, MD, PhD**
Assistant Professor
Department of Neurological Surgery
University of Pittsburgh School of Medicine
Pittsburgh, Pennsylvania

**James Mooney, MD**
Neurosurgery Resident
Department of Neurosurgery
University of Alabama at Birmingham
Birmingham, Alabama

**Justin M Moore, MD, PhD**
Assistant Professor
Department of Neurosurgery
Beth Israel Deaconess Medical Center
Harvard Medical School;
Department of Neurosurgery
Boston Medical Center
Boston University
Boston, Massachusetts

**Charles Munyon, MD**
Director, Functional and Restorative
  Neurosurgery
Lewis Katz School of Medicine at
  Temple University
Philadelphia, Pennsylvania

**Ali Naji, MD, PhD**
Professor
Department of Surgery
University of Pennsylvania
Philadelphia, Pennsylvania

**Kamil W Nowicki, MD, PhD**
Resident
Department of Neurosurgery
University of Pittsburgh Medical Center
Pittsburgh, Pennsylvania

**Sandip S Panesar, MD, MSc**
Postdoctoral Research Fellow
Department of Neurosurgery
Stanford University
Stanford, California

**Ian F Parney, MD, PhD**
Professor and Vice-Chair (Research)
Department of Neurosurgery
Consultant
Department of Immunology
Mayo Clinic
Rochester, Minnesota

**Logan Pyle, DO**
Resident
Department of Neurology
UPMC Hamot
Erie, Pennsylvania

**Harvey Rubin, MD, PhD**
Professor
Department of Medicine
University of Pennsylvania
Philadelphia, Pennsylvania

**Michael W Ruff, MD**
Senior Associate Consultant
Department of Neurology
Department of Medical Oncology
Mayo Clinic
Rochester, Minnesota

**Alexandra A Sansosti, BS**
University of Pittsburgh School of Medicine
Pittsburgh, Pennsylvania

**Chandranath Sen, MD**
Professor
Department of Neurosurgery
New York University Langone
    Medical Center
New York, New York

**Lori Shutter, MD**
Professor
Departments of Critical Care Medicine,
    Neurology, and Neurosurgery;
Vice Chair of Education
Department of Critical Care Medicine;
Director
Division of Neurocritical Care;
University of Pittsburgh
Pittsburgh, Pennsylvania

**Joshua Smith, DO**
Resident
Department of Neurology
UPMC Hamot
Erie, Pennsylvania

**Ann R Stroink, MD, CPE, FAANS**
Faculty Neurosurgeon
Central Illinois Neuro Health Sciences;
Advocate System Medical Director
Neurosciences Quality & Educational
Development;
Bloomington, Illinois

**Hirokazu Takami, BM**
Neurosurgery Fellow
Department of Neurosurgery
Mayo Clinic
Rochester, Minnesota

**Shelly D Timmons, MD, PhD, FACS,**
    **FAANS**
Professor of Neurosurgery
Vice Chair for Administration
Director of Neurotrauma
Department of Neurosurgery
Penn State Health Milton S. Hershey
    Medical Center
Hershey, Pennsylvania

**Krystal L Tomei, MD, MPH**
Assistant Professor
Department of Neurosurgery
Rainbow Babies & Children's Hospital
University Hospitals Cleveland
    Medical Center
Cleveland, Ohio

**Daniel A Tonetti, MD, MS**
Resident
Department of Neurosurgery
University of Pittsburgh Medical Center
Pittsburgh, Pennsylvania

**Jamie Ullman, MD**
Director of Neurotrauma
North Shore University Hospital
Manhasset, New York;
Department of Neurosurgery
The Donald and Barbara Zucker School of
    Medicine at Hofstra/Northwell
Hempstead, New York

**Pablo A Valdes, MD, PhD**
Neurosurgery Resident
Brigham and Women's Hospital
Harvard Medical School
Boston, Massachusetts

**G Edward Vates, MD, PhD, FACS**
Professor
Department of Neurosurgery;
Director
Rochester Early Medical Scholars
    Program;
University of Rochester Medical Center
Rochester, New York

**Katherine E Wagner, MD**
Resident
Department of Neurosurgery
Donald and Barbara Zucker School of
    Medicine at Hofstra/Northwell
Hempstead, New York;
Department of Neurosurgery
Northwell Health
North Shore University Hospital
Manhasset, New York

**Michael D White, BS**
University of Pittsburgh School of
    Medicine
Pittsburgh, Pennsylvania

**Daniel Y Zhang, SB**
Perelman School of Medicine
University of Pennsylvania
Philadelphia, Pennsylvania

**Xiaoran Zhang, MD, MS**
Resident
Department of Neurosurgery
University of Pittsburgh
    Medical Center
Pittsburgh, Pennsylvania

# 中文版序言

神经外科学既是一门科学又是一门艺术，它要求手术者不但具有高超的操作技巧，而且要有艺术家那样的审美能力，还要有一种独立于外科学之外的独特思维体系。医生在获得神经外科要求的技巧和艺术之前，必须进行大量的临床实践，这基于对神经外科学知识体系的全面了解。神经外科医生除了要扎实掌握基本的解剖知识，还要对整个神经外科技术的构成、神经外科系统疾病的特征及诊疗方法有一个整体和全面的理解。《神经外科学精要》的译者们希望让读者得到关于神经系统各种问题的多维理解，并且将个人体会融入其中，从而把握神经外科学在社会、经济、人文、医学、科学等角度呈现的不同内涵。

要想成功地掌握神经外科学的技术和艺术，必须确定一个正确的全局观，制订一个具有未来视角的学习和职业生涯路线，这也是本书不同于其他神经外科学图书的独特之处。《神经外科学精要》将帮助神经外科医生在熟练掌握将来可能遇到的疾病问题基础上，拓展视角，其对神经外科发展之路的清晰展示，将帮助读者更好地理解和体会神经外科学的精要所在，使他们成功且有效地实践神经外科学手术的技术与艺术。

# 中文版前言

《神经外科学精要》是一本具有启发性的、专业选择性很高的图书，是一本便携的参考手册，有助于神经外科医生快速消化和理解神经外科学基础知识。

本书内容涵盖神经外科学的各个方面，包括神经外科体系指导、神经外科基础、神经外科系统疾病三大部分。讲述了神经外科历史、神经系统查体、神经解剖、神经影像、跨学科诊疗的基础知识，以及神经外科的社会经济学。本书结合最新发展动态，详细介绍了神经外科各种疾患的临床表现、诊断、鉴别诊断及治疗，包含了颅脑损伤、脊柱损伤、脑血管病、肿瘤、运动障碍及癫痫、疼痛等疾病，以及小儿神经外科疾病。本书还介绍了手术室、重症监护、立体定向等技术体系，从独特的视角提供了神经外科职业生涯路线图和大师建言。

本书在每章中均设有问题，并且全面收集了多种渠道的丰富资料，包括教科书、网络资料、会议集、科研成果等，为开始涉及神经外科的医生打开了眼界。全书体系清晰，内容涵盖广泛，适合初级神经外科医生查阅。

为青年医生勾绘一幅神经外科的美妙蓝图，为青年医生展开一幅扎实进取的地图，是本书编者，也是译者的一份初衷。

# 序 言

当 Nitin Agarwal 邀请我写这篇序言时，我开心地得知他将在这本《神经外科学精要》中融入自己的经验、反思和建议。我为这位年轻的同行所做出的贡献而欣喜，更为他在书中所介绍的知识和阐述的见解而折服。我从自己的写作经验中体会到，简洁对于医学生和住院医师来说是至关重要的，这本书恰好做到了这一点。本书简明扼要地介绍了神经外科发展历史、神经系统检查、神经解剖、神经影像学和手术室的基础知识。本书还总结了颅脑创伤、脑血管病、颅内肿瘤、脊柱、功能神经外科和小儿神经外科的主要内容，这些内容面向神经外科医师，涉及他们在职业生涯的早期阶段或在夜间急诊时，最有可能遇到的临床问题。随书附上的图表也做得非常好，恰当地补充了文字部分的相关内容。我特别喜欢职业生涯的线路图以及大师的建言等章。能够在特定的专业领域获得神经外科前辈们分享的成功经验是极有价值的，以前很少有人这么做，而这本书却做了。我预见这本书很快将会成为一部经典的参考书，特别是对那些刚刚步入临床工作而且有抱负的神经外科医师而言。同时也可以预见，这本书将会成为病房中许多神经外科助理医师和住院医师的口袋书。

Michael T. Lawton, MD

Barrow 神经研究所 CEO, 神经外科教授

St. Joseph 医院神经外科主任、颅底及脑血管病组组长

# 前　言

　　神经外科是一门复杂而且选择性很高的专业。因此，优秀的专业图书可以很好地用于启发神经外科医学生、神经病学高级医师以及本专业住院医师。神经外科医师需要掌握的知识过于丰富，而现有的参考书又浩如烟海，使人眼花缭乱，本书可为神经外科住院医师提供一个便携式的参考，有助于他们快速消化和理解一些难解的神经外科基础知识，帮助实习医师和住院医师迅速入门。本书在每章中均有提问，这样有助于知识的记忆。每章均针对住院医师设计了线路图以及著名神经外科教授的建议和意见。最后，本书全面收集了各种各样、各个渠道的丰富资料，包括教科书、网络资料、会议集、基金和科研成果、本专业期刊、神经外科学会刊物和董事会审查报告等。多种渠道的资源可以满足各种类型的读者需要。总体而言，本书为所有有抱负的神经外科医师提供了独特而简洁的指导。

Nitin Agarwal, MD

# 致　谢

　　首先要感谢那些帮助过我的同事，是他们促成了本书的出版，以促进对未来神经外科医师的培训。我还要感谢 Thieme 出版公司所有的编辑，特别是 Timothy Y. Hiscock、Gaurav Prabhuzantye 和 Sarah E. Landis，感谢你们给我机会，能为提高医学生、神经病学高级医师和神经外科住院医师的医学水平，贡献自己的一份微薄之力。

# 目　录

# 第 1 章

# 神经外科职业生涯的线路图

Ahmed Kashkoush, David T Fernandes Cabral, Robert M Friedlander

## 1.1 简介

神经外科,是指针对大脑、脊柱和周围神经系统的病理性疾病进行手术治疗的专业学科。美国神经外科委员会(ABNS)负责制订神经外科住院医师的培训大纲[1]。神经外科住院医师住院培训期为 7 年(84 个月),包括 54 个月的神经外科临床工作和 30 个月的选修课。本章的目的是设立一个线路图,指导申请人如何申请成为神经外科住院医师。

## 1.2 申请

### 1.2.1 匹配数据

2017—2018 学年,研究生医学教育认证委员会(ACGME)共认定了 110 个神经外科住培项目[2]。一般来说,普通神经外科住培基地每年接收 1~3 名新的住院医师,较大的住培基地每年接收 4 名新的住院医师。神经外科是 2018 年匹配数据中最具有竞争力的专业之一。根据美国全国住院医师匹配计划(NRMP),共有 310 个申请人优先选择了本专业的 225 个职位(1.38 个申请人/职位)[3]。注意:本章中所有 NRMP 统计数据均为首选神经外科专业的申请人 (n=310),而不是所有神经外科专业的申请人(n=325)[3,4]。神经外科专业的匹配率为 86%;相比之下,所有专业的匹配率约为 94%。2018 年总计有 43 名国际医学毕业生(IMG)申请人,匹配率为 23%[5]。

考虑到对新入住院医师开放的场地有限，尽早在医学院为申请过程做准备是很重要的，以便争取最大的成功机会。

在 2018 年 3 月，对 104 名神经外科住培基地导师中的 28 名（27% 的回复率）进行问卷调查。接受调研者被要求提出个人认为对申请人面试和排位的影响因素。

在所有的因素中，大多数住培基地导师均将以下内容列为影响申请人接受面试的重要因素[6]：

（1）推荐信（100%）。

（2）美国执业医师资格考试（USMLE）/综合骨科医师执业考试（COMLEX）第 1 步的分数（100%）。

（3）在本单位轮转过神经外科专业（88%）。

（4）是 Alpha Omega Alpha 会员（88%）。

（5）有专业精神和职业道德的证据（84%）。

当被问及影响申请人排名的重要因素时，住培基地导师最常提及的建议[6]：

（1）在面试期间与教师进行互动（96%）。

（2）人际关系技巧（88%）。

（3）与同事之间的互动（88%）。

（4）推荐信（84%）。

（5）USMLE/COMLEX 第 1 步的分数（84%）。

从 NRMP 结果表明，学习成绩是取得面试资格的关键，而个性、与他人的互动对申请人的排位影响最大。当然，这些影响因素中的每一项，在不同住培基地的重要性各不相同，这点值得注意。

## 1.2.2　资格

对神经外科住培基地而言，USMLE 第 1 步的分数很重要，是评估申请人的重要筛选因素。如前所述，100% 的住培基地导师会根据第 1 步的分数来选择申请人进行面试 [6]。2018 年的 NRMP 数据显示，那些将神经外科作为首选专业的 188 名申请人，第 1 步分数的平均得分为 245 分（表 1.1）[3]。而另外 28 名喜欢神经外科但在专业上不匹配的申请人，平均得分为 234。

表 1.1　优先选择神经外科的美国 MD 应届毕业生的统计数据 *

| 指标 | 匹配(n=188) | 未匹配(n=28) |
| --- | --- | --- |
| 连续排位的平均数 | 16.4 | 8.5 |
| 不同专业排位的平均数 | 1 | 1.3 |
| USMLE 第 1 步平均分数 | 245 | 234 |
| USMLE 第 2 步平均分数 | 249 | 238 |
| 研究经验平均数 | 5.2 | 4.4 |
| 摘要、病例报道、期刊文章平均数 | 18.4 | 8.9 |
| 工作经历平均数 | 3.2 | 2.5 |
| 志愿经历平均数 | 7 | 6.9 |
| AOA 成员比例 | 31.9 | 21.4 |
| NIH 最高资助的前 40 所美国医学院毕业生比例 ** | 43.6 | 10.7 |
| PhD 生比例 | 13.6 | 3.8 |
| 多学位生比例 | 20 | 28 |

* 经全国住院医师匹配计划(NRMP)许可转载[3]。

** NIH 最高资助的前 40 所美国医学院信息来自 NIH 网站。

AOA, Alpha Omega Alpha 委员会;NIH,美国国家健康委员会;USMLE,美国执业医师资格考试。

利用 2016—2018 年的数据进行概率统计,要想使首选的神经外科专业匹配成功,分数>250 分的成功率为 85%~95%。而分数为 220~230 分、230~240 分和 240~250 分,匹配的成功率分别为 50%~60%、70%~80% 和 80%~85%(图 1.1)。对于 IMG,匹配与不匹配申请人的平均分数与美国 MD 应届毕业生 (allopathic seniors)的平均分数相似[5]。然而,根据 2016—2018 年的 NRMP 数据显示,一个明显的区别是,即使有一个相当高的分数(>260 分),将神经外科作为首选专业匹配成功的可能性仍为 45%(图 1.2)。因此,IMG 申请人还要从参与神经外科科室的实验研究以及与该机构的教师建立良好的人际关系中受益。

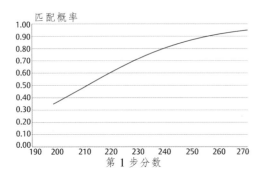

图 1.1　美国 MD 应届毕业生依据美国执业医师资格考试(USMLE)第 1 步分数进入神经外科的比率。[经全国住院医师匹配计划(NRMP)许可转载][3]

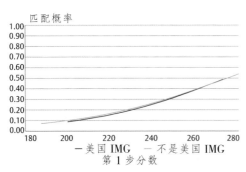

图 1.2　国际医学毕业生依据美国医师执业资格考试(USMLE)Step1 分数进入神经外科的比率。[经全国住院医师匹配计划(NRMP)许可转载][5]

　　虽然 Alpha Omega Alpha (AOA) 会员不是神经外科住院医师所必需的条件,但顶级住培基地可能更倾向于选择 AOA 成员[7]。通常将申请人在临床轮转期间的表现进行等级评估,这些等级是根据其日常工作表现、对专业的热爱程度以及协助医疗团队其他成员的能力而确定。临床轮转期间的表现评估在很大程度上是主观的,如果发现住院医师或助理医师态度傲慢或不感兴趣,则可能被评为低级。鉴于神经外科住院医师职位的竞争激烈程度,申请人应该在所有轮转中争取高分[7]。

### 1.2.3　研究能力

　　研究能力是神经外科职位申请中非常重要的一部分。在本专业期刊发表文章可以证明研究能力。

在 2018 年的匹配遴选中，匹配申请人的摘要、PPT 和期刊文章的平均数量为 18.4，而不匹配申请人的平均数量为 8.93。对于想去排名靠前的学术中心和 IMG 的申请人而言，研究能力的重要性尤为突出。一项研究表明，学生的 h-指数可作为预录取到顶级科研机构的独立预测因素[8]，因此可以看出在神经外科期刊发表有影响力论文的作用。认识曾与学生合作良好的教师是确定未来导师的一个关键因素。查阅过去几年的匹配遴选名单可能有助于了解在感兴趣的住培基地住培计划上，先前哪些小组的学生成功得到预录取。在选择导师时，其他需要考虑的非常重要因素包括：资历、性格、住培基地住培计划时间表、会议的资金资助、研究项目的社会效益以及应用前景。而且请记住，与积极从事研究的住院医师合作可能获得与该机构其他更高级的教员建立联系的机会。另外，参与该机构的学生兴趣小组可以产生网络机会，并且已经证明增加出版物数量可以提高神经外科专业的匹配率[9]。

鉴于完成出版物的时间有限，未来的神经外科申请人应该尽早开始，最好是在医学院的第 1 年或第 2 年。早期参与研究是很重要的，因为学生在轮转期间需要承担更专业的临床任务。在第 1 年后的夏季，有许多专门为医科学生提供资助的机会（见第 20.4 节基金与奖项）[10,11,12]。尽管没有必要专门为了研究而延迟毕业，但是在医学院学习期间增加 1 年专门用于研究，也就是说，毕业时间是 5 年而不是 4 年，这样有机会丰富申请人的研究水平履历。此外，为充分利用这一额外时间，申请人必须具有很高的文章写作能力，必须努力完成更多的文章。同样，有许多专门为医学生提供的资助机会，如霍华德·休斯医学研究所医学研究奖学金和美国国立卫生研究院医学研究学者计划[13,14]。

## 1.2.4　IMG 研究

对于 IMG 申请人来说，研究的重要性不言而喻。2018 年，优先录取和匹配遴选的 IMG 申请人，他们的摘要、病例报告和期刊文章的平均数量为 46.6[5]。对于那些已经上过医学院但没有研究经验的人来说，下一步最好在美国神经外科学术机构找到一个研究员职位。doximity.com 网站可用于评估不同住培基地研究项目的研究进度与成果。各个机构的网站可用于了解每个部门的研究项目，以及实验室主任的相关联系信息。学生应该与不同的实验室联系，如果发送的电子邮件没有得到回复，不要感到沮丧。研究员们非常忙，无意之中常常忘记回复电子邮件，所以坚持发送是关键。向多个实验室申请以及争取会面（如果可行）将增加成功的机会。

IMG 申请人必须考虑实验室提供的各种类型研究职位。例如，一些实验室非常愿意接受志愿者或无偿研究人员，这可能对是否能顺利进入美国影响巨大。非美国公民或绿卡持有者的学生需要申请签证才能开始研究工作。

请注意，研究职位不允许使用旅游签证。

大多数实验室都会提供一个 J1 签证，在大多数情况下，它有 2 年的免签和 7 年的期限。浏览美国国务院网站，了解有关 2 年本国体检要求和豁免资格的详细信息[15]。为了申请志愿者研究职位的 J1 签证，学生需要向美国政府证明该学生或赞助者（很可能是你的家人）拥有相当于 30 000 美元或更多的资产。另一个需要考虑的因素是志愿服务的职位不会有医疗保险。归根结底，IMG 的学生需要大量的资金来申请志愿工作，但不幸的是，这种情况十分常见。

第二个选择，最好是获得博士后研究员的职位。这个职位提供了在大学的就业机会，其中包括工资、医疗保险，在某些情况下，大学提供的福利也有所不同。同样，这种情况也需要签证，可能是一个 J1 或 H1B。有关签证问题的详细解释，请参阅美国国务院网站[15]。

## 1.2.5　轮转

申请人在选择哪个住培基地进行轮转时，应了解每个住培基地的优先录取条件是什么非常重要。因此，对每个住培基地的文化和培训内容进行评估就至关重要了。从临床角度来看，住培基地的住院患者数很重要。可以把住院患者总数除以住院医师的比值作为一项很好的评价指标。比值低，意味着在整个住院医师轮转期间参与手术的机会偏低。在学术研究方面，对全体教员的名字进行检索，可以了解住培基地的真正学术地位和教员的学术成就。如果申请人对学术研究感兴趣，还要检索 NIH 或国防部资助项目主要负责人中的临床神经外科医师。这样有利于更好地评估各个住培基地。

实习期的个人表现可能是申请人在特定机构最重要的因素。在此期间，申请人将花一个月的时间在神经外科学习神经外科的基础知识和技术。在此期间，带教老师和工作人员都有机会了解哪些申请人具备神经外科领域的工作能力。在轮转结束时，申请人应该向带教老师或科室主任要一封推荐信。为了在神经外科实习期中脱颖而出，申请人需要依靠并利用之前在轮转中学到的诸多技能。

> "3A"（Affability, Availability, Accountability，即高亲和力、高效率和高责任感）和"险中求胜（How to Swim with Sharks）"经常被引用为医学生的学习指南[16]。

许多人将《给加西亚的信》（Message to Garcia）作为在神经外科实习期中脱颖而出的指南。

世界会给你以厚报，既有金钱也有荣誉，只要你具备这样一种品质，那就是主动。什么是主动？让我告诉你：主动就是不用别人告诉你，你就能出色地完成工作。次之，就是别人告诉了你一次，你就能去做。也就是说，把信送给加西亚。那些能够送信的人会得到很高的荣誉，但不一定总能得到相应的报酬。再次之，就是这样一些人，别人告诉了他们两次他们才会去做。这些人不会得到荣誉，报酬也很微薄。更次之，就是有些人只有在形势所迫时才能把事情做好，他们得到的只是冷漠而不是荣誉，报酬更是微不足道了。这种人是在磨洋工。最等而下之的就是这种人，即使有人追着他，告诉他怎么去做，并且盯着他做，他也不会把事情做好。这种人总是失业，遭到别人蔑视也是咎由自取，除非他正好有一个有钱的爸爸，这种人天生好命。你属于哪种人呢？"[17]

## 1.2.6　推荐

申请神经外科需要 3 封推荐信。住院医师电子申请服务（ERAS®）最多接受 4 封推荐信。其中一封信应来自所在机构的主任和（或）项目主管。在进行轮转时，尽量从这些机构的主任或住培基地项目主管那里获得一封强力推荐信。这些信件主要由住院医师和其他工作人员根据你的表现进行书写。

不鼓励非神经外科医生的信件，因为这样的信件作用不大，因为非神经外科专业人士可能对神经外科所需的素质和能力了解有限[7]。

写信人的资历也可能影响推荐信的作用。神经外科的研究生导师在评价申请人资格时有独到的优势，因为他们了解申请人的学习过程和工作能力。申请人应该牢记要多向几个住培基地项目递交推荐信。例如，如果申请人知道某个推荐人与自己感兴趣的住培基地有联系，那么这封信可能比其他人的更具说服力。除了书信之外，导师们还可以帮申请人给住培基地打推荐电话。

## 1.2.7　面试

面试是既充满压力又紧张的过程。一项研究表明，神经外科住院医师面试的平均费用约为 7180±3880 美元（平均值±标准差）[18]。尽管费用不菲，但面试机会非常重要，可以了解每个机构的文化、管理设施，还可以与未来可能的同事和导师见个面。要知道，一旦面试成功，竞争者就会大大减少。大多数成功的申请人都准备参加 10 次或更多的面试，以使他们的机会最大化，因为更多的连续排名会产生更高的匹配成功率[7]。面试日当天会很忙。大多数申请人都可以得到与主任见面的机会、可参观医院环境并可与住院医师接触。要带着一些准备好的问题去面试现场。询问主要工作人员的架构和人员变化、手术室经验、团队建设和社会活动计划、医疗系统内不同医院的临床经验、授予奖学金、研究机会和资助、住院医师进入学术中心的录取率以及其他感兴趣的地方。在面试过程中，面试者应努力做到良好互动。要善于讲故事，并重点强调申请材料中有利的内容。面试者可能会被问及对神经外科亚专业的兴趣方向、长期目标以及自己的学术研究。同时，面试官还会对面试者的知识水平、学术任职和主要的研究成果进行了解。面试后，面试者应该给每个住培基地写一封感谢信。信件内容可以写些对该住培基地的看法和面试中一些有意义的东西。电子邮件常用于面试后沟通和后续查询。如果一个申请人还没有决定如何对住培基地进行排位，那么复试是一个重新评估住培基地并表达意愿的机会。在某些情况下，住培基地可能会让申请人在复试中与主要工作人员和住院医师再面试一次。

## 1.2.8　排位

大部分排位是基于申请人在面试日时对住培基地的感觉。申请人在排位时应考虑课程的方方面面，这些内容依每个人的偏好而有所不同。如果一个申请人真的不喜欢某个住培基地，并且可能在那里工作 7 年都不开心，那么最好不要把它排在前面，不管它多么有名气。申请人必须对匹配算法有深入的了解。简而言之，匹配算法是"申请人提议"，这意味着优先考虑申请人兴趣而不是住培基地排名[19]。因此，该算法提倡申请人针对自己的兴趣对住培基地进行排位而不是住培基地对申请者的排位。从本质上讲，排位表的顺序并不会影响与神经外科匹配的机会。申请人不应该把较低级别的住培基地排在前面，他们以为这会增加他们匹配的机会。相反，这样只会增加与不太理想的机构进行匹配的机会。

# 1.3 名家建言

**Robert M. Friedlander, 医学博士**

宾夕法尼亚州匹兹堡大学医院中心神经外科脑血管病区主任

"我在外科轮转时,我真的很喜欢给急诊患者做手术,有时出些问题,庆幸的是次数不多。然而,我对外科存在疑虑,我不认为这是一个有利于实验室研究的领域。5 年来,住院医师每隔一个晚上都会有值班,在我看来,这太过分了。我记得我和外科实习部主任谈过我的疑虑。我喜欢外科,但这看起来很难,而且工作量很大。他说:'罗伯特,你可以是皮肤科医生,也可以是外科医生。如果你喜欢皮肤科,那么上帝保佑你。在皮肤科,住院医师培训期要短得多,工作时间也要短得多,你的工作时间为朝 9 晚 5,你不会有周末的急诊加班。但是如果你不喜欢你所做的工作,你每天醒来都会很痛苦,痛苦地去工作,痛苦地回家,一点都不快乐。外科,当然,你很早就得醒来,你得很努力,你可能每隔一个晚上就要接电话,但

这只要 5 年。时间有点长,但总有个期限,你未来的 30 年就一直从事你所喜欢的工作。你会开心地醒来,开心地工作,开心地手术,开心地与家人一起。这最终决定于你的兴趣。'

这段对话让我开始了外科生涯,对我来说,这段对话具有转折性的意义。可以说,是医学院的好朋友把神经外科这个'虫子'放进了我的脑子里。他在做学术研究,对神经外科一直很感兴趣,以至于我决定在神经外科做一次轮转。我很喜欢。清晰地记得第一次观看神经外科手术的情景,这是个小脑的病变。当我看到小脑跳动时,这太酷了!太刺激了!那是脑子,那是脑沟,那是血管!这简直太惊人了。所以,在那个时候,大约在医学院三年级中期,我决定做神经外科医师。对我来说,有幸打开别人的头颅,用我的双手修复它,能够教住院医师,这太令人满足了。现在我可以做喜欢的学术研究,做我喜欢的手术,能够教我喜欢的知识,而且我还能实施管理和策划,这些不仅对我所做的工作产生巨大的影响,而且指导

了大量的教员和住院医师，并且在一个国际先进的神经外科中心创立了一个神经外科可以传承的知识财富。对我而言，这是一种特权，一种荣誉，一种伟大的责任。"

## L. Dade Lunsford，医学博士，美国外科医师协会会员

宾夕法尼亚州匹兹堡大学Lars Leksell 高级教授、神经外科影像导航中心主任、神经外科住院医师培训项目主任、技术与创新实践委员会主席

（1）神经外科之路

"大概是在大学期间，我对神经科学发生了兴趣。在弗吉尼亚大学，我参加了一个硕士研究生课程，在那里我花了 2 年的时间从事神经科学研究。当时，我们正致力于在大鼠模型中研究学习信号的传输，并做一些诸如胼胝体切除术之类的事情，并使用一种称为'扩散性抑郁'的技术来抑制大脑功能，研究大鼠大脑半球的记忆功能。这激发了我对神经科学的兴趣。我已经知道我想上医学院了，所以在这段时间里，我完成了我的医学预科课

程。我在弗吉尼亚州生活了 21年，去别的地方上一段时间的医学院可能是个好主意。因此，在我上医学院的第一年之前，我去了哥伦比亚大学，开始为一位专门研究癫痫的神经学家工作。随着时间的推移，我对神经科学的临床兴趣开始集中在神经外科。我在哥伦比亚长老会医院做神经外科工作，我的第 3 年和第 4年去了其他几个地方做轮转。我决定回弗吉尼亚大学实习 1 年，但 1 年后，我决定去匹兹堡做神经外科专科培训。1975 年，我来到这里。在我来的时候，脑成像的第一个重大突破是计算机断层扫描(CT)的发展，它在我当住院医师的同一天出现。我立刻明白，世界将发生巨大的变化。所以我把成像和引导技术结合起来。当时，这并不是真正的脑外科手术，因为在左旋多巴发展后，运动障碍手术的时代已经宣告结束。为了精确地到达大脑的各个区域，我作为这里的住院医师开发了一种与 CT 兼容的立体定向引导装置。我对大脑深部的手术更感兴趣。1979 年，在这里完成神经外科的培训后，我有机

会去欧洲待上几个月,我在想去哪里做访问学者。我申请了一个美国神经外科医生协会(AAN)资助的威廉·P.范·瓦肯奖学金,该奖学金每年颁发一次。由此我在瑞典待了一年,做立体定向手术和功能神经外科培训。1981年,我又回到匹兹堡,加入了学院,从本质上说,我一直在这里。我的兴趣仍然是微创手术技术,这种手术可以避免创伤更大的脑部手术的风险和并发症,同时找到脑部手术损伤最小化的方法。我们开发的技术之一是第一个带有CT的专用立体定向手术室,它于1981年在UPMC投入使用。1987年,我们将第一把201源伽马刀(有史以来第5个单位)用于脑部手术。在过去的30年里,我们对各种伽马刀设备进行了5次更新,现在放射外科已经成为神经外科的主要组成部分,包括大脑和脊柱。目前,在我们的项目中,这可能是美国最繁忙的项目之一,我们每年大约要进行9000次手术操作。使用伽马刀和脊柱放射外科设备的放射外科技术,约占神经外科总病例数的12%。它已经成为该

领域的一个重要组成部分,也是当前正在接受培训的住院医师在接受培训时需要学习的主要内容。我的其他兴趣是相关新技术是否有价值。有时,公司会开发昂贵的工具,但随着时间推移,这些工具被证实并非那么有效,这是美国医疗界的疯狂之举。我们在使用伽马刀等工具时所做的工作是维护全面的患者数据库,以使我们将来能够进行长期预后研究。我们在科学文献中发表了大约650篇同行评议的文章,另外还出版了12本与技术有关的书籍,其中很多与伽马刀有关。我从事治疗、教学和学术出版工作已经40多年了,我一直在实践。"

(2)良师益友

"我从孩童起直至高中,学了很多年的钢琴,我的钢琴老师已经90岁了,她是一个钢琴演奏家。她对我的学习能力和专注力产生了巨大影响。我在钢琴方面从来不是一个天才,但我是一个能够通过努力得以满足她严苛天性的人。而且,我不认为从事神经外科工作的人必须具备像火箭科学家似的200级左右的智

商。我认为这些高智商的人都是杰出的理论家，但他们却不会处理急诊室里一个头部有血块的患者。你必须能够集中精力，专心致志。当我决定去匹兹堡接受培训时，Peter Jannetta，他是这个中心第一位真正的学术主席，对我影响很大，因为他有严苛的天性，而且他要求你有熟练的外科手术技巧。在那之后，我和两位瑞典神经外科医生一起工作过，他们是来自 Karolinska 研究所的 Eric Olof Backlund 和伽马刀的创始人 Lars Leksell。后者不再参与临床工作，但他非常热衷于持续的学术研究以及如何进行这类无创手术等方面的工作。"

### Nathan Zwagerman，医学博士

威斯康星医学院神经外科副教授

"我在密歇根州的一个小农场长大。我父母是养猪的，我是4个男孩中的老大。在密歇根州西部的农村地区，我的未来就是当一辈子农民。然而，我很早就意识到我不能一辈子待在农场里，农活不适合我。我虽然不介意这项工作，但我就是不喜欢。

所以我在寻找每一个可以离开的机会。从很小的时候起，我就喜欢有关猪的知识，上高中时，我就报了生物学预科。在医学院的时候，我喜欢解剖学知识和在解剖实验室里做解剖。很快我就意识到我不能老坐在教室里了。我厌倦了上课和课堂，因为从网上可以两倍的速度得到所有的课件。为了离开教室，每学一个专业，我就进行该专业的实习大轮转。在3年级刚开学学习神经解剖学时，我和几个神经学家交流，他们告诉我有关神经外科的大轮转的事情。

那时我正倾向于做外科医师。在大学3年级期中时，去了神经外科实习。他们讲的题目是发病率和死亡率(M&M)。那是一个未破裂动脉瘤病例。视频中，他们正准备夹闭动脉瘤时，动脉瘤破了。顿时，手术室里的气氛紧张了起来，这种气氛是我以前从未见过的，这激起了我的好奇心。因此，整个3年级，我花了很多时间在神经外科进行见习轮转，跟着住院医师，向他们请教，在病房里到处转。我跟着 Ding 博士做了1个月的实验，他

还教我如何成为一个神经外科医师。我在韦恩州立大学、西北大学和佛蒙特大学都进行了实习,完全确信神经外科是我梦寐以求的专业。我就是这样进入神经外科的,可以说,我是个大器晚成的人。10年前,我从不会想到自己是密尔沃基的一名颅底外科医师,但人生无常也蛮有意思的。"

**Shelly D. Timmons,医学博士,哲学博士,美国外科医师协会会员,美国神经外科医师协会会员**

宾夕法尼亚州立大学 Milton S. Hershey 医疗中心神经外科教授、神经创伤外科主任

"从我还是个小女孩的时候起,我就对所有那些有关医学和解剖学的知识都有着浓厚的兴趣,我早就憧憬着成为一名外科医生。大约16岁时,我读了一篇关于脑部手术的文章,从那一刻起,我唯一的愿望就是成为神经外科医师。大脑作为我们与他人和世界交流的中枢,一直让我着迷,而我有机会用手工作(外科医师的必备技能),这是一个驱动因素,也是一个研究和了解世界上最复杂器官的机会!这一兴趣也促使我在实习结束后有机会获得神经生理学博士学位。"

**Robert F Heary,医学博士,美国神经外科医师协会会员**

教授,新泽西州罗格斯新泽西医学院神经外科主任

"我开始是个普通外科住院医师。在我做住院医师第3年时,轮转到了神经外科,在此度过了一段美好的时光。很明显,神经外科医师有机会用他们的头脑来思考,做出复杂的决定,并在这个过程中救治许多人。治愈濒危和脑外伤患者的激动心情是难以言喻的。当我结束神经外科轮转时,神经外科主任询问我是否离开普通外科而成为神经外科住院医师。我花了不到一个小时就意识到这是我一生中难得的机会。在我有幸参与的各种脊柱和脑部手术中,我深信命运给我指明了一条正确的道路,我同意成为一名神经外科医师。然后我开始了5年的神经外科住院医师生涯,我从不后悔做出这个决定。后来在神经外科住院

医师培训期间，我决定专攻脊柱神经外科，并争取到了一个著名的脊柱骨科项目研究员的资格。再一次，我很幸运地做出了一个极为正确的决定。在过去二十多年里，我做了大量复杂的手术，并培训了大量优秀的神经外科住院医师，这是我做过的最好的决定。对我而言，神经外科是世界上任何职业都无法比拟的。我也完全相信，这个完美而发展迅猛的专业将继续吸引"最优秀、最聪明"的人进来，使我们能够为患者做出比医学领域任何其他专业都有更意义的事情。"

**M. Sean Grady，医学博士**

Charles Harrison Frazier 神经外科教授，宾夕法尼亚大学Perelman 医学院神经外科主任

"进入乔治顿医学院时，我不确定最终会选择什么专业。我对解剖学很着迷，觉得神经科学具有相当的挑战性。开始临床实习轮转时，我要挑选某个外科专业作为我的未来工作。为期两周的神经外科轮转为我未来 35 年的职业生涯奠定了基础。与其他专科不同，我在神经外科可以通

宵达旦毫不疲倦地在病房里、在手术室里治疗患者，不停地阅读和学习。这是一种无与伦比的激情。我现在意识到，对神经外科感兴趣的人，忘我地投入工作是他们的特征。这是一个巨大的回报，同时也是一个令人难以置信的谦逊的职业，我当时就认为我将永远是个学生，而现在，体会更深。1981—1987 年我在弗吉尼亚大学读书时，我从未见过磁共振成像，没有血管神经外科、内镜神经外科、众多的脊柱器械以及脑深部刺激器等（在此我仅列举了这一领域的部分进展）。我敢肯定，我们现在所教的大部分知识，在未来将被新方法取代，或者在当今的手术禁区中可以进行手术。所以，如果你喜欢不断学习和改变，神经外科最适合你。最后，神经外科医师所做的工作，不管是积极的还是消极的，都会对患者及其家属产生巨大的影响。神经外科医师必须懂得衡量利弊——手术预后可以是锦上添花，也可能是雪上加霜。永远记住：不要造成损伤。"

## 要点

- 必须在医学院学习初期就开始着手准备一些有竞争力的神经外科住院医师培训申请材料。

- IMG 申请人应着力于拓展学术研究方向、增加与神经外科导师的联系，这样有利于提高匹配的机会。

- 实习生对患者和同事应始终保持热情友好的态度、高度责任心和高效率的工作。

- USMLE 第 1 步分数、研究成果和推荐信将有助于提高面试成功率。

- 推荐信和人际交往能力会影响申请人的排名顺序。

## 参考文献

[1]　The American Board of Neurological Surgeons. 2017. [online] Available from: http://www.abns. org/. Accessed April, 2017

[2]　Accreditation Council for Graduate Medical Education. 2018. [online] Available from: https://www. acgme.org/. Accessed July, 2018

[3]　National Resident Matching Program. Charting Outcomes in the Match for U.S. Allopathic Seniors, 2018. National Resident Matching Program. Washington, DC; 2018

[4]　National Resident Matching Program. Results and Data: 2018 Main Residency Match®. National Resident Matching Program, Washington, DC; 2018

[5]　National Resident Matching Program. Charting Outcomes in the Match for International Medical Graduates, 2018. National Resident Matching Program. Washington, DC; 2018

[6]　National Resident Matching Program, Data Release and Research Committee. Results of the 2018 NRMP Program Director Survey. National Resident Matching Program, Washington, DC; 2018

[7]　Neurosurgery Match. 2017. [online] Available from: http://www.neurosurgerymatch.org/. Accessed April, 2017

[8]　Kashkoush A, Prabhu AV, Tonetti D, Agarwal N. The neurosurgery match: a bibliometric analysis of 206 first-year residents. World Neurosurg. 2017; 105:341–347

[9]　Agarwal N, Norrmén-Smith IO, Tomei KL, Prestigiacomo CJ, Gandhi CD. Improving medical student recruitment into neurological surgery: a single institution's experience. World Neurosurg. 2013; 80(6):745–750

[10]　Grants and Fellowships. 2017; http://www.aans. org/Grants and Fellowships.aspx. Accessed March, 2018

[11]　Student Research Fellowships. 2017. [online] Available from: http://alphaomegaalpha.org/student_research.html. Accessed March, 2018

[12]　Fellowships & Awards. 2017. [online] Available from: http://www.csnsonline.org/fellowship_goals. php. Accessed March, 2017

[13]　Medical Research Scholars Program. 2017. [online] Available from: https://clinicalcenter.nih.gov/training/mrsp/. Accessed March, 2018

[14]　Medical Research Fellows Program. 2017. [online] Available from: https://www.hhmi.org/developing-scientists/medical-research-fellows-program. Accessed March, 2017

[15]　Visitor Visa. [online] Available from: https://travel.state.gov/content/visas/en/visit/visitor. html. Accessed March, 2018

[16]　Cousteau V. How to swim with sharks: a primer. Perspect Biol Med. 1987; 30:486–489

[17]　Hubbard E. A message to Garcia. 1899

[18]　Agarwal N, Choi PA, Okonkwo DO, Barrow DL, Friedlander RM. Financial burden associated with the residency match in neurological surgery. J Neurosurg. 2017; 126(1):184–190

[19]　How the Matching Algorithm Works. 2017. [online] Available from: http://www.nrmp.org/match-process/match-algorithm/. Accessed March, 2017

# 第 2 章

# 神经外科历史

Edward G. Andrews，Chandranath Sen

## 2.1 简介

在 20 世纪以前，医疗工作者，特别是外科医师可用的工具极少，因此，除了一些最基本的应用之外，几乎无法开展中枢神经系统的手术。从印加和埃及初期文明到 19 世纪的欧洲和美国，医学界的技术和工具一直进展缓慢。直到 19 世纪末，随着麻醉、消毒和成功定位脑部病变技术的出现，神经外科手术才得以发展。本章提供神经外科领域进展的历史时间表(图 2.1)。

## 2.2 前库欣时代

### 2.2.1 旧石器时代

在法国史前定居点发现的带有圆形或卵圆形孔的新石器时代头骨，可以追溯到公元前 8000 年。最初认为，这些颅骨孔是创伤的产物，但缺乏任何典型的创伤痕迹，如相关部位的骨折，所以认为，这些孔是人为造成的。有证据表明，新石器时代人类受到魔法或宗教信仰的启发，从尸体头骨上取下小骨片制作死后"软盘"，作为护身符佩戴[1]。然而，也有证据表明，这些颅骨孔是在患者还活着的时候制作的。伤口边缘处的瘢痕边缘表明，在患者死亡之前已经发生愈合，因此，颅骨孔可能确实是外科手术干预的实际尝试。无论其动机如何，新石器时代的人都会用燧石或黑曜石进行烦琐的刮擦，在颅骨上打洞，以制造逐渐凹陷或雕刻相交的线来形成一

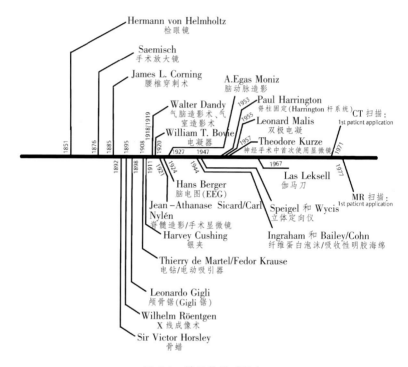

图 2.1　神经外科时间表。

个基本的矩形骨瓣[2]。

## 2.2.2　古代

考古学家在古代印加人和埃及人的埋葬地点发现了与其史前前辈类似的开颅头骨。《艾德温·史密斯纸草文稿》（*Edwin Smith papyrus*）中记录了埃及人的医疗实践，其可以追溯到公元前 17 世纪，这是世界上已知最古老的手术论文。它的作者

Imhotep 讨论了用弓弦缠绕的麻花钻治疗颅骨伤口和骨折，用弓的前后运动带动钻头旋转[3]。然而，直到希腊人的时代和希波克拉底（Hippocrates）的出现，开颅技术才首次作为手术治疗方式被编入《希波克拉底文集》。由此，史前的取骨技术演变成了一项手术技术，包括在颅骨上切割一个圆形凹槽，取下骨瓣；而后演变出可更便于手术的圆形冠

锯，即希波克拉底发明的"tru-panon"钻[1,2]。这就是环钻的雏形（图 2.2）。

### 2.2.3 经典时代

虽然这些古老的文明资源最终都将消逝在历史长河之中，但环钻仍是神经外科设备中的主要装置，后人对其进行了很多修改，使其以更快更有效地进入颅内。但因为显著的感染发生率，医生们总是极力避免开颅手术，所以几个世纪以来，对其使用的

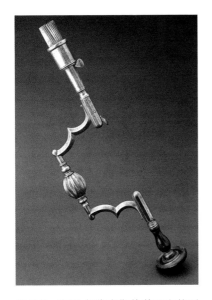

图 2.2　1700 年代中期外科医生的环钻套件。(图片由伦敦科学博物馆友情提供)

进展缓慢[1,4]。随着 19 世纪中后期无菌消毒技术的出现，颅骨环钻术才重新流行起来，神经外科手术的快速创新也随之而来。

### 前库欣时代

少数医生为神经外科在 20 世纪成为专科奠定了基础，即 3 个重要的医学发现：麻醉、无菌术和大脑定位。

- 麻醉：牙科医生 William T.G. Morton 于 1842 年引入乙醚。产科医生 James Y. Simpson 于 1857 年引入氯仿。
- 无菌术：匈牙利产科医生 Ignaz Semmelweiz 证实分娩前用氯化石灰洗手可以减少产褥热的发生。Joseph Lister 设计了一种使用碳酸处理伤口的杀菌技术[5]。
- 大脑定位：1870 年，Gustav Fritsch 和 Eduard Hetzig 利用中央前回的电刺激来确定创伤性脑损伤受伤士兵的精细功能。Piere Paul Broca 是第一个使用颅骨环钻术切除脑脓肿的人，他在 1861 年确定表达性失语功能区位于左大脑半球额下回的岛盖部和三角部。Carl Wernicke 在

1874 年将感觉性失语症映射到左大脑半球颞上回的后部。其他神经科学家，如 Hughlings Jackson，David Ferrier，Gowers 和 Charcot，也做出了卓越贡献。

当上述条件具备之后，外科医师有了"闲暇"，神经外科手术试验和发明的新时代便来临了。很快，"第一"的名单迅速增长。Sir Victor Horsley 是库欣（Cusing）之前最杰出的神经外科医生之一，他最著名的成就之一就是 1888 年联合 Sir William Gowers 成功切除脊髓肿瘤。而后者则是因 1886 年成功完成颅内脓肿手术而闻名。Horsley 通过切断三叉神经后根来缓解疼痛，这让他在早期的三叉神经痛治疗领域中具有重要影响力。值得一提的是，他在 1889 年首次对垂体进行手术，不过 Schloffler 于 1907 年首次成功切除垂体瘤[5,6]。格拉斯哥的 William Macewen 是Horsley 的同代人，相较而言，他是神经外科的后来者，他的第一例病例记录是在 1876 年，但其影响力却毫不逊色，这是因为他是最早（1879 年）成功切除脑肿瘤（脑膜瘤）的人之一[1,5,7,8]。紧随其

后，Franceso Durante 在 1885 年进行了眼眶沟脑膜瘤切除术并取得了惊人的成功——患者 10 年后仍然活着，而不是像 Mocewen 的患者那样，术后很快就因疾病或伤口问题而死亡。其他前库欣时代的著名外科医生还有：

William Detmold，1850 年第一次打开侧脑室引流脑脓肿。

Richman Godlee 和 Hughes Bennett，1884 年第一次成功切除胶质瘤，但患者术后 28 天死于颅内感染[4]。

William W. Keen，费城外科医生，是美国第一位（1891 年）成功切除脑肿瘤的外科医生。

Charles Ballance，据报道，他进行了最早的听神经瘤切除术。

## 2.3 库欣时代

库欣（Harvey Cushing）是"神经外科之父"，也是迄今为止最具影响力的神经外科医生。他以严谨、完美的技术而闻名。他的一个划时代的重要发明解决了出血问题：1911 年推出的 Cushing 银夹使止血成为可能（图 2.3）。同

样,他在 1908 年首次描述了使用腰椎穿刺术降低大脑张力,开创性地解决了手术期间颅内压增高的问题。在他之前,尽管有抗菌消毒术,但神经外科相关死亡率仍估计在 50% 或更高[9]。然而,库欣的手术死亡率之低是极其惊人的:脑肿瘤手术为 8.4%,垂体手术为 10% 左右,而后者同期的死亡率接近 75%[10]。

不仅如此,库欣对神经外科的其他领域也做出了卓越贡献,包括他的颞下和枕下减压术缓解颅内高压,他将其用于肿瘤不可切除时的姑息治疗。在第一次世界大战之后,他根据自己作为外科军医的经验综述了穿透性颅脑损伤的救治管理方案。1927年,库欣将 Bovie 电凝器应用于神经外科手术中,用以分块切除脑肿瘤(图 2.4)[10]。他于 1909 年使用 Schoffler 的经蝶入路法切除了他的第一个肢端肥大症垂体瘤病例。维也纳的耳鼻喉科医生 Oscar Hirsch 随后在 1910 年将这种技术改良为现在常用的经典经鼻腔经蝶入路[5]。

这一时期神经外科领域的其

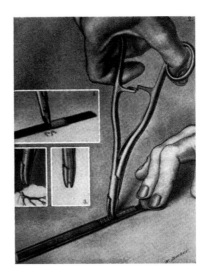

图 2.3 Cushing 银夹。(Reproduced, with permission, from Horrax G, Some of Harvey Cushing's contributions to neurological surgery. J Neurosurg. 1981; 54(4):436–447.)

他重要成员包括 Charles Frazier,他以分离三叉神经感觉支治疗三叉神经痛而闻名,替代了库欣提出的完全摘除三叉神经节的疗法。Emil T. Kocher,一位癫痫手术治疗及脊柱和颅骨创伤方面的专家[11]。Walter Dandy,一位多产的当代"库欣",1914 年发现脉络丛功能,1920 年发明三脑室造瘘术,1937 年首次进行了动脉瘤夹闭术[12]。

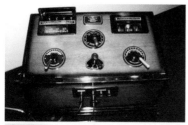

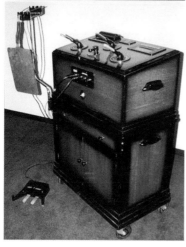

图 2.4　Bovie 电凝器。(Reproduced from Vender J, Effect of hemostasis and electrosurgery on the development and evolution of brain tumor surgery in the late 19th and early 20th centuries, Neurosurg Focus. 2005;18(4):1-7.)

## 2.4　脊柱神经外科

与开颅手术类似，在 19 世纪无菌术出现之前，脊柱手术一直受制于感染。当具有有效地消

毒作用的无菌术出现之后，针对以前难以解决的脊柱病变，前库欣时代和库欣时代的神经外科医生发明了各种有效的手术治疗方案。1886 年，Macewen 进行了第一例有记录的椎板切除术。Menard 在 20 世纪初进行了第一例肋骨椎骨横突切除术[13]。1909 年，Fritz Lang 第一个用丝线和钢丝将丝状杆缠绕在棘突附近来固定脊柱。然而，脊柱固定并没有进一步的发展，直到 1953 年，Paul Harrington 开发出他的同名杆系统，脊柱固定才有进一步的进展，这成为在多种病理情况下稳定脊柱的一种手段，如外伤、退行性疾病和肿瘤恶化过程等（图 2.5）[14,15]。然而它很快被淘汰，因为它有很多的并发症，如硬脊膜损伤，而且需要一个外部支具。Eduardo Luque 在 1976 年用他自己的 Luque 杆系统修改了 Harrington 杆系统，该系统使用了附着椎板下钢丝的长轮廓杆[15]。这标志着三柱固定与椎弓根螺钉的出现，是迈向现代技术的重要一步。Michele 和 Krueger 在 1949 年首次描述了椎弓根螺钉固定术，但直到 20

世纪 60 年代，这种固定技术才确立后路固定方法的主导地位[15]。Roy-Camille 在 1970 年对此技术进行推广和规范，其后，美国的 Arthur D. Steffee 开发了可变钢板系统和 Steffee 螺丝（图 2.6 和图 2.7）[16,17]。

## 2.5 仪器

如果没有来自同行、其他外科医生，甚至医学之外的远见卓识者在漫长历史上的各种发明，上述外科医生的成就将难以实现。这些非凡成就按时间顺序排列如下。

1851 年：Hermann von Helmho-

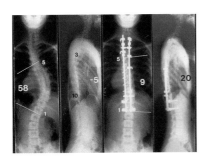

图 2.5 Harrington 杆系统。（Reproduced from Vialle L, Berven S, de Kleuver M, AOSpine Master Series, Vol. 9: Pediatric Spinal Deformities, ©2017, Thieme Publishers, New York.）

ltz 发明了检眼镜，引入了眼底检查，成为诊断颅内肿块的有用工具。

1876 年：德国外科医生 Saemisch 是第一个在操作时佩戴放大镜的人。

1885 年：James L. Corning 进行了第一次腰椎穿刺，但直到 1891 年，Heinrich Quincke 才将其用作诊断和治疗工具。

1892 年：Victor Horsley 爵士在 1892 年推出了一种抗菌蜡来控制颅外出血，不过有证据表明，巴黎外科医生 Henri Dolbeau 在 1864 年摘除额骨瘤时，首次

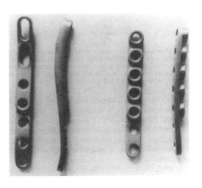

图 2.6 Roy-Camille 设计的椎弓根螺钉固定系统，由钴铬合金制成。（Reproduced from Kabins MB, Weinstein JN, The history of vertebral screw and pedicle screw fixation, Iowa Orthop J. 1991;11:127–136.）

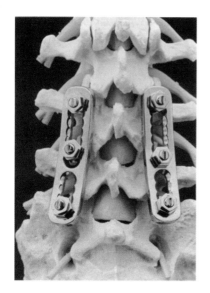

图 2.7　Steffee 系统(可变螺钉固定系统)。

使用了骨蜡[18]。

1895 年：Wilhelm Röentgen 发明了基于 X 线的放射线照相术，后来以他的名字命名(X 射线照相术)。伦琴的创意后来在神经外科手术中衍生出了颅脑和脊柱造影。

1898 年：Leonardo Gigli 通过制造弯曲的导线来改造他著名的颅骨手术锯，该导线在骨瓣形成过程中不会损伤硬脑膜[19]。

1908 年：在 Thierry de Martel 改进了牙医使用的脚踏式钻机设计之后，电钻取代了手动钻

孔。同年，德国神经外科医生 Fedor Krause 介绍了一种用于外科手术的电动吸引器，库欣于 1920 年改进了这一技术[20]。

1911 年：库欣推出用于止血控制的银夹(图 2.3)。

1918 年：Dandy 于 1919 年发明了气室造影术和气脑造影术。在这些研究中，他在头颅造影之前将空气注入患者的脑脊液(CSF)空间，以显示脑室系统和蛛网膜下隙区域(图 2.8)。

1920 年：植物生理学家 William T. Bovie 发明了他著名的电凝器，该电凝器利用电流于聚焦点产生高温。库欣于 1927 年将这项发明应用于他的外科手术(图 2.4)[21,22]。

1921 年：Jean-Athanase Sicard 将染料碘油注入 CSF 区域(就像 Dandy 的空气造影术)，然后进行 X 线检查。他的实验产生了第一个脊髓造影 (图 2.9)。Carl Nylén 同年还设计并制造了世界上第一台手术显微镜，并首次应用于 1 例慢性中耳炎病例。1922 年，瑞典耳鼻喉科医生 Gunnar Holmgren 将该显微镜从单眼镜升级为双眼镜[23]。

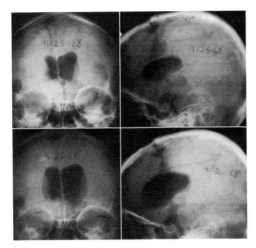

图 2.8 Walter Dandy 开创的气室造影术和气脑造影术。(Reproduced, with permission, from Rover RL, et al, Progressive ventricular dilation following pneumoen-cephalography: a radiological sign of occult hydrocephalus, JNS. 1972; 36(1):50–59.)

1924 年：Hans Berger 在 Fritsch 和 Hetzig 的工作基础上发明了脑电图（EEG）。他在 Nikolai Guleke 完成的 1 例 17 岁男孩的神经外科手术中，首次应用他的脑电图[24]。

1927 年：A.Egas Moniz 在 Dandy 和 Sicard 的两种技术基础上观察颅内血管系统，从而发明了脑血管造影（图 2.10）。

1944 年：Franc Ingraham 和 Orville Bailey 发现一种通过分离人血浆制备的产品——纤维蛋白泡沫的止血作用以及纤维蛋白膜的类硬脑膜性。几乎同时，Cohn 等由分离血浆制得一种类似的产品，称为 Gelfoam[25,26]。

1947 年：Speigel 和 Wycis 报道首次使用立体定向器械靶向颅内病变，为基于框架的立体定向脑活检奠定了基础[27]。

1951 年：Lars Leksell 创造了专用术语"立体定向放射外科手术"[28]，然后，在 1967 年开发出第一台用于治疗三叉神经痛的伽马刀。

1953 年：Paul Harrington 开发了用于后路脊柱固定和融合的杆系统。

1955 年：Leonard Malis 利用珠宝商的细尖镊子开发了双极电凝[29]。

1957 年：Theodore Kurze 成为第一位在手术中使用显微镜

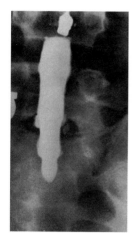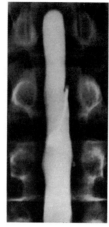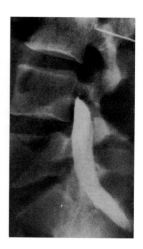

图 2.9　由 Sicard 设计的 X 线脊髓造影术。(Reproduced, with permission from Mason MF, Raaf J, Complications of pantopaque myelography, J Neurosurg. 1962; 19:302–311.)

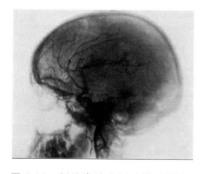

图 2.10　颅脑脊液空间动脉造影术。(Reproduced, with permission, from Lobo Antunes, J. Egas Moniz and cerebral angiography, J Neurosurg. 1974;40: 427–32.)

的神经外科医生。

20 世纪 60 年代：神经外科以显微镜为中心发生了革命性的改变。其发展的贡献者包括 R.M. P.Donaghy，Julius Jacobson，Ernesto Suarez，M.G.Yasargil 和整形外科医生 Harold Buncke。Jacobson 也是早期显微手术仪器的领导者，他因发明了最初的显微持针器和显微剪刀而备受赞誉。

20 世纪七八十年代：20 世纪 70 年代早期计算机断层扫描 (CT) 的出现以及 20 世纪 70 年代后期磁共振成像(MRI)的出现提供了可视化大脑的能力，并为神经外科医生提供了靶向肿瘤及功能区手术保留功能的机会。CT 和 MRI 分别在 1971 年和

1977 年被首次应用于患者[30]。

1988 年:L.Dade Lunsford 在美国安装了第一台伽马刀[31]。伽马刀为各种颅内病变提供了无创替代治疗方案。

20 世纪 90 年代:Ken Winston 和 Wendell Lutz 将线性加速器应用于放射外科手术,并经过重新设计后专门用于放射外科和分次立体定向放射治疗[32]。Mark Carol 发明了强度调制和三维照射方法[33]。

2000 年:改进后的棒状内镜结合图像引导的微创路径适用于鞍区手术,与之前的经颅显微神经外科手术相比较,显著降低了术后并发症的发生率和缩短了住院时间。

## 要点

- 现代之前的神经外科巨人中,Horsley、Macewen、库欣(Cushing)做出了最关键的贡献,值得被铭记。
- 在 19 世纪后期之前,神经外科手术仅限于进入颅骨的简单操作,发展极其缓慢。考虑到感染率,脊柱手术几乎是不可能实施的。

# 参考文献

[1] Sperati G. Craniotomy through the ages. Acta Otorhinolaryngol Ital. 2007; 27(3):151–156
[2] Gross C. A hole in the head. Neuroscientist. 1999; 5(4):263–269
[3] El Gindi S. Neurosurgery in Egypt: past, present, and future-from pyramids to radiosurgery. Neurosurgery. 2002; 51(3):789–795, discussion 795–796
[4] Calvert CA. The development of neurosurgery. Lancet. 1946; 248(6434):918
[5] Maroon JC. Skull base surgery: past, present, and future trends. Neurosurg Focus. 2005; 19(1):E1
[6] Pascual JM, Prieto R, Mazzarello P. Sir Victor Horsley: pioneer craniopharyngioma surgeon. J Neurosurg. 2015; 123(1):39–51
[7] Macmillan M. William Macewen [1848–1924]. J Neurol. 2010; 257(5):858–859
[8] Preul MC. History of brain tumor surgery. Neurosurg Focus. 2005; 18:1–4
[9] Bliss M. Harvey Cushing: A Life in Surgery. New York, NY: Oxford University Press; 2012:170–171
[10] Horrax G. Some of Harvey Cushing's contributions to neurological surgery. J Neurosurg. 1981; 54(4):436–447
[11] Surbeck W, Stienen MN, Hildebrandt G. Emil Theodor Kocher: valve surgery for epilepsy. Epilepsia. 2012; 53(12):2099–2103
[12] Greenblatt SH, Dagi TF, Epstein MH. A history of neurosurgery in its scientific and professional contexts. Park Ridge, IL: American Association of Neurological Surgeons; 1997
[13] Knoeller SM, Seifried C. Historical perspective: history of spinal surgery. Spine. 2000; 25(21):2838–2843
[14] Mohan AL, Das K. History of surgery for the correction of spinal deformity. Neurosurg Focus. 2003; 14(1):e1
[15] Singh H, Rahimi SY, Yeh DJ, Floyd D. History of posterior thoracic instrumentation. Neurosurg Focus. 2004; 16(1):E11
[16] Vaccaro AR. Fractures of the cervical, lumbar, and thoracic spine. Boca Raton, FL: CRC Press; 2002
[17] Kabins MB, Weinstein JN. The history of vertebral screw and pedicle screw fixation. Iowa Orthop J. 1991; 11:127–136
[18] Gupta G, Prestigiacomo CJ. From sealing wax to bone wax: predecessors to Horsley's development. Neurosurg Focus. 2007; 23(1):E16
[19] Goodrich JT. A millennium review of skull base surgery. Childs Nerv Syst. 2000; 16(10–11):669–685
[20] Lichterman B. The factors of emergence of neurosurgery as a clinical specialty. Hist Med. 2014; 2(2):37–51
[21] de Divitiis E. Development of instrumentation in neurosurgery. World Neurosurg. 2011; 75(1):12–13
[22] O'Connor JL, Bloom DA. William T. Bovie and electrosurgery. Surgery. 1996; 119(4):390–396
[23] Kriss TC, Kriss VM. History of the operating microscope: from magnifying glass to microneurosurgery. Neurosurgery. 1998; 42(4):899–907
[24] Tudor M, Tudor L, Tudor KI. Hans Berger (1873–1941): the history of electroencephalography Acta

Med Croatica. 2005; 59(4):307–313

[25]    Ingraham F, Bailey O, Nulsen F. Studies on fibrin foam as a hemostatic agent in neurosurgery, with special reference to its comparison with muscle. J Neurosurg. 1944; 3:171–181

[26]    Sachs E. The most important steps in the development of neurological surgery. Yale J Biol Med. 1955; 28(3–4):444–450

[27]    Spiegel EA, Wycis HT, Marks M, Lee AJ. Stereotaxic apparatus for operations on the human brain. Science. 1947; 106(2754):349–350

[28]    Leksell L. The stereotaxic method and radiosurgery of the brain. Acta Chir Scand. 1951; 102(4):316–319

[29]    Yaşargil MG. Personal considerations on the history of microneurosurgery. J Neurosurg. 2010;

112(6):1163–1175

[30]    Edelman RR. The history of MR imaging as seen through the pages of Radiology. Radiology. 2014; 273(2):S181–S200

[31]    Lunsford LD, Flickinger J, Lindner G, Maitz A. Stereotactic radiosurgery of the brain using the first United States 201 cobalt-60 source gamma knife. Neurosurgery. 1989; 24(2):151–159

[32]    Winston KR, Lutz W. Linear accelerator as a neurosurgical tool for stereotactic radiosurgery. Neurosurgery. 1988; 22(3):454–464

[33]    Carol M, Grant WH, III, Pavord D, et al. Initial clinical experience with the Peacock intensity modulation of a 3-D conformal radiation therapy system. Stereotact Funct Neurosurg. 1996; 66(1–3):30–34

# 第 **3** 章

# 神经系统查体

Prateek Agarwal,Daniel Y Zhang,M Sean Grady

## 3.1 简介

曾经,神经系统查体是神经外科医生评估患者神经系统状态、判断功能障碍的解剖位置以及推断潜在疾病的主要方法。然而,时至今日,门诊患者常常带着实验室检查、电生理检查、影像检查、神经科医生或家庭医生的初步评估,甚至明确的诊断前来就诊。因此,在临床工作中,神经外科医生通常进行有选择性、有针对性的神经系统查体,以验证通过其他诊断方法确定的疾病,并评估患者的功能状态。与之类似,对于住院患者,追踪其病情进展和评估急性变化,神经系统查体是快捷且经济有效的首选评估方法。本章总结了神经系统查体的关键要素。

## 3.2 精神状态

本章简要概述了精神状态检查(MSE),这是评估功能缺陷和认知障碍的重要手段(表3.1)。其对于评估罹患痴呆症的患者非常重要。从神经外科的角度来看,MSE 可能有助于将病变定位到大脑皮层中执行高级认知功能的不同区域(额、顶、颞及枕叶)(表3.2)。重要的是,如果意识水平(表3.2)及语言(表3.3)受损,则不能对 MSE 的其他要素进行准确的评估。

## 3.3 脑神经

脑神经(CN)的完整性可以

表 3.1　神经外科医生进行的神经状态检查

| 要素 | 评估 | 描述语 |
|---|---|---|
| 意识水平 | GCS、FOUR 评分 | 警醒、专注、警觉、困倦思睡、昏睡、躁动、模糊、无应答和熟睡 |
| 定向力 | 你叫什么名字<br>我们在哪儿<br>请说出当前的日期 | 对人物、地点和时间的定向力 |
| 注意力 | 从 100 中依次减 7，倒着拼写 "world" | 完整、受损 |
| 语言 | 流性性、复述、命名和理解、读与写 | 流利性：数量、速度、节奏；复述：可复述短语；命名和理解：可命名常见和不常见的物体，可执行简单和复杂的指令；读与写：完整、受损 |
| 知觉障碍 | 对环境及自我的感知 | 幻觉、错觉、人格解体和现实解体。 |
| 记忆和认知 | 最近的和遥远的记忆（5分钟后复述 3 项事物）<br>MMSE、MoCA、时钟绘图测试 | 完整、受损 |

缩略语：FOUR，全面无反应性量表；GCS，格拉斯哥昏迷评分；MMSE，简易智能精神状态量表；MoCA，蒙特利尔认知评估量表。

通过快速评估其各自的功能来确定（表 3.4）。

## 3.3.1　嗅神经（CN Ⅰ）

临床实践中很少对嗅神经进行检查，但可通过使患者依次以单侧鼻孔辨别常见的气味的方法来进行评估（如咖啡、香草）。

## 3.3.2　视神经（CN Ⅱ）与动眼神经（CN Ⅲ）

检查者应依次嘱患者遮住一只眼睛，同时遮住检查者自己对侧的眼睛。检查者应在其视野

表3.2 格拉斯哥昏迷评分量表

| 格拉斯哥昏迷评分 | 反应 | 评分 |
|---|---|---|
| 睁眼反应 | 自发性 | 4 |
| | 对语言命令有反应 | 3 |
| | 对疼痛有反应 | 2 |
| | 不睁眼 | 1 |
| 语言反应 | 定向力好 | 5 |
| | 意识模糊 | 4 |
| | 不恰当的言语 | 3 |
| | 不能理解的发音 | 2 |
| | 对语言无反应 | 1 |
| 运动反应 | 服从命令 | 6 |
| | 疼痛定位 | 5 |
| | 疼痛回缩 | 4 |
| | 疼痛刺激后屈曲 | 3 |
| | 疼痛刺激后伸展 | 2 |
| | 没有反应 | 1 |

最边缘的区域举起手指，并要求患者辨认共有几指。单眼的视力丧失定位于视交叉前，双颞侧偏盲定位于视交叉处交叉的纤维束，同向性偏盲和象限盲定位于视交叉后(图18.1)。可通过手持式视力测试卡依次对单眼视力进行测试。

### 眼底检查

通过检眼镜在暗室进行眼底检查，最好在患者散瞳后进行。一般应观察红色的反光(视网膜可反射出红-橙色)、视盘的大小及边缘、视网膜血管的异常和视网膜病变(如出血、渗出)。

### 瞳孔光反射

瞳孔光反射可同时检查视神经 (CN Ⅱ) 及动眼神经(CN Ⅲ)：视神经感受入射光线，副交感神经纤维将动眼神经的冲动同时下放至同侧眼 (直接反射)及对侧眼(间接反射)，引起瞳孔缩小。检查者应将光线直接照射一只眼睛，并观察双侧瞳孔是否

表 3.3 失语综合征及相关病变定位

| 综合征 | 流利性 | 复述 | 理解 | 读 | 写 | 定位 |
|---|---|---|---|---|---|---|
| Broca 失语 | − | − | + | + | − | Broca 区 |
| Wernicke 失语 | + | − | − | − | − | Wernicke 区 |
| 命名性失语 | + | + | + | +/− | +/− | 经典语言区以外的颞、顶及枕部皮层 |
| 传导性失语 | + | − | + | + | +/− | 弓状束 |
| 经皮质运动性失语 | − | + | + | + | − | 左侧内侧额叶，辅助运动区 |
| 经皮质感觉性失语 | + | + | − | − | − | 左侧大脑中动脉及大脑后动脉供血区域之间的后分水岭区 |
| 经皮质混合性失语 | − | + | − | − | − | 前后分水岭 |
| 完全性失语 | − | − | − | − | − | 左侧半球广泛区域 |
| 纯词聋 | + | + | − | + | + | 左侧或双侧颞上回病变 |
| 纯失读 | + | + | + | − | + | 累及胼胝体压部的左枕叶病变 |
| 运动性失语 | − | + | + | + | + | 运动皮层向关节的兴奋传递 |
| 纯失写 | + | + | + | + | − | 左额下区 |

缩略语：MCA，大脑中动脉；PCA，大脑后动脉。

均匀收缩；而后再以同样的方式检查另一只眼睛。如果检查者在两眼之间摆动瞳孔笔，而一侧瞳孔始终比另一侧大，这提示其有瞳孔传入障碍，即瞳孔较大的一侧，其视神经受损。

### 3.3.3 动眼神经、滑车神经及展神经(CN Ⅲ、Ⅳ 和 Ⅵ)

#### 眼球运动

检查前,检查者应首先观察

表 3.4　脑神经及其功能

| 脑神经 | 功能 |
| --- | --- |
| Ⅰ（嗅神经） | 感觉：嗅觉 |
| Ⅱ（视神经） | 感觉：视觉 |
| Ⅲ（动眼神经） | 运动：眼外肌、上睑提肌 |
| | 副交感：瞳孔括约肌、睫状肌 |
| Ⅳ（滑车神经） | 运动：眼外肌（上斜肌） |
| Ⅴ（三叉神经） | 感觉：面部、角膜、鼻腔及口腔的感觉，舌前 2/3 的感觉 |
| | 运动：咀嚼肌、鼓膜张肌 |
| Ⅵ（展神经） | 运动：眼外肌（外直肌） |
| Ⅶ（面神经） | 感觉：舌前 2/3 味觉 |
| | 运动：面部表情肌、镫骨肌 |
| | 副交感：涎腺与泪腺 |
| Ⅷ（前庭蜗神经） | 感觉：听觉、前庭系统 |
| Ⅸ（舌咽神经） | 感觉：咽部、舌后 1/3 的味觉及感觉 |
| | 运动：茎突咽肌 |
| | 副交感：涎腺 |
| Ⅹ（迷走神经） | 感觉：咽、喉、胸腔及腹部脏器 |
| | 运动：软腭、咽和喉 |
| | 副交感：心血管、呼吸和胃肠 |
| Ⅺ（副神经） | 运动：胸锁乳突肌、斜方肌 |
| Ⅻ（舌下神经） | 舌肌 |

有无上睑下垂、眼球偏斜和震颤（不自主的眼球运动）。然后，检查者应要求患者注视其手指，并跟随手指在空中做出的"H"轨迹，观察有无眼球在特定方向上不能充分地运动或诱发眼球震颤。

　　典型的神经麻痹包括，动眼神经麻痹（眼球可"向下"和"向外"转动）、受累眼球不能上视及向内转动；展神经麻痹时，受累眼球不能向内转动；滑车神经麻痹时，受累眼球不能向内及向下看（如下楼梯、读书）。另一个典型的表现是内侧纵束（MLF）损伤导致的核间性眼肌麻痹（INO），即受累侧眼球试图向相对于其对侧凝视时,内收不能。

## 前庭–眼反射

前庭–眼反射(VOR)用以同时评估前庭蜗神经(CN Ⅷ)以及支配眼外肌的动眼神经(CN Ⅲ)和展神经(CN Ⅵ)的整合。头部向某一方向运动时激活前庭系统,使眼球向反方向运动,从而保证双眼仍可固定在被注视的目标上。前庭–眼反射(VOR)也可通过冷热水试验激发,尤其在脑死亡的检查中,向耳内注入冷水模拟头部远离耳部方向的运动。眼球向灌注侧耳部运动提示脑干功能完整,而向对侧的水平眼震则提示皮层功能完整。应该注意的是,如果眼球随意运动受损,但前庭–眼反射(VOR)完整,这表明是由脑干以上的病变导致的核上性凝视麻痹。

## 3.3.4　三叉神经(CN V)

### 面部感觉

面部感觉最初可通过轻微碰触或针刺患者的前额 (V1 眼支)、脸颊(V2 上颌支)及下颌 (V3 下颌支)来完成。检查者应要求患者闭上双眼,询问当轻微碰触或针刺时双侧感觉是否一致,并指出在每个区域中是否有疼痛、感觉异常及麻木。

### 咀嚼肌

为检查咀嚼肌,检查者应要求患者抵抗阻力时张开及闭合下颌,以及向左右两侧移动颌部。

## 3.3.5　面神经(CN Ⅶ)

### 面部力量

通过要求患者紧闭双眼、微笑及鼓腮,可较容易地完成对面部力量的评估。检查者也能观察到更多面部无力的细微征象,如轻微的面部下垂、鼻唇沟变浅、流涎或构音障碍。对于面神经(CN Ⅶ)而言,中枢性面瘫可累及除额部以外的对侧面部的下半部分,而周围性面瘫则累及整个同侧面部。

### 瞬目反射

通常为意识障碍及失语的患者进行瞬目反射的检查。经视神经传入具有威胁的视觉信息,然后由面神经(CN Ⅶ)完成瞬目动作,因此这一反射可同时检查视神经 (CN Ⅱ) 与面神经(CN Ⅶ)。检查者应在受试者每侧眼睛的外侧缘附近弹指,并观察瞬目,应小心避免因空气的过度流动或与角膜有实质的接触而诱发角膜反射 (三叉神经及面神经)。

## 3.3.6 前庭蜗神经(CN Ⅷ)

### 前庭功能

前庭-眼反射(VOR)通过头部运动以及冷热水试验可评估前庭蜗神经(CN Ⅷ)的完整性。视觉固定可抑制眼球震颤的出现,但未改变眼球震颤的方向,同样提示周围性前庭蜗神经(CN Ⅷ)病变,而且已影响前庭神经功能。

### 听觉功能

当患者闭眼时,检查者可通过靠近患者耳朵摩擦手指对其听力进行大致评估。Weber 试验及 Rinne 试验使用 512Hz 的音叉,可为区分感音神经性和传导性听力丧失提供更为详细的评估依据。

## 3.3.7 副神经(CN XI)

对胸锁乳突肌的力量评估可要求患者对抗阻力转头(检查者用手推抵其下颌)。对斜方肌力量的检查可要求患者对抗阻力耸肩 (检查者用手按压其肩部)。

## 3.3.8 舌咽神经、迷走神经和舌下神经(CN Ⅸ,Ⅹ 和 Ⅻ)

### 腭部运动

检查者应指导患者张开嘴,说"啊",观察上腭对称的向上运动以及悬垂有无偏斜。迷走神经(CN Ⅹ)病变可能导致悬垂向对侧偏斜。

### 咽反射

如果检查者需要更多信息,可以检查咽反射以同时评估舌咽神经(CN Ⅸ)与迷走神经(CN Ⅹ),比较双侧对棉签刺激口咽部时的反应。

## 舌体运动

患者应伸舌，并在上、下和左、右方向移动。此外，检查者应要求患者用舌尖抵住每侧颊部内侧，对抗检查者在外部施加的压力。舌下神经(CN Ⅻ)病变将导致伸舌向病变同侧偏斜。

## 构音障碍

这些神经的病变可能导致构音障碍，这是一种言语表达异常而非语言障碍。可以使用以下短语对口语表达进行测试："no ifs, ands, or buts"（主要测试连贯及节奏，中文可测试"吃葡萄不吐葡萄皮"）"base-ball player"（针对面神经检查，需闭唇发音的音节，中文可测试"卑鄙、乒乓和喷薄"），"fifty-fifty"（针对面神经，检查唇齿音，中文可测试"付出，服务"）。

# 3.4 运动检查

## 3.4.1 肌肉容积

运动系统查体首先应从检查肌肉容积开始，观察其对称性、萎缩以及有无随机、自发且

不自主的肌颤。

## 3.4.2 肌张力

肌张力指在松弛状态下肌肉的残余张力，通常表现为松弛的肌肉对被动拉伸的抵抗。为了准确对其进行评估，患者需放松肌肉以便检查者对其进行被动的活动。

肌张力亢进进一步表现为痉挛或强直。当肌张力亢进时，需要更大的力量才能对肢体进行进一步的活动。当快速活动肢体时，可出现肌肉痉挛。这通常通过被动的足背屈来进行测试。相反，强直性僵硬度增高不取决于肌肉运动的速度。齿轮样强直的特点是被动活动中肌张力有节奏和跳动性增高，而铅管样强直则在被动运动中肌张力持续增高。

## 3.4.3 肌力

当检查肌肉运动时，检查者应要求患者对抗其试图活动某一肢体的动作。重要的是，每个动作都应在相关关节稳定的情况下完成，以便准确而有针对性地对肌肉及其支配神经进行检

查(表 3.5)。如果患者无法对抗任何阻力,检查者应让患者在没有重力阻力情况下, 在完全消除重力影响的平面内进行运动,以获得恰当的肌力分级(表 3.6)。

### 轻度肌无力

#### 漂移

在临床实践中,漂移指单纯肢端的漂移或旋前的漂移。肢端的漂移指在自主对抗重力的抬举动作持续 5~10 秒后, 肢端逐渐向下漂移。评估旋前漂移的方法是让患者双上肢伸展平肩,掌心向上,随后,要求患者闭上眼睛,摇头 1~10 秒。上臂旋前以及向下漂移,是上运动神经元病变的体征。

#### 卫星样动作

卫星样动作是轻度无力的另一体征。检查时,应使患者相互转动手臂。如果一侧手臂在几秒钟后变得相对静止,而另一手臂围绕其如卫星样运动,则提示相对静止的手臂可能存在某种程度的力弱。

### 3.4.4 不自主运动

检查者亦应注意患者有无不自主运动的存在(表 3.7)

## 3.5 反射检查

### 3.5.1 反射的分级

检查者应评估几个深部腱反射(表 3.8)。依照评分(0~4 分)对深部腱反射进行分级,其中 0 分为无反射,1 分为反射减弱,2 分为正常,3 分为反射亢进,4 分为肌阵挛。鉴于这一评分量表较为主观,对比左右双侧的反射状态通常比量表本身更具价值。

### 3.5.2 巴宾斯基征

巴宾斯基征是一个原始反射,在婴儿中存在,通常在 12 月龄时消失。检查巴宾斯基征时,检查者应以钝器轻划足底外侧缘, 自足跟以曲线划至踇趾下方。成人正常的反应是跖屈(踇趾向下), 而异常的巴宾斯基征则是足底伸肌反应(踇趾向上)。

### 霍夫曼征

霍夫曼征并不是一种真正的原始反射,也可于正常成人中出现。检查者通过轻弹中指远端并观察拇指是否屈曲来检查霍

表 3.5　主要肌肉的运动及其神经支配

| | 脊髓水平 | 周围神经 | 运动 | 主要肌肉 |
|---|---|---|---|---|
| 上肢 | C5 | 腋神经 | 肩外展 | 三角肌 |
| | C5–C6 | 肌皮神经 | 屈肘 | 肱二头肌 |
| | C7 | 桡神经 | 伸肘 | 肱三头肌 |
| | C7–C8 | 正中神经和尺神经 | 屈腕 | 桡侧腕屈肌、尺侧腕屈肌 |
| | C7 | 桡神经 | 伸腕 | 桡侧腕短伸肌、桡侧腕长伸肌、尺侧腕伸肌 |
| | C7 | 桡神经 | 伸指 | 指伸肌 |
| | C8–T1 | 正中神经和尺神经 | 屈指 | 指深屈肌、指浅屈肌 |
| | C8–T1 | 正中神经 | 拇指对掌、外展、屈曲 | 拇对掌肌、短展肌和短屈肌 |
| | C8–T1 | 尺神经 | 手指外展 | 背侧骨间肌 |
| 下肢 | L1–L3 | 髂腰肌神经 | 髋关节屈曲 | 髂腰肌 |
| | L3 | 闭孔神经 | 髋关节内收 | 内收短肌、内收长肌、内收大肌、内收小肌 |
| | L3–L4 | 股神经 | 伸膝 | 股四头肌 |
| | L4–L5 | 腓神经 | 踝关节背屈 | 胫骨前肌 |
| | L5 | 臀上神经 | 髋关节外展 | 臀中肌、臀小肌 |
| | L5 | 腓神经 | 踇趾伸展 | 伸踇长肌 |
| | L5–S1 | 坐骨神经 | 屈膝 | 股二头肌 |
| | S1 | 臀下神经 | 髋关节伸展 | 臀大肌 |
| | S1 | 腓神经 | 足外翻 | 腓骨短肌、腓骨长肌 |
| | S1 | 胫神经 | 踝关节跖屈 | 腓肠肌 |
| | S1 | 胫神经 | 踇趾屈曲 | 屈踇长肌 |

夫曼征。巴宾斯基征和(或)霍夫曼征的出现，可提示上运动神经元(UMN)损伤。

仔细的运动及反射检查通常可区分上运动神经元病变与下运动神经元(LMN)病变，虽然

表 3.6 肌力分级评分

| 评分 | 标准 |
| --- | --- |
| 5 | 正常 |
| 4 | 克服部分阻力 |
| 3 | 可克服重力 |
| 2 | 不能克服重力 |
| 1 | 肌肉抽搐 |
| 0 | 无肌肉收缩 |

表 3.7 不自主运动

| 运动 | 特征 |
| --- | --- |
| 震颤 | 注意频率、幅度,静止或意向性 |
| 肌阵挛 | 简单的,受累肌肉的猝然收缩 |
| 舞蹈样动作 | 从一个肌肉转换到另一个肌肉的简单、不规则的急促动作 |
| 手足徐动 | 肢体的缓慢扭动 |
| 投掷样动作 | 大幅度的投掷动作 |
| 抽动 | 突然的重复动作或发声 |
| 肌张力障碍 | 持续或重复的肌肉收缩,导致姿势异常 |

表 3.8 深部腱反射

| 反射 | 脊髓水平 | 诱发部位 |
| --- | --- | --- |
| 肱二头肌 | C5-6 | 肘关节前方,肱二头肌肌腱在前臂的止点 |
| 肱桡肌 | C5-6 | 前臂桡侧,头端或者尾端 |
| 肱三头肌 | C7 | 肘关节后方,鹰嘴前缘 |
| 膝反射 | L3-L4 | 前膝,髌骨的尾端 |
| 踝反射 | S1 | 踝关节后方,跟腱 |

两者均表现为肌力减弱,但下运动神经元病变缺乏通过下行通路的抑制作用(表3.9)。

## 3.6　感觉检查

### 3.6.1　轻触觉

检查轻触觉时,检查者应要求患者闭上眼睛,提示其是否感受到检查者对其四肢和躯干的接触。较为合理的检查方法是自远端向近端进行检查。

### 3.6.2　痛觉及温度觉

痛觉的检查类似于轻触觉,但使用尖锐的别针,并询问当患者闭上眼睛时是否感受到"尖"或"钝"。温度觉与痛觉信息均由小的传入纤维传递,可以用冷物

体进行检查(如音叉)。

### 3.6.3　振动觉

振动觉的检查,应嘱患者闭上双眼,将一个振动着的128Hz音叉置于其关节上,询问患者是否感受到振动。如果患者无法感知振动但检查者仍可感知振动时,提示患者的振动觉部分受损。

### 3.6.4　本体感觉

本体感觉反应对身体在空间中位置的感知;检查时,嘱患者闭眼,并陈述检查者对其肢体的移动方向。其次,检查者可进行Romberg试验:嘱患者站立并闭上双眼,观察其在屏蔽了视觉信息后是否失去了平衡。

### 3.6.5　感觉定位

因皮节与发自单个脊神经节的感觉支配区域相对应,可将感觉检查的结果用于病变定位(图3.1)。要记住的是,正中神经传递拇指、示指、中指和第四指桡侧半的感觉信息,而尺神经传递小指及第四指尺侧半的感觉信息。在下肢,腓总神经传递小

| 表3.9　上、下运动神经元损伤的特征 | |
|---|---|
| 上运动神经元 | 下运动神经元 |
| 痉挛 | 肌肉萎缩 |
| 反射亢进 | 反射减弱 |
| 肌阵挛 | 肌束颤动 |
| 巴宾斯基征 | |
| 霍夫曼征 | |

腿外侧和足背的感觉,胫神经传递小腿后侧和足底的感觉。

## 3.7 步态与共济运动

步态与共济运动是神经系统检查的重要方面,因其可使检查者获知是否存在小脑相关的病变。

### 3.7.1 步态

检查者应首先观察患者的自发步态。此后,检查者应使患者分别以足跟、脚尖行走。检查者亦应指示患者完成串联步态,即一足接一足逐步行进。

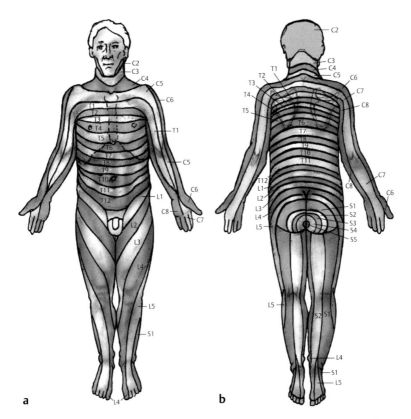

图 3.1 图示人体皮节分布:(a)前面观;(b)后面观。(Reproduced from Khanna A, MRI Essentials for the Spine Specialist, ©2014, Thieme Publishers, New York.)

### 3.7.2　共济运动

最简单的共济检查为扣指试验,即患者尽可能快地反复进行拇指与示指的对指动作。检查者也可要求患者以其拇指尽可能快地依次与其他各指做对指动作。然后,评估其速度、准确度及节奏。

让患者一手抵住一平面,或另一只手尽可能快地来回地翻动,以此来进行快速轮替动作的检查。轮替运动障碍用来描述异常的快速轮替运动。

指-鼻试验的检查要求患者以其示指交替触碰检查者的示指以及自己的鼻尖,而检查者则应不停变动自己示指的位置。跟-胫试验需要患者将足跟置于对侧膝盖上,随后沿胫骨下移。这两个试验中的任何一个试验的准确性异常都被称为辨距障碍。

## 3.8　特殊检查

### 3.8.1　直腿抬高

直腿抬高可用于确定患者是否罹患腰椎神经根病变,尤其是 L5 神经根。检查时,患者仰卧,被动直腿抬高。检查者应询问患者,这一动作是否会诱发放射至下肢的坐骨神经痛(图 3.2)。

### 3.8.2　FABER、FADIR 试验

FABER 试验(代表髋关节屈曲、外展和外旋),用以评估髋关节与骶髂关节(SI)病变,其对于下背部疼痛时与脊柱病变的鉴别尤为重要。患者下肢屈曲,然后大腿外展、外旋(图 3.3)。相关的检查为 FADIR 试验(代表髋关节屈曲、内收和内旋),即患者下肢屈曲,然后大腿内收、内旋。每种特定的疼痛反应都指导相应疾病的诊断决策。其他评估骶髂关节病变的检查包括骨盆分离试验、骨盆挤压试验、大腿冲击试验、骶骨冲击试验和 Gaenslen 试验。

### 3.8.3　Spurling 试验

Spurling 试验可用于确定患者是否罹患颈神经根病变。检查者向一侧被动地旋转患者头部,同时向下压迫头顶部。检查者询问患者,这一动作是否复现了自

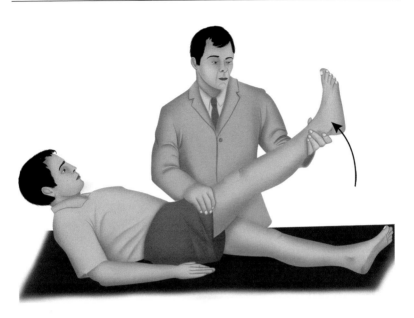

图 3.2　图示直腿抬高评估腰椎神经根病变。(Reproduced from Albert T, Vaccaro A, Physical Examination of the Spine, 2nd edition, © 2016, Thieme Publishers, New York.)

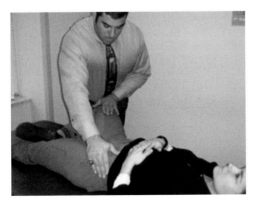

图 3.3　图示用以评估髋关节及骶髂关节病变的 FABER 试验。(Reproduced from VialleL, AOSpine Masters Series, Volume 8: Back Pain.1st Edition, ©2016, Thieme Publishers, New York.)

颈部向头部旋转同侧的放射性疼痛(图 3.4)。

### 3.8.4　Lhermitte 征

Lhermitte 征提示上颈椎脊髓病变,其通常被描述为自颈部放射至背部甚至四肢的电击感。检查者通过屈曲患者颈部来检查这个体征(即将颈部前屈)。

### 3.8.5　Tinel 征

Tinel 征,指直接叩击神经,引起其感觉支配区域的感觉异常(如刺痛),提示神经损伤或受到刺激。评估正中神经卡压导致的腕管综合征时,通常需检查 Tinel 征。

### Phalaen 动作

Phalaen 动作是针对腕管综合征的检查,使患者充分屈腕,而后将两手背侧贴在一起,保持 60 秒。检查中,正中神经支配区域的感觉异常提示存在腕管综合征。

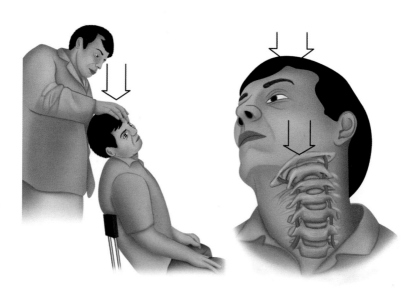

图 3.4　图示用以评估颈神经根病变的 Spurling 试验。(Reproduced from Albert T, Vaccaro A, Physical Examination of the Spine, 2nd edition, ⓒ 2016, Thieme Publishers, New York.)

### 3.8.6　球海绵体反射

球海绵体反射涉及 S2–S4，用以评估脊髓休克或脊髓损伤。检查时，监测肛门内、外括约肌对挤压阴茎、阴蒂或拖拽置入 Foley 氏导尿管的收缩反应(图 3.5)。

---

**要点**

- 通过神经系统查体验证经过其他诊断方法确定的病变。
- 使用神经系统查体评估住院患者的日常临床状态。
- 根据不同的患者及其各自的临床情况制订与之相应的神经系统查体模式。

---

## 3.9　关键知识点回顾

### 3.9.1　习题

(1)1 名 26 岁男子，既往无相关病史，机动车事故后被送往急诊室。患者眼睛能自主睁开，可与医生正确流利地交谈。脊柱 CT 显示颈髓完全横断。患者无法移动任何肢体。这个患者的 GCS 评分是多少？

 a.9

 b.15

 c.14

 d.8

(2)你要求患者命名你白大褂里的东西，如"笔""听诊器"，

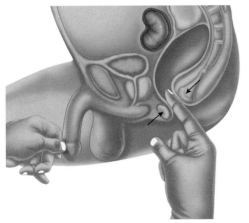

图 3.5　图示激发球海绵体反射(S2–S4)，用以评估脊髓损伤后的脊髓休克。(Reproduced from Albert T, Vaccaro A, Physical Examination of the Spine, 2nd edition, © 2016, Thieme Publishers, New York.)

但患者不能完成。患者也无法执行简单的命令,如"伸出舌头"。然而,患者可以流利地讲话,其内容是无意义的胡言乱语。其病变定位在哪里?

a.Broca 区

b.弓状束

c.经皮质运动区

d.Wernicke 区

(3)你被要求评估 1 名新发现面部下垂的患者。检查发现,患者左侧口角下垂,鼻唇沟变平,左眼不能紧闭。其病变定位在哪里?

a.右侧中枢面神经中枢性损害

b.右侧面神经周围性损害

c.左侧面神经中枢性损害

d.左侧面神经周围性损害

(4)在视野检查时,你要求患者遮住右眼。患者喊道:"医生!你右边的脸不见了!"出于好奇,你要求患者遮住左眼。患者惊呼:"医生!现在你的左半边脸不见了!"其病变定位在哪里?

a.左侧视神经

b.双侧枕叶

c.右侧丘脑

d.视交叉

(5)1 名患者因经常绊倒而就诊。当你要求其在走廊上行走时,步态正常。当要求患者以足尖行走时,你注意到他的右脚跟几乎没有抬离地面。这一运动缺陷定位于哪个脊神经根?

a.S1–S2

b.C8–T1

c.L4–L5

d.L2–L3

(6)在患者的 MRI 影像中,你注意到一病变位于中央沟前的皮质区域。在神经系统查体中,你将有哪些运动检查的发现?

a.旋前漂移

b.肌束颤动

c.复视

d.Romberg 征阳性

(7)1 名 21 岁的大学生在经历一夜狂欢后于周日早上被送往急诊室,接受急性酒精中毒的治疗。反射检查中,肱二头肌和肱桡肌反射完整,但肱三头肌反射减弱。这一异常可定位于哪个脊神经根?

a.C5

b.C6

c.C7

d.C8

(8)1 名门诊患者，主诉背部疼痛，并经大腿外侧及前面放射至脚背。感觉检查中，你注意到其大脚趾与第二趾之间的指蹼区域针刺觉减弱。这一感觉异常可定位于哪个脊神经根？

a.L3

b.L4

c.L5

d.S1

(9)1 名患者长期右手及右腕疼痛。经仔细检查后，轻敲前臂远端，可引起拇指、示指及中指的刺痛。你还可能有哪些其他的查体发现？

a.小指刺痛

b.鱼际肌萎缩

c.屈腕无力

d.霍夫曼征阳性

(10)1 名 80 岁的患者因下背部疼痛就诊，主诉步行 5 分钟后，疼痛加重并沿右髋和大腿外侧放射。神经系统查体提示，下肢肌力 5/5 级，反射正常、对称，直腿抬高试验阴性。还有哪些额外的检查有助于定位病变？

a.球海绵体反射

b.巴宾斯基征

c.串联步态

d.FABER、FADIR

## 3.9.2　答案

(1)b. 患者自动睁眼(睁眼=4)，定向完整的自主语言(语言反应=5)。虽然他并不能活动移动下肢，但他语言表达无碍，提示他的舌头运动正常（运动反应=6）。

(2)d. 患者理解能力缺陷，表现为命名能力受损和不能遵从指令。然而，患者语言流利，尽管是无意义的胡言乱语，符合 Wernicke 区病变导致的流利性失语。

(3)d. 面神经中枢性损害导致除前额以外的对侧面部无力，而周围性损害导致包括前额在内的同侧面部无力。

(4)d. 临床双颞侧偏盲，意味着双眼颞侧视野缺损。这通常是由视交叉受压所致，因此处包含了来自鼻侧视网膜交叉的纤维。

(5)c. 这个临床病例描述了 1 例足下垂，是由踝关节背屈无力所致。病变定位于 L4~L5 脊神经根，其发出腓神经，支配胫骨前肌。

(6)a. 中央沟前的皮质区对应着初级运动皮层。因此，该区域的病变可导致上运动神经元损伤的表现，即旋前漂移。肌束颤动是下运动神经元病变的表现。

(7)c. 题中描述了 1 例因腋下桡神经受压引起的桡神经病变，俗称"周六夜麻痹"。桡神经负责肱三头肌反射，其起源于 C7 神经根。肱二头肌与肱桡肌反射与 C5–C6 脊神经根对应。

(8)c. 文中描述的感觉缺陷分布对应于 L5 脊神经根，尤其值得注意的是，其传递大脚趾与第二趾之间趾蹼区域的感觉。

(9)b. 题中描述了长期存在的腕管综合征，且经 Tinel 征检查证实。由于正中神经受压是这一综合征的成因，长时间的受压，预计将出现其滋养肌肉(鱼际肌)的萎缩。

(10)d. 题中描述了下背部疼痛，最初可能提示由退行性椎间盘病导致的伴随神经源性跛行的神经根病变。然而，其神经查体表现并不典型，直腿抬高试验阴性，其后需进行 FABER、FADIR 检查，以评估与腰椎病变表现类似的骶髂关节病变。额外针对骶髂关节病变的检查包括骨盆挤压试验、大腿冲击试验、骨盆分离试验及 Gaenslen 试验。

## 推荐阅读

[1] Drislane F, Acosta J, Caplan L, Chang B, Tarulli A. Blueprints neurology. 4th ed. Philadelphia, PA: Lippincott Williams & Wilkins; 2013
[2] Gelb DJ. The detailed neurologic examination in adults. 2012. [online] Available from: https://www.uptodate.com/contents/the-detailed-neurologic-examination-in-adults. Accessed June, 2017
[3] Gelb DJ. Introduction to clinical neurology. 5th edition. Oxford: Oxford University Press; 2016
[4] Greenberg MS. Handbook of neurosurgery. 8th edition. New York, NY: Thieme; 2016
[5] Po-Haong L. The mental status examination in adults. 2014. [online] Available from: https://www.uptodate.com/contents/the-mental-status-examination-in-adults. Accessed June, 2017
[6] Roundy N. Neurosurgery Survival Guide. 2011. [online] Available from: http://neurosurgerysurvivalguide.com/. Accessed June, 2017
[7] Strub RL, Black FW. The mental status examination in neurology. 2nd ed. Philadelphia, PA: F.A. Davis; 1985

# 第 **4** 章

# 神经解剖学

David T Fernandes Cabral,Sandip S Panesar,Joao T Alves Belo,
Juan C Fernandez-Miranda

## 4.1 简介

神经外科作为一个外科领域,依靠解剖学知识来成功和安全地进行各种手术。这些手术可能从最简单的腰椎手术到最复杂的颅底肿瘤切除术。因此,本章回顾了最常被提及的神经解剖学主题。

## 4.2 颅骨

人类的颅骨分为两个区域:面颅和脑颅。面颅由 15 块骨组成;而脑颅由 8 块骨组成。这里,我们关注的是头盖骨(表 4.1)。

颅骨通过纤维关节连接。相邻的两块骨头之间的关节叫作骨缝,两条或两条以上的骨缝汇

**表 4.1 头盖骨(8 块)**

| 不成对的骨 | 成对的骨 |
| --- | --- |
| 额骨 | 顶骨 |
| 筛骨 | 颞骨 |
| 蝶骨 | |
| 枕骨 | |

合处根据它们的位置来命名(图4.1)。

- **鼻根点**:额骨和鼻骨之间的缝。

- **前囟点**:位于颅盖骨的顶部,矢状缝与冠状缝的交点。

- **翼点**:位于颅骨的侧面。蝶骨大翼、额骨、顶骨和颞骨鳞部汇合的地方。

- **星点**:位于头颅后外侧。为顶乳缝、枕乳缝和人字缝汇合点。

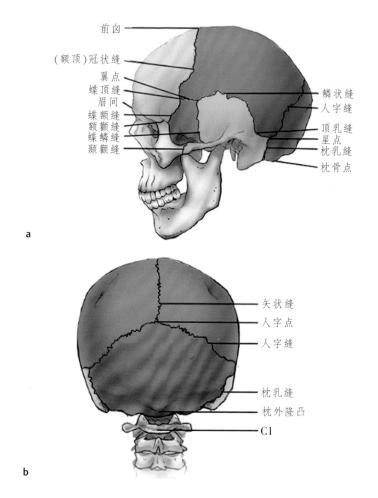

**图 4.1**　颅骨(a)侧方和(b)后方的解剖标志。额骨(黄色),顶骨(蓝色),蝶骨(紫色),颞骨(绿色),枕骨(红色)。(Reproduced from Di Ieva A, Lee J, Cusimano M, Handbook of Skull Base Surgery, 1st edition, © 2016, Thieme Publishers, New York.)

● **枕骨点**:枕骨大孔后缘中点的名称。

● **枕骨隆突**:也称为枕外隆凸,与枕骨内表面静脉窦的汇合有关。通常用作外科手术的标志。

## 4.2.1　头盖骨

头盖骨是椭圆形盒状骨，其功能是保护大脑。从解剖学和临床学角度看，颅骨分为上外侧或穹隆、下侧或颅底两部分。

### 颅盖

颅盖的前方由额骨的垂直部分组成；中部由上方的顶骨和下方的颞骨鳞部组成；后方由枕骨上部组成。

### 颅底

颅底的内部表面由 3 个颅窝组成，每个颅窝都有相关的小孔，小孔内走行传出和传入颅腔的神经与血管结构（图 4.2 和图 4.3）。

## 4.2.2　临床应用

Kocher 点（图 4.4）和 Frazier 点。请参阅第 6 章手术室章节（表 6.2）。

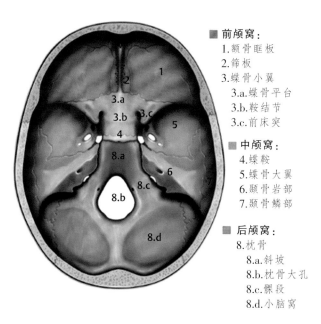

■ 前颅窝：
1. 额骨眶板
2. 筛板
3. 蝶骨小翼
　　3.a. 蝶骨平台
　　3.b. 鞍结节
　　3.c. 前床突

■ 中颅窝：
4. 蝶鞍
5. 蝶骨大翼
6. 颞骨岩部
7. 颞骨鳞部

■ 后颅窝：
8. 枕骨
　　8.a. 斜坡
　　8.b. 枕骨大孔
　　8.c. 髁段
　　8.d. 小脑窝

**图 4.2**　颅底前部、中部和后部的轴向图。（Reproduced from Meyers S, Differential Diagnosis in Neuroimaging: Head and Neck, 1st edition, © 2016, Thieme Publishers, New York.）

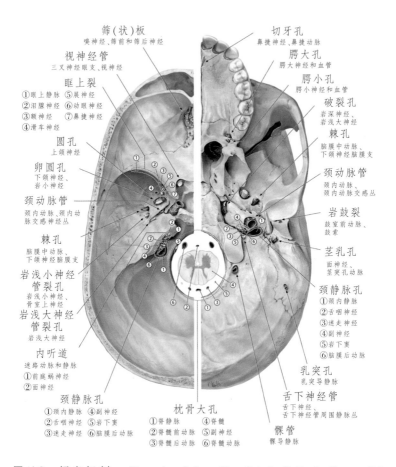

**图 4.3** 颅底解剖。(Reproduced from Choudhri A, Pediatric Neuroradiology: Clinical Practice Essentials, 1st edition, ⓒ 2016, Thieme Publishers, New York, Illustration by Karl Wesker.)

## 窦的标志

经过枕外隆凸的水平线描绘出横窦的轨迹。一条从乳突尖走行于乳突沟(二腹肌)的垂直线描绘出乙状窦的轨迹。这些标志通常用于设计乙状窦后入路的开颅手术(图 4.5)[1]。

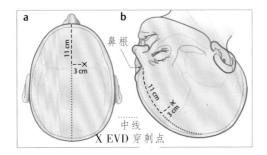

**图 4.4**　Kocher 点:(a) 鼻根后 11cm,中线旁开 3cm;(b) 冠状缝前 1cm(原文中为 11cm,应有误,查阅引用资料原文,应为 1cm),中线旁开 3cm。(Reproduced from Ullman J, Raksin P, Atlas of Emergency Neurosurgery, 1st edition, ⓒ 2015, Thieme Publishers, New York.)

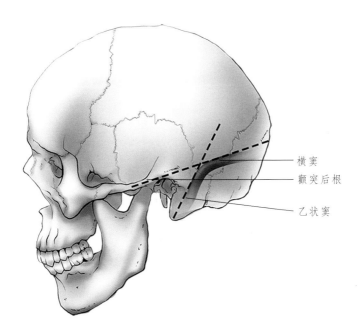

**图 4.5**　横窦和乙状窦:颅骨表面的解剖标志。(Reproduced from Di Ieva A, Lee J, Cusimano M, Handbook of Skull Base Surgery, 1st Edition, ⓒ 2016, Thieme Publishers, New York.)

## 4.3 大脑

### 4.3.1 表面解剖学

大脑由两个半球组成,中间有一个半球间裂(IHF)隔开,其也称为大脑纵裂。这条裂缝前后走行于中线上,被一个称为大脑镰的硬脑膜的延伸所占据。两个半球由半球间的联合连接在一起,形成胼胝体、穹隆和前连合(图4.6)。

每个大脑半球被划分成5个小叶。这些划分以主沟为中心,主沟通常较深并走行恒定。每个小叶都有自己的由次生沟和第三级沟形成的环沟,后者显示出最大的主体间变异(图4.7)。

#### 额叶

这是最大的脑叶。当从侧面观察大脑时,额叶后界为中央沟,下界为外侧沟(外侧裂)。

**中央沟**

中央沟将额叶和顶叶分开,遵循从上到下,从后到前的倾斜轨迹。它开始于IHF,结束于外侧裂之上,在额叶和顶叶之间留下一个小的连接区域,称为中央下回。

**外侧沟(外侧裂)**

外侧沟将额叶与颞叶分开。它是额叶最深的沟,覆盖脑岛和

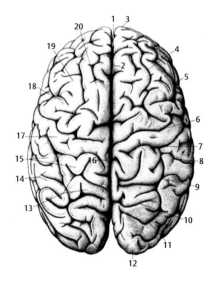

图4.6 脑表面解剖,上面观。1.大脑纵裂;2.大脑上缘;3.额叶;4.额上沟;5.额下沟;6.中央前沟;7.中央沟;8.中央后沟;9.顶内沟;10.顶枕沟;11.枕横沟;12.枕叶;13.顶上小叶;14.顶下小叶;15.中央后回;16.旁中央小叶;17.中央前回;18.额下回;19.额中回;20. 额上回。(Reproduced from Von Frick H, Leonhardt H, Starck D, Human Anatomy, ⓒ 2016, Thieme Publishers, New York.)

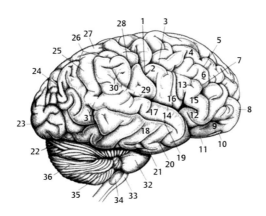

图 4.7 脑表面解剖,右侧面观。1.中央沟;2.中央前回;3.中央前沟;4.额上回;5.额上沟;6.额中回;7.额中沟;8.额极;9.眶回;10.嗅球;11.嗅束;12~14.外侧沟;12.外侧沟前支;13.外侧沟升支;14.外侧沟后支;15.额盖;16.额顶盖;17.颞上回;18.颞中回;19.颞上沟;20.颞下沟;21.颞下回;22.枕前切迹;23.枕极;24.枕横沟;25.顶下小叶;26.顶内沟;27.顶上小叶;28.中央后沟;29.中央后回;30.缘上回;31.角回;32.脑桥;33.(延髓)锥体;34.橄榄;35.绒球小结叶;36.小脑半球。(Reproduced from Von Frick H, Leonhardt H, Starck D, Human Anatomy, © 2016, Thieme Publishers, New York.)

大脑中动脉(MCA)的分支。外侧沟前、水平支和后、上升支两部分将额下回分成 3 个部分,类似于字母 M。

额下回的 3 个部分由前到后依次为眶部、三角部和岛盖部 (后两个部分在优势半球内称为 Broca 区)。

### 次级沟

次级沟将额叶外侧面分为 4 个脑回。

- **额上沟**:将额上回(SFG)与额中回(MFG)分开。
- **额下沟**:将 MFG 与额下回(IFG)分开。
- **中央前沟**:平行于中央沟,向前勾画中央前回或运动带(Brodmann 4 区,初级运动皮质)。

## 下表面

额叶下表面被外侧裂内侧限制在后方(图 4.8)。在内侧,紧邻 IHF 的是直回,它的外侧为嗅沟、嗅神经和嗅球。

这个片段位于筛骨筛板之上。嗅沟外侧是额叶眶段,额叶眶段由"H"形眶沟分为 4 个眶回(前、后、外侧和内侧)。

## 顶叶

顶叶前界为中央沟,后界为顶枕沟,下界为外侧裂,而在半球内侧面上方为顶下沟。两个主要脑沟(即中央后沟和顶内沟)将顶叶分成 3 个主要脑回。

### 中央后沟

这是中央后回或初级感觉皮层的后界(Brodmann 3,1 和 2 区)。它的前界是中央沟。

### 顶内沟

起源点垂直于中央后沟,将顶叶外侧面的其余部分分为顶上小叶(SPL)和顶下小叶(IPL)。SPL 继续延伸于半球的内侧表面,称为楔前叶。IPL 包括缘上回[(SMG),也被称为 Wernicke 区]、角回(AG)。SMG 的定位可沿外侧裂进行, 直到其在顶叶内末端。角回(AG)可以通过颞上沟来定位。

## 颞叶

颞叶被认为是致痫性最强的脑叶,其上界为外侧裂。它的后界是不明确的,虽然在某些情况下,可以看到颞枕沟。两个主沟将颞叶外侧表面分成 3 个回。颞上沟将颞上回(STG)与颞中回(MTG) 分开。颞下沟将颞中回

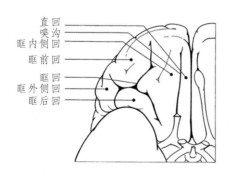

直回
嗅沟
眶内侧回
眶前回
眶
眶外侧回
眶后回

图 4.8 右额叶的眶表面。(Reproduced from Yasargil M, Smith R, Young P et al, Microneurosurgery, Volume I, 1st edition, ⓒ 1984, Thieme Publishers, New York.)

（MTG）与颞下回（ITG）分开。STG 包含主要的听觉区域，也称为颞横回或 Rodmann 41 区和 42 区。

颞叶下表面有两个主沟。枕颞沟位于颞叶外侧，将颞叶下表面的 ITG 和梭状回分开。侧副沟位于内侧，将梭状回和海马旁回分开，后者在舌回内的枕叶中继续向后延伸(图 4.9)。

## 枕叶

枕叶位于大脑半球的后部，呈锥体状，背侧以顶枕沟为界。在腹侧，它与颞叶的边界并不明确，如前所述。它的侧面有 3 个回。枕上回向前延续为 SPL;枕中回延续为 AG，和枕下回延续为 MTG 和 ITG。枕叶下表面有两个回，外侧回与梭状回相连。

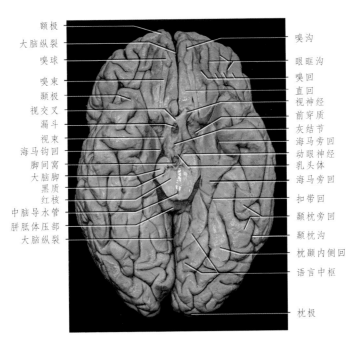

**图 4.9** 大脑，下面观。(Reproduced from Peris-Celda M, Martinez-Soriano F, Rhoton A, Rhoton's Atlas of Head, Neck, and Brain, 1st edition, ⓒ2017, Thieme Publishers, New York.)

内侧回形成舌回,舌回向前延伸进入颞叶内。

枕叶的内侧面被称为楔叶,其前上方为顶枕沟,下方为距状沟。主要视觉区(Brodmann17区)围绕着距状沟。

### 内侧面

扣带回上界为扣带沟和顶下沟,下界为胼胝体沟。扣带沟将扣带回从SFG中分离出来,并继续向后上延伸,形成旁中央小叶的后界。旁中央小叶是位于半球内侧面的中央前回和中央后回的延续(图4.10)。

## 4.3.2　皮层下结构

### 基底神经节

基底神经节是位于大脑半球深处的灰质核(图4.11)。从内侧到外侧顺序如下。

- **丘脑**
- **纹状体**
  - 尾状核,分为头(脑室额角外侧,内囊前肢内侧)、体和尾。
  - 豆状核位于内囊外侧,有内侧部或苍白球(包括内外侧部)和外侧部或壳核。
- **屏状核**:是位于一层薄薄的白质(最外囊)和极外囊之间的灰质薄层,其最外囊的白质将豆状核和纹状体分隔。

### 内囊

尾状核和丘脑之间及纹状体外侧的一层厚的白质。它从前到后有5个部分[2]:

- **前肢**
  - 额桥束。
  - 丘脑皮质束。
  - 皮质丘脑束。
  - 尾状核壳核束。
- **膝**
  - 皮质延髓束。
  - 皮质网状束。
- **后肢**
  - 皮质脊髓束。
  - 皮质红核束。
  - 皮质丘脑束。
  - 丘脑皮质束。
- **豆状核下部**
  - 听辐射。
  - 皮质脑桥束。
  - 视辐射。
- **豆状核后部**
  - 视辐射。

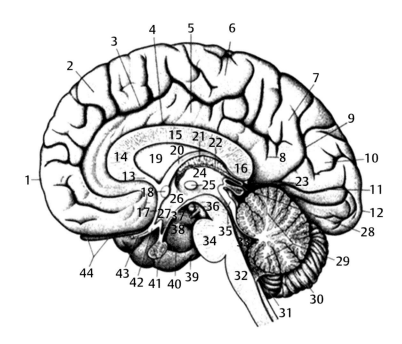

**图 4.10** 脑表面解剖,右半球内侧面。1.额叶的额极;2.额叶脑回内侧;3.扣带沟;4.胼胝体沟;5.扣带回;6.旁中央小叶;7.楔前叶;8.顶下沟;9.顶枕沟;10.楔叶;11.距状裂;12.枕叶的枕极;13~16 胼胝体(切面);13.嘴;14.膝;15.体;16.压部;17.终板(切面);18.前连合(切面);19.透明隔;20.穹隆;21.第三脑室脉络组织;22.第三脑室脉络丛(切缘);23.脑横沟;24.丘脑;25.丘脑间黏合(切面);26.莫氏室间孔;27.下丘脑;28.松果体上隐窝及松果体(切面);29.小脑蚓部(切面);30.小脑半球;31.第四脑室脉络丛;32.延髓(切面);33.第四脑室;34.脑桥(切面);35.顶盖(切面)和中脑导水管;36.乳头体;37.动眼神经;38.漏斗隐窝;39.颞叶外侧枕颞回;40.嗅裂;41.垂体(切面)腺垂体(前叶)和神经垂体(后叶);42.视交叉(切面);43.视神经;44.嗅球和嗅束。(Reproduced from Von Frick H, Leonhardt H, Starck D, Human Anatomy, ⓒ2016, Thieme Publishers, New York.)

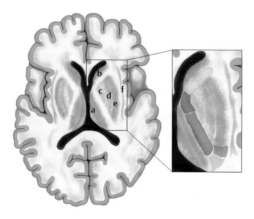

图 4.11　大脑皮层下结构。a，丘脑；b，尾状核头；c，苍白球内侧部；d，苍白球外侧部；e，壳核；f，屏状核。矩形框显示内囊：前肢（黄色），膝（蓝色），后肢（红色），豆状核下部（灰色），豆状核后部（绿色）。(Reproduced from Joao T Alves Belo，MD.)

- 皮质顶盖束。
- 皮质核束。
- 皮质被盖束。

### 脑室

　　脑室是由室管膜细胞覆盖形成的腔，其内容纳脑脊液(CSF)。共有 4 个脑室（两个侧脑室、第三脑室和第四脑室）。

　　侧脑室包绕着每个半球的尾状核和丘脑。它们在额叶、枕叶和颞叶中呈三种延伸或角。它们的汇合点被称为中庭或三角区。侧脑室通过室间孔或 Monro 孔与第三脑室相连（每个侧脑室 1 个）。

　　第三脑室位于丘脑内侧面之间，通过脑导水管与第四脑室相连，也称为外侧导水管。脑脊液从第四脑室离开脑室系统，通过 3 个孔进入蛛网膜下隙：2 个外侧孔(Luschka 孔)和 1 个正中孔(Magendie 孔)（图 4.12）。

## 4.4　脑干

### 4.4.1　表面解剖学

　　脑干包含所有进出大脑、小脑和脊髓的主要运动和感觉通路。此外，Ⅱ-Ⅻ对脑神经(CN)也起源于脑干内的神经核。从形态上，它从上到下分为三段：中脑、脑桥和延髓（图 4.13 至图 4.15）。

### 中脑

　　中脑上界为乳头体和松果

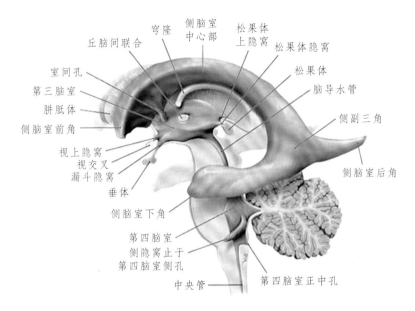

图 4.12　概述脑室系统和重要的邻近结构。左侧面图。脑室系统是一个扩张和弯曲的管道，是脊髓中央管向上在大脑内的延伸。(Reproduced from Schuenke, Schulte, and Schumacher, Atlas of Anatomy, 2nd edition, ©2014, ThiemePublishers,New York. Illustration by Markus Voll.)

体之间的假想线;下界为将其与脑桥分开的脑桥中脑沟。前表面由两列叫作大脑脚的白质所组成。大脑脚是由脚间窝分开的，这里是发出 CN Ⅲ（动眼神经）的地方,直达眼眶。中脑或顶盖的后表面有 4 个球形结构，称为丘:2 个上丘（与丘脑外侧膝状核相连）与视觉通路有关和 2 个下丘（与丘脑内侧膝状核相连）

与听觉通路有关。就在下丘下方中线两侧,CN Ⅳ（滑车神经）离开脑干。

　　滑车神经是唯一通过脑干后表面离开脑干的脑神经。此外，它是唯一交叉支配对侧运动的脑神经(图 4.16,图 4.17)。

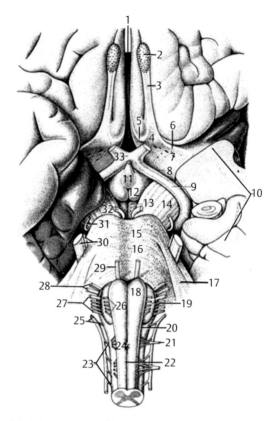

**图 4.13** 脑干腹侧视图。1.胼胝体位于大脑前半球或纵裂的深处;2.嗅球;3.嗅束;4.嗅三角;5.内侧嗅纹;6.外侧嗅纹;7.前穿质;8.布罗卡区的对角线带;9.视束;10.左颞叶切面;11.垂体柄;12.乳头体;13.脚尖窝及脚尖穿质;14.大脑脚腹侧部分;15.脑桥;16.基底沟;17.小脑中脚;18.锥体(髓质的连接);19.橄榄;20.腹外侧沟;21.第 1 颈神经前根;22.腹侧正中裂;23.副神经的脊髓根;24.锥体交叉;25.副神经脑根;26.舌下神经;27.舌咽神经和迷走神经;28.面神经的中间神经和前庭蜗神经;29.展神经;30.三叉神经的运动根和感觉根;31.滑车神经;32.动眼神经;33. 视交叉 。 (Reproduced from Von Frick H, LeonhardtH, Starck D, Human Anatomy, ⓒ2016, Thieme Publishers, New York.)

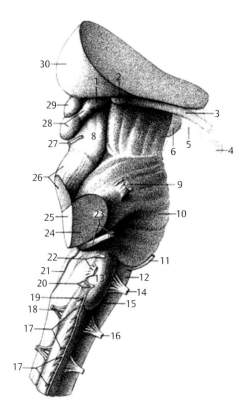

图 4.14　脑干侧面观。1.内侧膝状体;2.外侧膝状体;3.视束;4.垂体;5.漏斗;6.乳头体;7,8.大脑脚;7.腹侧部分（大脑脚）;8.背侧部分（中脑被盖）;9.三叉神经;10.脑桥;11.展神经;12.锥体（延髓）;13.橄榄;14.舌下神经;15.腹外侧沟;16.第 1 颈神经前根;17.副神经的脊髓根;18.第 1 颈神经的后根(可伸缩);19.后外侧沟（延髓）;20.副神经和迷走神经的脑根;21.第四脑室带;22.舌咽神经和迷走神经;23.面神经的中间神经和前庭蜗神经;24.小脑中脚;25.小脑下脚;26.小脑上脚;27.滑车神经;28.下丘和下丘臂;29.上丘;30.丘脑枕。(Reproduced from Von Frick H, Leonhardt H, StarckD, Human Anatomy, ©2016, Thieme Publishers, New York.)

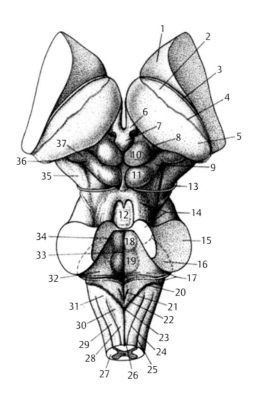

**图 4.15** 切除小脑后的脑干背侧面图。1.尾状核;2.附着板;3.终沟中的终纹和上丘纹静脉;4.脉络带;5.枕;6.缰三角;7.松果体;8~11.中脑;8.上丘臂;9.下丘臂;10,11.顶盖;10.上丘;11.下丘;12.上髓帆;13.滑车神经;14.小脑上脚;15.小脑中脚;16.小脑下脚;17.第四脑室的髓纹和侧隐窝;18.内侧隆起;19.面神经丘;20.第四脑室带;21.舌下神经三角;22.迷走神经三角;23.闩;24.后中间沟;25.后外侧沟;26.后正中沟;27.外侧索;28.薄束;29.楔束;30.薄束结节;31.楔束结节;32.前庭区;33.正中沟;34.界沟;35.大脑脚;36.外侧膝状体;37.内侧膝状体。
(Reproduced from Von Frick H, Leonhardt H, Starck D,Human Anatomy, ©2016, Thieme Publishers, New York.)

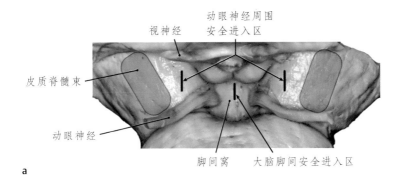

a

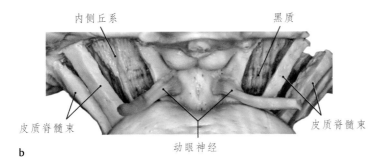

b

图 4.16　腹侧面,显示安全进入区域以及中脑的内部结构。(a)皮质脊髓束位于大脑脚内侧五分之三处。中脑前方(动眼神经周围)安全进入区穿行额桥束,位于动眼神经核出口点与皮质脊髓束内侧缘之间。另一种选择是,第二个腹侧安全进入区,即大脑脚间安全进入区,位于动眼神经(CN Ⅲ)出口点的内侧,并穿过脚间窝。(b) 去除额桥束显露内丘和黑质。(Reproduced from Spetzler R, Kalani M, Nakaji P et al, Color Atlas of Brainstem Surgery, 1st edition, ⓒ 2017, Thieme Publishers, New York.)

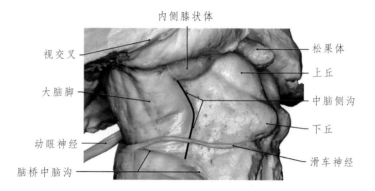

图 4.17 尸体解剖显示中脑外侧表面。中脑侧沟由下方的脑桥中脑沟向上延伸至内侧膝状体，形成大脑脚与中脑顶盖的边界。顶盖包括上丘和下丘。(Reproduced from Spetzler R, Kalani M, Nakaji P et al, Color Atlas of Brainstem Surgery, 1st edition, ©2017, Thieme Publishers, New York.)

## 脑桥

脑桥上界由脑桥中脑沟与中脑分开，下界由桥延沟与延髓分开。桥延沟由中线向两侧，依次发出第Ⅵ（展神经）、Ⅶ（面部神经）和Ⅷ（前庭耳蜗）对脑神经。

第Ⅵ对脑神经位于延髓锥体正上方，第Ⅶ对脑神经位于橄榄核正上方，第Ⅷ对脑神经位于桥延沟的最外部，该区域也称之为桥小脑角。脑桥的前表面中线上有一个印记，称为基底沟。在外侧，前表面的每一侧都受到 CN Ⅴ（三叉神经）的限制。脑桥的后表面与延髓上部的后表面一起形成菱形窝。

## 延髓

延髓是脑干的尾段，上界为脑延髓沟，下界为运动交叉下方和第 1 颈神经根上方的假想平面。前表面的中线上有一个垂直方向的裂隙，称为前正中裂，代表锥体的内侧界。锥体的外侧界是前外侧沟。前正中裂和前外侧沟继续向下延伸至脊髓，除了延髓下三分之一的前正中裂因运动交叉暂时消失。在前外侧沟的上部，CN Ⅻ（舌下神经）出脑干，在两侧橄榄的前方。延髓外侧表面以前外侧沟和后外侧沟为界。从上到下依次为第Ⅸ、X和Ⅺ对脑神经通过后外侧沟离开脑干。延髓后表面分为上部和下部。在它的下部中线处有 1 个后正中裂，分隔两侧的薄束。这些神经束在外侧面被分隔薄束和楔束的后

中间沟横向限制。后者受到后外侧沟的限制（图 4.18 和图 4.19）。

## 菱形窝

位于脑桥背面和延髓背面的上部，也就是所谓的第四脑室底部。为了方便教学，以桥延沟

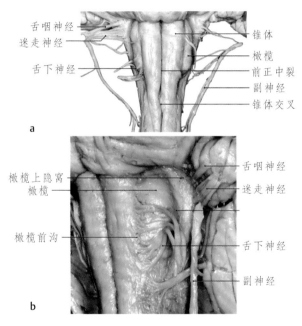

**图 4.18** （a）延髓容纳舌咽神经（CN Ⅸ）、迷走神经（CN X）、副神经（CN Ⅺ）和舌下神经（CN Ⅻ）。 延髓在中线被正中裂分开。 皮质脊髓束走行于锥体内。（b）延髓侧面观。橄榄前沟位于锥体和橄榄之间，后橄榄沟位于橄榄后面。舌下神经从橄榄前沟穿出，副神经从橄榄后沟穿出。橄榄顶端的凹陷，即橄榄上窝，正好在面神经（CN Ⅶ）和前庭耳蜗神经（CN Ⅷ）与脑干的交界处。舌咽神经、迷走神经和副神经离开位于橄榄和小脑下脚之间的橄榄后沟的延髓。 (Reproduced from Spetzler R, Kalani M, Nakaji P et al, Color Atlas of Brainstem Surgery, 1st edition,©2017, Thieme Publishers, New York.)

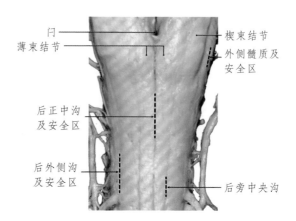

图 4.19　延髓背侧的大体解剖及手术安全区域。背侧有 3 条沟,用于手术进入延髓背侧,被认为是安全的区域。包括起始于闩部下方的后正中沟、两侧薄束和楔束之间的旁正中沟、沿着楔束外侧缘的后外侧沟。另外一个建议的安全区域是外侧髓质(也就是小脑下脚)。(Reproduced from Spetzler R, Kalani M, Nakaji P et al, Color Atlas of Brainstem Surgery, 1st edition, ©2017, Thieme Publishers, New York.)

为界将菱形窝分为上方的脑桥三角和下方的延髓三角。

### 延髓三角(下三角)

延髓三角在外侧受到小脑下脚的限制和阻挡(图 4.20),这个区域从内侧到外侧分为 3 个部分:

和舌下神经核相关的舌下神经三角。

和迷走神经运动核相关的迷走神经三角,该三角的下外侧叫最后区,控制呕吐。

和前庭神经核及蜗神经核相关的前庭神经三角。

### 脑桥三角(上三角)

在中线两侧及桥延沟假想平片的正上方,是面神经核的位置(图 4.20),展神经核和面神经围绕着面神经核走行,在脑白质中形成凹陷。

在上外侧是三叉神经运动核,该核团外侧是蓝斑核,是中枢神经系统内去甲肾上腺素的主要来源[3]。

闩　薄束结节　楔束结节　外侧髓质及安全区　后正中沟及安全区　后外侧沟及安全区　后旁中央沟

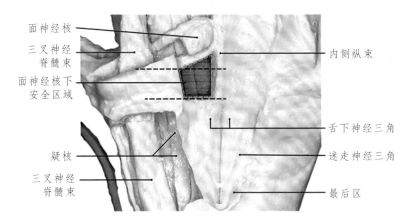

面神经核

三叉神经
脊髓束

面神经核下
安全区域

内侧纵束

舌下神经三角

疑核

迷走神经三角

三叉神经
脊髓束

最后区

图 4.20 面神经核下方的安全区域(绿色虚线标注的区域)内侧是内侧纵束,外侧是疑核,上方是面丘,下方是舌下神经三角。因此,面丘下方安全区域的外侧界对应于沿着侧隐窝下缘的脉络膜最内侧,而头尾两端的界限和侧隐窝的相同。(Reproduced from Spetzler R, Kalani M, Nakaji P et al, Color Atlas of Brainstem Surgery, 1st edition, ©2017, Thieme Publishers, New York.)

> 在脑桥的展神经核损伤可导致 Millard–Gluber 综合征,以展神经和面神经麻痹及对侧肢体瘫痪为特点。

## 4.5 脑池

脑池为软脑膜及蛛网膜之间形成的区域,内有脑脊液。此外,脑池内走行的有血管和脑神经。图 4.21 显示了位于后颅窝的脑池及其互相之间的关系。

## 4.6 脊髓

### 4.6.1 大体解剖

脊髓位于中枢神经系统最尾端,占据了椎管的上 2/3,终止于腰 2 水平(第二腰椎)。沿着它的纵轴,脊髓有两个膨大。其中颈膨大对应的是臂丛,腰膨大对应的是腰丛。一般将脊髓分为 31 个节段,每个节段发出一对脊神经:

8 对颈神经,第一对颈神经从枕骨和 C1(寰椎)之间发出,

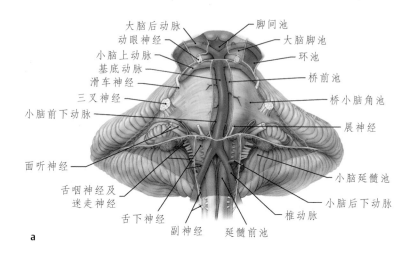

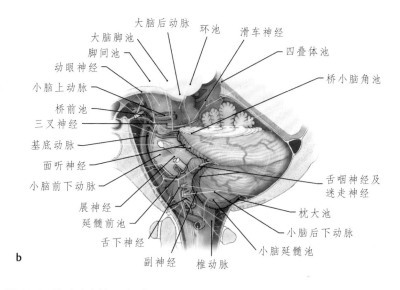

图 4.21　脑干及脑神经、相关脑池。(a)腹面观。(b)侧面观。(Reproduced from Spetzler R, Kalani M, Nakaji P et al, Color Atlas of Brainstem Surgery, 1st edition, ©2017, Thieme Publishers, New York.)

基于这个原因，颈神经有 8 对，最后 1 对颈神经位于颈 7 和胸 1 节段之间。

12 对胸神经，第 1 对胸神经位于第一胸椎下方，其余胸神经按照这个规律延续。

5 对腰神经。

5 对骶神经。

1 对尾神经。

> 除了 C8，它是从 C7 下方和 T1 上方发出，其余的颈神经都是从椎体节段上方发出。从 T1 及其以下的神经，都是从同节段的椎体下方发出。

从形态上看，每一侧的脊髓分为 3 个柱：

前柱，介于前正中裂和前外侧裂之间。

侧柱，介于前外侧裂和后外侧裂之间；这些裂或沟是脊神经的运动支和感觉支出入的地方。

后柱，介于后正中裂和后外侧裂之间，在 T6 以上，后柱被后内侧沟进一步分为内外两部分。内侧束（薄束）位于后正中裂的

内侧，后内侧沟的外侧，而外侧束（楔束）位于后内侧沟的外侧，后外侧沟的内侧。

## 脊髓固定

脊髓依靠以下的结构固定在原位：

上方是脑干的延续，和脑干相连。

侧面，脊神经通过椎间孔和周围连通。

下方是硬膜形成的双层结构——终丝，终止于骶骨和尾骨的前方的骨膜。

齿状韧带，位于前后神经根之间，是硬脊膜和蛛网膜向两侧的延伸。

### 4.6.2　内部结构

基于脊髓的解剖及生理构造，一旦损伤，可表现出各种不同的临床病理综合征。与大脑正好相反，脊髓的白质包绕着灰质，灰质位于中央管周围，呈现"H"形，图 4.22 和图 4.23 显示了脊髓的断面薄层结构以及周围上下行的白质纤维束（表 4.2）。图 4.24 显示了脊神经各节段在皮肤及肌肉的支配区域。

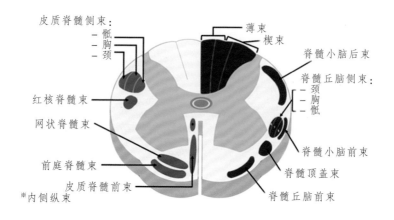

图 4.22　颈椎的横切面解剖。蓝色表示下行纤维束，红色表示上行纤维束。(Reproduced from　Joao T. Alves Belo, MD.)

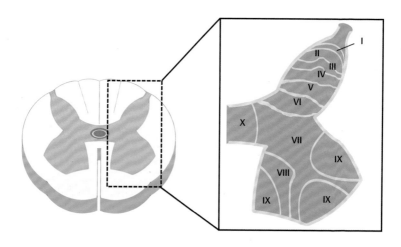

图 4.23　脊髓横切面的灰质分区的特写图，详细描述见表 4.2。(Reproduced from Joao T. Alves Belo, MD.)

## 4.7　脊柱

脊柱有 33 块椎骨组成，分为以下部分：

7 块颈椎。

12 块胸椎。

5 块腰椎。

**表 4.2　脊髓灰质的构成**

| 脊髓灰质 | 经典术语 | 功能 |
| --- | --- | --- |
| I | 后角边缘核 | 外侧感觉 |
| II | 胶状质 | |
| III | 固有核 | |
| IV | | |
| V | 后角颈 | 本体感觉 |
| VI | 后角基底部 | |
| VII | 两组 | 1.内侧,胸核:接受来自 C8–L3 的肌梭和肌腱感受器 |
| | 1.内侧胸核 | |
| | 2.外侧分为两个部分 | 2.外侧 |
| | a)中内侧区 | a)中内侧区:涉及运动放射的 γ 运动神经元 |
| | b)中外侧区 | b)中外侧区:内脏运动,来自 C8–L2–3 胸腰交感神经,以及 S2–S4 的副交感神经核 |
| VIII | 连合核 | 调节骨骼肌的收缩 |
| IX | 前角 | α 运动神经元组成的区域 |
| X | 中央管周围灰质 | 包含来自自主神经系统的运动神经核 |

5 块骶椎。

4 块尾椎。

## 4.7.1　脊椎骨构成

除了第一颈椎(C1 或环椎)和第二颈椎(C2 或枢椎),其余椎体都有 6 部分组成,可以被清楚地识别(图 4.25)。

• **椎体**:构成椎管的前部,有上下两个水平面,内有椎间盘,椎体后方逐渐向后延伸形成椎弓根的前部。

• **椎弓根**:由椎体左右两侧分别向后外侧延伸形成。连接起横突、椎板和关节突,椎弓根的上方构成了椎间孔的下部,椎弓根的下方构成了椎间孔的上部,椎间孔为脊神经出入椎管的通道。

• **椎板**:椎弓根向后部中线延伸形成椎板,最后两侧椎板形成棘突。椎板构成了椎管的后部。椎板的内表面有黄韧带附着。

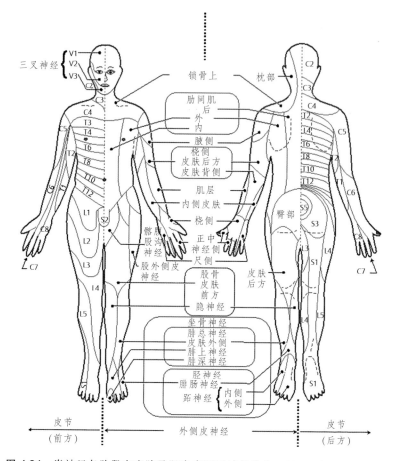

**图 4.24** 脊神经各阶段在皮肤及肌肉支配区域的分布。(Reproduced from Baaj A, Mummaneni P, Uribe J et al, Handbook of Spine Surgery, 2nd edition, ©2016, Thieme Publishers, New York.)

● **棘突**:两侧椎板向中线汇聚而成,形成棘突后切迹。棘突的上下缘附着有棘间韧带。棘间韧带在棘突间终止于中线的棘突尖或棘突游离缘。

● **关节面或关节突**:每个椎体有 4 个关节面,两侧各 2 个,与它们上下的椎体的关节面形成关节突。

● **横突**:分别与两侧的椎弓根相连,它们的形状与它们起源于相应节段的椎体有关。

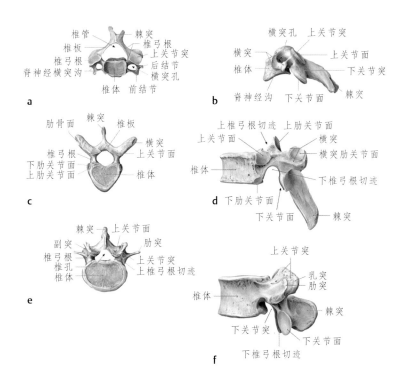

图 4.25　(a)典型颈椎椎体解剖上面观。(b)典型颈椎椎体解剖侧面观。(c)典型胸椎椎体解剖上面观。(d)典型胸椎椎体解剖侧面观。(e)典型腰椎椎体解剖上面观。(f)典型腰椎椎体解剖侧面观。(Reproduced from Schuenke, Schulte, and Schumacher, Atlas of Anatomy, 2nd edition, ⓒ2014, Thieme Publishers, New York. Illustration by Karl Wesker.)

## 椎间孔

　　如前所述,椎间孔为脊神经根出入椎管的结构,从外科角度来讲, 该结构至关重要 (图4.26)。

- **上**:上一个椎弓根的下方。

- **下**:下一个椎弓根的上方。
- **前**:椎间盘的后外侧面。
- **后**:平面和黄韧带。

### 颈椎

　　颈椎与胸椎及腰椎明显不同,特点明显(图 4.27)。第一颈

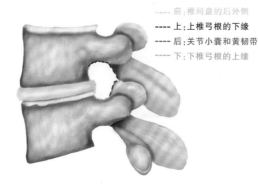

---- 前：椎间盘的后外侧
**---- 上：上椎弓根的下缘**
---- 后：关节小囊和黄韧带
---- 下：下椎弓根的上缘

图 4.26　两个相邻椎体的侧面观，可以清楚地显示椎间孔。(Reproduced from Joao T. Alves Belo, MD)

椎与第二颈椎形态独特，除此以外，横突还形成横突孔。

> 椎动脉和椎静脉分别走行在 C6-C1、C7-C1 横突孔内，向上经过枕骨大孔进入颅内。

还有一些特征在这里总结一下：

• C1：C1 椎体缺如，它通过两侧的侧块上方和枕骨的枕髁通过两侧的侧块下方与 C2 相连。前后弓通过两个侧块相连，构成了该节段椎管的前后界。在中线上，寰椎前弓的下表面与枢椎的齿状突共同构成一个整体，寰椎前弓的前方形成前结节，是颈长肌的附着点。寰椎后弓在中线形成后结节，是头后小直肌的附着点。两个侧块的内侧缘也形成结节，横韧带在此起源向后方走行至齿状突前方，参与固定 C1。C1 侧块的外侧面形成横突和横突孔。

• C2：C2 的特征是齿状突，其与寰椎的前弓形成一个整体。左右枕齿韧带（翼状韧带）紧紧地固定在齿状突两侧。枢椎的棘突是头后大直肌和头下斜肌的附着点。

• C6：这个椎体的独特之处在于横突前方结节的存在，这个结节叫颈动脉结节或 Chassaignac 结节，它标志着椎动脉进入横突孔处。

• C7：这个椎体的特征和胸椎类似，它有显著的棘突，横突孔很小甚至缺失，或者其内走

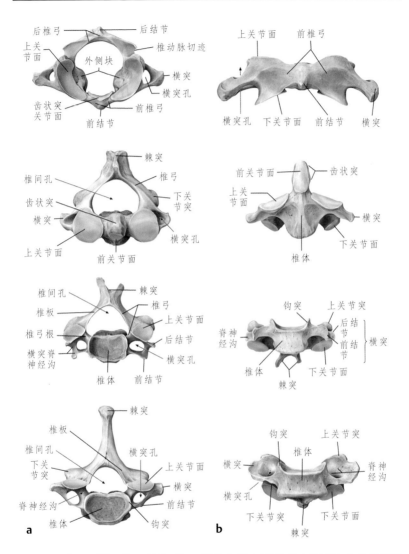

图 4.27　第一颈椎、第二颈椎、第四颈椎和第七颈椎的上面观(a)和前面观(b)。(Reproduced from Schuenke, Schulte, and Schumacher, Atlas of Anatomy, 2nd edition, ©2014, Thieme Publishers, New York. Illustration by Karl Wesker.)

行椎静脉。

## 胸椎

胸椎最显著的特征是它有横突存在以及肋骨相连接的关节面。

## 腰椎

腰椎的椎体明显大于其他节段的椎体,这与腰椎承受的力量大有关系。

### 4.7.2 寰枢椎之间连接的韧带

#### 横韧带和十字韧带

横韧带较短,侧方固定于C1 外侧块内侧的横结节上(图4.28)。后方附着于枢椎齿状突,形成向前内凹的切迹。在中线部位,是包含两个以上垂直走行的韧带:上下两层纵行带构成横韧带和十字交叉韧带。上层韧带终止于枕骨大孔前缘,而下层韧带向下延伸并终止于 C2 椎体。

#### 翼状韧带

翼状韧带包含两个短且坚韧的韧带,连接枢椎齿状突的上外侧与枕髁的内侧段。

## 齿突尖韧带

齿突尖韧带,较短,连接齿状突最高点与枕骨大孔前缘。

## 覆膜

覆膜位于翼状韧带和齿突尖韧带的后方,分为 1 个中间部分和 2 个外侧部分(左和右)。中间部分起自枕骨大孔前缘,行至C2 椎体,延续为脊椎后纵韧带。外侧部分(左和右)将 C2 连接于枕髁。

## 寰枕筋膜

寰枕筋膜由 2 个部分组成。

• **前部分**:连接 C1 前椎弓和枕骨大孔前缘,被认为是脊椎后纵韧带的延续。

• **后部分**:连接 C1 后椎弓和枕骨大孔后缘。椎动脉出横突孔后,横穿寰枕筋膜后方,进入枕骨大孔。

### 4.7.3 常见韧带

## 前纵韧带

前纵韧带起自枕骨基底部,走形于脊柱椎体前方,终于第二骶骨前缘(图 4.29)。

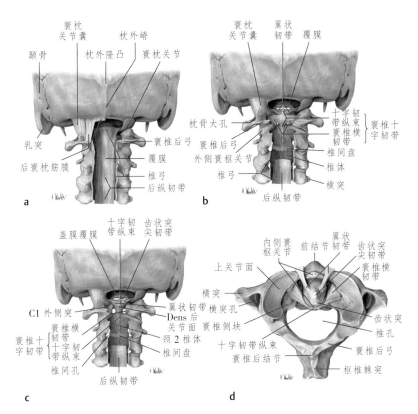

图 4.28 颅颈交界韧带。移除椎管的棘突及部分椎弓,以暴露椎体后部上的韧带(a)结构的后面观,以及移除寰椎横韧带和纵韧带的前面观(b)和后面观(c)。上面观 (d) 显示寰枢椎连合中间部的韧带结构。(Reproduced from Schuenke, Schulte, and Schumacher, Atlas of Anatomy, 2nd edition, © 2014, Thieme Publishers, New York. Illustration by Karl Wesker. )

## 后纵韧带

与前纵韧带相似,此韧带起自枕骨基底部内侧,走行于脊柱椎体后方,终于尾骨。

## 棘上韧带

棘上韧带为附着于棘突尖端的厚纤维组织带,贯穿脊柱全长。在颈部,此韧带移行为项韧带。

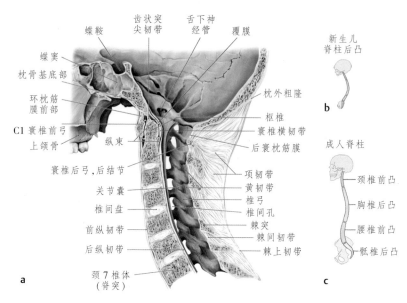

**图 4.29**　(a)图示颅骨、颅颈交界和颈椎中位矢状面的骨和韧带结构。(b)和(c)两图显示脊椎在新生儿期和成人期的矢状位排列的不同。(Reproduced from Schuenke, Schulte, and Schumacher, Atlas of Anatomy, 2nd edition, ⓒ 2014, Thieme Publishers, New York. Illustration by Karl Wesker.)

### 棘间韧带

与之前描述的韧带不同，棘间韧带呈间断分布，连接于棘突间隙。上方固定在上一棘突的下缘，下方固定在下一棘突的上缘。后方附着于棘上韧带，前方与黄韧带相连。

### 黄韧带

此韧带包含两部分（左和右），均较厚、短、坚韧且富有弹性。其固定于下一椎板的上缘，上一椎板的下缘。

## 4.8　血管解剖

### 4.8.1　动脉解剖

中枢神经系统的血供来源于颈内动脉和椎动脉的分支和吻合支(图 4.30)。

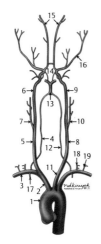

1. 主动脉弓
2. 无名动脉(头臂干)
3. 右侧锁骨下动脉
4. 右侧椎动脉
5. 右侧颈总动脉
6. 右侧颈内动脉
7. 右侧颈外动脉
8. 左侧颈总动脉
9. 左侧颈内动脉
10. 左侧颈外动脉
11. 右侧锁骨下动脉
12. 左侧椎动脉
13. 椎动脉汇合构成基底动脉
14. Willis 环
15. 大脑前动脉
16. 大脑中动脉
17. 乳内动脉
18. 甲状腺颈动脉干
19. 肋颈动脉干

图 4.30　冠状面观，主动脉弓发出动脉分支，参与大脑血供。(Reproduced from Meyers S, Differential Diagnosis in Neuroimaging: Brain and Meninges,1stedition, ⓒ2016,Thieme Publishers,New York.)

## 颈总动脉

两侧颈总动脉(CCAs)的起源有所不同。在右侧，头臂干分叉形成右侧颈总动脉和右侧锁骨下动脉;在左侧,颈总动脉直接起源于动脉弓。

> 一般情况下，双侧颈总动脉 (CCA) 于甲状软骨上1cm 处，约对应于第四颈椎(C4)水平，分叉形成颈外动脉(ECA)和颈内动脉(ICA)[6]。

### 颈外动脉

• **侧支血管**:由下往上依次分支为(图 4.31)。

甲状腺上动脉。

舌动脉。

咽升动脉。

面动脉。

枕动脉。

耳后动脉。

腮腺动脉。

• **终末分支**：颈外动脉(ECA)约在下颌角上 4cm 处,分成终末两支。此两支为:

颞浅动脉。

上颌动脉:此动脉发出约 14 条分支(多样性),相关的有。

○脑膜中动脉:通过棘孔入颅。行经颞骨鳞部内表面,极易受颞部创伤破裂出血,引起硬

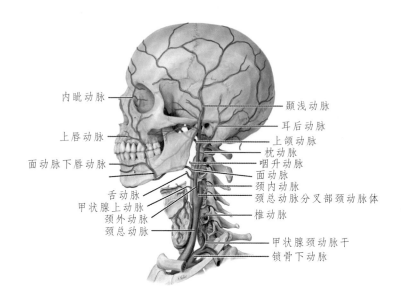

**图 4.31**　头部动脉概况。颈总动脉在第四颈椎水平,常分叉形成颈内动脉和颈外动脉。颈外动脉发出 8 条分支,颈内动脉无分支。(Reproduced from Schuenke, Schulte, and Schumacher, Atlas of Anatomy, 2nd edition, ⓒ 2014, Thieme Publishers, New York. Illustration by Karl Wesker.)

膜外血肿。

　　○脑膜副动脉:此动脉多变,通过卵圆孔入颅。

　　○颞前、后深动脉供应颞肌的前、后部分。

***颈内动脉***

　　自颈动脉分叉部,颈内动脉(ICA) 通过颈动脉管直接入颅腔,然后到达视神经水平 3(图 4.32)。根据解剖学分类,ICA 分成 7 段。

　　● **C1 或颈段**: 从颈动脉分

叉到颅底的颈动脉管外口,这段没有分支。

　　● **C2 或岩段**: 从颈动脉管外口到破裂孔后缘。岩段为颈动脉管。在此段发出鼓室动脉。

　　● **C3 或破裂孔段**: 越过破裂孔的一小段颈内动脉(ICA)。

　　● **C4 或海绵窦段**: 从破裂孔至前床突。此段发出多条分支。

　　○脑膜垂体干:1 条重要的手术解剖分支, 发出 3 条动

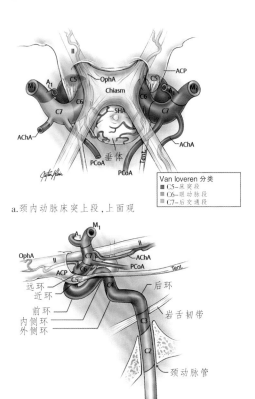

a.颈内动脉床突上段,上面观

b.颈内动脉,左侧位观

图 4.32 颈内动脉和眼动脉的显微解剖。上面观(a)和左外侧观(b)显示颈内动脉解剖学分段:C1,颈段;C2,岩段;C3,破裂孔段;C4,海绵窦段;C5,床突段;C6,眼段;C7,交通段。海绵状内 ICA 的 Dolenc 环可分为:前环、内侧环、外侧环和后环。ACHA,脉络膜前动脉;ACP,前床突;OphA,眼动脉;PCOA,后交通动脉;Sha,垂体上动脉;Tent,小脑幕。(Reproduced from Lawton M, Seven Aneurysms: Tenets and Techniques for Clipping, 1st edition, © 2011, Thieme Publishers, New York.)

脉:

　　- 小脑幕动脉(又称 Bernasconi & Cassinari 动脉)。

　　- 脑膜背侧动脉。

　　- 垂体下动脉。

○下外侧干。

○内侧干(又称 Mc Connell's),进入垂体窝。

● C5 或床突段:近端和远端硬膜环之间。

- **C6,眼段**:从远端硬膜环至后交通动脉(P-Comm)。这部分有两条重要分支:
    - 眼动脉。
    - 垂体上动脉。
- **C7 或交通段**: 从后交通动脉(P-Comm)至 ICA 分叉处,形成大脑前动脉和大脑中动脉。此段的分支包括:
    - P-Comm。
    - 脉络膜前动脉(ACH)。

### 大脑前动脉

大脑前动脉(ACA)起自颈内动脉(ICA),位于视交叉的外侧。除了枕叶内侧面,其供应大脑半球内侧面的血供(图 4.33)。

通俗地讲, 基于前交通动脉(ACoA) 近端与远端的解剖位点,ACA 可分为交通前段和交通后段。另有分类,将大脑前动脉(ACA)分成 5 段[5]。

- **A1 或交通前段**: 起自颈内动脉(ICA)分叉部至前交通动脉(ACoA)。
- **A2**:自前交通动脉(ACoA)到胼胝体水平段和膝部的交界处。Heubner 回返动脉可起自 A1,A2,或 A1/A2 交界处。A2 段发出眶额动脉和额极动脉[6]。
- **A3**:此动脉绕过胼胝体膝部,向后急转弯并延续为 A4 段。A3 段的分支呈多样性,其中胼胝体周围动脉可发出 3 支次级

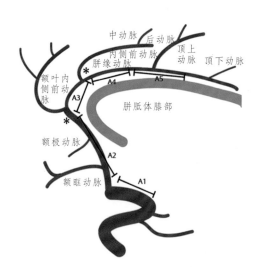

图 4.33  示意图显示大脑前动脉远端的相关解剖及其周围结构。最常见外伤性动脉瘤部位用(*)表示。(Reproduced from Spetzler R, Kalani M, Nakaji P, Neurovascular Surgery, 2nd edition, ⓒ 2015, Thieme Publishers, New York.)

动脉,包括:额叶内侧前动脉、额叶内侧中动脉和额叶内侧后动脉[6]。有时,这 3 条动脉可由 A3 段直接发出。除此之外,胼周动脉可起自 A3 段,亦可是 ACA 的直接延续。

• A4 和 A5:此两段动脉行经胼胝体的体部,在冠状缝垂直面与胼胝体交汇处, 彼此分割。A4 段发出中央旁小叶动脉,A5 段发出内侧顶叶上动脉和内侧顶叶下动脉[6]。

## 大脑中动脉

大脑中动脉(MCA)起自颈内动脉(ICA)(图 4.34)。其分支终止于大脑半球外侧面。根据解剖需要,MCA 划分为 4 段[7]。

• M1 或蝶骨、水平段:自 MCA 起点至分叉部, 分成上下两干,并发出外侧豆纹动脉。

• M2 或岛段:起自 MCA 分叉部,行至侧裂深部。

• M3 或岛盖段: 起自侧裂后部深面,至侧裂表面。

• M4 或皮质段:起自侧裂后部表面,发出多条分支,分布于大脑半球表面。

## 椎动脉

椎动脉(VA)均直接起自两侧锁骨下动脉, 穿入第 6 颈椎(C6)横突孔,向上进入后颅窝。VA 分成 4 段。

• V1 或椎前段:自锁骨下动脉分叉部至 C6 横突孔。

• V2 或椎骨段:自 C6–C2,行经各颈椎横突孔。

• V3 或硬膜外段:自 C2 段至枕骨大孔。

• V4 或硬膜内段: 自 VA 入枕骨大孔硬脑膜处至双侧 VA 汇合成基底动脉(BA)。

### 侧支血管

脑膜前动脉。

脑膜后动脉。

脊髓后动脉。

脊髓前动脉, 由两支(左和右)汇合而成,分别起自椎动脉(VA)。行走于脊髓前正中沟。

小脑后下动脉(PICA),供应延髓后外侧、第 4 脑室和小脑后下半球的血供。

## 基底动脉

基底动脉(BA)是由两侧椎

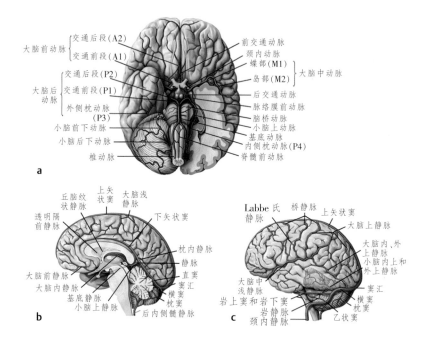

图 4.34　血管解剖。(a)大脑供血动脉图,包括由前循环吻合构成的 Willis 环(即由颈内动脉的分支大脑前、中动脉)和后循环(由椎动脉伸展而来的基底动脉和大脑后动脉)。(b)正中矢状面的静脉解剖,显示主要的静脉窦和引流静脉。(c)侧面观展示浅静脉解剖。(Reproduced from Schuenke, Schulte, and Schumacher, Atlas of Anatomy, 2nd edition, ©2014, Thieme Publishers, New York. Illustration by Karl Wesker.)

动脉(VA)于脑干腹侧汇合而成(图 4.34)。在脑桥腹侧走行,发出许多分支血管。终止于脚间池,延续为大脑后动脉。BA 的分支血管有:

　　小脑前下动脉。

　　迷路动脉。

　　脑桥动脉。

　　小脑上动脉。

　　CN Ⅲ 穿过同侧小脑上动脉 (SCA) 和大脑后动脉(PCA)之间。

## 大脑后动脉

大脑后动脉(PCA)是由基底动脉(BA)在环池处分叉而成(图4.34)。终止于枕叶内表面。分成以下几段[7]。

- **P1 或交通前段**：从基底动脉(BA)的分叉到后交通动脉(P-Comm)连接处。该段发出很多穿支,供应丘脑、下丘脑、丘脑底核和中脑的前外侧部。

- **P2 或环池段**：自后交通动脉(P-Comm)连接处至中脑的后缘。此处的大脑后动脉(PCA)分支为脉络膜后外侧动脉和丘脑穿支动脉。

- **P3 或四叠体池段**：自中脑的后缘至距状裂前缘。此段的分支供血颞叶后下部(颞叶后动脉)、枕叶(顶枕动脉和距状动脉)和胼胝体压部后部分(后胼缘动脉)。

## Willis 环

颈内动脉(ICA)和椎-基底动脉系统相互连接,构成环状结构,位于脚间窝、乳头体、漏斗和视交叉(图4.35)。动脉环(接近20%的患者)[2]是由基底动脉尖、PCA(P1)、P-Comm、颈内动脉、

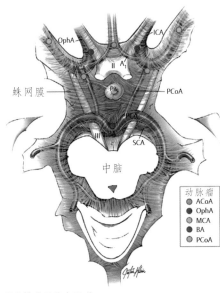

环池横截面的上面观

图4.35 大脑横断面的上面观，显示 Willis 环周围的蛛网膜下隙脑池结构。展示 Willis 环动脉瘤部位及其相关脑池的关系。ICA,颈内动脉;OphA, 眼动脉;PCoA,后交通动脉;BA,椎动脉;PCA,大脑后动脉;SCA,小脑上动脉;MCA,大脑中动脉。(Reproduced from Lawton M, Seven Aneurysms: Tenets and Techniques for Clipping, 1st edition, ⓒ 2011, Thieme Publishers, New York.)

大脑前动脉(ACA)和前交通动脉连接而成,在邻近的解剖结构中发出许多穿支血管。

## 4.8.2 静脉解剖

### 硬脑膜窦

- **上矢状窦(SSS):**起自筛骨筛板的盲孔,直至枕内隆起,形成窦汇(图 4.36)。颅骨顶部骨折可引起 SSS 破裂,导致硬膜外血肿[8]。

- **下矢状窦(ISS):**位于大脑镰的下缘,引流大脑半球内表面较小的皮质静脉。

- **直窦:**由 Galen 静脉(大脑深静脉)和下矢状窦(ISS)构成。最后也汇入窦汇。

- **横窦:**每侧各一个,源于窦汇,向两侧走行,最终汇入乙状窦。接受 Labbe 静脉的引流。

- **乙状窦:**自横窦乙状窦汇合处,横窦延续为乙状窦,并接受岩上静脉的吻合支。岩上静脉引流静脉入海绵窦。乙状窦终止于颈静脉孔,并接受岩下窦吻合支。出颈静脉孔后,延续为颈内静脉。

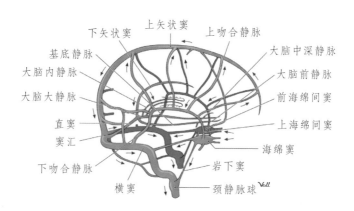

**图 4.36** 脑组织静脉的硬脑膜窦分支(after Rauber and Kopsch)。右侧面观。通过大脑浅静脉和深静脉引流脑组织深部的静脉血汇入硬脑膜窦。图中红色箭头表示重要静脉窦的血流方向。(Reproduced from Schuenke, Schulte, and Schumacher, Atlas of Anatomy, 2nd edition, ⓒ2014, Thieme Publishers, New York. Illustration by Karl Wesker.)

## 大脑半球静脉

### 浅静脉

大脑浅静脉交织吻合，最后汇入两大主要静脉系统。

• Trolard 静脉：自大脑外侧裂，向上引流入上矢状窦（SSS）。

• Labbé 静脉：自大脑外侧裂，向下引流入横窦。

### 深静脉

• 大脑内静脉：在 Monro 孔处接受丘脑纹状体静脉（尾状核和丘脑）和透明隔静脉（透明隔、胼胝体前部和尾状核头部）[2]。

• Rosenthal 基底静脉：此静脉沿途引流大脑底面（颞叶前部和内侧面）的前穿支静脉，汇入大脑内静脉，并参与构成 Galen 静脉。

• Galen 静脉或大脑大静脉：由大脑内静脉和 Rosenthal 静脉构成。Galen 静脉汇入下矢状窦（ISS），参与构成直窦。

# 4.9　关键知识点回顾

## 4.9.1　习题

（1）脑膜中动脉通过（　）入

---

**要点**

• 了解浅表解剖是进行操作或床旁手术的关键，如腰椎穿刺、引流和脑室外引流。

• 掌握大脑主要动脉的不同解剖分段及分布：ICA、MCA、ACA、PCA 和椎动脉。

• 识别主要静脉结构，如硬脑膜窦，以及 Trolard 和 Labbé 静脉。

• 熟练掌握各种皮肤病和肌瘤，确保对脊髓损伤患者进行正确的神经系统检查是至关重要的。

---

路：

a.破裂孔

b.卵圆孔

c.圆孔

d.棘孔

（2）脑膜垂体干的分支：

a.脉络膜前动脉–脉络膜后动脉–脑膜背动脉

b.脉络膜前动脉–小脑幕动脉–脑膜前动脉

c.小脑幕动脉–脑膜前动脉–垂体下动脉

d.小脑幕动脉–脑膜背动脉–垂体下动脉

e.小脑幕动脉–脑膜背动脉–垂体上动脉

(3)下列哪个选项更能准确描述皮质脊髓束的走行：

a.初级皮质运动中枢–内囊–放射冠–小脑脚–脑桥腹侧–锥体束–脊髓

b.初级皮质运动中枢–放射冠–大脑脚–脑桥腹侧–锥体束–脊髓后柱

c.初级皮质运动中枢–放射冠–小脑脚–脑桥腹侧–锥体束–脊髓前、外侧柱

d.初级皮质运动中枢–放射冠–大脑脚–脑桥腹侧–锥体束–脊髓前、外侧柱

e.初级皮质运动中枢–放射冠–内囊–大脑脚–脑桥腹侧–锥体束–脊髓

(4)关于室间孔(又称Monro孔)，下列哪项是正确的：

a.通过蛛网膜下隙与第四脑室相连

b.连接右侧脑室与左侧脑室

c.连接单侧脑室与第三脑室

d.连接第三脑室与第四脑室

e.位于心房

(5)关于第Ⅲ对脑神经，描述较恰当的是：

a.在 PCA 和 SCA 之间穿过

b. 包含来自 Edinger-Westphal 核的交感神经纤维

c.它通过视神经管入眶

d.自脑桥延髓沟发出

(6)关于翼点的描述，正确的是：

a.额骨–颧骨–颞骨–蝶骨之间骨缝连接

b.额骨–蝶骨–颞骨–顶骨之骨缝连接

c.额骨–颧骨–顶骨–蝶骨之间骨缝连接

d.额骨–颧骨–顶骨–颞骨间骨缝连接

(7)环池位于(　)水平：

a.中脑腹侧

b.中脑腹外侧

c.中脑后外侧

d.中脑背侧

e.以上都不对

(8)眼动脉多源自：

a.ACoA

b.A1

c.C6

d.ICA 床突段

e.常见于眼动脉

(9)α 运动神经元位于以下哪个部位：

a.背根神经节

b.Rexed 分层 IX

c.脊髓前角

d.Rexed 分层 II

(10)关于脑干，下列哪项是正确的：

a.起源于脑干背侧的唯一一根脑神经为第IV脑神经

b.基底动脉参与整个脑干腹侧供血

c.第 V 脑神经由脑桥延髓沟发出

d.在脑桥腹侧、小脑上脚从皮质脊髓束之间穿过

## 4.9.2  答案

(1)d.脑膜中动脉（上颌内动脉的分支）通过棘孔进入颅腔。破裂孔被纤维软骨所占据，这是由于颞骨岩部与蝶骨和枕骨汇合所致。岩大神经穿过破裂孔。卵圆孔则有下颌神经(V3)和岩小神经穿过。上颌神经(V2)穿过圆孔。

(2)d.脑膜垂体干由 ICA 海绵窦段发出。本文介绍了脑膜垂体干的 3 条主要分支：小脑幕动脉（又称 Bernasconi&Cassinari 动脉）、脑膜前动脉和垂体下动脉。

(3)e.按先后顺序：上运动神经元的胞体位于初级皮质运动，轴突形成放射冠，通过内囊后肢，两侧大脑脚中间的 3/5，向下延伸至脑桥腹侧。在延髓，形成锥体束，约有 90%的纤维束在延髓下 1/3 进行交叉，通过两条神经束到达脊髓（皮质脊髓前束和皮质脊髓侧束）。

(4)c.Monro 孔有两个。它们分别连接同侧侧脑室和第三脑室。第四脑室通过一个正中孔(Magendie)和两个侧孔(Luschka)将脑脊液引流至蛛网膜下隙。左右侧脑室之间没有正常的连接。第三脑室和第四脑室通过中脑导水管相连接。

(5)a.自 CN III 从脚间池发出后，穿过 PCA(上)和 SCA(下)之间。Edinger-Westphal 核提供副交感神经纤维，唯一的分布区为视神经(CN II)。CN III 通过眶上裂入眶。发自桥延沟的 CN 是(由内往外)CN VI、VII和VIII。

(6)b.翼点是额骨—蝶骨—颞骨—顶骨之间骨缝连接。

(7)c.环池位于中脑后外侧。

脚间池位于中脑腹侧。四叠体池位于中脑背侧。

（8）c.眼动脉最常见的是由 ICA 的 C6 段发出，也称为眼段（从远侧硬膜环到 P–Comm）。此段也发出垂体上动脉。

（9）b.脊髓中的 α 运动神经元位于 Rexed 分层 IX。背根神经节有感觉神经元的胞体。脊髓前根有运动神经元的轴突。Rexed 板 II 具有外周神经元的脊髓胶状质。

（10）a.唯一从脑干背侧发出的脑神经为第 IV 脑神经。它也是唯一一根进行脊髓交叉的神经。

# 参考文献

[1] Kempe LG. Operative Neurosurgery: Volume 1 Cranial, Cerebral, and Intracranial Vascular Disease. Springer Science & Business Media; 2013

[2] Adel KA, Ronald AB. Functional Neuroanatomy: Text and Atlas. Functional Neuroanatomy: Text and Atlas. 2005

[3] Sara SJ. The locus coeruleus and noradrenergic modulation of cognition. Nat Rev Neurosci. 2009; 10(3):211–223

[4] Rouviere H, Delmas A. Anatomía humana. Descriptiva, topográfica y funcional. 2005;1:336–414

[5] Perlmutter D, Rhoton AL, Jr. Microsurgical anatomy of the distal anterior cerebral artery. J Neurosurg. 1978; 49(2):204–228

[6] Cilliers K, Page BJ. Description of the anterior cerebral artery and its cortical branches: variation in presence, origin, and size. Clin Neurol Neurosurg. 2017; 152:78–83

[7] Rhoton AL, Jr. The supratentorial arteries. Neurosurgery. 2002; 51(4, Suppl):S53–S120

[8] Fernandes-Cabral DT, Kooshkabadi A, Panesar SS, et al. Surgical management of vertex epidural hematoma: technical case report and literature review. World Neurosurg. 2017; 103:475–483.

# 第 5 章

# 神经影像学

David R. Hansberry，Kofi–BuakuAtsina，Mougnyan Cox，Adam E. Flanders

## 5.1 简介

及时、准确地提供和分析神经影像学资料，对急症神经系统疾病患者的管理至关重要。虽然通过详细的神经系统检查，医生可以得到大量具体的有关神经系统疾病病理性变化的定位信息，但是大多数中枢神经系统结构（CNS）不能被人的视听触觉所感知。它是少数几个不能用肉眼观察，无法听诊或无创触诊的系统之一。因此，大多数罹患神经系统疾病的患者都需要进行某种形式的影像学检查，具体检查方法是由患者的症状及临床体征决定的。临床上主要的典型神经影像学检查包括计算机断层扫描（CT）、常规磁共振成像（MRI）和超声。更加先进的成像模式，如磁共振（MR）灌注成像、磁共振波谱分析和扩散张量成像，对于特殊适应证，如脑肿瘤的诊断意义重大。

## 5.2 CT

CT 是急症神经系统疾病的主要检查手段(图 5.1 和图 5.2)，它成像快，应用广泛，并且能够筛选大多数本来打算手术治疗的颅脑和脊柱急性疾病。与 MRI 不同的是，CT 能够容受危重患者的临床监测设备，也不需要摘除金属物质。CT 能够轻易检测出颅内不同部位的创伤性脑出血。与脑实质及脑脊液（CSF）的信号不同，急性颅内出血 CT 平扫呈高密度影，即使少量出血也

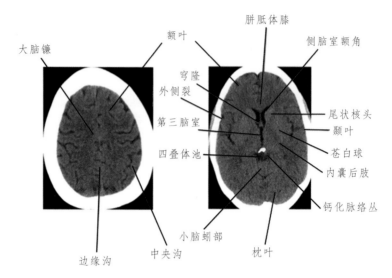

**图 5.1**　脑 CT 轴位平扫；侧脑室上平面（左）；侧脑室平面（右）。(Images are provided courtesy of Thomas Jefferson University Hospital.)

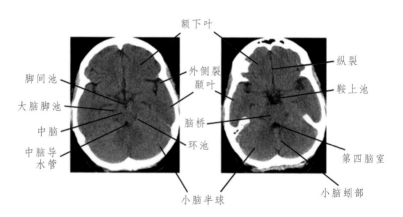

**图 5.2**　脑 CT 轴位平扫；侧脑室和中脑平面（左）；脑桥平面（右）。(Images are provided courtesy of Thomas Jefferson University Hospital.)

极易被发现，其他相关信息，如中线移位、脑室扩大/脑积水、脑疝、颅骨凹陷骨折和不透射线异物，也可通过 CT 进行评估。头颅 CT 平扫可以区分急性脑卒中的性质，是出血性抑或缺血性卒中。排除出血,在无其他禁忌证的前提下,可及时给予静脉注射组织纤溶酶原激活剂 (tPA),进行溶栓治疗。头颅 CT 平扫还可以鉴别其他类似的神经系统疾病。头颅 CT 能更好地显示轻微颅骨骨折、鼻窦和乳突病变及颞骨疾患,效果优于 X 线片和 MRI。

值得注意的是除了可以发现急性出血,CT 在评估骨病理学和钙化方面也很出色。

## 5.3　MRI

MRI 可以显示软组织及颅内、椎管内详细结构的细微差异(图 5.3 至图 5.5),因此,MRI 是直接评估大脑、眼眶、颅底、颅神经及脊髓状态的首选影像学检查方法。只有熟练掌握 MRI 各种序列所能传递的信息,了解它们的缺陷以及相关伪影,才能准确解释 MRI 结果。常见的标准 MR 序列包括 T1 加权图像(T1WI)、T2 加权图像(T2WI)、液体衰减反转恢复序列(FLAIR)、梯度回波(GRE)、弥散加权成像(DWI)和增强 T1 加权图像。

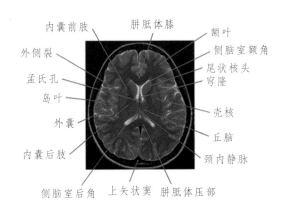

**图 5.3**　脑 MR 轴位 T2 加权像。(Images are provided courtesy of Thomas Jefferson University Hospital.)

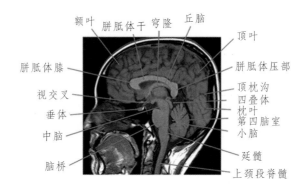

**图 5.4**　脑 MR 矢状位平扫 T1 加权像；中线层面。(Images are provided courtesy of Thomas Jefferson University Hospital.)

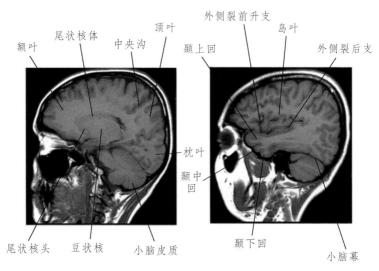

**图 5.5**　脑 MR 矢状位平扫 T1 加权像；中线层面（左）；中线旁层面（右）。(Images are provided courtesy of Thomas Jefferson University Hospital.)

注:MRI 不能清楚地显示颅骨骨折,因此,在颅脑损伤病例中,MRI 不能替代 CT,但可以作为影像学资料的补充。

## 5.3.1　MRI 序列

T1WI 能够清楚地显示颅脑解剖结构,在 T1WI 像上,脂肪、血液和蛋白质等物质的信号会变得更白(呈高信号)[1]。T1WI 脂肪抑制可以区分肿瘤的脂肪和血液,这些信号在 T1 像上呈高信号[2]。在脑水肿或者其他大多数异常信号病理性改变的进展过程中,T2WI 呈高信号,但信号强度相对较弱。FLAIR 相也是 T2WI 呈抑水信号,蛛网膜下隙脑脊液显示低信号,这使得 T2 相上大脑或脑脊液间隙中的高信号病变更加明显,也更容易观察到。梯度回波(GRE)对大脑亚急性或慢性出血的病变更加敏感,呈暗、低密度或者低信号。然而,GRE 的低信号并不是血肿所特有的,其他物质,如钙或金属,也会出现不同程度低信号。DWI 是诊断急性脑梗死最具敏感度和特异性的磁共振成像技术[3]。在 DWI 序列上,急性梗死区呈高亮区,表观弥散系数(ADC)图呈暗区[3],强化后 MRI 对大脑病理性改变更加敏感。强化后,T1 或 T2 相细微异常信号区表现为明显的强化,这可能使病变更容易检测到。MRI 增强后,还可以区分真正的囊性或非增强性病变,以及边缘强化的类囊状肿物。一般来说,大多数疑似颅内感染或肿瘤的患者,在接受 MRI 检查时,也应进行对比增强成像,因为这有助于发现病变,并能够发现颅内异常改变。

## 5.4　临床表现

### 5.4.1　硬膜外血肿

硬膜外血肿的影像学改变主要通过脑 CT 发现的,因为这些患者可能病情不稳定或者正在考虑紧急减压术。急性硬膜外血肿的典型表现是双透镜样或凸面高密度轴外(脑外)肿块,不跨过人字缝或冠状缝(图 5.6)。然而,硬膜外血肿可通过矢状缝,因为颅骨骨膜层形成了硬脑膜

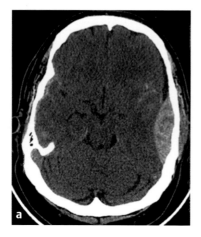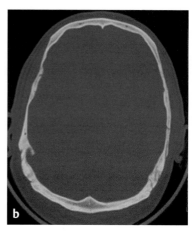

图 5.6　左侧硬膜外血肿患者,男性,32 岁,高处坠落伤,急诊行头颅 CT 轴位平扫显示:(a)软组织窗口显示左侧额颞叶双透镜样高密度血肿影,血肿没有跨越骨折线,说明它在硬膜外腔内,对脑组织有轻微的压迫效应,还可发现,在血肿外部附近的头皮肿胀。(b)骨窗显示血肿区域的线性颞骨骨折。影像学结果提示急性硬膜外血肿,出血来自左侧脑膜中动脉损伤。(Images are provided courtesy of Thomas Jefferson University Hospital.)

的外层,对矢状缝的附着不牢固,血肿经常越过中线。同样原因,硬膜外血肿可以跨过小脑幕,血肿通常对下方的脑组织产生压迫效应,并可导致脑组织跨过中线向对侧移位。血肿通常发生在软组织肿胀的同一侧(致伤的一侧),并通常伴有颅底骨折,导致脑膜中动脉撕裂。在某些情况下,硬膜外血肿也可能起源于静脉,尤其是位于后颅窝的硬膜外血肿[4]。

## 5.4.2　硬膜下血肿

硬膜下血肿位于硬脑膜和蛛网膜之间的潜在间隙。由于老年患者脑萎缩和皮质桥静脉的拉伸,即使很小的创伤,也可能出现硬膜下血肿。年轻患者的硬膜下血肿常发生在严重创伤后,血肿经常位于头部创伤的对侧。硬膜下血肿 CT 通常表现为跨越骨折线的新月形高密度影。在顶部或大脑镰区,硬膜下血肿层沿大脑镰或者小脑幕分布,但不跨越这些结构。要注意慢性硬膜下血肿,其部分病例的影像学表现与邻近大脑实质密度相似(硬膜下等密度影),可能很难确诊(图5.7)。在没有中线明显偏移的情况下,等密度硬膜下血肿脑 CT 唯一的表现可能是一侧灰质异常增厚或模糊。

> 等密度或薄层硬膜下血肿的可疑病例,可在 MRI 上得到证实。在 FLAIR 图像上,其可显示为极薄的血肿影。

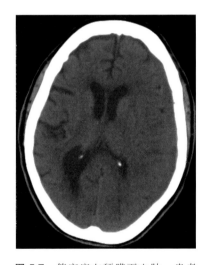

图 5.7  等密度左硬膜下血肿,患者 69 岁,女性,慢性头痛,头颅 CT 轴位平扫显示沿左侧有大脑半球新月形,以及等密度血肿影。血肿跨越骨缝,表明它位于硬膜下间隙,对其下脑实质有轻微的占位效应,但未见中线移位。影像学结果提示亚急性硬膜下血肿。(Images are provided courtesy of Thomas Jefferson University Hospital.)

### 5.4.3  蛛网膜下隙出血

蛛网膜下隙出血(SAH)在头颅 CT 有独特的影像学表现,脑池、脑沟呈高密度影(图 5.8)。SAH 最常见的病因是外伤,CT 常可见脑沟内散在的高密度影,这与动脉瘤性蛛网膜下隙出血(SAH)形成鲜明对比,后者通常表现为脑沟、脑池内大量弥漫性高密度影(图 5.8)。蛛网膜下隙出血最多的部位可以作为动脉瘤破裂部位的线索:大脑纵裂前部的局灶性瘀血是前交通动脉瘤破裂的典型表现,而外侧裂的局灶性瘀血或大面积 SAH,则提示大脑中动脉(MCA)动脉瘤破裂[5]。在动脉瘤性蛛网膜下隙出血的影像学评估中,要注意有无脑积水、脑室扩张,尤其颞角扩张是 CT 上急性脑积水的一个重要影像学特征[6]。

SAH 在 MRI 的 FLAIR 序列

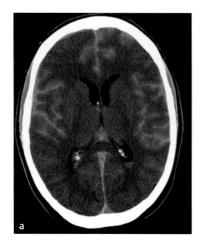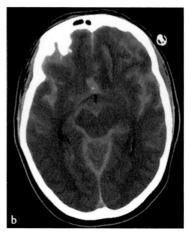

**图 5.8** 弥漫性蛛网膜下隙出血。患者男性,41 岁,突发电击样头痛、晕厥,急诊头颅 CT 轴位平扫显示:(a)颞叶、岛叶和额叶的脑沟内以及沿大脑纵裂弥散性分布的高密度影,提示急性蛛网膜下隙出血。(b)双侧脑沟、外侧裂以及脚间窝、大脑脚池和环池内急性蛛网膜下隙出血。左额叶内侧脑实质内出血。这些影像学结果提示与 SAH 动脉瘤类型一致。而出血聚集在前交通动脉区域内,则提示可能是前交通动脉瘤破裂出血的原因。(Images are provided courtesy of Thomas Jefferson University Hospital.)

上可见脑室内脑脊液呈异常高信号,GRE 序列上脑沟可见低信号影。

> 急性脑积水在脑室周围可见异常低信号,表现为回流静脉窦的脑脊液流动梗阻或在蛛网膜颗粒脑脊液正常再吸收通路受阻。

### 5.4.4 脑内血肿

高血压是老年患者非创伤性脑内血肿最常见的病因,脑淀粉样血管病是非高血压老年患者主要病因。此外,还应考虑新发脑梗死出血或肿瘤性出血。年轻患者主要考虑继发于其他疾病引起的脑内血肿,常见病因,如潜在的血管畸形或服用毒品[7]。

急性脑内血肿 CT 表现为高密度占位性病变。如果出血发生在脑室表面附近,出血可侵入脑室,继发性脑室内出血,可能伴有脑积水。脑内血肿的体积大小与继发性脑损伤的发病率和疾病死亡率相关。其他需要注意的重要影像学表现(或咨询放射科医生)[8],包括中线移位及其移位程度,以及脑疝的影像学证据(表现为大脑周围脑脊液间隙的消失或闭塞)。随着急性血肿的发展,周围水肿的程度逐步增加,达到高峰,然后逐渐消退。血肿最终会像融化的冰块,由外而内逐渐消失。

## 5.4.5 脑水肿

弥漫性脑水肿中脑脊液间隙的逐渐消失是多因素的,但可被误认为是蛛网膜下隙出血(SAH),即"假性蛛网膜下隙出血"[9]。

弥漫性脑水肿可在创伤或长时间缺氧后出现。在病变早期,进行影像学检查时,头颅 CT 仅出现细微的表现。典型的 CT 表现包括灰白质分界、基底池、脑沟消失(由于脑肿胀),大脑镰、小脑幕和蛛网膜下隙缩减呈低密度信号。与小脑相比,大脑半球的缩小也可能相对较低,呈低密度,导致小脑出现相对高密度(所谓"致密小脑"征)[10]。早期脑水肿的 CT 表现很容易被忽略,尤其是没有太多脑萎缩的年轻患者。然而,每个患者头颅 CT 上都应该看到基底池。

## 5.4.6 缺血性脑卒中

CT 对早期急性脑梗死不敏感,主要作用是排除 tPA 静脉溶栓前颅内出血或大面积完全性脑梗死。

早期急性缺血性脑卒中的影像学表现不明显,但可以出现灰白质分界消失、基底神经节模糊或不清楚、岛叶消失和血管因血栓形成呈高信号(来自血栓)[11]。

MRI 对急性脑卒中的诊断尤为敏感,表现为与闭塞动脉范围一致的弥散受限(图 5.9 至图 5.13)[3]。MRI 也可以发现急性缺血性脑卒中后出血的细微变化,

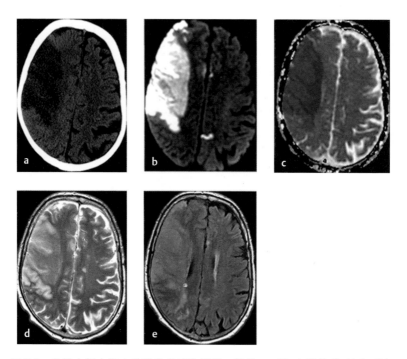

图 5.9　急性右侧大脑中动脉分布区脑梗死。男性,55 岁,左侧偏瘫,神志不清。(a)CT 显示右侧 MCA 区脑灰白质呈楔状低密度区，与细胞性水肿 CT 信号相同。(b)此区域弥散加权成像(DWI)和(c)表观弥散系数序列(ADC)分别呈高信号和低信号。(d)此区域 T2 和(e)液体衰减反转恢复序列(FLAIR)显示白质信号异常。影像学结果提示急性右侧 MCA 分布区脑梗死。(Images are provided courtesy of Thomas Jefferson University Hospital.)

这在 GRE 序列上能得到最佳的显示。

## 5.4.7　动脉瘤

　　熟悉颅内动脉瘤的影像学、治疗措施和检测方法是神经外科手术的重要组成部分。一般来说,诊断颅内动脉瘤的两种主要无创方法是 CT 和 MRA。在急性期,CT 在诊断动脉瘤上比 MRA 更有优势,除了广泛的实用性和快速的可操作性外,对于急诊患者来说,几乎所有的侵入性监测设备,CT 检查时都可以兼容。

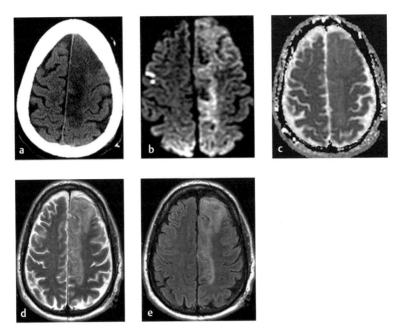

**图 5.10** 亚急性左侧大脑前动脉分布区脑梗死。患者 59 岁, 男性, 右侧下肢远端无力。(a)CT 平扫显示左侧大脑前动脉分布区脑灰白质低密度, 与细胞性水肿CT 信号一致。此区域弥散加权成像(DWI)(b)和(c)表观弥散系数序列(ADC)呈斑片状高信号。此区域 T2(d)和 FLAIR 序列(e)显示白质信号异常。影像学结果提示亚急性左大脑前动脉分布区脑梗死。(Images are provided courtesy of Thomas Jefferson University Hospital.)

> CT 的空间分辨率优于MRI, 然而, 即使是 1~2mm的动脉瘤也很容易在现代血管成像(MRA)技术上识别出来。

由于 MRA 扫描无放射线, 且无须增强扫描, 其在年轻患者未破裂或未治疗小动脉瘤的检测上具有优势。动脉瘤在 CT 和MRA 上都表现为血管壁的局灶性扩张或外翻, 通常出现在分叉处或应力区。虽然所有的血管都应该检查, 但常见部位包括前交通动脉 (AComm)、MCA 分叉处、基底动脉尖和后交通动脉(PComm)的起始部, 这些部位应

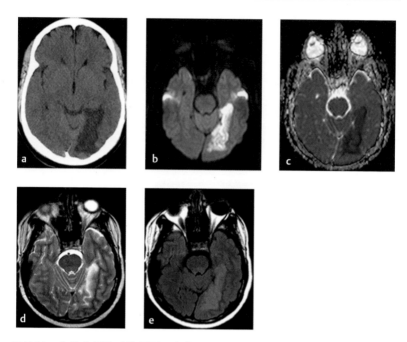

**图 5.11** 急性左侧枕叶脑梗死。患者 32 岁,男性,晕厥、视觉障碍。(a)CT 平扫显示左侧大脑后动脉分布区脑灰白质呈低信号,与细胞性水肿信号相同。(b)此区域弥散加权成像(DWI)和(c)表观扩散系数序列(ADC)分别呈高信号和低信号。(d)T2 和(e)液体衰减反转恢复序列(FLAIR)显示此区域白质信号异常。影像学结果提示急性左侧大脑后动脉分布区脑梗死。(Images are provided courtesy of Thomas Jefferson University Hospital.)

进行重点检查。一般来说,血管造影更适合于手术夹闭后动脉瘤的复查,因为金属夹产生的伪影会妨碍对邻近血管系统的充分评估,而 MRA 更适合于动脉瘤栓塞术后随访[12,13]。

## 5.4.8 动脉夹层

动脉夹层是由血管壁内膜撕裂所造成的,血液流入血管壁中层,在真实的血管腔附近形成一个假腔。在横截面断层成像,通常可见真腔不规则、狭窄,血管壁中层血栓或亚急性出血,使血管壁外周偏心增厚或轻度扩张。常规 MR 图像可能出现受损血管流空效应,T2WI 或 T1WI 抑脂序列可见血管壁异常高信

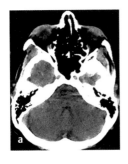
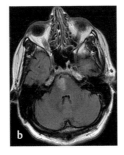
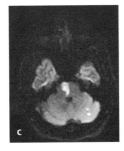
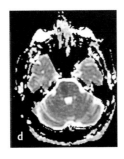

图 5.12　急性右侧脑干梗死。患者 53 岁,女性,既往基底动脉血栓病史, 现右眼偏盲,精神状态改变,(a)CT 扫描显示脑桥出现低密度区;(b)FLAIR 序列显示该区域稍高信号;(c)扩散加权成像(DWI)和(d)表观弥散系数序列(ADC)显示此区域呈高信号和低信号。影像学结果提示急性右侧脑桥梗死,需要注意左小脑半球出现的点状高信号。(Images are provided courtesy of Thomas Jefferson University Hospital.)

号、血管流空效应[14]。如果分流的血液削弱了血管壁外膜的弹性,动脉可能会因假性动脉瘤的形成而复杂化。如果血管壁内血肿重新进入真正的腔内,导致局部或远端血管闭塞和梗死,也可能发生血栓栓塞并发症。

## 5.4.9　颅内感染

　　脑膜炎的影像学检查通常能够排除其他相关疾病,如脑脓肿。MRI 的主要作用是排除脑膜炎并发症,可选择增强 MRI。脑膜炎 MRI 表现包括 FLAIR 序列图像上炎症渗出的脑脊液间隙

异常高信号,伴有基底池的异常强化[15]。然而,许多病毒性脑膜炎病例的 MRI 也可能是正常的,因此所有临床疑似脑膜炎病例均应进行腰椎穿刺和脑脊液分析以排除感染。脑膜炎的并发症包括脑积水、脓肿形成和血管病变伴脑梗死。

　　对疑似中枢神经系统感染的患者进行影像学检查首要是为了排除脑脓肿。成熟的脑脓肿是脓性物质在脑实质中局灶性聚集,周围有带血管蒂的脓肿壁[15]。在影像学上可见脑脓肿的组织学特征,CT、MR 表现为薄

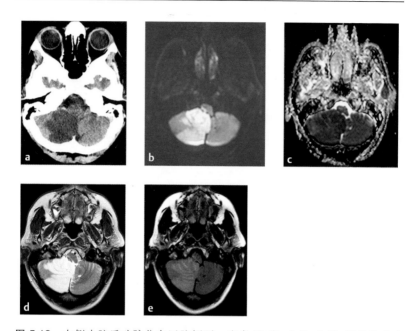

**图 5.13** 右侧小脑后动脉分布区脑梗死。患者 59 岁,女性,头晕、精神状态改变。(a)CT 扫描显示右侧大脑后动脉分布区,小脑半球灰白质呈低密度。(b)病变区弥散加权成像(DWI)和(c)表观扩散系数序列(ADC)分别表现为高信号和低信号。(d)T2 和(e)FLAIR 序列显示此区域白质信号异常;注意右侧小脑水肿,右上髓质背侧肿块占位效应。影像学结果提示急性右侧小脑后下动脉分布区脑梗死。(Images are provided courtesy of Thomas Jefferson University Hospital.)

壁组织呈环形强化,周围有血管源性水肿。DWI 序列脓肿中央部分弥散受限,呈较暗区,为脓性物质, 这有助于在 MRI 上区分脓肿和肿瘤[16]。

## 5.4.10  颅内肿瘤

在影像学上分析脑肿瘤,首先要判断肿物在轴内 (脑实质内) 还是在轴外 (颅内脑实质外)。轴内肿物包括原发性脑肿瘤,其中最常见的是胶质母细胞瘤(GBM)和转移瘤。轴外肿物可来源于脑膜(典型的脑膜瘤)、颅骨、软骨或者转移引起的肿瘤。轴内和轴外肿瘤的区别并不总是那么明显,但一般来说,轴外肿物在皮质、脑实质和肿物之间分界清楚,而轴内肿物往往起源于脑实质并向外扩展。也可能位于脑组织边缘或"爪"形到达肿物的周围,这是肿物轴内起源的另外一个线索。如果轴外肿物随后侵犯邻近的脑实质,或轴内肿物继发累及脑膜,则很难确定肿物的来源。

## 轴外肿瘤(颅内脑实质内)

脑膜瘤是典型的轴外肿瘤,它可能是影像上最常见的需手术治疗的轴外肿瘤。脑膜瘤通常以硬膜为基底,与硬脑膜有较宽的接触面。肿瘤边缘呈强化尾征-硬膜尾征,这通常与脑膜瘤相关,但不是特异性的征象。在CT平扫上,脑膜瘤相对于脑实质是高密度的,也可能有钙化。通常在脑膜瘤附近有骨质增生(硬化和增厚)。在 CT 和 MRI 上脑膜瘤呈均匀强化,这看起来和硬脑膜转移瘤很相似,所以当患者 CT 或者 MRI 显示轴外肿物均匀增强时,需询问癌症病史,这是很重要的。

## 轴内肿瘤(脑实质内)

GBM 是成人最常见的原发性恶性脑肿瘤,是典型的轴内原发肿瘤。GBM 多发于幕上大脑半球,优先通过白质束广泛浸润大脑,有时通过胼胝体和前连合累及对侧半球。GBM 最典型影像学是部分肿瘤明显增强(通常是坏死结构)。非强化的肿瘤周围在 T2/FLAIR 序列出现信号异常区域,其他的疾病常倾向于累及或沿白质束传播,包括淋巴瘤和脱髓鞘疾病。

另外,轴内肿瘤需重点考虑的是转移性肿瘤,这是成人最常见的中枢神经系统恶性肿瘤。

脑转移瘤通常呈多发性、双侧性和多样性,以灰质-白质交界处为中心。然而,孤立性脑转移也很常见,有时很难与原发性脑恶性肿瘤相鉴别[17]。

> 转移性肿瘤通常会在周围的脑实质中引发广泛的血管源性水肿,FLAIR 序列图像显示的最好。

皮质转移瘤较少见,如果有的话,在肿瘤周围可能出现血管源性水肿,并只有在增强对比图像上显示清楚。对于无法明确诊断的病例，通过胸部、腹部和骨盆的影像学检查来寻找隐匿的原发病灶，这可以为寻找孤立性脑肿瘤的起源，提供一些指导。

---

**要点**

- 开发一种系统的方法来评估每种成像方式，以确保不会在不经意间遗漏任何病灶。
- 亲自评估所有影像资料，不仅仅依赖于影像学的图像解释。
- 利用三维重建更好地描绘骨折、轴外血肿和颅内病灶位置。
- MRI 检查时，要检查所有序列，因为每个序列对病灶检出各具特点。
- 随时间的变化使用相同的成像模式进行前后比较。但是，要注意 CT 的扫描角度可能影响病变的外观。

---

## 5.5　关键知识点回顾

### 5.5.1　习题

（1）在急性创伤情况下，评估神经损伤首先需要什么样的成像方式？

a.MRI

b.CT 造影剂

c.CT 无造影剂

（2）评价急性脑梗死最敏感的 MR 序列是什么？

a.T1 序列

b.DWI 序列

c.GRE 序列

（3）为什么要对脑膜炎患者进行 MRI 检查？

a.排除脑膜炎

b.评估脑膜炎并发症

c.因为它比 CT 扫描便宜

（4）MRI 阴性是否排除了临床高度怀疑的脑膜炎患者？

a.是

b.不是

c.两者都是

### 5.5.2　答案

（1）c.这可以方便地评估急性期颅内出血、挫伤和颅骨骨折。造影剂的存在会混淆出血的评估，因为造影剂也是高密度的。

（2）b.急性梗死在弥散图上显示弥散受限。

（3）b.评估脑膜炎并发症，如脑脓肿、积脓、血栓形成和脑梗死。

（4）b.MRI 阴性结果不排除脑膜炎，应进行腰椎穿刺及脑脊液分析。

# 参考文献

[1] Bonneville F, Cattin F, Marsot-Dupuch K, Dormont D, Bonneville JF, Chiras J. T1 signal hyperintensity in the sellar region: spectrum of findings Radiographics. 2006; 26(1):93–113

[2] Basaran C, Karcaaltincaba M, Akata D, et al. Fat-containing lesions of the liver: cross-sectional imaging findings with emphasis on MRI. AJR Am J Roentgenol. 2005; 184(4):1103–1110

[3] Romero JM, Schaefer PW, Grant PE, Becerra L, González RG. Diffusion MR imaging of acute ischemic stroke. Neuroimaging Clin N Am. 2002; 12(1):35–53

[4] Zimmerman RA, Bilaniuk LT. Computed tomographic staging of traumatic epidural bleeding. Radiology. 1982; 144(4):809–812

[5] Provenzale JM, Hacein-Bey L. CT evaluation of subarachnoid hemorrhage: a practical review for the radiologist interpreting emergency room studies. Emerg Radiol. 2009; 16(6):441–451

[6] Heinz ERWA, Ward A, Drayer BP, Dubois PJ. Distinction between obstructive and atrophic dilatation of ventricles in children. J Comput Assist Tomogr. 1980; 4(3):320–325

[7] Tamrazi B, Almast J. Your brain on drugs: imaging of drug-related changes in the central nervous system. Radiographics. 2012; 32(3):701–719

[8] Hemphill JC, III, Bonovich DC, Besmertis L, Manley GT, Johnston SC. The ICH score: a simple, reliable grading scale for intracerebral hemorrhage. Stroke. 2001; 32(4):891–897

[9] Given CA, 2nd, Burdette JH, Elster AD, Williams DW, 3rd. Pseudo-subarachnoid hemorrhage: a potential imaging pitfall associated with diffuse cerebral edema. AJNR Am J Neuroradiol. 2003; 24(2):254–256

[10] Han BK, Towbin RB, De Courten-Myers G, McLaurin RL, Ball WS, Jr. Reversal sign on CT: effect of anoxic/ischemic cerebral injury in children. AJR Am J Roentgenol. 1990; 154(2):361–368

[11] von Kummer R, Meyding-Lamadé U, Forsting M, et al. Sensitivity and prognostic value of early CT in occlusion of the middle cerebral artery trunk. AJNR Am J Neuroradiol. 1994; 15(1):9–15, discussion 16–18

[12] Wallace RC, Karis JP, Partovi S, Fiorella D. Noninvasive imaging of treated cerebral aneurysms, part I: MR angiographic follow-up of coiled aneurysms. AJNR Am J Neuroradiol. 2007; 28(6):1001–1008

[13] Wallace RC, Karis JP, Partovi S, Fiorella D. Noninvasive imaging of treated cerebral aneurysms, Part II: CT angiographic follow-up of surgically clipped aneurysms. AJNR Am J Neuroradiol. 2007; 28(7):1207–1212

[14] Rodallec MH, Marteau V, Gerber S, Desmottes L, Zins M. Craniocervical arterial dissection: spectrum of imaging findings and differential diagnosis. Radiographics. 2008; 28(6):1711–1728

[15] Foerster BR, Thurnher MM, Malani PN, Petrou M, Carets-Zumelzu F, Sundgren PC. Intracranial infections: clinical and imaging characteristics. Acta Radiol. 2007; 48(8):875–893

[16] Chang SC, Lai PH, Chen WL, et al. Diffusion-weighted MRI features of brain abscess and cystic or necrotic brain tumors: comparison with conventional MRI. Clin Imaging. 2002; 26(4):227–236

[17] DeAngelis LM. Brain tumors. N Engl J Med. 2001; 344(2):114–123

# 第 6 章

# 手术室

Hanna Algattas,Kristopher Kimmell,G Edward Vates

## 6.1 简介

对于初出茅庐的外科医生来说,手术室是他们进行学习和探索的殿堂。虽然对于很多外科手术来说,医生们更为关注手术操作的技术和步骤,但是大多数的额外工作、术前准备和人员安排也是所有手术成功的关键。在手术操作之外,熟悉辅助人员和适当的手术体位将简化手术并增加手术良好预后的可能性。

## 6.2 手术室

### 6.2.1 规章制度

了解手术室人员的职责以及学员的学习意愿对于良好的

手术学习体验至关重要。医学生在手术室的职责是由带教医师决定的,礼貌地请求主治医生或住院医生允许自己"刷手"(参与手术)是一个良好的开始。无论是否能够协助手术,学员都应该协助术前和术后的工作。协助给患者导尿、摆放体位、Mayfield 头架放置、搬运患者以及其他辅助措施对于手术成功也是同样必不可少的。协助将患者移至手术床上以及术后帮助转运患者都是很有帮助的。此外,应该积极鼓励学员提出有价值的问题,但不应该在手术关键时刻提问。如果学员被允许参与手术,学员的参与程度主要取决于主刀医师和住院医师的意愿。

作为学员，术前应该做好所有准备。其中包括熟悉病历、了解基本的解剖学知识、器械以及基本的缝合和打结方法。

## 6.3　头颅定位

### 6.3.1　翼点

翼点是额骨、顶骨、颞骨和蝶骨交汇的区域。患者仰卧位并用 Mayfield 头架固定。如果头部旋转超过 30°，则需转动同侧肩部以减少肌肉张力和静脉回流阻力。胸廓应抬高 10°~15°以减少静脉扩张，颈部伸展 10°~15°以帮助牵拉额叶，这样有助于更好地暴露颅底。上颌颧突是一个重要的标志，它应该位于最高点。翼点入路具有极大的变通性，头部不同程度的旋转有助于

达到前颅窝和中颅窝的不同部位(表 6.1)[1,2]。

### 6.3.2　额部

患者仰卧位并用 Mayfield 头架固定，头部朝手术部位对侧肩部旋转 20°~30°，可以在同侧肩部下方放置肩垫。与翼点开颅术相似，胸廓也应抬高[3]。

### 6.3.3　颞部

患者仰卧位并用 Mayfield 头架固定，胸廓抬高 10°~15°。需要注意的是，头部需向对侧肩部旋转近 90°，使头部呈水平位；同侧放置肩垫可以使达到这一旋转角度的同时而无损伤，术后肌肉僵硬以及颈内静脉系统回流受阻，而颈内静脉系统通畅的回流可使脑组织保持松弛(图 6.1)[1,4]。由于颞部手术对于头部旋转角度要求较高，实际上外科医生更喜欢患者侧卧位。

**表 6.1　翼点开颅体位**

| 头部旋转角度 | 暴露位置 | 举例 |
| --- | --- | --- |
| 30° | 后颅窝 | 后交通/基底动脉瘤 |
| 45° | 中颅窝 | 大脑中动脉动脉瘤 |
| 60° | 前颅窝 | 前交通动脉瘤 |

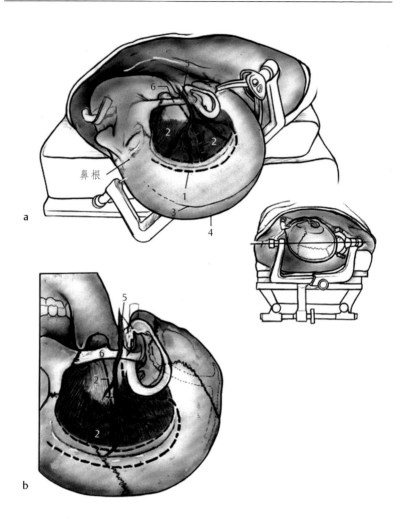

图 6.1 右侧颞部开颅手术定位。(a)颞肌和颞浅动脉的位置。头部旋转 90°。(b)虚线标出颞肌分离的切口位置。通常保留肌肉筋膜用于术后缝合颞肌。图中可见颞浅动脉和肌肉与冠状缝、颧骨和耳屏的解剖位置关系。1.皮肤切口;2.颞肌切口;3.中线;4.头顶;5.颞浅动脉;6.颧骨。(Reproduced from Nader R, Gragnaniello C, Berta S et al, Neurosurgery Tricks of the Trade: Cranial, 1st edition, ⓒ2013, Thieme Publishers, New York.)

### 6.3.4 枕部

枕部开颅可选择的体位较多，但都需要用 Mayfield 头架固定。主要包括 3/4 侧俯卧位、半座位和侧卧倾斜位[1,3]。通过不同的体位变化，可以完成乳突后、枕下、远外侧以及幕下小脑上入路的手术。

### 6.3.5 经蝶入路

患者仰卧位并用 Mayfield 头架或头圈固定头部。头部应保持与中线一致或者偏向手术医生方向 15°~20°。手术医师在术中的站位对于在显示器辅助下进行手术操作尤为重要，特别是在耳鼻喉科常见的内镜手术中[5]。手术医生可以选择使用腹部脂肪来修补硬膜缺损。此外，还可以通过留置胃管或术前经羟甲唑啉浸泡的填充物以填塞鼻孔，以分别达到防止血液流入食管和压迫止血的作用[6]。

## 6.4 脊柱手术体位

### 6.4.1 颈椎前入路

颈椎前入路在临床上经常应用于颈椎椎间盘切除和融合术（ACDF）、齿状突骨折以及颈动脉内膜剥脱术。患者常取仰卧位，头圈固定头部，身体轻度伸展。主刀医师可以根据自己的喜好通过肩垫以最大程度达到伸展的目的。头部的旋转有助于进行高位颈椎手术。由于解剖上的差异及食管和气管的位置，与右侧相比，左侧更容易在术中保护左侧喉返神经。因此，许多手术医师偏向于从中线左侧进行手术[7]。为了伤口美容效果，切口常设计在原皮肤褶皱中。

一般情况下，舌骨相当于 C3-C4 水平，甲状软骨相当于 C4-C5 水平，环甲膜相当于 C5-C6 水平，而 C6-C7 水平常位于锁骨上两横指处[3]。

### 6.4.2 颈椎后入路

颈椎后入路常适用于神经根病变、颈椎骨折、颈椎病以及颈前入路难以到达的高位颈椎病变。患者取俯卧位置于 Jackson-frame 手术床上，身体轻度屈曲,Mayfield 头架或圆形凝胶/马蹄形头圈固定头部，并充分衬垫以防止术后视力丧失[3]。手臂应外展至最大 90°以防止腋神经损伤，并弯曲肘部，或使患者手臂悬挂在侧面呈"跳跃滑雪"姿势。为了防止压伤，一般需在包括胸部在内的受力部位放置防压垫。此外,座位的颈椎后入路手术有其独特的优势，术中更容易定位脊柱节段、减少了肩部放射学伪影并可提供更为开阔的手术视野。理论上该方法存在空气栓塞的风险，但相对于其多种益处，该风险的发生率极低[8]。

### 6.4.3 胸腰椎后入路

体位和术前准备对于脊柱手术尤其重要,其开始于获取术前影像学资料之时。

对于胸腰椎手术来说,过伸及过屈位的影像学检查可以帮助手术医生判断脊柱动力学的不稳定性,从而有助于手术方案的制订和手术体位的选择。

将患者俯卧位置于Jackson-frame 或 Andrews frame 手术床是胸腰椎后路手术最常采用的

方法。放置防压垫以防止躯体着力点压伤。根据手术中的需要，手术医生可以选择多种辅助设备。在手术涉及脊髓及神经根时，手术医生可以选择使用躯体感觉诱发电位(SSEP)、运动诱发电位(MEP)和(或)肌电图[6]。C 型臂或 O 型臂是术中成像时最常见的辅助设备,C 型臂可在术中进行二维 X 线成像，而 O 形臂可以做到三维成像。与标准的 X 线相比,O 形臂可以帮助手术医生准确定位并快速放置椎弓根螺钉，减少对手术室人员的辐射，而缺点是增加了患者的暴露时间[9]。

## 6.5 体位相关的并发症

### 6.5.1 外周神经损伤

围术期外周神经损伤(PPNI)主要是由于局部缺血、过度伸展或压缩引起的。其中,尺神经是最容易损伤的外周神经，其损伤可引起第 5 指屈曲、外展受限以及第 4、5 指感觉异常。臂丛神经是除尺神经外最易损伤的神经,主要由于上臂长时间过度伸展导致。"超人"俯卧位存在导致多处臂丛神经受损的风险，而将手臂放在两侧并向下弯曲可以有效减少这种风险。此外，术中在肘部放置衬垫、避免颈部过度伸展、避免肩部外展或避免非生理性位置等措施可以有效减少这类损伤的发生[10,11,12]。

## 6.5.2　视力丧失

术后视力丧失是包括脊柱手术在内的长时间手术的严重并发症之一，其主要归因于缺血性视神经病变和(或)视网膜中央动脉阻塞。术中大量失血、低血压以及手术时间延长是术后视力丧失的主要危险因素。对于高危患者，术中适当的升高及维持平均动脉压和血红蛋白水平以接近术前值可以有效减少这种严重并发症的发生[10]。

## 6.5.3　空气栓塞

空气栓塞是源于肺的气体栓子阻塞血管系统而引起的一种并发症。根据报道，其发生率差异较大，但在一些头部高于右心房的手术体位中(如座位)，空气栓塞的发生率明显高于其他手术体位。例如，最近研究表明，半座位手术中的空气栓塞发生率是21%，然而对于术后直接由此导致的并发症发生率的研究甚少[13]。头部抬高时，进入静脉系统的空气阻碍了右心房静脉回流，并导致低血压，其最早的指标可能是呼气末二氧化碳分压的升高。如果考虑有空气栓塞发生，主要的处理措施包括阻止空气继续进入、降低头部至右心房水平以下、按压颈静脉以防止空气进一步进入、100%氧浓度吸氧以及使用中心静脉导管从右心房抽吸空气。如果手术必须采用坐位，术前采取一些辅助方法可以有效减少空气栓塞发生的风险。如将腿部抬高至右心房水平，可以降低可能导致空气栓塞的压力梯度[1,14]。

## 6.6　脑组织的松弛

(1)头部旋转、屈曲、伸展引起的与重力相关的脑叶回缩。

(2)保持静脉回流通畅。例如，避免颈圈过紧或头部过度旋转。

(3)甘露醇等高渗剂的使用。

（4）熟悉脑池解剖并选择性的脑脊液（CSF）引流。

（5）术前放置脑室外引流管或腰大池引流装置，特别是在内镜经蝶入路手术中[5]。

（5）术中脑电监测中暴发抑制。

## 6.7 床旁操作

### 6.7.1 腰椎穿刺/引流

**术前准备：**腰椎穿刺包（脊柱穿刺针、收集管、碘附棉球、无菌单、混有肾上腺素的利多卡因、测压管、连接阀、无菌生理盐水和注射器）、记号笔和无菌手套。

（1）检查周围环境，帮助患者摆侧卧位并屈曲髋部及膝部，保持患者双侧肩部连线与床面垂直。

（2）标记穿刺点。在双侧髂前上棘连线中点处标记第 4、5 腰椎间隙，在其上、下一个椎间隙区域穿刺可避免脊髓损伤。由于脊柱后凸时更易触及胸椎中线，在没有脊柱侧凸的情况下，可向下延伸定位腰椎中线。

（3）标记完成后，设置无菌区域并戴无菌手套。

（4）用碘附棉球仔细消毒操作区域，并覆盖无菌洞巾。

（5）脊柱间隙皮下注射混有肾上腺素的利多卡因注射液。

（6）在两棘突之间重新定位，以合适角度刺入腰穿针。

（7）如果针头触及棘突或椎板的骨质，需稍后退针头并重新定位后调整倾斜角度继续向前移动。穿过硬脊膜时，可有落空感。

（8）去除针芯，观察脑脊液流出情况，注意避免脑脊液大量流出。

（9）连接测压管，避免移动腰穿针。嘱被检者伸直腿部，此时测出的压力值最为准确。屈曲位时的压力略高于真实值。*

（10）测压结束后，用收集管收集脑脊液（通常每管收集 4~6mL 脑脊液）。在此过程中，应避免脑脊液过度引流，防止出现后颅窝压力剧增或增加潜在动脉瘤破裂的风险。

（11）收集脑脊液完成后，应再次用测压管测终末压力。

（12）取出测压管，插入针芯，缓慢拔出腰穿针。

（13）敷料覆盖穿刺处，并清

洁局部皮肤以防止碘酊刺激性损伤。

*如果需要放置腰大池引流装置,则以下步骤与之前有所不同。

(14)与腰穿类似,将腰大池专用穿刺针插入棘突间隙。斜面在插入时应朝上,并在穿刺成功后转向头侧。

(15)拔出针芯,将腰大池引流管迅速插入,插入深度应以在皮肤外可见3~4个黑点为主(为15~20cm)。

> 注意:脑脊液过度流失可造成间隙塌陷,增加导管穿入难度,需注意避免过度引流。

(16)确认有脑脊液持续流出后,小心取出穿刺针,此时应固定导管,避免其向里或向外移动。

> 注意:禁止旋转穿刺针,以避免针尖斜面处在椎管内切断导管。

(17)用纱布固定导管。

(18)将多余的导管缠绕成圈以减少拉力,并使用U型钉或缝线固定于中线上,缝合过程中应小心避免刺穿导管。

(19)将导管固定于患者一侧背部,仔细用胶布或绷带固定。

(20)连接脑脊液引流袋。

## 6.7.2 脑室外引流术

**术前准备:**脑室外引流导管、锥颅包、混合肾上腺素的利多卡因、无菌衣、缝线、无菌器械(镊子、针持、剪刀)、无菌生理盐水和备皮包。

根据医疗机构的特定规定,一般需在放置脑室引流管前预防性使用单次抗生素,如头孢唑林。除非特殊临床情况,引流管一般放置在右侧。

(1)确保周围环境适合操作,取合适体位以便于术者操作。

(2)备皮并清洁局部皮肤。

(3)根据解剖位置测量并初步标记穿刺点。

a.测量鼻根(鼻与眉间的凹陷处)后约11cm处。

如果存在解剖结构异常(如生长激素型垂体瘤等),粗略估计以冠状缝前 1cm 为标志。

b.测量中线偏右侧约 3cm，其约在瞳孔中线（绘制矢状线，有利于从远处观察以确保位置准确）。

(4)标记穿刺部位。插入导管时，EVD 导管应指向同侧内眦与耳屏前方 1cm 处的假想连线。

(5)利多卡因局部麻醉。

> 注意：过量注射可导致局部肿胀，轻微影响定位。

(6)利多卡因麻醉生效后，打开无菌锥颅包，确保物品完整。

(7)穿无菌衣，戴无菌手套。

(8)将导管后方红色帽盖植入接头上，以便在穿刺成功后关闭引流管。

(9)将钻头定位器置于离钻头尖端 1~1.5cm 处，拧紧定位器。

> 注意：定位器的使用可减少钻头穿透硬脑膜及脑组织的风险。

(10)用无菌标记物标记导

管 6.5~7cm 处。这是导管放置深度的标志。如果是 7cm 处，标记应位于颅骨外表面。而 6.5cm 处应位于颅骨内表面(图 6.2)。

> 注意：导管深度超过 7cm 会大大增加损伤敏感结构的风险，包括中脑及突出的血管系统。

(11)小心弯曲皮下隧道穿刺针，应避免弯曲呈锐角以防止穿刺困难。

(12)清洁消毒局部皮肤并放置无菌洞巾。

(13)重新测量标记点。在标记部位切开约 2cm 切口，钝性剥离骨膜以显露颅骨，放置牵开器。

(14)快速止血，并再次测量钻孔位置。需要时，可标记颅骨。

(15)使用钻头钻孔，穿过颅骨外板、板障和颅骨内板。在到达颅骨内板时，建议将一只手放置于钻头尖端并手动旋转。错误的钻孔会使导管偏向不适当的位置。

(16)钻孔完成后，冲洗并去

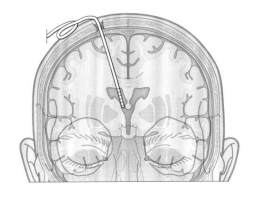

图 6.2　脑室外引流管位置。右侧脑室外引流管置入侧脑室并朝向 Monro 孔。导管深度为 6.5cm。(Reproduced from Ullman J, Raksin P, Atlas of Emergency Neurosurgery, 1st edition, ⓒ 2015, Thieme Publishers, New York.)[15]

除骨碎片。

（17）使用套管针戳破硬脑膜。

（18）使用导管穿过硬膜破口处，瞄准同侧内侧眼角及同侧耳屏前 1cm，缓慢推进导管至离颅骨内表面 6.5cm 处。抽出导管针芯，观察脑脊液流出情况。脑脊液引流通畅后，始终确保导管方向及深度不变。将导管在外耳道水平上下方移动时，通过观察脑脊液流出情况，可粗略估计颅内压。在此过程中，应注意避免脑脊液过度引流。

> 注意：在动脉瘤导致的蛛网膜下隙出血患者中，过度引流脑脊液会增加再出血的风险。

（19）将皮下隧道套管连接到导管末端，并向后方或内侧插管以形成皮下隧道。在制作皮下隧道过程中，可用无齿镊子抓住颅骨入口处的导管进行。在一些需要行同侧去骨瓣减压术的难治性颅内压增高的病例中，向内侧制作皮下隧道可以避免影响手术。

（20）用红色盖帽盖住导管末端。

（21）将导管缝合在皮下隧道处，以防止意外滑落。

（22）缝合切口时，注意避免损伤下面的导管。

（23）在后部出口处将导管缠绕成圈以消除张力，用缝线或订皮机予以固定。

（24）取出红色盖帽，连接到外部引流装置。使用 2-0 丝线固定导管。

## 6.8　颅骨开颅术

### 6.8.1　翼点入路

翼点开颅术是一种临床上用途较广的方法，可以用于前后循环动脉瘤、额叶或颞叶病变以及鞍区或鞍上病变。其切口位于耳屏前方及颧弓上方，于发际线后方呈弧形。术中应注意避免损伤的关键结构是面神经、颞浅动脉(STA)以及眶上神经。以下是避免这些结构损伤的方法：

(1)面神经额支通常位于颧弓下方，因此在颧弓稍上方开始切口可以避免其损伤。面神经常穿过覆盖颞肌筋膜深层的脂肪垫，向前方翻开脂肪垫可避免面神经损伤。

(2)切口保持在耳屏前方1cm内，可以避免颞浅动脉损伤。

(3)在向前方牵开皮瓣及颞肌后，应确认眶上神经从眶上切迹处的走行，然后再剥离骨膜。

一般情况下，翼点入路常用2个钻孔，但1~4个钻孔也是合理的。第1个孔位于颧骨、颞上线、眶上嵴的交叉处。第2个孔

位于颞骨鳞部颧弓的后部。在一些情况下，还可以在颞骨后上方钻第3个孔(图6.3)[16]。用铣刀将各骨孔间的骨质切开，并咬除残余骨质。根据手术需求切开硬脑膜，并锐性分离外侧裂[11,3,17]。

### 6.8.2　眶颧入路

眶颧入路实际上是一种额颞入路的改良，适用于前颅底或眼眶外侧的病变，以及前交通动脉或基底动脉顶端的动脉瘤[16]。切除部分眼眶及颧弓可使颞肌更好地回缩，增加对前部及下部结构的暴露程度[6]。第一阶段类似于翼点开颅术，皮肤切口始于颧弓水平，在耳屏前方约1cm处，向后走行，然后向前弯曲至额部的V形发际线处。小心牵开皮瓣及下方的脂肪垫以保护面神经的分支，牵开的皮瓣可以用筋膜上或筋膜下的方式从颞肌分离。为了暴露McCarthy孔下方，术中可能需要将外侧眼眶及颧骨根部的颞肌切开并分离。此孔位于额颧缝向上约7mm向后约5mm处，理想情况下可以看到前颅底及眶骨膜[18]。在眼眶截骨术之前，利用铣刀可以在这个

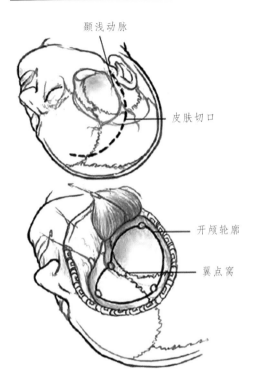

图 6.3　钻孔位置和开颅术。翼点开颅术中的钻孔位置。依据外科医生偏好，钻孔数量可以从 2~4 个不等。（Reproduced from Connolly E, McKhann II G, Huang J et al, Fundamentals of Operative Techniques in Neurosurgery, 2nd edition, ⓒ 2010,Thieme Publishers, New York.）

孔周围进行开颅手术。术中需要在切除骨缘处进一步分离以识别眶上神经。接下来，从眼眶边缘的外上方表面轻轻分离眶骨膜，并向下分离至眶上裂。随后将眼眶周围部分进行切除以移除眶上和上颌支撑点。若需进一步扩大术中的视角，可以用咬骨钳去除周围多余骨质(图 6.4)[6,16]。

## 6.8.3　颞部

　　颞骨开颅术也是一种用途较多的开颅方法，包括颞叶切除术、血肿清除术、颞叶肿瘤及中颅窝病变等。在一些要求切口较小(如慢性硬膜下血肿、活检等)的情况下，只需要设计线形切口及钻孔。但在大多数情况下需要更大的暴露空间。

　　通常设计"问号"形皮肤切口，切口从颧弓及耳屏前方 1cm 处开始，向上延伸并避免损伤面神经及颞浅动脉的额支。在耳郭水平处，切口向后弯曲然后向上

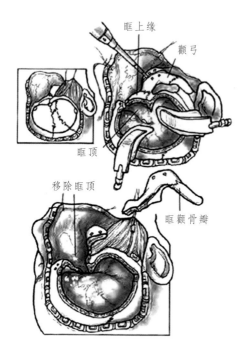

眶上缘

颧弓

眶顶

移除眶顶

眶颧骨瓣

图 6.4 眶颧入路。钻孔位置 及眶颧入路（包括眶切除术） 的骨窗设计。（Reproduced from Connolly E, McKhann II G, Huang J et al, Fundamentals of Operative Techniques in Neurosurgery, 2nd edition, © 2010, Thieme Publishers, New York.）

突出到颞上线的水平，从该点开始延发际线向前延伸[1,6]。切口的大小可以随着病变位置及需要暴露程度的不同而改变（图 6.5）[4]。

术中钻孔数量由主刀医生决定，通常为 3~4 个。钻孔位置通常位于颧弓后部、额颧缝附近的颧弓前部，以及沿皮肤切口的后部[4]。图 6.6 显示了皮瓣翻开及钻孔的位置。在处理岩尖部及内耳道病变时，通常可以通过类似的切口采用中颅窝入路。此外，一种较小的颞骨开颅术是在外听道前 2/3 和后 1/3 处[3]。

语言中枢位于优势半球颞上回的前方最远端，因此，在优势半球进行手术操作时，必须注意其位置。其安全边缘大致位于颞上回后 2.5cm、颞中回及颞下回后 4.5cm[16]。在大部分情况下，优势半球侧的切口向耳郭后方延伸的距离较另一侧更短[6]。

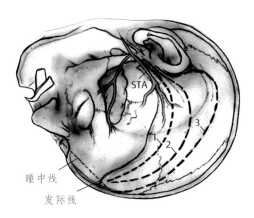

图 6.5 颞部开颅切口。根据手术需要的不同,可以设计不同大小的开颅切口。切口 1,典型的翼点开颅切口;切口 2,暴露范围更大;切口 3,适用于较大的眶底及中颅窝的暴露。在去骨瓣减压术时,切口可以比切口 3 向后延伸得更远。(Reproduced from Nader R, Gragnaniello C, Berta S et al, Neurosurgery Tricks of the Trade: Cranial, 1st edition, ©2013, Thieme Publishers, New York.)

## 6.8.4 枕部

枕部开颅不仅常用于处理枕叶病变,还处理包括天幕及横窦在内的后颅窝病变的关键入路。术中必须注意避免损伤矢状窦、横窦及乙状窦。术前应仔细标记中线并触摸定位枕外隆凸,其可以帮助设计最小化切口以减少不必要的损伤。切口从枕外隆凸开始,向上延伸,然后向下弯曲至耳后鳞状缝区域。有时为了留出钻孔的位置,可以设计切口延伸越过中线,其在增加暴露范围的同时不会损伤到上矢状窦[3]。术中通常钻 4~5 个骨孔,其中一个位于中线外侧 1~2cm 处,另一个位于枕外隆凸下方 2cm 处[6]。

## 6.8.5 鼻内经蝶入路

鼻内经蝶入路是一种比较实用的方法,主要涉及位于蝶鞍部、鞍上间隙、蝶骨以及其后方结构的病变,包括斜坡以及向后可达上颈椎的区域。经典的经蝶入路是通过黏膜前方或经唇下切口完成的。然而,直接的经鼻

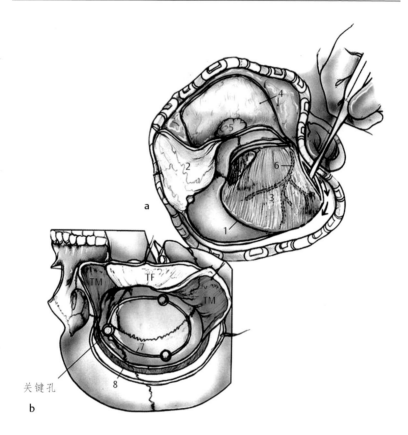

**图 6.6** 开颅术中筋膜的暴露。(a)颞肌的骨膜下剥离。(b)中可见颞肌及其与颞肌筋膜的关系。1.颞上线;2.带血管蒂的颅骨骨膜瓣;3.颞肌筋膜;4.皮肤、帽状腱膜及结缔组织;5.浅表颞部脂肪垫上半部;6.颞浅动脉;7.骨窗缘;8.预留的肌条。(Reproduced from Nader R, Gragnaniellло C, Berta S et al, Neurosurgery Tricks of the Trade: Cranial, 1st edition, ©2013, Thieme Publishers, New York.)

腔通道已被广泛应用并受到好评。这种入路非常适合应用于一些常见病变，如垂体腺瘤、Rathke 囊肿、颅咽管瘤以及斜坡脊索瘤等[1,6]。在涉及需要向前、后或侧方延伸的情况时，可以考虑经颅或扩大经鼻入路。但重要的是,扩大经鼻入路并不是大多数医生掌握的技术,应该由经验丰富和熟悉这一区域解剖暴露的外科医生来实施[5]。

显微镜和内镜是临床上常用的两种工具,通过鼻腔通道为外科医生提供手术视野并具有各自的优势。显微镜具有放大功能,且可以提供三维图像,而内镜扩大了外科医生的视野范围[5]。总体而言,该方法在术中没有明显牵拉脑实质并且没有可见的切口,因此,最低程度地减少了对脑部的损伤(除了为鼻黏膜瓣而获取的脂肪组织)。

手术开始前,需先制备羟甲唑啉浸润的棉球,并用碘附溶液消毒。使用内镜观察并辨认鼻甲和鼻中隔,如果存在骨折或鼻中隔偏曲,可以通过鼻中隔的后部进行切开。在到达硬脑膜前,使用金刚砂磨钻磨除蝶窦开口、部分鞍背及蝶鞍的骨质。也可以使用咬骨钳,偶尔也可以用超声骨刀。然后以十字形交叉方式切开硬膜,此时可看到垂体。

在整个手术过程中,必须要时刻小心保持正确的方向(图6.7)[16]。视神经颈内动脉隐窝提供了外侧的定位标志,在其外侧操作要非常小心。如果术中有颈内动脉损伤,应该用促凝血物质

和棉片并以轻微压力仔细包裹损伤部位[6]。术中应注意区分正常垂体与肿瘤,这对于手术的成功必不可少。正常的垂体在增强扫描中明显强化,据此可以和肿瘤进行区别。如果漏斗部偏向一侧,垂体通常也会随之偏移[16]。

## 6.8.6　去骨瓣减压术

去骨瓣减压术(DHC)是治疗难治性颅内压增高的最后一种手段。该手术常见适应证:脑外伤患者可以急诊行 DHC,避免缺血性卒中后恶性水肿导致的二次损伤,甚至是血肿清除术后颅内压预期会增高的预防性措施。开颅术类似于额颞叶入路,但是范围更大。

患者仰卧位,肩部和头向对侧翻转:必须注意防止颈静脉扭曲或压迫,从而妨碍静脉回流,进一步引起颅内压增高,尤其是伴有创伤情况下。在摆放头位时,应注意颈椎的问题,使用头架取决于外科医生的偏好以及是否伴有颅底骨折。从颧弓后方较远处,向前弯曲至上矢状窦旁几厘米处(矢状窦通常略偏右,而不是真正的正中)(图6.8)[16],

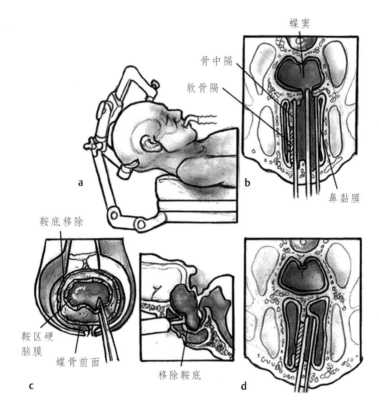

图 6.7　鼻内经蝶入路。(a)患者仰卧,头部轻度屈曲。(b)在到达蝶窦过程中所遇到的结构的轴位观。(c)蝶窦和鞍区的内镜下图像。矢状位图像示进入蝶窦的部位,斜坡位于后方。(d)轴位图像再次显示手术所经过的结构,包括可达到筛窦。(Reproduced from Connolly E,McKhann II G, Huang J et al, Fundamentals of Operative Techniques in Neurosurgery,2nd edition, ⓒ 2010, Thieme Publishers, New York.)

向前延伸到发际线处,画一个宽大的问号形皮肤切口。通过皮下组织和颞肌进行分离,并向前牵拉并用头皮夹将头皮边缘止血。一个大骨瓣手术需要钻 3 个孔,

然后是颞部开颅手术,使用咬骨钳减压至中颅窝底。硬膜开窗的方法有多种:在许多情况下,采用星状开窗进行最大限度地减压。硬膜替代物常被做成硬膜瓣放置

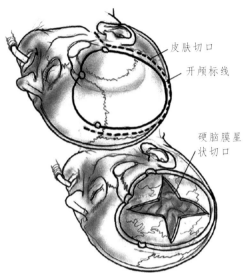

皮肤切口

开颅标线

硬脑膜星
状切口

图 6.8　去骨瓣减压术中的硬脑膜切口，星形硬脑膜切口是去骨瓣减压术中打开外膜的一种方式。(Reproduced from Connolly E, McKhann II G, Huang J et al, Fundamentals of Operative Techniques in Neurosurgery, 2nd edition, ⓒ 2010, Thieme Publishers, New York.)

在硬膜开口上，之后是缝合不透水的帽状腱膜，最后缝合皮肤[6]。

## 6.8.7　动脉瘤开颅夹闭术

很多动脉瘤是通过翼点入路开颅完成手术的。头部旋转的角度为动脉瘤提供了一条通道，较大的旋转角度用于前交通动脉瘤，较小的旋转角度用于后交通动脉瘤。对于所有动脉瘤，使用数字减影技术进行血管造影有助于术前了解动脉瘤的形态和位置。窄颈动脉瘤可接受血管内治疗，但夹闭术仍是较难治疗的动脉瘤的一种选择。在这些病例中，腰椎管引流或 EVD 可用于术中液体分流控制。

如前面所述进行翼点开颅，并进行 C 形硬脑膜切口。对于大脑中动脉(MCA)动脉瘤，外侧裂分离根据位置不同，可以从远端到近端(经外侧裂外侧)或从近端到远端(经外侧裂内侧)。经外侧裂外侧入路最适合大脑中动脉动脉瘤，但由于暴露是从远端到近端，因此在获得近端控制和对颈内动脉的早期分支认识之前，动脉瘤就会先显露出来。远端的大脑中动脉分支通常被识别出来，接下来是其较近的分支。经外侧裂内侧入路,早期识别颈内动脉和视神经可锐性分离视神经和颈动脉池中的蛛网膜,从而使上部大脑松弛,颞上回入路通常用于伴颞部血肿的大脑中动脉瘤破裂的患者,在夹闭前,需要清除血肿以使大脑松弛[6]。在任何情况下,夹闭都需要对动脉瘤颈部和邻近结构完全暴露清楚,以确保没有额外的动脉瘤血管被夹闭而导致缺血。在永久性夹闭之前,对动脉瘤及其颈部操作和检查时,需要临时夹闭供血血管获得近端控制。在永久性夹闭完成后移除临时夹[6]。术中使用吲哚菁绿血管造影是确认动脉瘤夹闭和邻近血管通畅的常用技术[19]。

当定位能够指向前交通动脉瘤时,可增加头部旋转角度。由于病变位于中线区的特点,最好从患者的非优势半球入路。另一方面,后交通动脉瘤入路最好降低头部旋转角度。最终分离侧裂后,由颈内动脉向视交叉深处走行,以显示后交通动脉的起始部位。

## 6.9　脊髓入路

### 6.9.1　水平定位

任何脊柱手术的核心都是确定合适的节段。定位是通过各种不同的学科和外科医生确认的,透视是主要的方法,可以在切口之前或之后使用。使用了许多标志,包括骶骨可视化、肋骨计数和使用独特的 C2 椎体。必须注意解剖学上的变异。S1 椎体的骶椎腰化可表现为 6 节腰椎,而 L5 的腰椎骶化可表现为 4 节腰椎。后者更为常见,但总的腰骶部异常发生率为 2.3%～14.6%[20,21]。

### 6.9.2　颈椎前路椎间盘切除融合

ACDF 是一种治疗继发于椎间盘压迫的颈椎神经根病的常用方法。如前所述,患者平卧位,在已存在的颈部皱褶处做横向切口,以尽量减少难看瘢痕的可见性。解剖标志有利于切口的正确选择:下颌骨角近似平 C2,舌骨近似平 C3-C4,甲状软骨近似平 C4–C5，环甲膜近似平 C5–C6，C6–C7 常为锁骨上方两指宽[22]。

最初的浅筋膜剥离包括切开颈阔肌，向内侧收缩气管和食管，向外侧收缩胸锁乳突肌，并确定颈动脉的位置，使包含动脉、颈静脉和迷走神经的鞘向外侧收缩。如有必要，还可注意识别甲状腺上、下血管，并结扎。

一旦表面解剖完成，就要注意深层解剖。切开椎前筋膜，向两侧剥离颈长肌（图 6.9）[4]。暴露前纵韧带。由于交感神经链和椎动脉均位于附近，因此必须注意

深部的边缘。此时，通过放射线拍片确认脊柱水平。

椎间盘间隙暴露并确定位置后，进行椎间盘切除术。椎间盘摘除有许多不同的技术。通常情况下，切开纤维环，用刮匙和咬骨钳除去椎间盘成分，直到确定后纵韧带。可以切开韧带，并进行适当的探查，包括椎间孔切开术，以确保充分减压。在椎间盘间隙植入适当的植入物或笼式结构，并放置前板。细致地止血可以预防包括咽后血肿在内的并发症，闭合手术部位，结束

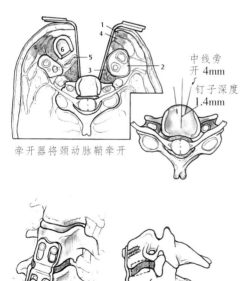

图 6.9　颈椎前路椎间盘切除术和融合术。应用自动牵开器移开长颈肌后，可以看到许多结构。1.胸锁乳突肌；2.颈动脉鞘；3.颈长肌；4.肩胛舌骨肌；5.食管；6.气管。下图注：ACDF 在冠状面和矢状面上完成。（Reproduced from Nader R, Berta S, Gragnaniello C et al, Neurosurgery Tricks of the Trade: Spine and Peripheral Nerves, 1st edition, ⓒ 2014, Thieme Publishers, New York.）

中线旁开 4mm
钉子深度 14mm
牵开器将颈动脉鞘牵开

手术。术后应对患者进行密切监测，尤其是注意可能危及气管并需要重新插管的咽后水肿的病情变化。

### 6.9.3　椎板切除术、椎板切开术

椎板切除术是脊柱神经外科医生的核心手术技能，其适应证范围包括后路减压术到复杂的脊柱后入路，用于椎间盘切除术、肿瘤和脓肿等。定位和入路的具体细节取决于椎板切除术的位置。颈椎病例中会以三点固定患者头部，许多病例事先获得基线 MEP 和 SSEP，以便于术中监测；这些措施并不常规用于腰椎椎板切除术。

颈 C2(裂)和 C7(隆椎)棘突通常是最突出的，可作为规划皮肤切口时有用的标志。注意保持暴露于关节突关节内侧，因为它们的薄弱可能会产生不稳定性。去除椎板的技术有多种，包括使用微型磨钻或超薄冲头。

腰椎部位切口的设计可以用透视法进行，或简单地触诊髂前上棘完成，这近似于 L4–L5 间隙。切开后，解剖皮下脂肪，暴露

胸腰筋膜。然后进行正中或旁正中切开筋膜(如果希望保留棘间韧带)。此时进行透视定位。解剖和暴露棘突和关节突内侧后，使用骨刀和(或)咬骨钳去除棘突。类似于颈椎，微型磨钻或超薄冲头可用于削薄和去除锥板和下面的黄韧带。椎板切除术可被扩大。当完成后，用球形探针触诊神经孔，以确保足够的减压。从保留棘突的椎板切开术或半椎板切除术到全椎板切除术(图 6.10)，减压的程度因适应证而异。包括深筋膜和浅筋膜在内的不同组织层的严密闭合至关重要。在硬脑膜被破坏的情况下，必须进行水密闭合[6]。

### 6.9.4　腰椎椎体间融合术

腰椎椎体间融合术有多种类型。最常见的是针对一系列疾病的经椎间孔腰椎体间融合术(TLIF)，新的治疗方法也在不断发展(图 6.11)[4]。腰椎不稳定、渐进性滑脱、脊柱侧弯和伴有明显背痛的症状性椎管狭窄是它的一些适应证。术前屈伸位 X 线片有助于确定不稳定性的程度。与其他脊柱手术一样，选择性脊髓

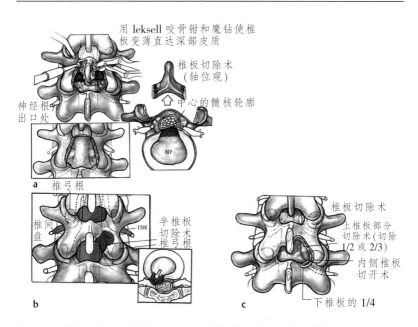

图 6.10 椎板切除术、椎板切开术。椎板切除术治疗中央型椎间盘突出症见图(a),关节间关节突和关节间部的保留是必要的。(b)椎板切开椎体切除术治疗外侧型椎间盘突出,在插图中可见。(c)内侧切除术合并椎板切开术。注意尽量减少关节突切除的数量以保持关节的稳定性。(Reproduced from Nader R, Berta S, Gragnanielllo C et al, Neurosurgery Tricks of the Trade: Spine and Peripheral Nerves, 1st edition, ⓒ 2014, Thieme Publishers, New York.)

刺激(SSEP)、电生理监测(MEP)和透视可能是有用的辅助手段。TLIF 也可以通过管道系统微创完成。

该过程类似于椎板切除术的初始步骤。随后,切除部分椎骨关节面,以显露神经元件和最终椎弓根螺钉放置区域。在插入椎弓根螺钉前,在纤维环上做一个小切口,然后进行椎间盘切除术。瓣环切除术是在中线之外进行的,这使得 TLIF 能够受益于神经元的有限收缩。然后将用于融合的植入物插入椎间盘间隙,并放置带棒的椎弓根螺钉[6]。

腰椎椎体间融合的手术方式繁多。腰椎后路椎体间融合术(PLIF)理论上与 TLIF 相似;但

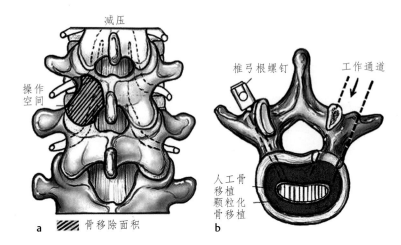

**图 6.11**　经椎间孔腰椎椎间融合术。(a)左图为关节突关节切除后的 TLIF 骨转移情况。可以见到与神经根的进出和穿行的关系。(b)TLIF 工作通道的轴向视图。(Reproduced from Nader R, Berta S, Gragnanielllo C et al, Neurosurgery Tricks of the Trade: Spine and Peripheral Nerves, 1st edition, © 2014, Thieme Publishers, New York.)

该入路延伸穿过中线,需要回缩硬膜囊和神经根才能进入椎间盘间隙。其他包括腰椎前路椎体间融合术(ALIF)和侧路椎体间融合术(LLIF)。后者不需要收缩背部或腹部的肌肉组织,而是从侧面的切口开始手术。

## 6.10　儿童

### 6.10.1　脑室腹腔分流术

　　脑室腹腔分流术(VPS)是小儿神经外科医师最常用的手术方式之一。VPS 适用于不同病因的脑积水病例,但是常常需要改良。患者采用仰卧位,头部转向左侧(用于右侧分流),头皮、颈部、锁骨和腹部全部消毒。分流阀种类繁多,包括固定阀、可调压阀和抗虹吸阀,使用何种阀门取决于患者的年龄、病理类型和外科医生的偏好。分流管远端位置的摆放也随着包括胸膜和心房间隙在内的选择而变化。

　　近端分流管可以通过许多通道插入,如额角或枕角。分流管的放置有多种骨性标志点(表

6.2)。Kocher 点在成人分流术中最常用，但在儿科，根据外科医生的判断，放置位置可能有所不同。额部分流的定位方法与脑室外引流相似，但是需要在耳后行第二次切口。后路分流术的优点是只做一个枕旁切口并钻小孔。对于任何一种方法，储液囊和阀门都放置在皮下空间里。长隧道从进颅口进入腹部切口，小心不要突然进入更深的组织层次中；穿通隧道过程中直接危险的结构是颈动脉和颈静脉血管以及肺尖（这可能导致气胸的并发症）。远端导管在穿通隧道路径完成后穿过。将一个单向阀连接

到远端导管的近端，以确保流向头部至腹部。然后将注意力转移到颅孔上，在那里做一个小的硬膜切口，然后将导管置入脑室。小心地确保导管的深度和位置。确认脑脊液流量，近端导管的远端可连接到瓣膜储液器。下一步，远端脑脊液通畅需在腹腔导管送入腹腔前得到确认。两个切口的闭合是多层进行的，以降低未来脑脊液漏的风险[6]。

　　是否需要使用腹腔镜，取决于不同的医院机构。脑室腹腔分流可以在普外科医生的帮助下完成。在腹部开一个小切口，对筋膜层进行清晰的解剖，谨慎地

**表 6.2　成人和小儿分流放置点的颅骨标志**

| 位置点名称 | 颅骨标志 | 方向和长度 |
| --- | --- | --- |
| Dandy 点（枕骨） | 枕骨粗隆以上 3cm 并中线旁开 2cm；约是人字缝和瞳孔中线的交点位置 | 垂直脑皮质，稍偏头侧 4~5cm |
| Frazier 点（枕骨） | 枕骨粗隆以上 6cm 并中线旁开 3~4cm | 垂直脑皮质 4~5cm |
| Keen 点（顶骨） | 耳后 2.5~3.0cm 并耳上 2.5~3.0cm | 垂直脑皮质 4~5cm |
| Kocher 点（额骨） | 旁开中线 3cm（约与瞳孔中线平行并冠状缝线前 1cm。通常测量为从鼻根后 11cm 和中线旁开 3cm | 向同侧内眦（冠状面）和耳屏（矢状面）方向运动至约 6.5cm 至第三脑室或者 4~5cm 侧脑室 |

切开肌肉和腹膜,仔细切开以露出腹腔。用蚊钳提起腹膜有助于确保不会有直接的肠损伤。

# 6.11 功能

## 6.11.1 脑深部刺激

脑深部刺激(DBS)的应用越来越多,其适应证也较多,尤其是运动障碍性疾病,如帕金森病、肌张力障碍和特发性震颤。患者头部被固定在立体定向框架内,使用局部麻醉而不用全身麻醉。根据患者的具体症状,多个目标位置的其中一个位置可能会放置电极,这其中包括丘脑底核(STN)、苍白球内核(GPi)和丘脑正中腹核(Vim)。或许在 DBS 中最重要的是理解坐标的位置和坐标的计算。坐标校准的几个中线结构包括前联合和后联合、中脑导水管、透明隔与胼胝体压部的连接处、大脑脚间窝。

在冠状缝线的前面开个小切口来完成侧面的钻孔。先准备微电极记录中心装置,利用事先确定的坐标通过导管插入微电极记录中心装置。由于脑脊液的过度丢失会导致大脑松弛,从而扭曲了坐标,因此要特别小心避免进入脑室里。在插入电极后,之前的记录被验证与不同目标的预期相同,然后被锁定在当前位置。电极放置完成后,第二阶段是放置 DBS 电池。电池通常放在锁骨下间隙。在电极和电池之间用皮下隧道技术将电线穿过[6]。

## 要点

- 当使用套管针在进行皮下隧道式脑室外引流时,使用中间通道。为了防止出现难治性颅内压升高的情况,引流管将不会挡住切口。

- 脑室外引流从 Kocher 点穿出的隧道越长,感染的风险就越低。

- 对于椎体间融合,还有其他方法可以测量脊柱支架的参数,包括术前计划应用。

- 术中磁共振成像正在成为一种更容易获得的功能程序工具,包括磁共振引导激光诱导热治疗来处理复发性脑转移瘤[23]。

- 神经外科器械指南为描述神经外科常用工具提供了额外的资源。

# 6.12 关键知识点回顾

## 6.12.1 习题

(1)下列哪一项不适合处理术中空气栓塞?

a.大量冲洗手术野

b.抬高床头

c.使用中心静脉压力导管从右心房抽气

d.降低床头

e.压迫颈静脉

(2)以下哪一种结构在翼点开颅手术中没有潜在伤害的危险?

a.面神经的额支

b.STA

c.眶上神经

d.颧骨

(3)在放置脑室外引流管时,未能完成以下哪一种操作可能会导致最严重的并发症?

a.不小心把封闭引流管的帽子扔掉了

b.脑室外引流的隧道距离太短

c.测量置入的侧脑室导管有7.5cm

d.固定脑室外引流导管时,不小心将其缝合

(4)在 ACDF 过程中,下列哪个结构是横向缩回的?

a.胸锁乳突肌

b.颈动脉

c.食管

d.气管

(5)与颅骨骨性标志相关建孔位于何处?

a.前囟和枕骨隆突的连线距离的中点

b.翼点(额顶骨、颞骨和蝶骨的交点)

c.耳屏前 1cm 内,颧弓上方 1cm 内

d.颧骨、颞上线、眶上嵴交点

(6)髂嵴线,是两髂嵴最高点连线的一条水平线,近似于腰椎的哪个水平?

a.L1-L2

b.L2-13

c.L3-L4

d.L4-L5

e.L5-S1

(7)当使用梅菲尔德三点固定钉时,两根钉一般应该放在哪里?

a.颞上线

b.额窦

c.头部最牢固的位置

d.顶点

(8)下列哪一项不是翼点开颅术中的标准体位?

a.垫高同侧肩部

b.颈部伸展 10°~15°

c. 上颌隆突作为手术的最高部分

d.向对侧头部旋转 75°

(9)下列哪一项不是围术期周围神经损伤的常见机制?

a.牵拉

b.剪切

c.局部缺血

d.挤压

(10)下列哪一项在椎板切除术中会导致不稳定?

a.外侧的 2/3

b.内侧 1/3

c.椎板

d.棘突

e.黄韧带

## 6.12.2　答案

(1)b.抬高床头并不是一种对空气栓塞合适的处理方法,它甚至会让情况变得更糟。恰当的

处理方法包括: 充分灌注局部,阻止静脉进一步出血和空气进入,放低床头。如果有条件的话压迫颈静脉,并且使用中心静脉压导管抽出气体。

(2)d.颧骨在经翼点开颅术中并没有直接的风险,颧骨可能被作为确定切口最低范围的标志物。敏感的结构包括 STA、面神经额支、眶上神经。在明确颧骨的前提下,更加便于定位前两者。

(3)c.测量导管深于 7.5cm 会增加导管置入过深,有损伤重要神经和血管结构的风险。其他的选项也会出现不良的后果,但是相对没有那么严重。

(4)a.胸锁乳突肌被确认并且通常横向缩回,其他剩余选项通常是向内侧缩回。

(5)d.相关建孔位于颧骨、颞上线、眶上嵴交点处。

(6)d.L4-L5,研究表明对于该层面的触诊定位可能存在基于性别和个人体质的差异。

(7)c.带有两根钉的臂应当被放置在最终体位上头部最牢固的位置。这样做可以减少头部由于重力滑脱出头架的风险。钉子可以被放置在颞上线,但并不

总是这样。应当注意的是,避免将钉子放置在额窦上。

(8)e.头部旋转 75°会导致颈静脉扭转、升高 ICP 的风险,并且妨碍大脑在手术过程中的适当放松。对于任何需要转动头部>30°的手术,都需要垫高同侧肩部,这样能够帮助减少肌紧张,并允许在没有损害到静脉回流的情况下进行额外的转动。一般来说,在翼点开颅术中,为了抵达颅前窝病变而转动的最大角度大约为 60°。

(9)b.剪切并不是围术期周围神经损伤的常见原因。剩下的机制牵拉、挤压、局部缺血是经典的导致围术期周围神经损伤的机制。

(10)a.切除椎间关节的侧部会可能导致脊柱的后柱不稳定。在不损害脊柱稳定性的情况下,多达 1/3 的内侧小关节可以被移除。椎板、棘突、黄韧带,经常在椎板切开术中被切除。

# 参考文献

[1] Greenberg MS. Handbook of Neurosurgery. 7th ed. New York, NY: Thieme Medical Publishers; 2010

[2] Thamburaj V. Textbook of Contemporary Neurosurgery. Vol 1. New Delhi: Jaypee Brothers Medical Publishers; 2012

[3] Fossut DTCA. Operative Neurosurgical Anatomy. New York, NY: Thieme Medical Publishers; 2002

[4] Nader RGC, Berta SC, Sabbagh AJ, Levy ML. Neurosurgery Tricks of the Trade – Cranial. New York, NY: Thieme Medical Publishers; 2014

[5] Zwagerman NT, Zenonos G, Lieber S, et al. Endoscopic transnasal skull base surgery: pushing the boundaries. J Neurooncol. 2016; 130(2):319–330

[6] Jandial RMP, Black PM. Core Techniques in Operative Neurosurgery. Philadelphia, PA: Elsevier; 2011

[7] Lu J, Ebraheim NA, Nadim Y, Huntoon M. Anterior approach to the cervical spine: surgical anatomy. Orthopedics. 2000; 23(8):841–845

[8] Sandwell S, Kimmell KT, Silberstein HJ, et al. 349 Safety of the Sitting Cervical Position for Elective Spine Surgery. Neurosurgery. 2016; 63(Suppl 1):203

[9] Theologis AA, Burch S, Pekmezci M. Placement of iliosacral screws using 3D image-guided (O-Arm) technology and Stealth Navigation: comparison with traditional fluoroscopy. Bone Joint J. 2016; 98-B(5):696–702

[10] Kamel I, Barnette R. Positioning patients for spine surgery: Avoiding uncommon position-related complications. World J Orthop. 2014; 5(4):425–443

[11] American Society of Anesthesiologists Task Force on Prevention of Perioperative Peripheral Neuropathies. Practice advisory for the prevention of perioperative peripheral neuropathies: an updated report by the American Society of Anesthesiologists Task Force on prevention of perioperative peripheral neuropathies. Anesthesiology. 2011; 114(4):741–754

[12] Kamel IR, Drum ET, Koch SA, et al. The use of somatosensory evoked potentials to determine the relationship between patient positioning and impending upper extremity nerve injury during spine surgery: a retrospective analysis. Anesth Analg. 2006; 102(5):1538–1542

[13] Saladino A, Lamperti M, Mangraviti A, et al. The semisitting position: analysis of the risks and surgical outcomes in a contemporary series of 425 adult patients undergoing cranial surgery. J Neurosurg. 2016:1–10

[14] Zhang L, Li M, Lee CC. Venous air embolism during neurosurgery. In: Brambrink AM, Kirsch JR, eds. Essentials of Neurosurgical Anesthesia & Critical Care: Strategies for Prevention, Early Detection, and Successful Management of Perioperative Complications. New York, NY: Springer New York; 2012:355–362

[15] Laroche MHM, Manley GT. Invasive Neuromonitoring Techniques. New York, NY: Thieme Medical Publishers; 2015

[16] Connoly ES, McKhann II GM, Huang J, Choudri TF, Komotar RJ, Mocco J. Fundamentals Of Operative Techniques in Neurosurgery. New York, NY: Thieme Medical Publishers; 2010

[17] Chaddad-Neto F, Campos Filho JM, Dória-Netto HL, Faria MH, Ribas GC, Oliveira E. The pterional craniotomy: tips and tricks. Arq Neuropsiquiatr. 2012; 70(9):727–732

[18] Tubbs RS, Loukas M, Shoja MM, Cohen-Gadol AA. Refined and simplified surgical landmarks for the MacCarty keyhole and orbitozygomatic craniotomy. Neurosurgery. 2010; 66(6, Suppl Opera-

tive):230–233

[19] Ma CY, Shi JX, Wang HD, Hang CH, Cheng HL, Wu W. Intraoperative indocyanine green angiography in intracranial aneurysm surgery: Microsurgical clipping and revascularization. Clin Neurol Neurosurg. 2009; 111(10):840–846

[20] Hsieh CY, Vanderford JD, Moreau SR, Prong T. Lumbosacral transitional segments: classification, prevalence, and effect on disk height. J Manipulative Physiol Ther. 2000; 23(7):483–489

[21] Apazidis A, Ricart PA, Diefenbach CM, Spivak JM. The prevalence of transitional vertebrae in the lumbar spine. Spine J. 2011; 11(9):858–862

[22] Albasheer MAM, AlMusrea K, Attia WI. Anterior Cerivcal Diskectomy and Fusion Procedures. 2014. [online] Available from: https://eneurosurgery.thieme.com/app/procedures?q=acdf&author=on&figurelegend=on&text=on&references=on. Accessed April, 2017

[23] Iyer A, Halpern CH, Grant GA, Deb S, Li GH. Magnetic resonance-guided laser-induced thermal therapy for recurrent brain metastases in the motor strip after stereotactic radiosurgery. Cureus. 2016; 8(12):e919

# 第 7 章

# 神经重症监护

Xiaoran Zhang, Lori Shutter

## 7.1 简介

神经外科患者的护理工作并不是在手术结束后就停止了。医院内这些患者的病情通常较严重,所以神经重症监护在确保患者良好预后方面有重要的作用。

## 7.2 呼吸生理学

呼吸是指机体供氧和通气的能力。因此,呼吸衰竭的定义是呼吸系统无法满足患者供氧和通气的需求[1]。此外,呼吸衰竭分为两型,1 型为低氧血症($pO_2 < 60mmHg$),2 型为高碳酸血症($pCO_2 > 50mmHg$)。呼吸系统可分为相互联系的 4 个部分:①中枢神经系统(CNS);②气管;③肺泡;④胸腔。一个或多个部分的障碍可导致急性呼吸衰竭。

与呼吸相关的中枢神经系统包括血氧和血二氧化碳化学感受器、控制呼吸运动的脑干呼吸中枢以及传递脑干信号至呼吸肌满足通气需求的传出神经。继发于呼吸动力或传出神经传递信号能力改变的中神经系统呼吸衰竭,在神经重症监护病房(NICU)常见。大量使用阿片类药物、镇静剂和中枢神经系统抑制剂时,可观察到药物所致的呼吸抑制。出血性卒中和缺血性卒中、感染和延髓占位性病变也可以导致呼吸抑制。需要注意的是,脑桥疝引起的机械压迫也是导致呼吸抑制的原因之一。脱髓鞘疾病和高位颈椎创伤可导致

139

传出神经无法传递呼吸中枢信号，引起呼吸肌麻痹。

气管包括口咽、气管和支气管。任何部位的机械压迫或软组织阻塞都会快速引起呼吸衰竭。意识障碍或神经功能低下的患者，由于清除气管内唾液、呕吐物能力差，或口咽部软组织阻塞气管，发生气管异常和呼吸衰竭的风险较高。最佳的气体交换依赖于呼吸系统气管畅通和肺血管系统血流（灌注）充足。引起气体交换障碍的常见原因包括肺内和肺外因素。肺内病变，如肺炎、肺水肿和急性呼吸窘迫综合征，可导致通气减少。肺外病变，如血栓或脂肪引起的肺动脉栓塞，可导致灌注不足[2]。胸廓由呼吸肌、胸壁和胸膜腔组成，参与呼吸运动。脱髓鞘病变、颈髓损伤、神经肌肉疾病（如重症肌无力、格林-巴利综合征和肌萎缩侧索硬化症）或创伤，可影响呼吸肌的正常运动。胸壁损伤包括肋骨骨折，可导致显著疼痛和呼吸幅度减弱。气胸和血胸会抑制正常的肺扩张。严重肥胖患者患有呼吸通气能力障碍，并长期保留慢性二氧化碳潴留，这使其在围术期面临更高的 2 型呼吸衰竭的风险。

## 7.2.1 急性呼吸窘迫综合征

急性呼吸窘迫综合征（ARDS）是引起急性呼吸衰竭的重要原因。多达 35% 的 NICU 患者存在不同形式的 ARDS[3]。其特征性表现为由中性粒细胞浸润和积聚引起的肺部大范围的炎症，使内皮和上皮细胞屏障受到破坏，导致严重血管外水肿，影响气体交换。ARDS 临床定义为急性（< 7 天）呼吸窘迫发作，胸部 CT 或 X 线显示双肺浸润性表现[4,5]。轻度 ARDS 为 $PaO_2/FiO_2=200\sim300$，相关死亡率为 27%。中度 ARDS 为 $PaO_2/FiO_2=100\sim200$，相关死亡率为 35%。重度 ARDS 为 $PaO_2/FiO_2<100$，相关死亡率为 45%。ARDS 确切的发病机制尚不清楚。在 NICU，与 ARDS 的进展有关的病变，常见的有败血症、严重创伤、输血、肺炎和吸入性肺炎[6]。ARDS 的对症支持疗法已被证实，理想体重下目标潮气量低于 6mL/kg 的低容量通气是改善预后最重要的干预措施[7]。间歇性仰卧位变为

俯卧位也有可能改善预后。研究表明,积极利尿或使用糖皮质激素对 ARDS 的治疗无效。

## 7.2.2 呼吸机基础

对于急性呼吸衰竭患者,无创通气无效时,可以经气管内插管进行机械通气。气管插管的深度一般用导管尖端到牙齿的长度来记录。通过呼气末二氧化碳浓度变化和肺部听诊来判断插管部位,最终依靠胸部 X 线片来明确插管的位置。气管插管的理想位置是插管尖端位于成人气管隆嵴上方 5~7cm 处。气管插管通过一套被称为"回路"的塑料管道与呼吸机相连。呼吸机有多个参数,设定参数可指定机械通气模式和呼吸时间。不同的通气模式具有不同诱发呼吸的阈值。常见模式包括持续控制通气(CMV)、辅助控制通气(AC)和压力支持通气(PSV)。CMV 模式下,呼吸间隔时间是固定的(如每 5 秒)。CMV 一般用于严重神经损伤或深度镇静而无自主呼吸的患者。AC 模式下,在固定时间间隔内诱发一次呼吸,但当患者自行启动呼吸时,呼吸机会辅助进行一次潮气量充足的通气。AC 是 NICU 最常用呼吸机模式,允许患者尽可能自主呼吸节律,不管患者呼吸效果如何,该模式会确保患者适宜的通气量。PSV 模式下,患者自主启动呼吸并控制通气量,呼吸机仅提供额外的正压。PSV 主要用于准备拔管的患者,以及用于测试在最小正压支持下是否能够进行通气量正常的自主呼吸。需要了解的呼吸机重要参数包括潮气量(Vt)、呼吸频率(RR)、$FiO_2$ 和呼气末正压(PEEP)。Vt 是每次呼吸吸入的气体量,通常设定为 5~8mL/kg。RR 一般为每分钟 12~14 次。$FiO_2$ 为输送给患者的氧气浓度;通常从 100% 开始,如耐受可逐渐降低。PEEP 是给患者施加的正压,通常从 5~7cmH_2O 开始设置。值得注意的是,呼吸回路本身需要 5cmH_2O 以上的正压,所以 PEEP 不能小于 5cmH_2O。

## 7.3 休克

休克,是指多个器官的组织快速灌注衰竭。根据病因和生理特征,包括前负荷、心排血量和后负荷的影响,一般将休克分为四类。

## 7.3.1 低血容量性休克

指有效血容量减少,继发于摄入不足,丢失增加或两者共同作用。在神经外科患者中,常见原因包括创伤或手术引起血液丢失、脑性盐耗(CSW)或尿崩症(DI)。低血容量性休克典型表现为心动过速和呼吸急促。其特点是前负荷减少、心排血量减少和后负荷增加。治疗需要进行容量复苏。

## 7.3.2 心源性休克

心源性休克是由于心排血量减少引起的组织灌注不足。在神经外科患者中,常见原因包括心肌梗死和应激性心肌病,两者都与动脉瘤破裂引起蛛网膜下隙出血(SAH)有关。典型表现为液体超负荷,如肺水肿。其特点是前负荷增加、心排血量减少和后负荷增加。治疗方案仅限于对症支持治疗、利尿和减轻后负荷。

## 7.3.3 分布性休克

血管自动调节功能障碍,导致血液分布异常。在神经外科,常见于继发败血症或神经源性休克出现全身血管舒张的患者。值得注意的是,脊髓损伤引起的神经源性休克也可能合并心源性休克,可能是交感神经的兴奋性下降所致。常见症状包括低血压和在适当的容量状态和心脏功能的情况下组织供氧差。前负荷和心排血量既可正常也可增加,后负荷总量下降。神经源性休克时,症状还有心动过缓和低体温。治疗方案主要包括适当液体复苏和血管活性药物。

## 7.3.4 梗阻性休克

其特征是血流通过心腔时出现机械性阻塞。神经外科患者发生梗阻性休克最重要的原因包括术后静脉血栓、中线位置的张力性气胸、座位手术或涉及硬脑膜静脉窦的术后空气栓塞。表现为在前负荷正常或增加、心排血量减少、后负荷增加时,严重低血压和缺氧。治疗方案包括给氧、恰当的体位、静脉取栓解除梗阻或留置胸腔引流管。

## 7.4 水和电解质

### 7.4.1 低钠血症

低钠血症指血清钠含量低于 135mmol/L。症状包括无精打采、意识蒙眬、昏迷和惊厥。神经外科患者发生低钠血症需要区别抗利尿激素分泌异常综合征(SIADH)和 CSW。SIADH，顾名思义，在正常的血清高渗触发机制缺失时，抗利尿激素(ADH)异常分泌。常见于肺部肿瘤。神经外科中的 SIADH 常见于脑膜炎、颅脑创伤(TBI)、颅内高压、SAH 和颅内病变。其他原因包括药物副作用，尤其是卡马西平。SIADH 的诊断标准为低钠血症(<134mmol/L)、尿钠增高(>18mmol/L)和血清渗透压降低(<280mOsm/L)。可通过水负荷试验来确诊。急性 SIADH 的治疗方案为限制液体入量，要求 1L/d 以下。CSW 是由于颅内病变引起肾性失钠。CSW 的确切机制尚不清楚。在神经外科，CSW 最常见于 SAH 和 TBI 患者。CSW 的诊断标准为低钠血症(<134mmol/L)、尿量增加、尿钠

增高(>40mmol/L)和尿渗透压增高 (>100mOsm/kg，常>300mOsm/kg)。CSW 的治疗方案与 SIADH 截然不同，通过大量补液和使用氟氢可的松来促进肾脏重吸收钠。尽管肠内补钠的疗效尚有争议，但氯化钠片剂和用于补盐的运动饮料常被用于低钠血症的辅助治疗。

治疗前，必须明确是 SIADH 还是 CSW，因为它们需要的治疗措施不同。SIADH 患者是容量正常或过多，需要限制入量，补液会加重容量超负荷产生的症状，低钠血症进一步恶化。CSW 患者是容量减少或"干燥"。治疗方案为液体复苏，至少要保持出入量平衡。氟氢可的松是一种盐皮质激素，可用于增加肾脏对钠的重吸收。SAH 患者发生 CSW 后，限制液体入量会加重血管痉挛。

> 纠正低钠血症的速度要低于 1.3mmol/h，24 小时不超过 8mmol，48 小时不超过 18mmol。

低钠血症纠正过快会引起脑桥中央髓鞘溶解症，导致四肢瘫痪、假性延髓性麻痹和颅神经异常。

### 7.4.2 高钠血症

高钠血症指血清钠含量高于 150mEq/L。DI 是神经外科患者高钠血症最常见的病因。在 DI 患者中，血清 ADH 水平异常低，导致尿量增加、血清钠浓度升高。神经外科 DI 的常见原因包括 TBI、肿瘤（主要指鞍区病变）、脑膜炎和自身免疫性疾病。经蝶入路手术中处理腺垂体时，可能导致永久性或暂时性的 DI，主要取决于垂体后叶和垂体柄的损伤程度。垂体术后，患者有时可以观察到一种独特的"三期反应"现象：患者最初表现为 DI 症状，随后一段时间正常，之后又出现 DI。三期反应的原理为，手术最初的损伤导致 ADH 分泌减少，患者出现 DI 症状。48 小时后，受损的分泌 ADH 细胞凋亡，ADH 突然释放，导致血清钠正常或过高。ADH 耗尽之后，患者再度出现 DI。尿量>250mL/h，血清钠高于 140mEq/L，且尿渗透压<200mOsm/L，即可诊断为 DI。限水试验可确诊。去氨加压素可用于治疗 DI。

## 7.5 脑代谢和脑灌注

脑血流量（CBF）是指在单位时间（min）内通过单位脑组织（g）的血容量（mL）。正常 CBF 为 40~60mL/(100g·min)。当 CBF 下降到 20~30mL/(100g·min) 时，脑电图（EEG）可出现到慢波，并出现意识障碍。当 CBF 低于 20mL/(100g·min) 时，细胞水平会发生电活动衰竭，同时脑电图严重抑制，意识丧失。当 CBF 在 10~12mL/(100g·min) 时，细胞离子泵开始衰竭，出现细胞肿胀，影像学上可见细胞毒性脑水肿。当 CBF 低于 10mL/(100g·min) 时，细胞代谢完全停止，发生不可逆的脑损伤[8]。

脑血流量的动力是脑灌注压（CPP），即动流入压与静脉流出压的差值。动脉流入压指平均动脉压（MAP）。静脉流出压与颅内压（ICP）密切相关，因此常用 ICP 来代替。简而言之，CPP 可用数学公式描述为[9]：

### CPP=MAP–ICP

关于脑灌注和脑代谢的重要概念是大脑自我调节机制，即通过舒张或收缩脑血管来调节血流量以适应代谢和压力变化，维持血流量为脑组织供氧。二氧化碳是最重要的代谢信号之一，脑血管系统对其非常敏感[10]。$PaCO_2$ 每 1mmHg 的变化估计会引起 CBF 的 4%变化。可以利用这一特点，根据需要暂时降低 ICP。大脑的自动调节仅在一定范围内有效。当 CPP 低于阈值范围时，血管塌陷。当 CPP 超过阈值范围时，随着血脑屏障被破坏，部分血管扩张。

深刻地理解脑代谢和脑自动调节机制是治疗 SAH 患者的关键。SAH 患者抗血管痉挛的临床治疗中常常会触及脑自动调节的范围。SAH 的病理生理将会在第 12 章中进一步详细讨论，见参 12.2。

## 7.5.1　颅内压监测

ICP 的重要性在于它与 CPP 的关系。如前所述，CPP 是 MAP 与 ICP 之差，ICP 持续升高会引起 CPP 降低，从而导致脑灌注不足和神经损伤。

> 对 ICP 概念最完美阐述的是经典的 Monro–Kellie 假说，即人类颅腔空间固定，其内部由以下 3 个主要部分组成：脑实质、血液和脑脊液，任一部分增加或新的病变的加入，都将引起 ICP 升高。

引起 ICP 升高的病变可根据受影响的部分进行分类。引起 ICP 增加的常见病变包括硬膜下或硬膜外血肿、肿瘤、脓肿和脑内出血等占位性病灶，外伤、梗死或炎症引起的脑水肿，以及脑积水。

持续 ICP 监测有多种方法，金标准是脑室外引流（EVD）监测，其可以直接测量脑室系统内的液体压力。其他监测方法还有在硬膜外、硬膜下或脑实质内留置光纤传感器或压阻传感器等监测装置。EVD 除了可以直接测量 ICP，还可以根据需要进行治疗性引流脑脊液。与其他方法相比,植入 EVD 创伤性较大,并有穿刺道出血和感染引起脑室炎的风险[11,12]。对于凝血功能障碍纠正困难和不需要 CSF 引流的患者,可以考虑间接 ICP 监测的方法。

## 7.6 血液学和凝血

无论是腰椎穿刺术还是畸形矫正手术,术前从血液学和凝血的角度确认患者能否耐受手术至关重要。通常的术前实验室检查包括血红蛋白、血小板计数、国际标准化比值(INR)和部分凝血活酶时间(PTT)。如果患者正在接受抗血小板药物治疗(如阿司匹林、氯吡格雷),那么血小板功能也需常规检查。对于那些手术预期出血不多的患者,通常认为血红蛋白最低阈值为 7g/dL,否则需要输注浓缩红细胞(pRBC)。一个单位的 pRBC(约 350mL)平均会使血红蛋白增加 1g/dL(即 10g/L)。对于神经外科患者,术前血小板计数应高于 100 000/μL(即 100×10⁹/L)。浓缩血小板通常一袋为 6 个单位。一个单位的浓缩血小板可使

普通成人血小板计数增加5000~10 000/μL(即 5~10×10⁹/L)。而整袋会使血小板计数增加 30 000~50 000/μL(即 30~50×10⁹/L)。服用抗血小板药物的患者是否应输注血小板尚有争议,而且临床实践中也是大相径庭。作者所在单位,服用阿司匹林的患者术前不常规输血,但服用氯吡格雷的患者予以输血并严密评估,根据经验,使用氯吡格雷的患者术中失血严重。INR 是外源性凝血途径功能指标,正常值为 1.2~1.4s,PTT 是内源性凝血途径指标,上限为 40s。INR 升高可能由于药物作用[华法林、直接口服抗凝剂(DOAC)]、营养不良、肝脏合成功能低下和某些疾病状态等多种因素造成。纠正INR 增高在第 8 章中详细讨论。

### 7.6.1 弥散性血管内凝血

弥散性血管内凝血(DIC)危险极高。当微血栓异常形成,导致器官功能衰竭,同时,异常血栓形成消耗凝血因子和血小板,出血的风险显著增加。DIC 通常为疾病进展的表现。神经外科患者出现 DIC 常见于败血症、严重

多系统损伤、手术或创伤失血需大量输血时。在这些高危患者中,及时进行实验室检查和补充凝血因子非常重要。作者所在单位,每 6 小时进行一次血红蛋白、血细胞比容、血小板计数、INR、PTT 和纤维蛋白原测定。根据实验室结果及时输注 pRBC、血小板、新鲜冰冻血浆(INR/PTT)、冷沉淀(纤维蛋白原),可以预防灾难性大出血。

## 7.6.2　静脉血栓栓塞

静脉血栓栓塞症是一种严重的、危及生命的并发症,术后患者出现该并发症并不少见。顾名思义,深静脉血栓(DVT)是指在深静脉形成了血凝块。临床上肺栓塞(PE)是 DVT 最严重的表现,血凝块脱落进入肺循环,引起无效腔通气血流比增加,气体交换困难。肺栓塞临床表现为心动过速、呼吸急促、血氧饱和度下降。胸部 CT 血管造影是肺栓塞最有价值的诊断方法。PE 治疗原则主要是对症支持治疗,同时积极抗凝治疗,包括滴注肝素、治疗量低分子量肝素(LMWH;如依诺肝素)、华法林或 DOAC 等。神经外科发生 DVT 的主要风险因素有肿瘤、卧床和多发伤。对于这些患者,预防 DVT 非常重要。典型的预防措施包括顺序压力装置、皮下注射肝素或预防剂量的依诺肝素,以及增加活动量,尤其是行走。值得注意的是,对于神经外科术后患者,治疗量的 LMWH 有危险,由于不能微量滴注,可能会发生致死性的出血。

---

**要点**

- 处理神经外科重症患者时,优先处理 ABC(气道、呼吸和循环),而不是神经系统。
- 需要记住,处理 ICP 增高时,有非侵袭性介入措施,并应该优先考虑。
- 处理高度怀疑 DI 患者时,需密切监测,警惕三相反应期血钠快速变化。

## 7.7 关键知识点回顾

### 7.7.1 习题

(1)1名37岁女性,经鼻内镜下垂体腺瘤切除术后第一天,出现了多饮及多尿。你怀疑什么?该怎么办?

(2)CPP如何计算?

(3)1名52岁男性,发生高速机动车事故后,被送往急诊室。来院时心率为42次/分,血压为82/45mmHg,体温为35℃。胸部X线片未见气胸。创伤FAST评估无腹腔内出血。双下肢肌力0/5。这是什么病情?应如何处理?

(4)1名22岁男性,3天前被诊断为多发伤,伴有严重的TBI及脾破裂,需要大量输注pRBC。其对呼吸机的需求突然增加。你的诊断是什么?如何处理这种情况?

(5)什么是Monro-Kellie假说?

### 7.7.2 答案

(1)近期接受经蝶入路手术的患者出现多饮和多尿,应警惕发生DI。DI的诊断性检查包括测定血清钠(>140mmol/L)和尿渗透压(<200mOsm/L),以及测量尿量(>250mL/h)。

(2)CPP=MAP−ICP。

(3)出现心动过缓和低血压,可怀疑脊髓损伤,应考虑神经源性休克。该患者应予以升压药物并补液。

(4)该患者有发生ARDS的多个危险因素,如创伤和大量输血。ARDS的治疗方案为支持疗法,包括低容量通气和利尿。

(5)Monro-Kellie假说认为,人的颅腔固定,内有脑实质、血液和脑脊液三部分组成,任一部分增加或新的病灶出现都会导致ICP升高。

## 参考文献

[1] Greene KE, Peters JI. Pathophysiology of acute respiratory failure. Clin Chest Med. 1994; 15(1):1–12
[2] Marino PL. The Little ICU Book of Facts and Formulas. Philadelphia, PA: Lippincott Williams & Wilkins; 2009
[3] Hoesch RE, Lin E, Young M, et al. Acute lung injury in critical neurological illness. Crit Care Med. 2012; 40(2):587–593
[4] Ferguson ND, Fan E, Camporota L, et al. The Berlin definition of ARDS: an expanded rationale, justification, and supplementary material. Intensive Care Med. 2012; 38(10):1573–1582
[5] Bernard GR, Artigas A, Brigham KL, et al. The American-European Consensus Conference on ARDS. Definitions, mechanisms, relevant outcomes, and

clinical trial coordination. Am J Respir Crit Care Med. 1994; 149(3)(Pt 1):818–824

[7]  Fan E, Needham DM, Stewart TE. Ventilatory management of acute lung injury and acute respiratory distress syndrome. JAMA. 2005; 294(22):2889–2896

[8]  Jones TH, Morawetz RB, Crowell RM, et al. Thresholds of focal cerebral ischemia in awake monkeys. J Neurosurg. 1981; 54(6):773–782

[9]  Bratton SL, Chestnut RM, Ghajar J, et al; Brain Trauma Foundation. American Association of Neurological Surgeons. Congress of Neurological Surgeons. Joint Section on Neurotrauma and Critical Care, AANS/CNS. Guidelines for the management of severe traumatic brain injury. IX. Cerebral perfusion thresholds. J Neurotrauma. 2008; 25(3):276–278.

[10]  Muizelaar JP, Marmarou A, Ward JD, et al. Adverse effects of prolonged hyperventilation in patients with severe head injury: a randomized clinical trial. J Neurosurg. 1991; 75(5):731–739

[11]  Lozier AP, Sciacca RR, Romagnoli MF, Connolly ES, Jr. Ventriculostomy-related infections: a critical review of the literature. Neurosurgery. 2002; 51(1):170–181, discussion 181–182

[12]  Gardner PA, Engh J, Atteberry D, Moossy JJ. Hemorrhage rates after external ventricular drain placement. J Neurosurg. 2009; 110(5):1021–1025

# 第 **8** 章

# 颅脑损伤

Christine Mau, Shelly Timmons

## 8.1 简介

美国疾病预防和控制中心在报告中称,2013 年至少有 280 万病例因颅脑损伤(TBI)急诊就医、住院或者死亡[1]。也就是说,平均每小时有 204 次急诊就医、33 次住院治疗、6 例患者死亡与颅脑损伤相关[1]。总体而言,颅脑损伤所导致的死亡数占所有外伤的 30%[1]。颅脑外伤的伤情范围可由轻度至危及生命,而后续治疗方法从留观到内科治疗,再到急诊外科手术干预也都有所不同。学习并了解颅脑损伤对于有效评估及治疗这些患者至关重要。

## 8.2 头部损伤的分类

### 8.2.1 头部损伤的检查评估

格拉斯哥昏迷评分(GCS)用以初期评估头部损伤的严重程度(表 8.1)。GCS 评分由 3 个部分组成:运动反应(6 分)、语言反应(5 分)和睁眼反应(4 分),最低 3 分,最高 15 分。对于儿童患者按照年龄另有单独的 GCS 评分进行评估 (表 8.2;详见第 14 章第 14.4 节)。基于 GCS 评分,可对颅脑损伤的严重程度进行评估(表 8.3)。

> 通常讲"评分<8 分,就需气管插管",这更多表明的是,此时患者无法实现气道的自我保护。

#### 表 8.1 成人格拉斯哥昏迷评分

| 反应 | 1分 | 2分 | 3分 | 4分 | 5分 | 6分 |
|---|---|---|---|---|---|---|
| 睁眼 | 无反应 | 疼痛睁眼 | 呼唤睁眼 | 自主睁眼 | | |
| 语言理解 | 无反应 语无伦次 | 声音无法 回答错乱 | 回答正确 | | | |
| 运动 | 无反应 | 肢体伸直状态(去大脑强直) | 肢体屈曲状态(去皮质强直) | 疼痛回缩 | 疼痛定位 | 按嘱动作 |

#### 表 8.2 儿童格拉斯哥昏迷评分

| 反应 | 年龄 | 1分 | 2分 | 3分 | 4分 | 5分 | 6分 |
|---|---|---|---|---|---|---|---|
| 睁眼 | <1岁 | 无反应 | 疼痛睁眼 | 呼喊睁眼 | 自主睁眼 | | |
| | >1岁 | 无反应 | 疼痛睁眼 | 按嘱睁眼 | 自主睁眼 | | |
| 语言 | <2岁 | 无反应 | 咕哝声、激动、焦躁不安 | 持续的不当哭泣或尖叫 | 哭闹,可以被安慰 | 微笑或适当的咕咕叫 | |
| | 2~5岁 | 无反应 | 咕哝声 | 持续的哭泣和尖叫 | 不适当的语言 | 回答正确的短句 | |
| | >5岁 | 无反应 | 声音无法理解 | 不适当的语言 | 回答错乱 | 声音定位 | |
| 运动 | | 无反应 | 肢体伸直状态(去大脑强直) | 肢体屈曲状态(去皮质强直) | 疼痛回缩 | 疼痛定位 | 自主动作 |

实际上,56%~60% GCS 评分≤8 分的患者,均伴有 1 个或多个其他器官系统损伤[2]。此外,4%~5%的患者伴有脊柱骨折。除神经功能损伤以外,GCS 评分还受其他因素影响,包括药物使

| 表 8.3 颅脑损伤分级 | |
|---|---|
| 分类 | 标准 |
| 轻型 | GCS13~15 分 |
| 中型 | GCS 9~12 分 |
| 重型 | GCS 3~8 分 |

缩写词:GCS,格拉斯哥昏迷评分。

用、呼吸功能损伤和代谢异常。潜在的问题解决后,重新评估对于准确预测预后至关重要。

## 8.2.2 影像学检查推荐

对于轻微颅脑损伤患者,是否行 CT 影像学检查要比有明确神经功能缺损的患者难于决定。现有已发表的两个重要推荐规范用以帮助临床决策:加拿大脑部 CT 规范和新奥尔良标准。

### 加拿大头部 CT 规范

(1)适用于 GCS 评分在 13~15 分的患者,伴有明显的意识丧失(LOS)、记忆缺失或者定向障碍。

(2)需要干预的高危险因素:

a.头部损伤后 2 小时 GCS 评分低于 15 分。

b.疑似有开放性或凹陷性颅骨骨折。

c.有任一颅底骨折征象(熊猫眼征、耳漏、鼻漏、Battle 征和鼓室积血等)。

d.呕吐次数多于 1 次。

c.年龄 65 岁及以上。

(3)需行 CT 检查的颅脑损伤中等危险因素。

a.逆行性遗忘时间超过 30 分钟。

b.危险的受伤机制包括:步行时的撞击伤、从车中摔出、超过 1 米高的坠落伤或从超过 5 层的楼梯上跌落。

### 新奥尔良标准

轻微头部损伤患者(GCS 评分为 15 分)有下述任一情况时,建议行头部 CT 检查:

(1)头痛。

(2)呕吐。

(3)年龄 60 岁以上。

(4)药物或酒精中毒。

(5)持续的顺行性遗忘。

(6)锁骨上方有明显的创伤。

(7)癫痫发作。

## 8.2.3 计算机断层扫描成像

脑部非增强 CT 检查也可用

Marshall 分级来预测死亡率（表8.4）。颅内病变、水肿导致脑池受压、中线移位(MLS)超过 5mm 以及病变体积超过 25mL 等因素时，会使得预测死亡率增加。外伤后，通常不进行增强 CT 扫描检查，除非怀疑有肿瘤或可疑有引起感觉功能改变的感染性硬脑膜外积液导致的明显的脑水肿(在非增强扫描中可见)。

## X 线

颅骨 X 线检查有助于穿透性损伤等特定伤情的检出。但是，X 线对于检测颅内异常病变的敏感性较低(约 25%)[3]。所以，在无法进行 CT 检查时，X 线可用于识别颅内积气、颅骨骨折、

松果体移位以及气液平面。

## 磁共振成像(MRI)

MRI 通常不用于急性头部损伤，这是因为它在急救方面的可用性较低，危重患者多无法耐受平躺或禁忌长时间接受扫描，以及其对手术病灶的敏感性低[4]。在患者病情稳定后，MRI 扫描可助于检测弥漫性轴索损伤(DAI,尽管临床相关性是主要的诊断依据)、缺氧性损伤或者 CT 未能发现的点状出血。

## 8.2.4 脑损伤

脑损伤继发于大脑受到的最初的机械性外力损伤,有时也叫原发性损伤或者撞击伤。但

### 表8.4 Marshall 分级预测死亡率

| 分类 | 脑池 | 中线移位 | 脑内出血 | 死亡率 |
|------|------|----------|----------|--------|
| 弥漫型损伤 Ⅰ | 无明显异常 | 无明显异常 | 无明显异常 | 9.6% |
| 弥漫型损伤 Ⅱ | 无异常 | <5mm | 发现病灶密度 | 13.5% |
| 弥漫型损伤 Ⅲ（肿胀） | 受压或消失 | <5mm | 病灶体积<25mL | 34% |
| 弥漫型损伤 Ⅳ（中线移位） | | >5mm | 病灶体积>25mL | 56.2% |
| 清除占位病变 | | | 已清除 | 38.8% |
| 未清除 | | | | 52.8% |

是,大脑的多种生理学变化还会引起二次脑损伤的发生,这些生理学变化主要包括:代谢危象、缺血、炎症因子及细胞毒素的释放、细胞膜崩解、兴奋性毒性以及神经传递紊乱[5,6]。其中,缺血被认为是二次脑损伤最重要的影响因素。大脑的正常活动有赖于脑血流,而供氧减少则会导致组织损伤,这是生理学上可预见的过程。正常状态下,健康脑组织通过自我调节功能可耐受皮层脑血流下降至 20mL/(100g·min)。但是,脑血流一旦低于 20mL/(100g·min),则会引起意识丧失和昏迷的发生[7-11]。当脑血流低于 18mL/(100g·min)时,能量依赖型离子泵便无法维持神经元细胞内外离子梯度而停止工作。继而引起无氧代谢和乳酸生成。当脑血流降至 10mL/(100g·min)时,细胞膜稳定性丢失及大量钙离子内流,最终引起不可逆性损伤。在病理学方面,可观察到明确的核破裂或核丢失,并伴随有神经元周围星形细胞内空泡形成、线粒体和高尔基体肿胀以及胞浆内囊泡形成。当脑血流维持在 15~18mL/(100g·min)超过 30

分钟时,会引起选择性神经元缺失[12,13]。

> 海马角 CA1 和 CA3 层的海马神经元、小脑颗粒细胞,以及较大的皮层神经元最易发生选择性神经元丢失。

当脑血流≤10mL/(100g·min)持续超过 60~90 分钟,会导致脑梗死。脑组织的完整性依赖于脑血流,收缩压(SBP)<90mmHg 的单次低血压发作,可导致颅脑损伤患者死亡率增加 150%[14]。

## 8.2.5 出血类型

出血根据病因、机制和年龄的不同而分为不同类型。根部形态和部位的不同有助于了解出血类型,并指导后续处理(表8.5)。

### 硬脑膜外出血

典型的硬脑膜外出血(EDH)是由于颞顶部骨折引起脑膜中动脉破裂所致。然而,实际上这只是 1/3 成人以及 1/5 儿童的出血原因[15]。硬脑膜外出血

**表 8.5 出血类型**

| 出血类型 | 形态 | 部位 | 病因 | 相关特点 |
| --- | --- | --- | --- | --- |
| 硬脑膜外出血 | 透镜或双凸镜形 | 由于硬脑膜的贴附,故出血一般不跨过骨缝 | 动脉出血,常为脑膜中动脉 | 硬脑膜外血肿上方常有因高强度撞击而导致的颅骨骨折 |
| 硬脑膜下出血 | 新月形 | 不跨过中线或小脑幕 | 静脉出血,常为桥静脉 | 老年患者由于脑萎缩使桥静脉损伤的易感性增加 |
| 蛛网膜下腔出血 | 脑沟或脑池内高密度 | 大脑凸面、外侧裂、大脑半球之间、脑池 | 动脉出血 | 如果近颅底(海星形),一定要排除是否动脉瘤破裂 |
| 脑实质内出血 | 圆形或椭圆形 | 1.基底节<br>2.脑叶<br>3.小脑 | 机械性撕裂血管,血管损伤引起渗透性增加并出血 | 损伤重,营养状况差 |
| 脑挫伤 | 高密度血液信号、单个或多个斑点状、混杂信号(同时有高密度血液信号和低密度区域) | 可发生在任何部位;脑叶常见,尤其是额叶和颞叶 | "脑挫伤"可由加速性损伤、减速性损伤、直接暴力伤、弹道伤、剪切力损伤、旋转力损伤引起 | 损伤部位相对的位置可能发生对冲性损伤 |
| 脑室内出血 | 脑室内积血 | 侧脑室、第三脑室和(或)第四脑室 | 在外伤中,通常继发于脑实质或蛛网膜下腔出血 | 可独立发生或继发于脑实质或蛛网膜下腔出血;独立发生多见于年老患者 |

也可因脑膜中静脉或静脉窦破裂引起。硬脑膜外出血常见于20~30岁的年轻男性。另外,95%的硬脑膜外出血患者伴有颅骨骨折。其典型表现是:外伤后短暂的意识丧失,随后有一段中间清醒期,接着几小时后病情会迅速恶化。几乎半数的患者会有典型的"中间清醒期"表现,约27%患者则无神经功能受损[16,17]。

在成年患者中,超过90%的硬脑膜外出血继发于交通事故、坠落伤以及暴力伤。在儿童患者中,血细胞比容下降10%提示硬脑膜外出血的可能性增加。在儿科,约半数的硬脑膜外出血由坠落伤引起,而交通事故则占1/3[15]。其症状包括:反应迟钝、对侧偏瘫(除非发生Kernohan切迹现象)以及同侧瞳孔散大(高达44%)[17,18]。硬脑膜外出血患者占颅脑损伤患者中的4%,其中几乎有10%的患者处于昏迷状态[19-21]。发病时的GCS评分是最重要的预后影响因素。如果GCS评分为6~8分时,其死亡率约为9%,但是,当GCS评分为3~5分时,死亡率则增加到36%[20]。无瞳孔反应的患者中约有30%预后不良,单侧瞳孔固定患者中约有35%预后不良,而双侧瞳孔固定的患者种则有50%预后不良[22]。另外一些预后不良的因素包括创伤性蛛网膜下隙出血(tSAH)、出血体积超过50mL、基底池消失以及中线移位超过1cm[22,23]。

如果硬脑膜外出血在数小时内能得到诊治,那么其死亡率预计为5%~12%[24]。有研究指出,对于需要手术治疗的患者,在瞳孔散大后70分钟进行手术清除血肿治疗的患者最终全部死亡[25]。死亡通常继发于颞叶沟回疝,其可引起中脑损伤致呼吸停止。其临床处理措施可从密切临床观察到紧急手术。

**手术指征**

(1)局部占位效应征象(症状型硬脑膜外出血)。

(2)不论GCS分值多少,初始CT显示急性无症状硬脑膜外出血>30cm³,厚度<15mm,或者中线移位>5mm[18,23,26-28]。

(3)脑疝征象[23,25,29]:

a.嗜睡、瞳孔变化、偏瘫。

(4)心肺功能异常。

(5)瞳孔不等大以及GCS评

分<9 分。

## 硬脑膜下出血

　　硬脑膜下出血（SDH）是最常见的创伤性颅内损伤，发病率约占颅脑损伤的 29%[30]。年轻患者常见于机动车交通事故后，老年患者则常见于坠落伤后。患者伤后通常伴有反应迟钝，并且多达半数患者伴有瞳孔异常[22,31-33]。硬脑膜下出血可由硬脑膜下腔隙内的桥静脉损伤或撕裂引起，也可由脑实质出血所致。硬脑膜下出血常与潜在的脑实质损伤相关，所以，虽然手术清除出血可能会挽救生命，但是并不能保证有好的临床结局。不论 GCS 分值多少，硬脑膜下出血患者死亡率为 40%~60%，而发生昏迷者死亡率为 57%~68%[30]。

　　目前已有大量关于硬脑膜下出血的厚度、中线移位程度、GCS 评分以及年龄的相关研究，目的是为了探究这些因素与硬脑膜下出血的发病率和死亡率之间的关系[34-37]。研究结果不出所料，大面积硬脑膜下出血、较大程度的中线偏移、低 GCS 评分以及高龄均与死亡率增加以及预后不良有关[34-37]。同硬脑膜外血肿一样，早期行手术清除的患者预后较好。在临床病情恶化的 2~4 小时内行血肿清除术，与改善发病率和死亡率相关[17,29,38]。

　　Kernohan 切迹现象是指硬膜下出血或肿瘤导致脑干移位时，可能引起对侧小脑幕切迹处的大脑脚受压[39]。这可能导致错误的定位征象，并导致同侧肢体轻瘫。

### 手术指征

　　(1) 不论 GCS 评分多少，硬脑膜下出血厚度>1cm，或者中线移位>5mm[35,36]。

　　(2) GCS 评分<9 分，运动反应不能定位时，应行颅内压（ICP）监测[37]。

　　(3) GCS 评分<9 分、厚度小于 1cm、中线移位<5mm，有下列情况时，应行手术清除血肿：GCS 评分下降 2 分以上、瞳孔检查异常或经药物治疗颅内压（ICP）仍持续升高超过 20mmHg。

## 蛛网膜下隙出血

创伤性蛛网膜下隙出血患者占颅脑损伤患者的 12%～53%[40-42]。常因皮层动脉、静脉以及毛细血管出血所致,但也可较少见于继发于桥静脉或创伤性动脉瘤破裂出血[40,43]。创伤性动脉瘤的发生可使死亡率增加两倍。对此的两个主要解释是创伤性蛛网膜下隙出血是损伤严重程度的标志,也是随后发生血管痉挛和缺血的指标[42-44]。伴有创伤性蛛网膜下隙出血的颅脑损伤患者,其预后与入院时的 GCS 评分及其他相关出血相关[40]。

## 脑实质内出血

脑实质内出血(IPH)的发生可由不同机制引起:撞击伤引起深部血管撕裂,或者创伤导致血管功能紊乱引起血管内血栓形成和血管麻痹,进而导致血管周围水肿引起后续的血管周围出血[45]。此外,外伤后较差的营养状况可引起血管壁渗透性增加而使出血增加[45]。多达 38% 的创伤性脑实质内出血患者的出血面积可能会有所增加[46]。伴有蛛网膜下隙出血、硬脑膜下出血以及较高的初始出血量(每毫升增加 11% 的风险)已被证明与脑实质内出血进展扩大有关[46]。脑实质内出血手术治疗可选血肿清除、脑减压术或者两者同时进行。

### 手术指征

(1)损伤区域相对应的神经功能进行性恶化,难治性高颅压,CT 上的占位征象,如水肿、中线移位或脑室/基底池受压[47-51]。

(2)任何损伤伴有出血体积>30cm³ 或中线移位>5mm[52]。

## 脑挫伤

脑挫伤由多种不同的机制及受力引起,包括直接线性力、旋转剪切力以及头部突然减速。可能会引发对冲伤,其常发生于额极、颞极和枕极部,以及额叶和颞叶的颅底部,这是由于脑组织与颅骨内面以及前颅底板和颞窝处的骨性凸起之间的撞击作用所致。脑挫伤通常随时间变化而发展,损伤可能扩大或发生进行性水肿,因水肿具有占位效应,所以此时为避免脑疝发生,常需行紧急外科减压治疗。有时,脑挫伤在重型颅脑损伤患者(GCS≤8)中会出现迟发性挫伤。这种迟发性脑挫伤约有 10% 的患者中在外伤发生后 72 小时内发生[53,54]。此类患者的死亡率较高,为 50%~75%[55]。

**手术指征**

(1)损伤区域对应的神经功能进行性恶化、难治性颅高压、CT 上的占位征象,如水肿、中线移位或脑室/基底池受压[47,48,49]。

(2)GCS 评分为 6~8 分的额叶或颞叶脑挫伤体积>20cm³,伴有中线移位>5mm 或脑池受压[48]。

(3)任何体积>50cm³ 的病灶[48]。

## 脑室内出血

脑室内出血(IVH)患者中 1.5%~5.7% 伴有头部钝器伤,并且占重型颅脑损伤患者的 10%[56,57]。脑室内出血的发生可由脑实质出血扩散、蛛网膜下隙出血的再分布或独立发生所致,尤其伴有凝血障碍时[56,58]。创伤性脑室内出血的预后较差且死亡率高[56,57]。4 个脑室系统均有出血提示更差的临床预后,并且可能与弥漫性轴索损伤有关[56]。

急性脑积水在创伤性脑室内出血中非常少见[56]。

## 8.2.6　病史及查体

向患者的家庭成员、朋友以及现场急救人员询问病史时,一定要涵盖下面这些关键点:

(1)现病史,包括发病时间、病情急剧变化的时间。

(2)服用抗凝和抗血小板药物名称、剂量、适应证、末次服药时间、服药时间并且尽可能获取末次血药水平结果。

(3)查体:局灶性神经功能缺损。

(4)影像学:末次扫描时间(如已传输)。

(5)重要实验室检查:动脉血气(ABG);全面的生化检查,尤其是钠、糖和肌酐;全血细胞计数(CBC),尤其是血红蛋白、血细胞比容和血小板计数;部分凝血活酶时间(PTT),凝血酶原时间(PT)/国际化标准比值;可能的血小板检测;尿液分析;血清酒精含量;毒物筛查。

## 8.2.7　早期评估

创伤患者的早期评估是必

要的,有助于避免漏诊一些重要伤情。"ABCDE"评估法可在影像学检查或神经功能检查之前使用。另外,患者如果不能实现气道的自我保护,那么在进行神经功能检查或影像学检查以评估是否有头部损伤之前,要先行气道插管。

## 复苏(A B C D E)

(1)气道(Airway):问患者问题,如"你叫什么名字?"如果他可以用言语反应,这表示气道是开放的。如果他没有言语反应,再次给予难以忍受的刺激。如果他有言语反应(包括喉咙发音,如呻吟声),这表示气道是开放的。

(2)呼吸(Breathing):用听诊器行双侧肺听诊。双侧不同呼吸音提示可能有创伤性损伤,如气胸或血胸。

(3)循环(Circulation):触诊双侧桡动脉、股动脉、胫后动脉以及足背动脉处搏动。在某些区域触诊到脉搏的力度可反应血压情况,如果双侧不对称,提示可能近端动脉有创伤引起的继发性损伤。

(4)伤残(Dissbility):检查

患者全身情况,寻找是否有明显的创伤性损伤,如开放性长骨骨折。

(5)暴露(Exposure):去掉患者衣物,可避免持续性接触一些潜在毒物,并注意给患者保暖,防止体温过低。

## 体格检查

(1)生命体征:库欣反应。

(2)GCS。

(3)撕裂伤。

a.损伤下方是否有开放型颅骨骨折?

b.伤口是否污染?

(4)颅底骨折。

a.Battle 征:耳郭后瘀斑(围绕乳突气房)。

c.熊猫眼征:眶周瘀斑。

d.鼓室积血。

c.耳漏、鼻漏。

## 8.3 监测

### 8.3.1 颅内压

持续性颅内压增高会带来致命性损伤。仅有约不超过3%的 GCS 评分为 14 分或 15 分的患者病情会逐渐恶化直至昏迷,所以监测通常不适用于该组人群。值得注意的是，在 GCS 评分>8 分的颅脑损伤患者中，有超过 50%伴异常头颅 CT 的患者会发生颅内压增高，而在 GCS 评分<8 分且头颅 CT 正常的颅脑损伤患者中，只有 13%的患者发生颅内压升高。脑实质内颅内压监测仪的并发症发生率非常低，故可用于长时间监测且无感染风险。

**手术指征**

(1)GCS 评分为 3~8 分或 GCS 评估运动功能不能定位，且头颅 CT 显示有颅内病变的患者。

(2)GCS 评分为 9~12 分伴 CT 显示有占位性病变的患者，应该考虑行颅内监测。

(3)头部 CT 正常的患者，若伴有以下其中之一者，应行颅内监测：年龄 >40 岁，收缩压 <90mmHg，单侧或双侧肢体姿势异常(不能定位)[30]。

## 8.3.2 脑室外引流

脑室外引流(EVD)可用于颅内压监测以及引流脑脊液(CSF)以降低颅内压[59]。指征包括上述内容，另外还包括药物治疗无效的颅内高压或者实施监测后放射影像学上伴有脑水肿以及占位效应的征象。有研究指出,持续性引流对比于间断引流能更有效地降低颅内压[60,61]。但是,若颅内压的测量是通过液体耦合原理进行的,那么持续性开放引流则会影响测量的精确度,因此可通过使用组合型导管或多根导管进行测量。使用浸渍抗菌药物的导管相比于标准导管,已被证明可减少脑室外引流的感染率[62,63]。虽然脑室外引流在治疗性脑脊液引流上有更多的益处,但并发症的发生率,尤其是感染,要高于脑实质内颅内压监测。

## 8.4　控制颅内压治疗

正常颅内压值在 20mmHg~25mmHg 以下,通过治疗常使颅脑损伤患者颅内压保持在低于 20mmHg 水平。如前所述,收缩压低于 90mmHg 是死亡率翻倍的独立危险因素。而另一个重要的提示不良预后指标是颅内压升高超过 20mmHg 的持续时间。脑灌注压(CPP)定义为平均动脉压（MAP）与颅内压的差值。所以，当颅内压增高时，脑灌注压则会下降，除非同时伴有收缩压增高，否则会引起损伤性的脑血流量减少。

所以在治疗颅脑损伤时，不但要详尽的理解各因素之间的相互关系，而且要了解患者的病情随着时间动态的变化。

> 当脑血管自我调节功能缺失后，血压升高可能会引起危险的颅内高压。

如前所述，颅内压监测包括脑实质内监测、脑室外引流监测或同时进行。脑实质内监测相比于硬脑膜下、蛛网膜下和硬脑膜外监测具有更高的精确度。在植入监测仪一周后，数值漂移可能会影响测量精确度，但这种影响是次要的。因脑室外引流监测是通过液体耦合原理进行测量，所以是测量颅内压最精确的方法。但是，脑室出血以及导管堵塞均可影响其精确度。正如前面提到的，脑室外引流的优点在于可通过脑脊液引流来进行降低颅内压

治疗[64]。总体来讲，颅内压监测并发症的发生率是比较低的。严重感染非常少见，尤其在使用浸渍抗生素的导管后，而需要手术干预的相关血肿发生率则低于1%[64-66]。

## 8.4.1 去骨瓣减压术

去骨瓣减压术(DC)常用于降低药物治疗无效的危险性颅内高压，或者当有严重脑水肿时，与清除占位性病变联合进行。出现重度中线移位(尤其是当与硬脑膜下血肿厚度不成比例时)、脑池消失以及其他严重损伤为积极行大骨瓣开颅减压手术并且术后需去除骨瓣的手术指征。基于格拉斯哥预后扩展量表(GOS-E)评分，已证明去骨瓣减压术可改善术后 6 个月的死亡率和预后，且在 12 个月时有更大的改善。但是，仍有部分研究表明，存活患者身体虚弱的比例可能会增多，因此患者的选择至关重要[50,67]。

> 延伸阅读：关键研究为去骨瓣减压术和 RESCUEicp 试验。

为改善神经系统预后以及降低死亡率，去骨瓣减压术时，应测量去除骨瓣的直径至少为 15cm[68,69]。

## 8.4.2　抗癫痫治疗

颅脑损伤后 3 年内出现外伤后癫痫的发生率高达 42%。患者发生癫痫的危险因素包括：伴有血肿、凹陷性颅骨骨折以及 GCS 评分低于 10 分[70-72]。颅脑外伤后 7 天内发生的癫痫定义为早期外伤后癫痫。约 25%的患者会发生早期外伤后癫痫。预防早期癫痫发作可减少癫痫的进展[71]。此外，癫痫可以引起颅内压升高，减少大脑氧合，导致血流动力学失调，并且进一步损害已变脆弱的大脑。

> 苯妥英钠已被发现对减少早期创伤后癫痫发作有效，但对晚期创伤后癫痫发作无效。

因此，不推荐预防性抗癫痫药物使用超过损伤后 7 天（与治疗进展性癫痫不同）[73]。虽然丙戊酸钠和苯妥英钠的治疗效果基本相同，但是丙戊酸钠与相对较高的死亡率相关，所以在此不常用丙戊酸钠进行治疗[74]。

# 8.5　抗凝

## 8.5.1　预防性抗凝

在没有任何预防性治疗的情况下，颅脑损伤患者的深静脉血栓（DVT）发生率高至 33%~54%[75]。在使用连续型压缩设备治疗的患者中，深静脉血栓发生风险可降至 25%[76]。一些颅外损伤因素可增加深静脉血栓风险，包括高龄、蛛网膜下隙出血、损伤严重程度评分>15 分以及颅脑损伤严重程度增加[75,77]。预防性化学药品，如肝素或依诺肝素，可以降低深静脉血栓发生风险，但是也可能会使颅内出血恶化的风险增加[78-83]。关于适当的药物、剂量以及启动预防性治疗深静脉血栓的时间，目前的文献中尚无统一结论。

## 8.5.2　先前抗凝剂的逆转

常规服用阿司匹林和华法

林是自发性脑出血死亡的独立预测因素[84]。其中,常规服用阿司匹林的患者死亡率超过40%,而服用华法林患者死亡率超过68%[84]。虽然与抗血栓药物治疗颅脑损伤患者的结局相关的数据很少,但新近的文献指出了类似的证据。尽管服用阿司匹林会增加死亡率,但是否会导致出血扩大还未得到证实[84,85]。最近一项多中心随机对照临床试验指出,输注血小板实际上会引起预后变差,因此不建议将其作为常规治疗[85]。但是,可能需要在颅内操作或手术之前或期间需要输注血小板,用以提供一些具有功能性的循环血小板,这样可以有助于血块形成和凝血障碍的治疗。相反,华法林逆转常用于创伤性出血的急性处理(表8.6)[86]。华法林(维生素K拮抗剂)可被新鲜冰冻血浆和(或)含有凝血因子Ⅱ、Ⅶ、Ⅸ和Ⅹ的凝血酶原复合物(PCC)逆转[87]。维生素K也是必要补充,因为最初的逆转可能不会持久,所有必须进行一系列实验室检验证。凝血酶原复合物逆转华法林的速度是新鲜冰冻血浆的4~5倍,另外,由于所需容量较小,老年患者或充血性心衰患者的耐受性可能会更好[87]。随着新药物的出现,如利伐沙班(Xa因子抑制剂)和达比加群(凝血酶抑制剂),使治疗变得更加困难[88]。因为用标准方法逆转这些药物并不可靠。理论上讲,凝血酶原复合物可以逆转利伐沙班和达比加群[88]。但是,一项在健康人群中进行的研究表明,凝血酶原复合物治疗仅可以逆转利伐沙班,却无法逆转达比加群[88]。依达赛珠单抗是一种可用于逆转达比加群的人单克隆抗体,最近已经获批用于临床,但还未在颅脑损伤人群中进行详细研究[89]。

### 8.5.3　颅骨骨折

颅骨骨折是潜在颅内出血的重要预测因素[90,91]。可独立发生,而不伴有明显脑损伤。颅内积气可能提示有颅底骨折或开放性颅骨骨折。闭合性、线性、无移位的颅骨骨折通常不需要外科手术处理,但是夜间留观是有必要的。开放性凹陷性颅骨骨折则需手术处理。额窦骨折通常需要手术治疗,尤其是涉及鼻额

表 8.6 抗凝药物及其逆转

| 抗凝药物 | 作用机制 | 逆转药物 | 作用机制 | 半衰期 |
|---|---|---|---|---|
| 华法林 | 维生素 K 拮抗剂 | 新鲜冰冻血浆和维生素 K 凝血酶原复合物 | 所有抗凝因子<br>II、VII、IX和X因子 | 限制因子是VII(4~6h)<br>II因子(60~72h)<br>VII因子(4~6h)<br>IX因子(16~20h)<br>X因子(40~45h) |
| 利伐沙班 | Xa 因子抑制剂 | 凝血酶原复合物 | II、VII、IX和X因子 | II因子(60~72h)<br>VII因子(4~6h)<br>IX因子(16~20h)<br>X因子(40~45h) |
| 达比加群 | 凝血酶抑制剂 | 依达赛珠单抗 | 人单克隆抗体 | 10~13h |

管、颅内积气(提示有硬脑膜撕裂)或有粉碎性骨折并且涉及后壁和筛板时。

## 8.5.4 颅底骨折

颅底骨折常为颅顶穹隆骨折的延伸。外伤后患者发病率为12%~20%。颅底骨折以一些体格检查为特征:熊猫眼征(眶周瘀斑)、Battle 征(耳郭后瘀斑)、脑脊液鼻漏/耳漏、鼓室积血或鼻出血。颅神经(CN)损伤也可提示颅底骨折。颞骨骨折可引起第VII和(或)第VIII对颅神经麻痹,前颅底骨折可引起第I和(或)第II

对颅神经麻痹,而斜坡骨折(高度致死性)可引起第VI对颅神经麻痹。如果怀疑或诊断有颅底骨折,必须采取一定的预防措施,以防止并发症发生。

如果有外伤所致颅内损伤,要避免行鼻气管插管或插鼻胃管。这与约64%病例的死亡率相关[92,93]。

约有3%的患者在外伤后会发生脑脊液漏。为避免不必要的颅内压升高,患者应避免擤鼻涕和使用吸管。在排便时,为避免瓦氏动作,应该制订实施相应的肠道管理(包括定期使用大便软化剂和根据需要使用泻药)。应根据需要使用止咳药,并应避免可能与瓦氏试验相关的紧张性体力活动。患者床头(HOB)应始终升高 30°。在询问病情时,应着重询问患者口腔后部是否有咸味或金属味,或者鼻内是否有水滴落。鼻漏和耳漏通常由透明、稀薄、水状的液体组成,但如果合并有骨折或软组织损伤,也可以是粉色或淡血色。当患者不能配合病情询问时,检查枕套上的脑脊液性状也可有所帮助。预防性抗生素的益处目前仍有争议[94]。如果有占位效应或潜在血肿,应采取手术干预。另外,颅底骨折(区别于额窦骨折)相关的脑脊液漏可予以保守治疗,包括卧床休息(床头升高)并观察脑脊液漏的情况。如果合并有持续性脑脊液漏,可放置腰大池引流管,以持续引流脑脊液一段时间。如果仍不能有效阻止脑脊液漏,那么可通过开颅或内镜手术进行硬脑膜修补。如果以上

处理后,脑脊液漏仍持续发生,那么后期可考虑行分流手术。

## 8.5.5 儿童颅骨骨折

婴幼儿的线性、非移位颅骨骨折通常不需手术处理,但是必须考虑是否有其他因素影响。在婴幼儿中,覆盖在颅骨骨折处的结缔组织更容易扩张,并且由于基线较低的循环容积,大量的血液可能流失到胎头血肿中。除了胎头血肿的体格检查,还应在当天和第二天检测血细胞比容。另外,应评估非意外创伤的可能性,特别是潜在的颅内出血。如果怀疑有非意外创伤,可能需要对神经轴(大脑、颈椎、胸椎和腰椎)进行骨骼检查(X 线)和 MRI 检查。虽然大多数线性骨折可以非手术治疗,但是其也可能发展为生长性颅骨骨折(创伤后软脑膜囊肿)。这种颅骨骨折极其罕见,发生率仅有 0.5%~0.6%[95]。生长性颅骨骨折通常发生在 1 岁以下患者,多伴有广泛分离性骨折和硬脑膜撕裂。一旦发生,常发生在伤后 6 个月内并表现为头皮肿块。而治疗生长性颅骨骨折需要修复硬脑膜缺损。

## 8.5.6　凹陷性颅骨骨折

凹陷性颅骨骨折通常是开放性的，故其感染率高达 11%，癫痫发生率高达 15%[30,91]。凹陷性颅骨骨折占成人颅骨骨折的 6%，其中 90% 是开放性的。最常见的损伤部位是顶骨，其次是颞骨、额骨以及枕骨。据估计，伴有凹陷性颅骨骨折的颅脑外伤死亡率高达 19%[30]。凹陷性颅骨骨折复位的手术指征包括：凹陷程度超过颅骨厚度或超过颅骨内板、颅内积气提示有硬脑膜撕裂及开放性骨折、局部压迫脑组织产生的局灶神经功能缺失、脑脊液漏、严重污染或者额窦损伤（美容手术可能会发挥作用）。发生在静脉窦上方的颅骨骨折是外科手术的相对但非绝对禁忌证。其手术决策遵循上述相同的适应证，在抬高骨折碎片时，需要特别小心。手术医生应该在手术前做好修补静脉窦以及应对静脉窦出血的准备。儿童凹陷性颅骨骨折最常见于额顶骨区域。其中 1/3 是闭合性骨折，由于颅盖骨较薄，故闭合性骨折更易发生在年龄较小的儿童中。儿童单纯凹陷性颅骨骨折的手术指征是：硬脑膜穿透、持续外观美容缺陷或者局灶神经功能缺失。在新生儿中，有一种属于青枝骨折的骨折类型，称为"乒乓球"骨折，其可使颅骨局部受压形成凹陷。因为畸形通常会随颅骨生长而修复，所以无局部神经功能缺陷的颞顶部乒乓球骨折常不需要手术干预。手术指征包括：相关的神经功能缺失、影像学证据表明骨碎片位于脑实质内、相关损伤引起颅内压增高征象、生长性颅骨骨折或者脑脊液漏。手术方式包括打开凹陷部位临近的颅骨并将畸形处复位。

## 8.6　穿透性损伤

### 8.6.1　枪弹伤

颅脑枪弹伤是最为致命的颅脑损伤，其致死率超过 90%[96,97]。枪弹伤可导致头皮和面部软组织的直接性损伤、可能伤及血管的凹陷性颅骨骨折和子弹碎片以及由子弹造成的继发性冲击波对脑组织的直接损伤。查体时除了神经系统查体，重要的是要检查枪弹伤入口和出口的外观和位置，残存的火药点，软组织、鼻腔、口腔或外耳道中混杂的骨碎片和脑组织以及鼓膜的状态。需要行非增强 CT 来确定弹道、颅内出血情况、脑池状况、中线移位以及脑水肿。CT 扫描还有助于发现颅骨骨折以及子弹和骨折碎片的位置。CT 血管造影检查有助于发现血管损伤，如果有条件，检查应该在入院时进行。正式的血管造影检查也是必要的。由于颅内压可能会升高，所以应该升高患者头位，并且在无低血压的情况下给予甘露醇治疗。应该给予抗癫痫药物治疗（苯妥英钠）。手术决策以及手术指征目前仍有争议。意识水平是最重要的预后因素[97]。弹道、轨迹、枪的类型以及子弹口径对于预后和手术决策也很重要。

对于非火器穿透性损伤，非子弹所致，在尽可能的情况下，在患者进入手术室之前不应取出异物。如果有1个与致伤物相同的物体可供比较，则有助于取出异物。

CT 显示有脑内出血也是不良的预后因素。如果患者有自杀企图，则更有可能是致命的。手术的目的是清除坏死组织、清除血肿、移除可获得的骨折碎片、移除可获得的子弹碎片、止血、闭合硬脑膜、修补凹陷性颅骨骨折以及大脑半球水肿的减压。虽然手术并非完全为法医检验目的(查明进入/出口的伤口，找回子弹碎片)而进行，但如果进行了手术，则应向有关当局提交清除的子弹碎片。一般在损伤后7~14天应完善血管造影成像检查，以排除创伤性假性动脉瘤，时间可以适当延迟。创伤性假性动脉瘤多发生在涉及主要血管解剖位置的创伤轨迹中，如大脑前、中动脉复合体，但也可能发生在远端分支。

在脑室水平穿过中线的弹道轨迹，涉及基底节和致命区域(视交叉上区)，包括后颅窝或脑干，或涉及多个脑叶时，一般预后较差。

在搬运过程中，突出物尽可

能的固定好。如果物体穿过的部位怀疑有血管损伤、临近硬脑膜窦或有证据提示动脉出血时,需行 CT 血管造影检查。这类患者围术期应适当应用抗生素和破伤风药物治疗,如果涉及有机物质(如树枝),可能需要更长时间的抗生素治疗。

## 8.7　关键知识点回顾

### 8.7.1　习题

(1)哪种类型的出血跨越骨缝?

a.硬脑膜下出血

b.硬脑膜外出血

c.蛛网膜下隙出血

d.以上都是

e.以上都不是

(2)GCS 评分中最重要的预后因素是什么?

a.眼球运动

b.言语反应

c.运动功能

d.同等重要

(3)下列哪项符合硬脑膜下出血的手术条件?

a.厚度 3mm,中线移位 3mm

b.厚度 8mm,中线移位 3mm

c.厚度 3mm,中线移位 8mm

d.厚度 8mm,中线移位 8mm

---

**要点**

- 在颅脑损伤中,原发性损伤由撞击伤引起,而继发性损伤的发生于撞击导致的各种病理生理上过程中。
- 硬脑膜外出血需急诊手术治疗以降低死亡率。
- 除占位效应外,硬脑膜下出血通常与潜在的脑实质损伤相关,这就是为什么虽然及时清除了血肿,但仍有发病的可能。
- 挫伤是由各种各样的机械性外力作用于大脑引起的,包括加速/减速、旋转扭矩和大脑与颅骨的接触,尤其是颅底的骨性突起。
- 去骨瓣减压术去除的骨瓣应足够大,以使大脑半球获得充分减压,并延伸到中颅窝底部(颞叶),以有效地改善神经系统发病率和死亡率。

e.以上都是

f.c 和 d

(4)下列哪项是颅骨骨折的手术指征?

a.开放性骨折

b.凹陷性骨折低于颅骨内板

c.相关的颅内出血

d.骨折位于静脉窦上方

e.b 和 c

f.a、b 和 c

g.以上都是

(5)哪种类型的出血患者有"中间清醒期"?

a.硬脑膜下出血

b.硬脑膜外出血

c.蛛网膜下隙出血

d.以上都是

e.以上都不是

(6)老年患者,一周前摔倒致脑挫裂伤,可能有哪种类型的出血?

a.硬脑膜下出血

b.硬脑膜外出血

c.蛛网膜下隙出血

d.以上都是

e.以上都不是

(7)1 名儿童翼点部位被篮球砸伤,哪条血管破裂后有引起出血的风险?

a.颈动脉

b.颈内静脉

c.脑膜中动脉

d.桥静脉

e.以上都不是

(8)哪种结构受压后,患者表现出一侧瞳孔"散大"?

a.颅神经 I

b.颅神经 II

c.颅神经 III

d.颅神经 IV

e.颅神经 VI

(9)婴儿患者表现为双侧急性硬脑膜下出血,还需要进行哪些进一步检查?

a.腹部超声

b.胸部 X 线

c.脑部 MRI

d.骨扫描

## 8.7.2 答案

(1)a.硬脑膜下出血可跨过骨缝,但不能跨过大脑凸面中线(可以矢状窦划分)。虽然其可以跨过小脑幕,但更常见的是看到血液层状堆在小脑幕上。硬脑膜外出血可以跨过中线和小脑幕。

(2)c.GCS 评分中最重要的预后因素是运动功能。

(3)f.c(厚度 3mm,中线移位 8mm)以及 d(厚度 8mm,中线移位 8mm)。

| 出血类型 | 手术标准 |
|---|---|
| 硬脑膜下出血 | 厚度>1cm 或中线移位>0.5cm |
| 硬脑膜外出血 | 体积>30cm³(体积计算:1/2×长×宽×高) |
| 脑实质内出血 | 体积>30cm³ |

| 手术指征 | 禁忌证 |
|---|---|
| • 开放性骨折<br>• 骨折凹陷程度超过颅盖厚度或在内板以下<br>• 影响外观<br>• 严重污染<br>• 颅内出血<br>• 硬脑膜损伤<br>• 额窦受累 | • 骨折位于静脉窦上方是相对禁忌证,取决于在上方的位置 |

(4)f.a(开放性骨折)、b(凹陷性骨折低于颅骨内板)和 c(相关的颅内出血)。

(5)b.硬脑膜外出血通常有"中间清醒期",因为潜在的脑损伤的可能性较低。病情迅速恶化通常是由于动脉出血所致。"中间清醒期"也可发生在其他类型的损伤中。

(6)a.可能有急慢性或慢性硬脑膜下出血。桥静脉撕裂引起硬脑膜下出血。

(7)c.脑膜中动脉有风险。可引起硬脑膜外出血。

(8)c.钩回疝可引起第Ⅲ对颅神经受压。

(9)d.应该高度怀疑非意外创伤(虐待)。骨扫描可有助于诊断。

## 参考文献

[1] Taylor CA, Bell JM, Breiding MJ, Xu L. Traumatic Brain Injury-Related Emergency Department Visits, Hospitalizations, and Deaths—United States, 2007 and 2013. MMWR Surveill Summ. 2017; 66(9):1–16

[2] Marshall LF, Marshall SB, Klauber MR, et al. The

diagnosis of head injury requires a classification based on computed axial tomography. J Neurotrauma. 1992; 9(Suppl 1):S287–S292

[3] Ingebrigtsen T, Romner B. Routine early CT-scan is cost saving after minor head injury. Acta Neurol Scand. 1996; 93(2–3):207–210

[4] Wilberger JE, Jr, Deeb Z, Rothfus W. Magnetic resonance imaging in cases of severe head injury. Neurosurgery. 1987; 20(4):571–576

[5] Gaetz M. The neurophysiology of brain injury. Clin Neurophysiol. 2004; 115(1):4–18

[6] Gennarelli TA, Tipperman R, Maxwell WL, Graham DI, Adams JH, Irvine A. Traumatic damage to the nodal axolemma: an early, secondary injury. Acta Neurochir Suppl (Wien). 1993; 57:49–52

[7] Astrup J, Siesjö BK, Symon L. Thresholds in cerebral ischemia—the ischemic penumbra. Stroke. 1981; 12(6):723–725

[8] Branston NM, Symon L, Crockard HA, Pasztor E. Relationship between the cortical evoked potential and local cortical blood flow following acute middle cerebral artery occlusion in the baboon. Exp Neurol. 1974; 45(2):195–208

[9] Jones TH, Morawetz RB, Crowell RM, et al. Thresholds of focal cerebral ischemia in awake monkeys. J Neurosurg. 1981; 54(6):773–782

[10] Siesjö BK. Pathophysiology and treatment of focal cerebral ischemia. Part I: Pathophysiology. J Neurosurg. 1992; 77(2):169–184

[11] Siesjö BK. Pathophysiology and treatment of focal cerebral ischemia. Part II: Mechanisms of damage and treatment. J Neurosurg. 1992; 77(3):337–354

[12] DeGirolami U, Crowell RM, Marcoux FW. Selective necrosis and total necrosis in focal cerebral ischemia. Neuropathologic observations on experimental middle cerebral artery occlusion in the macaque monkey. J Neuropathol Exp Neurol. 1984; 43(1):57–71

[13] Pulsinelli WA, Brierley JB, Plum F. Temporal profile of neuronal damage in a model of transient forebrain ischemia. Ann Neurol. 1982; 11(5):491–498

[14] Chesnut RM, Marshall LF, Klauber MR, et al. The role of secondary brain injury in determining outcome from severe head injury. J Trauma. 1993; 34(2):216–222

[15] Schutzman SA, Barnes PD, Mantello M, Scott RM. Epidural hematomas in children. Ann Emerg Med. 1993; 22(3):535–541

[16] Cucciniello B, Martellotta N, Nigro D, Citro E. Conservative management of extradural haematomas. Acta Neurochir (Wien). 1993; 120(1–2):47–52

[17] Haselsberger K, Pucher R, Auer LM. Prognosis after acute subdural or epidural haemorrhage. Acta Neurochir (Wien). 1988; 90(3–4):111–116

[18] Bullock R, Smith RM, van Dellen JR. Nonoperative management of extradural hematoma. Neurosurgery. 1985; 16(5):602–606

[19] Udoh DO. Bilateral post-traumatic acute extradural hematomas: a report of four cases and review of literature. Niger J Clin Pract. 2012; 15(1):104–107

[20] Gennarelli TA, Spielman GM, Langfitt TW, et al. Influence of the type of intracranial lesion on outcome from severe head injury. J Neurosurg. 1982; 56(1):26–32

[21] Seelig JM, Marshall LF, Toutant SM, et al. Traumatic acute epidural hematoma: unrecognized high lethality in comatose patients. Neurosurgery. 1984; 15(5):617–620

[22] van den Brink WA, Zwienenberg M, Zandee SM, van der Meer L, Maas AI, Avezaat CJ. The prognostic importance of the volume of traumatic epidural and subdural haematomas revisited. Acta Neurochir (Wien). 1999; 141(5):509–514

[23] Lee EJ, Hung YC, Wang LC, Chung KC, Chen HH. Factors influencing the functional outcome of patients with acute epidural hematomas: analysis of 200 patients undergoing surgery. J Trauma. 1998; 45(5):946–952

[24] Rivas JJ, Lobato RD, Sarabia R, Cordobés F, Cabrera A, Gomez P. Extradural hematoma: analysis of factors influencing the courses of 161 patients. Neurosurgery. 1988; 23(1):44–51

[25] Cohen JE, Montero A, Israel ZH. Prognosis and clinical relevance of anisocoria-craniotomy latency for epidural hematoma in comatose patients. J Trauma. 1996; 41(1):120–122

[26] Servadei F, Faccani G, Roccella P, et al. Asymptomatic extradural haematomas. Results of a multicenter study of 158 cases in minor head injury. Acta Neurochir (Wien). 1989; 96(1–2):39–45

[27] Chen TY, Wong CW, Chang CN, et al. The expectant treatment of "asymptomatic" supratentorial epidural hematomas. Neurosurgery. 1993; 32(2):176–179, discussion 179

[28] Tuncer M, Açıkbas C, Uçar T, Kazan S, Karasoy M, Saveren M. Conservative management of extradural haematomas: effects of skull fractures on resorption rate. Acta Neurochir (Wien). 1997; 139(3):203–207

[29] Sakas DE, Bullock MR, Teasdale GM. One-year outcome following craniotomy for traumatic hematoma in patients with fixed dilated pupils. J Neurosurg. 1995; 82(6):961–965

[30] Loftus C. Neurosurgical Emergencies. New York, NY: Thieme Medical Publishers; 2008

[31] Dent DL, Croce MA, Menke PG, et al. Prognostic factors after acute subdural hematoma. J Trauma. 1995; 39(1):36–42, discussion 42–43

[32] Massaro F, Lanotte M, Faccani G, Triolo C. One hundred and twenty-seven cases of acute subdural haematoma operated on. Correlation between CT scan findings and outcome. Acta Neurochir (Wien). 1996; 138(2):185–191

[33] Servadei F, Nasi MT, Giuliani G, et al. CT prognostic factors in acute subdural haematomas: the value of the 'worst' CT scan. Br J Neurosurg. 2000; 14(2):110–116

[34] Zumkeller M, Behrmann R, Heissler HE, Dietz H. Computed tomographic criteria and survival rate for patients with acute subdural hematoma. Neurosurgery. 1996; 39(4):708–712, discussion 712–713

[35] Wong CW. Criteria for conservative treatment of supratentorial acute subdural haematomas. Acta Neurochir (Wien). 1995; 135(1–2):38–43

[36] Mathew P, Oluoch-Olunya DL, Condon BR, Bullock R. Acute subdural haematoma in the conscious patient: outcome with initial non-operative management. Acta Neurochir (Wien). 1993; 121(3–4):100–108

[37] Servadei F, Nasi MT, Cremonini AM, Giuliani G, Cenni P, Nanni A. Importance of a reliable admission Glasgow Coma Scale score for determining the need for evacuation of posttraumatic subdural hematomas: a prospective study of 65 patients. J Trauma. 1998; 44(5):868–873

[38] Seelig JM, Becker DP, Miller JD, Greenberg RP, Ward JD, Choi SC. Traumatic acute subdural hematoma: major mortality reduction in comatose patients treated within four hours. N Engl J Med. 1981; 304(25):1511–1518

[39] Kernohan JW, Woltman HW. Incisura of the crus due to contralateral brain tumor. Arch Neurol Psychiatry. 1929; 21(2):274–287

[40] Chieregato A, Fainardi E, Morselli-Labate AM, et al. Factors associated with neurological outcome and lesion progression in traumatic subarachnoid hemorrhage patients. Neurosurgery. 2005; 56(4):671–680, discussion 671–680

[41] Eisenberg HM, Gary HE, Jr, Aldrich EF, et al. Initial CT findings in 753 patients with severe head injury. A report from the NIH Traumatic Coma Data Bank. J Neurosurg. 1990; 73(5):688–698

[42] Taneda M, Kataoka K, Akai F, Asai T, Sakata I. Traumatic subarachnoid hemorrhage as a predictable indicator of delayed ischemic symptoms. J Neurosurg. 1996; 84(5):762–768

[43] Servadei F, Murray GD, Teasdale GM, et al. Traumatic subarachnoid hemorrhage: demographic and clinical study of 750 patients from the European brain injury consortium survey of head injuries. Neurosurgery. 2002; 50(2):261–267, discussion 267–269

[44] Lee JH, Martin NA, Alsina G, et al. Hemodynamically significant cerebral vasospasm and outcome after head injury: a prospective study. J Neurosurg. 1997; 87(2):221–233

[45] Evans JP, Scheinker IM. Histologic studies of the brain following head trauma; post-traumatic petechial and massive intracerebral hemorrhage. J Neurosurg. 1946; 3:101–113

[46] Chang EF, Meeker M, Holland MC. Acute traumatic intraparenchymal hemorrhage: risk factors for progression in the early post-injury period. Neurosurgery. 2006; 58(4):647–656, discussion 647–656

[47] Choksey M, Crockard HA, Sandilands M. Acute traumatic intracerebral haematomas: determinants of outcome in a retrospective series of 202 cases. Br J Neurosurg. 1993; 7(6):611–622

[48] Mathiesen T, Kakarieka A, Edner G. Traumatic intracerebral lesions without extracerebral haematoma in 218 patients. Acta Neurochir (Wien). 1995; 137(3–4):155–163, discussion 163

[49] Bullock R, Golek J, Blake G. Traumatic intracerebral hematoma--which patients should undergo surgical evacuation? CT scan features and ICP monitoring as a basis for decision making. Surg Neurol. 1989; 32(3):181–187

[50] Hutchinson PJ, Kolias AG, Timofeev IS, et al; RESCUEicp Trial Collaborators. Trial of Decompressive Craniectomy for Traumatic Intracranial Hypertension. N Engl J Med. 2016; 375(12):1119–1130

[51] Kolias AG, Li LM, Guilfoyle MR, et al. Decompressive craniectomy for acute subdural hematomas: time for a randomized trial. Acta Neurochir (Wien). 2013; 155(1):187–188

[52] Maas AI, Dearden M, Teasdale GM, et al; European Brain Injury Consortium. EBIC-guidelines for management of severe head injury in adults. Acta Neurochir (Wien). 1997; 139(4):286–294

[53] Gudeman SK, Kishore PR, Miller JD, Girevendulis AK, Lipper MH, Becker DP. The genesis and significance of delayed traumatic intracerebral hematoma. Neurosurgery. 1979; 5(3):309–313

[54] Cooper PR, Maravilla K, Moody S, Clark WK. Serial computerized tomographic scanning and the prognosis of severe head injury. Neurosurgery. 1979; 5(5):566–569

[55] Narayan RK, Wilberger JE, Povlishock J. Neurotrauma. New York, NY: McGraw-Hill; 1996

[56] LeRoux PD, Haglund MM, Newell DW, Grady MS, Winn HR. Intraventricular hemorrhage in blunt head trauma: an analysis of 43 cases. Neurosurgery. 1992; 31(4):678–684, discussion 684–685

[57] Cordobés F, de la Fuente M, Lobato RD, et al. Intraventricular hemorrhage in severe head injury. J Neurosurg. 1983; 58(2):217–222

[58] Fujitsu K, Kuwabara T, Muramoto M, Hirata K, Mochimatsu Y. Traumatic intraventricular hemorrhage: report of twenty-six cases and consideration of the pathogenic mechanism. Neurosurgery. 1988; 23(4):423–430

[59] Griesdale DE, McEwen J, Kurth T, Chittock DR. External ventricular drains and mortality in patients with severe traumatic brain injury. Can J Neurol Sci. 2010; 37(1):43–48

[60] Nwachuku EL, Puccio AM, Fetzick A, et al. Intermittent versus continuous cerebrospinal fluid drainage management in adult severe traumatic brain injury: assessment of intracranial pressure burden. Neurocrit Care. 2014; 20(1):49–53

[61] Shore PM, Thomas NJ, Clark RS, et al. Continuous versus intermittent cerebrospinal fluid drainage after severe traumatic brain injury in children: effect on biochemical markers. J Neurotrauma. 2004; 21(9):1113–1122

[62] Wang X, Dong Y, Qi XQ, Li YM, Huang CG, Hou LJ. Clinical review: Efficacy of antimicrobial-impregnated catheters in external ventricular drainage—a systematic review and meta-analysis. Crit Care. 2013; 17(4):234

[63] Ratilal BO, Costa J, Pappamikail L, Sampaio C. Antibiotic prophylaxis for preventing meningitis in patients with basilar skull fractures. Cochrane Database Syst Rev. 2015(4):CD004884

[64] Raboel PH, Bartek J, Jr, Andresen M, Bellander BM, Romner B. Intracranial Pressure Monitoring: Invasive versus Non-Invasive Methods-A Review. Crit Care Res Pract. 2012; 2012:950393

[65] Kakarla UK, Kim LJ, Chang SW, Theodore N, Spetzler RF. Safety and accuracy of bedside external ventricular drain placement. Neurosurgery. 2008; 63(1, Suppl 1):ONS162–ONS166, discussion ONS166–ONS167

[66] Zabramski JM, Whiting D, Darouiche RO, et al. Efficacy of antimicrobial-impregnated external ventricular drain catheters: a prospective, randomized, controlled trial. J Neurosurg. 2003; 98(4):725–730

[67] Cooper DJ, Rosenfeld JV, Murray L, et al; DECRA Trial Investigators. Australian and New Zealand Intensive Care Society Clinical Trials Group. Decompressive craniectomy in diffuse traumatic brain injury. N Engl J Med. 2011; 364(16):1493–1502

[68] Jiang JY, Xu W, Li WP, et al. Efficacy of standard trauma craniectomy for refractory intracranial hypertension with severe traumatic brain injury: a multicenter, prospective, randomized controlled study. J Neurotrauma. 2005; 22(6):623–628

[69] Qiu W, Guo C, Shen H, et al. Effects of unilateral decompressive craniectomy on patients with uni-

lateral acute post-traumatic brain swelling after severe traumatic brain injury. Crit Care. 2009; 13(6):R185

[70] Wohns RN, Wyler AR. Prophylactic phenytoin in severe head injuries. J Neurosurg. 1979; 51(4):507–509

[71] Temkin NR, Dikmen SS, Wilensky AJ, Keihm J, Chabal S, Winn HR. A randomized, double-blind study of phenytoin for the prevention of post-traumatic seizures. N Engl J Med. 1990; 323(8): 497–502

[72] Chang BS, Lowenstein DH; Quality Standards Subcommittee of the American Academy of Neurology. Practice parameter: antiepileptic drug prophylaxis in severe traumatic brain injury: report of the Quality Standards Subcommittee of the American Academy of Neurology. Neurology. 2003; 60(1): 10–16

[73] Young B, Rapp RP, Perrier D, Kostenbauder H, Hackman J, Blacker HM. Early post-traumatic epilepsy prophylaxis. Surg Neurol. 1975; 4(3): 339–342

[74] Temkin NR, Dikmen SS, Anderson GD, et al. Valproate therapy for prevention of posttraumatic seizures: a randomized trial. J Neurosurg. 1999; 91(4):593–600

[75] Ekeh AP, Dominguez KM, Markert RJ, McCarthy MC. Incidence and risk factors for deep venous thrombosis after moderate and severe brain injury. J Trauma. 2010; 68(4):912–915

[76] Denson K, Morgan D, Cunningham R, et al. Incidence of venous thromboembolism in patients with traumatic brain injury. Am J Surg. 2007; 193(3):380–383, discussion 383–384

[77] Van Gent JM, Bandle J, Calvo RY, et al. Isolated traumatic brain injury and venous thromboembolism. J Trauma Acute Care Surg. 2014; 77(2):238–242

[78] Reiff DA, Haricharan RN, Bullington NM, Griffin RL, McGwin G, Jr, Rue LW, III. Traumatic brain injury is associated with the development of deep vein thrombosis independent of pharmacological prophylaxis. J Trauma. 2009; 66(5):1436–1440

[79] Scudday T, Brasel K, Webb T, et al. Safety and efficacy of prophylactic anticoagulation in patients with traumatic brain injury. J Am Coll Surg. 2011; 213(1):148–153, discussion 153–154

[80] Minshall CT, Eriksson EA, Leon SM, Doben AR, McKinzie BP, Fakhry SM. Safety and efficacy of heparin or enoxaparin prophylaxis in blunt trauma patients with a head abbreviated injury severity score >2. J Trauma. 2011; 71(2):396–399, discussion 399–400

[81] Kim J, Gearhart MM, Zurick A, Zuccarello M, James L, Luchette FA. Preliminary report on the safety of heparin for deep venous thrombosis prophylaxis after severe head injury. J Trauma. 2002; 53(1):38–42, discussion 43

[82] Farooqui A, Hiser B, Barnes SL, Litofsky NS. Safety and efficacy of early thromboembolism chemoprophylaxis after intracranial hemorrhage from traumatic brain injury. J Neurosurg. 2013; 119(6):1576–1582

[83] Kwiatt ME, Patel MS, Ross SE, et al. Is low-molecular-weight heparin safe for venous thromboembolism prophylaxis in patients with traumatic brain injury? A Western Trauma Association multicenter study. J Trauma Acute Care Surg. 2012; 73(3):625–628

[84] Saloheimo P, Ahonen M, Juvela S, Pyhtinen J, Savolainen ER, Hillbom M. Regular aspirin-use preceding the onset of primary intracerebral hemorrhage is an independent predictor for death. Stroke. 2006; 37(1):129–133

[85] Baharoglu MI, Cordonnier C, Al-Shahi Salman R, et al; PATCH Investigators. Platelet transfusion versus standard care after acute stroke due to spontaneous cerebral haemorrhage associated with antiplatelet therapy (PATCH): a randomised, open-label, phase 3 trial. Lancet. 2016; 387(10038):2605–2613

[86] de Gans K, de Haan RJ, Majoie CB, et al; PATCH Investigators. PATCH: platelet transfusion in cerebral haemorrhage: study protocol for a multicentre, randomised, controlled trial. BMC Neurol. 2010; 10:19

[87] Fredriksson K, Norrving B, Strömblad LG. Emergency reversal of anticoagulation after intracerebral hemorrhage. Stroke. 1992; 23(7):972–977

[88] Eerenberg ES, Kamphuisen PW, Sijpkens MK, Meijers JC, Buller HR, Levi M. Reversal of rivaroxaban and dabigatran by prothrombin complex concentrate: a randomized, placebo-controlled, crossover study in healthy subjects. Circulation. 2011; 124(14):1573–1579

[89] Glund S, Stangier J, Schmohl M, et al. Safety, tolerability, and efficacy of idarucizumab for the reversal of the anticoagulant effect of dabigatran in healthy male volunteers: a randomised, placebo-controlled, double-blind phase 1 trial. Lancet. 2015; 386(9994):680–690

[90] Macpherson BC, MacPherson P, Jennett B. CT evidence of intracranial contusion and haematoma in relation to the presence, site and type of skull fracture. Clin Radiol. 1990; 42(5):321–326

[91] Miller JD, Jennett WB. Complications of depressed skull fracture. Lancet. 1968; 2(7576):991–995

[92] Başkaya MK. Inadvertent intracranial placement of a nasogastric tube in patients with head injuries. Surg Neurol. 1999; 52(4):426–427

[93] Seebacher J, Nozik D, Mathieu A. Inadvertent intracranial introduction of a nasogastric tube, a complication of severe maxillofacial trauma. Anesthesiology. 1975; 42(1):100–102

[94] Ignelzi RJ, VanderArk GD. Analysis of the treatment of basilar skull fractures with and without antibiotics. J Neurosurg. 1975; 43(6):721–726

[95] Lende RA, Erickson TC. Growing skull fractures of childhood. J Neurosurg. 1961; 18:479–489

[96] Kaufman HH. Civilian gunshot wounds to the head. Neurosurgery. 1993; 32(6):962–964, discussion 964

[97] Benzel EC, Day WT, Kesterson L, et al. Civilian craniocerebral gunshot wounds. Neurosurgery. 1991; 29(1):67–71, discussion 71–72

# 第 9 章

# 脊柱创伤

Katherine E Wagner, Jamie Ullman

## 9.1 简介

脊柱创伤可见于机动车碰撞、打斗、体育运动或坠落等。患者创伤后,应立即由专业创伤治疗团队和脊柱外科医师进行伤情评估。急救的基本原则有:标准的初步评估,首先应评估气道、呼吸和循环;对可能有脊髓损伤的患者,在神经功能评估时,行直肠肌张力评估必不可少。另外,患者还可能伴有头部创伤、长骨骨折和内脏损伤。伤后初期,应给患者佩戴硬质颈围,直到临床和(或)放射学排除颈部损伤后,方可去除。

## 9.2 检查

在脊柱创伤急性期, 表9.1 中列出的美国脊柱但创伤协会

| 分级 | 临床表现 |
|---|---|
| A | 完全创伤:受伤平面以下无感觉或运动功能(包括S4-S5) |
| B | 不完全创伤:受伤平面以下感觉功能存在,运动功能丧失 |
| C | 不完全创伤:受伤平面以下运动功能存在,受伤平面以下超过一半的主要肌肉肌力<3级 |
| D | 不完全创伤:受伤平面以下运动功能存在,受伤平面以下超过一半的主要肌肉肌力>3级 |
| E | 运动和感觉功能正常 |

表9.1 美国脊柱创伤协会分级量表

（ASIA）量表是一个有用的工具，理想状况下是在伤后 72 小时内将其完成。有时，严重受伤的患者在 24~72 小时后有好转的迹象，所以晚些时候获得的评分最有意义[1]。

## 9.3 影像学检查

是否给患者做脊柱影像学检查取决于他们的清醒程度和配合神经系统检查的能力。

清醒患者没有神经症状或颈部疼痛，没有导致注意力分散的创伤，颈部活动范围完全正常，就不需要颈部固定或影像学检查。

这些指南源自国家急诊 X 线成像使用研究（NEXUS）结果[2]。对疑似钝性血管损伤患者的影像学检查标准将在后面描述。

有神经症状的清醒患者应佩戴颈围行颈椎 CT 扫描。如果 CT 呈阴性，但患者仍有疼痛或麻木等症状，则应在 48 小时内行短时间反转恢复（STIR）序列的磁共振（MRI）检查，以评估椎间盘间隙、脊髓和韧带。如果磁共振检查无明显阳性发现，则接下来进行屈曲/伸展位 X 线检查。如果没有发现损伤或失稳，为舒适起见可应用颈围。无法安全进入磁共振机器的患者（如他们带有与磁场不相容的金属）可以拍屈曲/伸展位 X 线片评估[2]。

反应迟钝的患者应做神经系统 CT 扫描，作为创伤检查和全身扫描的一部分。

对于反应迟钝的患者，如果需要去除颈围，有人建议在 48 小时内行颈椎 MRI 检查，但也有人建议仅仔细进行 CT 扫描就足够了。

## 9.4 休克

患者可由于其他损伤出现失血性休克，也可由于 T1 以上的脊髓损伤伴随单纯的脊髓休克。

减小继发性脊髓损伤的关键是要避免低氧血症和低血压。

在 ICU 监护下将平均动脉压升到 85~90mmHg，可改善预后[3]。值得注意的是，球海绵体反射恢复提示为完全脊髓损伤而不仅仅是脊髓休克。

## 9.5　类固醇

没有 I 类证据支持脊髓损伤患者使用甲泼尼龙等类固醇类药物。动物模型表明，早期使用类固醇有可能获益。但是，国家急性脊髓损伤研究（NASCIS）I、II 和 III 期临床试验不能令人信服地证明给药后患者预后持续改善[4,5]。有很强的证据显示，类固醇与胃肠道出血和伤口感染有关联[5]。

## 9.6　固定

颈围可以是硬的（如 Aspen 或 Miami J），也可以是软的。

（1）软颈围不限制运动，手术后佩戴会比较舒适。

（2）压缩泡沫 Philadelphia 颈围可由急救医疗人员使用，以限制患者的颈椎运动。

胸骨–枕–下颌固定装置（SOMI 支架）有前部件、刚性肩部支架和可拆卸的下颌支架组成。

（3）SOMI 有助于限制颅颈交界处的活动，维持颈椎排列，并尽量减少下颈椎和颈胸交界区的活动[6]。

（4）Minerva 支架作为颈胸部矫形器，市场上也有类似产品。

Halo 支架为枕颈交界区提供了另一种形式的硬固定（图 9.1）[6,7]。

（5）在放置 24~48 小时后，将支架上的销子拧紧。

（6）过度拧紧可能会穿透颅骨或致颅骨骨折[7]。

"蛇形弯曲"或下颈椎过度活动是 Halo 支架一个潜在的问题。

胸腰骶椎和腰骶部矫形器（TLSO/LSO）可以最大限度地减少躯干移动范围。

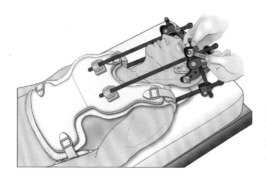

图 9.1　Halo 支架的安装。(Reproduced from Ullman J, Raksin P, Atlas of Emergency Neuro- surgery,1st edition, ⓒ 2015, Thieme Publishers, New York)

## 9.7　脊髓综合征

脊髓综合征源自脊髓不完全损伤。

### 9.7.1　脊髓前部综合征

(1)损伤机制:脊髓前动脉供血区域的脊髓梗死(图 9.2)。

(2)损伤表现:突发性截瘫或四肢瘫痪;损伤平面以下痛温觉丧失,脊髓后柱功能存在。

(3)损伤后果:预后差;大多数患者脊髓功能缺损无改善或有轻微改善[8]。

### 9.7.2　脊髓中央综合征

这是最常见的脊髓损伤综合征(图 9.3)[9]。

(1)损伤机制:颈部伸展。

a.通常发生在有骨刺、韧带增厚或椎间盘突出的患者,由于

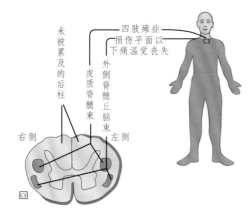

图 9.2　脊髓前部综合征。(Reproduced from Alberstone C, BenzelE, Najm I et al, Anatomic Basis of Neurologic Diagnosis,1st edition, ⓒ 2009, ThiemePublishers, New York.)

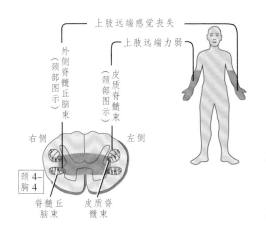

图 9.3 脊髓中央综合征。(Reproduced from Alberstone C, BenzelE,Najm I et al, Anatomic Basis of Neurologic Diagnosis, 1st edition, ⓒ 2009, Thieme Publi- shers, New York.)

坠落或机动车事故(MVA)导致颈部过伸。

(2)双峰分布:年轻患者有先天性椎管狭窄和严重创伤;老年患者有退行性椎管狭窄,甚至仅轻微创伤[9,10]。

(3)脊髓中心的长束纤维可能会肿胀;因为位于分水岭血管区,可能出现暂时性缺血。

(4)损伤表现:运动功能障碍上肢比下肢重,远端比近端重;感觉功能障碍可能会有所不同,有些患者仅表现为脊髓病变。

(5)结果:预后一般,下肢和直肠/膀胱功能可以恢复,而上肢功能恢复程度不一[9,10]。

(6)在治疗时机方面存在争论[9]。

a.一些人主张椎板切除并尽可能同时进行融合,而有些人会在患者经过物理治疗/康复后,再这样做。

b.如果患者病情恶化,紧急手术是必要的。

c.类固醇的使用也存在争议。

### 9.7.3 脊髓后部综合征

(1)损伤机制:可由于脊髓后动脉损伤引起。

(2)损伤表现:疼痛和感觉异常。

(3)相对罕见。

### 9.7.4　Brown–Séquard 综合征(图 9.4)

(1)损伤机制:脊髓半切损伤,常为创伤导致[11]。

(2)损伤表现:同侧运动麻痹,本体感觉、振动觉及对侧痛温觉缺失。

(3)结果:预后差别大。

## 9.8　脊柱模型

White 和 Panjabi 提出了脊柱的稳定性这个概念,即在正常和生理情况下为防止脊髓和神经根受损伤或刺激、避免畸形和机械性疼痛而限制脊柱运动的能力。Francis Denis 提出了广泛使用的评估脊柱创伤的三柱模型(图 9.5)[12-15]。其模型是专为胸椎和腰椎设计,但也可用于下颈椎。累及 1 个柱的骨折一般是稳定的;涉及 2 个或 3 个柱被认为是不稳定的,可能需要手术[12-15]。Denis 还划分了胸腰椎区骨折的5 种类型 (参见胸腰椎损伤部分)。

(1)前柱:前纵韧带(ALL)以及椎体、椎间盘(含纤维环)的前 2/3。

(2)中柱:椎体、椎间盘(含纤维环)剩余的后 1/3 以及后纵韧带(PLL)。

(3)后柱:PLL 后面的结构;椎弓根、关节突关节、黄韧带和棘间韧带。

本章的其余部分概述了各种脊柱损伤及其处理。

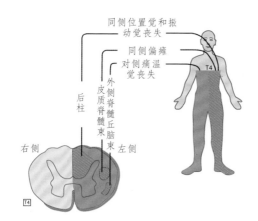

图 9.4　Brown–Séquard 综合征。(Reproduced from Alberstone C, BenzelE, Najm I et al, Anatomic Basis of Neurologic Diagnosis, 1st edition, ⓒ 2009, Thieme Publishers, New York.)

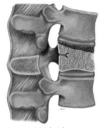

压迫型

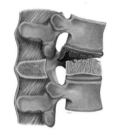

爆裂型

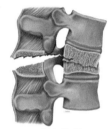

安全带型

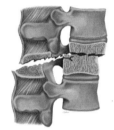

骨折–脱位型

图 9.5  Denis 脊椎前、中、后柱及其主要骨折分型。(Reproduced from JalloJ, Vaccaro A, Neurotrauma and Critical Care of the Spine, 1st edition, ⓒ 2008,Thieme Publishers,New York.)

## 9.9  颈椎

医护人员通常会给可能有脊柱创伤的患者固定脊柱和戴上颈围。高达 25% 的脊髓损伤发生在创伤后的搬动和运输不当[3]。穿透伤(即枪击、刺伤)严禁脊柱固定。因为它造成颅内压升高、压疮和误吸的风险更高,增加发病率和死亡率[3]。

C3 或以上的伤害会导致延颈髓分离。

除非受伤后很快开始心肺复苏,否则这些患者会死亡。幸存者也是四肢瘫痪和呼吸机依赖。

## 9.10  颈椎损伤

### 9.10.1  钝性脑血管损伤

(1)头部、面部或颈部钝性创伤,或胸部高速运动突然减速,可引起钝性脑血管损伤(BCVI)。

(2)颈动脉和(或)椎动脉损伤可表现为严重的中风。应该筛选哪些患者尚有争议。

Denver 标准(以下)可用于确定哪些患者应该接受头颈部的 CT 血管造影。

(3)标准分为 BCVI 的症状、体征和危险因素。任何有这些情况的患者都应该考虑进行 CTA 检查。

(4)治疗通常是抗凝或抗血小板[16,17]。

a.症状和体征:局灶性神经功能缺失,尤其是与患者头部 CT 不一致时;CT 显示有脑中风;动脉性出血、血肿扩大;颈部杂音。

b. 危险因素:Le Forte Ⅱ 或 Ⅲ 型骨折;累及颈动脉管的颅底骨折;颈椎骨折,尤其是累及横突孔者;GCS<6 分的弥漫性轴索损伤和悬挂或接近悬挂机制的缺氧性脑损伤。

## 9.10.2 寰枕脱位

(1)常见于高能量创伤,儿童更常见[18]。

(2)临床表现可以从轻微的神经功能异常到延颈髓分离导致的呼吸衰竭和死亡[18]。

(3)Ⅰ 型损伤:枕部相对于寰椎向前移位。

(4)Ⅱ 型损伤:枕部与寰椎分离。

(5)Ⅲ 型损伤:枕部相对于寰椎向后移位。

(6)放射影像学测量:由于颈围或牵引导致图像偏移不适合测量[18]。

a.Powers 比例是从颅底点到 C1 后弓的距离与颅后点到 C1 前弓的距离之比,一般比例<1。

b.基本-最大间隙(BDI):在 X 线平片上一般<12mm。

(7)Halo 支架可用于固定颈部,尤其是在明确要手术之前。有些作者称所有患者都需要后路枕颈融合[18]。

(8)不完全损伤的患者通过固定可能会使病情好转。

## 9.10.3 枕骨髁骨折

(1)患者有头部创伤和颅骨骨折(图 9.6)。

在低位颅神经 (通常为第 XII、VI、IX 颅神经,第 X 颅神经也受累及) 麻痹的创伤患者要寻找枕骨髁骨折。

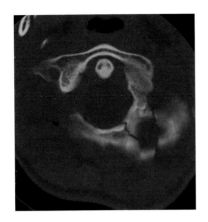

图9.6 枕骨髁和颅底骨折的 CT 扫描。(Reproduced from Jallo J, Vaccaro A, Neurotrauma and Critical Care of the Spine, 1st edition, © 2008, Thieme Publishers, New York.)

脑干。

(4)评估旋转性半脱位和伴随的创伤性脑损伤[19,20]。

(5)评估这些骨折有两大分类方案(表9.2)。

### 9.10.4 寰枢椎脱位

(6)指寰枢椎(C1 和 C2)之间的稳定性丧失。

(7)寰枢椎间隙增加。

a.正常,成人<2~3mm,儿童<5mm。

(8)可能是创伤性的症状或继发于某些疾病的症状。图9.7显示了造成寰枢椎脱位的损伤。C1 粉碎性骨折导致横韧带正好附着在碎骨片上。C1 侧块移位,脊柱不稳定。

(2)持续性颈部疼痛或上颈椎活动度降低。

(3)移位的碎骨片可能压迫

### 表9.2 评估枕骨髁骨折的分类

| | 类型 | 描述 | 稳定性 | 治疗 |
|---|---|---|---|---|
| Anderson 和 | I | 粉碎性,无或轻微移位 | 稳定 | 颈围 |
| Montesano | II | 直接创伤及相关颅底骨折 | 稳定 | |
| | III | 撕脱骨折累及翼韧带 | 不稳定 | Halo 架或手术固定 |
| Tuli 等 | 1 | 无移位 | 稳定 | 颈围 |
| | 2A | 移位,韧带完好 | 稳定 | |
| | 2B | 移位,伴颅颈失稳 | 不稳定 | Halo 架或手术固定 |

来源:Adapted from Oskouian R, Shaffrey C, Neurotrauma and Critical Care of the Spine, ©2009, Thieme Publishers, New York.

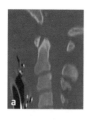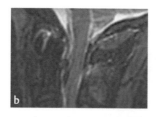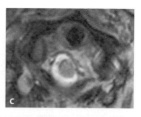

**图 9.7** 寰枕前脱位。(a)骨性分离。(b)由于后方韧带复合体损伤导致枕骨大孔前缘中点到齿突尖的距离缩小。(c) 硬膜外血肿。(Reproduced from Jallo J, Vaccaro A,Neurotrauma and Critical Care of the Spine, 1st edition, ⓒ 2008, ThiemePublishers,New York.)

a.有关疾病包括 Down 综合征、Morquio 综合征和类风湿性关节炎[21]。

b. 在没有另一个易感风险的情况下很少发生寰枢椎脱位——对有上述情况的患者要小心评估,对无法解释的高位颈髓损害应排除这些疾病[21]。

c.治疗包括颈牵引和后路融合（伴或不伴经口齿状突切除术）。

## 9.11 C1 骨折

(1)孤立的 C1 骨折通常不会有功能缺失，除非处理不当(图 9.8 和图 9.9)[19]。

(2)评估横韧带结构的完整性。

(3)Jefferson 骨折为 C1 爆裂骨折,典型的是双侧前后弓骨折(图 9.8)[19]。

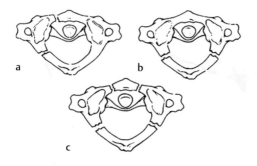

**图 9.8** 常见的 C1 骨折。(a)侧块骨折。(b)后弓骨折。(c)典型 Jefferson 骨折。(Reproduced from Jallo J, Vaccaro A, Neurotrauma and Critical Care of the Spine, 1st edition, ⓒ 2008, Thieme Publishers, New York.)

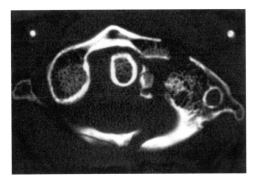

图 9.9　C1 侧块粉碎性骨折和相关寰枢椎失稳。横韧带在脊柱的附着点受到了损伤。(Reproduced from Bambakidis N, Dickman C,Spetzler R et al, Surgery of the Craniovertebral Junction,2nd edition, ⓒ 2012, Thieme Publishers, New York.)

a.与潜水时头先入浅水有关(即头部轴向荷载)。

b.如果横韧带完整,颈椎应固定 10~12 周(图 9.9);如果它不完整, 建议 C1-C2 融合或 Halo 支架固定 12 周。

(4)Spence 法则有助于确定横韧带的稳定性。C1 左右侧块一般不超出 C2。如果 C1 左右侧块超出 C2 之和>7mm,横韧带可能有受伤,应该用如图 9.10[19]所示的单独寰椎骨折流程图进行评估处理。

## 9.11.1　齿状突骨折

(1)最常见的 C2(轴)骨折;占创伤性颈椎损伤的 7%~14%。

(2)经常出现高位颈痛;损伤机制不一[19,20]。

(3)Ⅰ型骨折涉及齿状突尖(图 9.11)。

a.它们通常是稳定的,用颈围治疗,除非寰枕有脱位。后者的处理选项包括手术或 Halo 架或颈围固定。

Ⅱ型骨折发生在齿状突与椎体相接处。这是最常见的齿状突骨折, 而且有很高的不愈合率。一般不稳定,治疗采用手术或外固定。如果有粉碎性骨折片, 则骨折不稳定,应该考虑手术。

(4)Ⅲ型骨折通过椎体,一般是稳定的,用颈围治疗,除非其他损伤使脊柱不稳定。

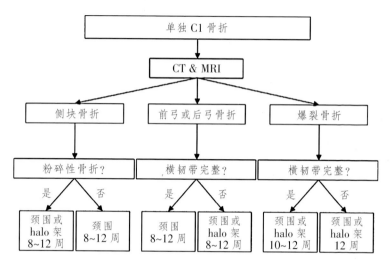

**图 9.10**　单独 C1 骨折的处理。(Reproduced from Jallo J, Vaccaro A,Neurotrauma and Critical Care of the Spine, 1st edition, ⓒ2008, ThiemePublishers,New York.)

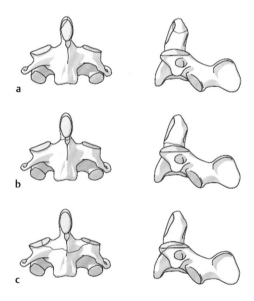

**图 9.11**　齿状突骨折的类型。(a) I 型。(b) II 型。(c) III 型。(Reproduced from Chapman J, DettoriJ,Norvell D, Spine Classifications and Severity Measures,1st edition, ⓒ2009, Thieme Publishers, New York.)

## 9.11.2 Hangman 骨折

（1）穿过 C2 上下关节突之间的垂直或斜向骨折，使后弓从椎体上断开，如图 9.12 所示[22]。

（2）通常由过度伸展（MVA 或潜水损伤）引起；C1 后弓和 C2-C3 椎间盘也应进行创伤评估。

（3）大多数孤立性骨折可以用颈围进行治疗；移位的孤立性骨折可以用 Halo 支架进行治疗。

（4）如果 C2-C3 关节突绞索或患者有其他创伤导致脊柱不稳定，则可能需要手术。

## 9.11.3 其他 C2 骨折

（1）孤立的、非移位性 C2 椎板、椎体和关节突骨折通常是稳定的，用颈围固定即愈合[22]。

（2）C2 骨折合并 C1 骨折需要仔细评估脊柱稳定性。

## 9.11.4 下颈椎损伤

（1）最常见的损伤平面是 C5-C6[19]。

（2）3 种损伤分别是压缩、弯曲/伸展/分离和旋转（表 9.3）。

（3）表 9.3 的内容包括骨骼（骨折）和韧带（挥鞭样）损伤。图 9.13 显示了严重的骨折-脱位损伤。

## 9.11.5 关节突脱位

（1）关节突脱位可导致脊髓和神经根的严重损伤[19]。

（2）关节突脱位可根据损伤的严重程度呈对顶或绞锁。

（3）脊柱旋转时，可能发生单侧损伤。双侧损伤通常是由于屈曲或伸展破坏后方韧带造成的。图 9.14 显示了颈椎关节突的对顶和绞锁损伤。

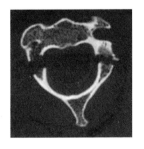 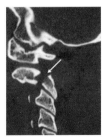

图 9.12 Hangman 骨折累及 C2 双侧。(Reproduced from Meyers S, Differential Diagnosis in Neuroimaging: Spine, 1st edition, ⓒ 2016, Thieme Publishers, New York.)

表 9.3  颈椎损伤的分类

| | 损伤类型 | 损伤机制 | 稳定性和治疗方式 |
|---|---|---|---|
| 压缩 | 前方压缩（楔形骨折） | 轴向载荷+/-屈曲/伸展 | 稳定<br>通常外固定治愈 |
| | 粉碎性骨折（爆裂骨折） | 轴向载荷+/-屈曲 | 一般不稳定<br>融合治疗，必要时减压 |
| | 泪滴状骨折 | 过度屈曲-压缩 | 不稳定—MRI 对椎间盘间隙和韧带进行评估<br>融合处理，必要时，减压 |
| | **如果 PLL、后环失效，且存在前倾、关节突错位、椎体终板成角>10°或椎体节段分离，则损伤不稳定** | | |
| 屈曲、伸展、牵张 | 颈部挥鞭样损伤 | 屈曲/伸展 | 稳定 |
| | 伴神经损伤 | | 处理方式是有争议的，可以包括颈围和理疗 |
| | 严重挥鞭样损伤（扭伤） | 屈曲/伸展 | 重新评估后方韧带的完整性；用颈围治疗、物理治疗 |
| | 双侧关节突骨折脱位 | 牵张+屈曲/伸展伴后韧带复合体失常 | 不稳定：闭合或开放复位和内固定/融合。MRI 评估椎间盘突出 |
| | 单侧关节突骨折 | 侧向弯曲+旋转 | 如果没有明显的半脱位、脱位或后凸，则稳定。用颈围处理 |
| | 关节柱骨折分离 | 扩展，压缩，+旋转 | 评估是否有其他损伤，以确定是否稳定。治疗包括颈围、Halo 支架、手术 |
| | 单侧脱位 | 侧向弯曲+旋转 | 栖息状关节突是不稳定的。评估神经根和脊髓损伤。治疗包括复位和 Halo 支架或融合 |

缩写：PLL，后纵韧带。

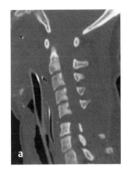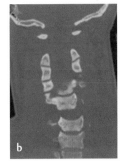

图 9.13　C5–C6 骨折–脱位。(Reproduced from Fehlings M, Vaccaro A, Boakye M et al, Essentials of Spinal Cord Injury, Basic Research to Clinical Practice, 1st edition, ⓒ 2012, Thieme Publishers, New York.)

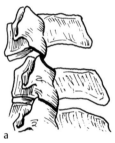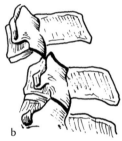

图 9.14　(a)对顶的关节突。(b)绞锁的关节突。(Reproduced from Benzel E, Biomechanics of Spine Stabilization, 3rd edition, ⓒ 2015, Thieme Publishers, New York.)

(4)骨性损伤需要治疗。

a.单侧损伤可能会降低牵引力，这时可使用 Halo 支架或手术融合。

b.闭合牵引在双侧损伤中有争议。一般来说，患者需要手术(无论是前入路还是后入路)，术中均需复位。

d.一些外科医生更喜欢在复位前进行 MRI 检查，以评估椎间盘突出情况[19]。

## 9.12　颈椎创伤的其他原则

(1)除非存在寰枕脱位(即横韧带的中间部分撕裂)，绝大多数孤立的韧带损伤可以只用颈围处理。随访 4~6 周，评估运动范围和颈部压痛。

(2) 有类风湿性关节炎、Down 综合征、强直性脊柱炎和其他易导致颈椎不稳定疾病的患者,需要在创伤后行影像学检查和仔细的体格检查。

（3）曾经在颈椎手术中使用过金属的患者需要仔细评估。X线、CT 和 CT 椎管造影是有效的成像方法。MRI 是评估脊髓的必要手段，但对骨骼的评估可能受到人工植入物的限制。

（4）平片不能很好地显示C7-T1 椎间盘和关节突；如果需要关注交界区损伤，则需要 CT和（或）MRI。

## 9.13　胸椎损伤

（1）脊髓末端通常在 L1-L2处，马尾填充远端椎管。

（2）胸椎骨折需要很大的力量。然而，脊髓由于胸椎管窄小容易受到反冲或脱落碎片的损伤[19]。

（3）高于此水平的病变可导致完全或不完全截瘫和直肠/膀胱障碍，并伴有典型的上运动神经元异常。

（4）胸椎以下的损伤可能累及不同的神经根，并表现有下运动神经元异常。

（5）脊髓圆锥综合征可与T12-L1 损伤一起发生。骶神经根受损会导致直肠和膀胱功能障碍。一些腰神经根可能是完整的。

（6）下面将讨论三柱法评估脊柱的稳定性，这对于评估这些损伤很有用。

## 9.14　胸腰及腰椎损伤

Denis 在确定脊柱稳定性的三柱模型的基础上，将脊柱创伤分为轻微创伤，即关节突、横突、棘突和椎弓峡部骨折，以及严重创伤——压缩、爆裂、安全带型骨折和骨折–脱位[12-15]。这些术语可用于胸腰椎创伤，严重创伤如图 9.5 所示。

● 轻微创伤通常是稳定的，但应评估患者是否有其他创伤。

● 压缩型骨折和爆裂型骨折可能是稳定的，这取决于韧带的完整性。

● 安全带型的创伤和骨折脱位通常是不稳定的。

脊柱创伤组提出胸腰椎损伤分类和严重程度评分（TLICS），以指导治疗。见下表 9.4。

表 9.4　胸腰椎损伤分类和严重程度评分系统

| 形态学 | 压缩：1 分 |
| --- | --- |
| | 爆裂：2 分 |
| | 平移／旋转：3 分 |
| | 分离：4 分 |
| 后方韧带复合体 | 完好：0 分 |
| | 疑似或不确定损伤：2 分 |
| | 损伤：3 分 |
| 神经系统受累 | 完好：0 分 |
| | 神经根：2 分 |
| | 脊髓／脊髓圆锥(不完全)：3 分 |
| | 脊髓／圆锥(完全)：2 分 |
| | 马尾：3 分 |

TLICS 评分<4 分的患者通常可以进行非手术治疗；评分等于 4 分的患者可以进行手术治疗或非手术治疗；评分>4 分的患者通常需要进行手术治疗[23,24]。

## 9.14.1　压缩性骨折

- 前柱失效时发生。
- 中间立柱完好无损，因此可以用作铰链。
- 后柱可能会失效，具体取决于所涉及的力。

- 涉及多个立柱的伤害可能不稳定。

## 9.14.2　Burst Fractures

Denis 还将胸腰椎爆裂性骨折分为五类，如表 9.5 所示。在某些情况下，纯骨性损伤可以保守处理；然而，不能或可能不能耐受辅具的患者可能会通过手术获得更好的结果。在 II 级损伤中，中柱的骨或椎间盘受损，这些患者可能需要手术。

## 9.14.3 安全带类型的伤害

在安全带型损伤中，当患者姿势严重扭曲时，中柱和后柱会严重受损。

- 患者通常在 MVA 中表现为严格姿势受限者。前柱起着铰链的作用，也同样可能受伤。
- 脊柱屈曲时不稳定。
- 一级损伤可能表现为偶然骨折，即椎体和神经弓骨折或者椎间盘和后纵韧带断裂。

## 9.14.4　断裂位错

- 当所有三柱都受损是会发生断裂错位。
- 损伤机制可能不同——

表 9.5　Denis 爆裂性骨折分类

| 类型 | 涉及的结构 | 受伤原因和部位 |
|---|---|---|
| A | 脊柱两端均断裂但未外突。骨折片可能刺入中央管 | 纯轴位受力<br>通常发生在腰椎 |
| B | 脊柱上段断裂<br>最常见 | 轴位受力并伴有屈曲<br>通常发生在胸–腰椎交界处 |
| C | 脊柱下断断裂 | 轴位受力并伴有屈曲<br>发生没有特定位置 |
| D | 爆裂旋转骨折伴椎体交锁,可能存在椎体骨折,骨折片刺入椎管内 | 轴位受力并伴有旋转<br>通常发生在腰椎中部 |
| E | 爆裂伴有骨折椎体的后壁向屈曲侧突出 | 轴位受力并伴有外侧屈曲 |

压缩、拉伸、旋转或剪切。

• 大多数此类损伤需要手术[23]。

## 9.15　骶骨骨折

这些比较少见,通常是由剪切力引起的[24]。它们会损伤骶神经根、神经丛,并影响骨盆和脊柱骨盆的稳定性。S2 以下的损伤不应影响行走,但可能不稳定并导致疼痛,手术固定后疼痛改善。更内侧的骨折有更高比例的神经损伤和更差的后果。

图 9.15 概述了 Denis 划分骶骨的 3 个区域。

1 区:神经孔外侧。

2 区:通过神经孔。

3 区:中央管。

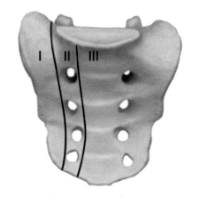

图 9.15　骶骨骨折的 Denis 分类。(Reproduced from Vialle L, AOSpine Masters Series, Volume 6: Thoracolumbar Spine Trauma, 1st edition, © 2015, Thieme Publishers, New York.)

一个评估 3 区骨折的示意图。其后来由 Strange-Vognsen 和 Lebech 修改,如图 9.16 所示。

## 9.16　关键知识点回顾

### 9.16.1　习题

(1)1 名有未经治疗的颈椎管狭窄症病史的老年患者从楼梯上摔下来,立即诉手麻木、刺痛、握力弱。这时最有可能的诊断是什么?

　　a.单侧关节突错位

　　b.中央型脊髓综合征

　　c.寰枢椎半脱位

　　d.C6 椎体压缩性骨折

(2)1 名 25 岁的男子从燃烧的车辆中被救出来,昏迷不醒地被送到医院,带有插管,颈部颈

**要点**

- 记住复苏的 ABC 法。寻找严重脊柱创伤的患者的致命伤。脊髓和(或)出血性休克的患者需要积极治疗和仔细监测。避免脊髓损伤的患者出现低血压。

- 确保对疑似脊柱创伤的患者进行彻底的神经检查。这将指导对患者进行影像学检查的决定。

- 评估脊柱硬性结构或易导致脊髓压迫和严重神经损伤的患者时,要格外小心。

- 有多种情况使看似轻微的脊柱创伤反而容易引起严重的脊髓损伤。当患者出现与机制不相符的损伤时,应立即进行影像学检查,并考虑这些和其他诱发因素。

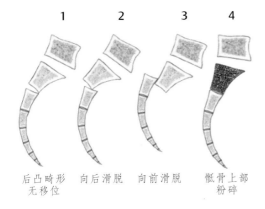

图 9.16　Denis 3 区骶骨骨折的进一步分类。(Reproduced from Vialle L, AOSpine Masters Series, Volume 6: Thoracolumbar Spine Trauma, 1st edition, © 2015, Thieme Publishers, New York.)

围固定。头部和颈椎初始 CT 均为阴性。他的损伤包括下肢骨折，需要骨科手术；气胸，需要胸导管。两天后，他身体稳定下来，拔管，醒来并保持警觉。这时他需要什么检查方法？

a.仅对抗性检查

b.仅屈伸片

c.对抗性检查和 MRI

d.CT 复查

（3）以下哪种损伤最有可能需要手术治疗？

a.C4-C5 单侧小关节骨折，MRI 显示韧带完整

b.L2 和 L3 单侧横突骨折

c.孤立的 C7 上方终板骨折

d.C4-C5 双侧小关节骨折

## 9.16.2 答案

（1）b.这是典型的中央型脊髓综合征表现。患者神经功能缺损远端大于近端，许多患者本来已有颈椎管狭窄。

（2）c.患者不能接受对抗性检查，因为他有其他疼痛性的损伤。对抗时的任何疼痛都可能表明韧带损伤，这一点可以在 MRI 上得到证实。

（3）d.双侧小关节骨折导致

脊柱不稳定，患者需要使用器械来恢复稳定。

## 参考文献

[1] Fawcett JW, Curt A, Steeves JD, et al. Guidelines for the conduct of clinical trials for spinal cord injury as developed by the ICCP panel: spontaneous recovery after spinal cord injury and statistical power needed for therapeutic clinical trials. Spinal Cord. 2007; 45(3):190–205

[2] Hoffman JR, Wolfson AB, Todd K, Mower WR. Selective cervical spine radiography in blunt trauma: methodology of the National Emergency X-Radiography Utilization Study (NEXUS). Ann Emerg Med. 1998; 32(4):461–469

[3] Theodore N, Hadley MN, Aarabi B, et al. Prehospital cervical spine immobilization after trauma. Neurosurgery. 2013; 72Suppl 2:22–34

[4] Khan MF, Burks SS, Al-Khayat H, Levi AD. The effect of steroids on the incidence of gastrointestinal hemorrhage after spinal cord injury: a case-controlled study. Spinal Cord. 2014; 52(1):58–60

[5] Hurlbert RJ. Methylprednisolone for acute spinal cord injury: an inappropriate standard of care. J Neurosurg. 2000; 93(1), Suppl:1–7

[6] Lauweryns P. Role of conservative treatment of cervical spine injuries. Eur Spine J. 2010; 19Suppl 1:S23–S26

[7] Weiss N. Application of closed spinal traction. In: Atlas of Emergency Neurosurgery. New York, NY: Thieme; 2015:170–178

[8] Schneider RC. The syndrome of acute anterior spinal cord injury. J Neurosurg. 1955; 12(2):95–122

[9] Management of Acute Traumatic Central Cord Syndrome. Contemporary Spine Surgery. 2016; 17(10):1–8

[10] Ishida Y, Tominaga T. Predictors of neurologic recovery in acute central cervical cord injury with only upper extremity impairment. Spine. 2002; 27(15):1652–1658, discussion 1658

[11] Beer-Furlan AL, Paiva WS, Tavares WM, de Andrade AF, Teixeira MJ. Brown-Sequard syndrome associated with unusual spinal cord injury by a screwdriver stab wound. Int J Clin Exp Med. 2014; 7(1):316–319

[12] Denis F. Updated classification of thoracolumbar fractures. Orthop Trans. 1982; 6:8–9

[13] Denis F. The three column spine and its significance in the classification of acute thoracolumbar spinal injuries. Spine. 1983; 8(8):817–831

[14] Denis F. Spinal instability as defined by the three-column spine concept in acute spinal trauma. Clin Orthop Relat Res. 1984(189):65–76

[15] Denis F, Armstrong GWD, Searls K, Matta L. Acute thoracolumbar burst fractures in the absence of neurologic deficit. A comparison between operative and nonoperative treatment. Clin Orthop Relat Res. 1984(189):142–149

[16] Shahan CP, Croce MA, Fabian TC, Magnotti LJ. Impact of continuous evaluation of technology and therapy: 30 years of research reduces stroke and mortality from blunt cerebrovascular injury. J Am Coll Surg. 2017; 224(4):595–599

[17] Al-Harthy A, Al-Hinai A, Al-Wahaibi K, Al-Qadhi H. Blunt cerebrovascular injuries: a review of the literature. Sultan Qaboos Univ Med J. 2011; 11(4):448–454

[18] Leonard JC, Kuppermann N, Olsen C, et al; Pediatric Emergency Care Applied Research Network. Factors associated with cervical spine injury in children after blunt trauma. Ann Emerg Med. 2011; 58(2):145–155

[19] Okonkwo DO, Oskouian RJ, Shaffrey CI. Management of cervical injuries. In: Neurotrauma and Critical Care of the Spine. New York, NY: Thieme; 2009:126–142

[20] Öner FC. Spinal injury classification systems. In: Neurotrauma and Critical Care of the Spine. New York, NY: Thieme; 2009:45–67

[21] Yang SY, Boniello AJ, Poorman CE, Chang AL, Wang S, Passias PG. A review of the diagnosis and treatment of atlantoaxial dislocations. Global Spine J. 2014; 4(3):197–210

[22] Dickman CA, Greene KA, Sonntag VKH. Traumatic injuries of the craniovertebral junction. In: Surgery of the Craniovertebral Junction. 2nd ed. New York, NY: Thieme; 2012:116–133

[23] Rajasekaran S, Kanna RM, Shetty AP. Management of thoracolumbar spine trauma: An overview. Indian J Orthop. 2015; 49(1):72–82

[24] Bellabarba C, Bransford RJ. Spinopelvic fixation. In: AOSpine Masters Series, Volume 6: Thoracolumbar Spine Trauma. New York, NY: Thieme; 2015

# 第 10 章

# 脊椎

Robert F Heary, Raghav Gupta, Georgios A Maragkos, Justin M Moore

## 10.1 简介

非创伤性脊柱疾病影响世界上数百万患者。这类疾病包括常见的与年龄相关的颈椎、胸椎和腰椎退行性疾病，可出现疼痛、功能缺陷和（或）神经系统症状。其病理学机制包括血管性、肿瘤性和（或）感染性病变，这些病变可导致脊柱不稳定从而产生疼痛症状，亦可压迫神经元产生脊髓或神经根受压症状。在本章中，我们概述了这些疾病，包括它们的病理生理学机制、临床和影像学表现以及有效的治疗方案和临床预后。

## 10.2 颈椎退行性病变

颈椎退行性病变普遍存在

于人群中，约 2/3 的患者因存在颈部疼痛和神经系统症状而颇受其扰[1]。先前的研究显示，经影像学检查确诊的颈椎间盘退变的基础患病率为 21.7%[2]。尽管大多数颈椎退行性病变都遵循良性的临床过程，但它们也可压迫神经元件，导致脊髓病变和（或）神经根病变，以及局部机械性颈部疼痛。

## 10.3 退行性颈髓病

非创伤性退行性颈髓病是老年人最常见的脊髓病病因，据估计，仅在北美患病率就有 605/100 万[3,4]。这些退行性变化可被分为骨性关节炎（脊柱炎）和非骨性关节炎两大类，尽管这两种类型最终都可导致脊髓压迫症

状或脊髓病。退行性颈脊髓病的
各种亚型在下面章节中将详述。

## 10.3.1　颈椎骨关节炎

**退行性椎间盘疾病**

　　椎间盘是一种无血管性纤
维软骨结构[5]，由外围的纤维环
和中心的髓核组成，两者均含有
极少的成血管细胞。前者含有纤
维细胞样细胞，后者含有软骨细
胞样细胞。蛋白聚糖和胶原纤维
构成细胞外基质（ECM），前两种
细胞充斥于细胞基质中。椎间盘
的圆盘结构允许压缩力的径向
重新分布，否则将纵向传递。随
着时间的推移，伴随过度或重复
使用、创伤和（或）遗传或环境
因素的影响，椎间盘即可发生
退变[4]。Guiot 等报道称椎间盘内
物质（包括氧气和营养物质）的
受损消散，是发生细胞死亡和椎
间盘退变的核心机制[5]，该退行
性过程可导致脊柱内的压力重
新分布，纤维环的应力增加，椎
间盘高度降低，椎间盘突出或疝
出，以及骨赘生成[6]。

**颈椎间盘突出**

病理

　　当髓核突出（变形，但未穿

过纤维素环）或挤出（穿过纤维
环发生破裂）时，会发生颈椎间
盘突出，可导致颈神经根病变（由
于神经孔水平的神经损伤）和
（或）脊髓病（由于脊髓受压）[7]。

　　椎间盘突出可分为软性
或硬性，后者指的是骨赘（钙
化骨刺）。如果怀疑椎间盘钙
化，可能需要进行计算机断
层扫描（CT）成像检查。

　　椎间盘突出伴骨赘生成通
常被称为椎间盘/骨赘复合物。最
常受影响的椎间盘水平是 C5–
C6，其次是 C4–C5 和 C6–C7[8]。

诊断

　　术中成像技术可用于诊断
颈椎间盘突出症。

　　(1) 放射平片：在高度怀疑
存在脊椎滑脱或颈椎骨折和
（或）脱位的病例中，可为其诊断
提供帮助。这些也可以用来评估
脊柱的稳定性，通过使用动态弯
曲和伸展图像提供有关脊柱的
信息，而那些只有在静止状态下
才能进行的高级神经成像检查
是无法获取这些信息的。

(2)磁共振(MR):是唯一最有效的检查。磁共振不仅在涉及脊柱退行性疾病的病例中可提供重要的解剖学信息,而且在诊断脊髓炎性、感染性或肿瘤性疾病方面特别有效。在需要描述神经元件和检测脊柱和脊髓内在疾病时,可选择磁共振成像[9]。

主要表现有:T2加权扫描时髓核信号强度的降低、椎间盘突入椎管引起硬脊膜或神经根受压,以及椎间盘间隙变窄[10]。

(3)CT脊髓造影:可用于诊断相关的脊椎病和(或)韧带变性[包括这些结构的钙化和(或)骨化]。

在许多情况下,因为患者体内植入装置与MR不兼容而不能进行MR检查,此时,CT脊髓造影可能是确定脊柱内结构的最佳选择。

颈椎间盘突出的症状可能包括颈部疼痛、手臂疼痛、麻木、刺痛和上肢无力。颈神经根病变患者的手臂疼痛(颈神经根受压引起)通常遵循皮区分布[7]。在颈神经根病变时,应注意位置依赖性症状缓解的可能性(即将患侧的手臂向上抬起和头部转向健

侧时,疼痛症状减轻;这两种操作都可能增加椎间孔面积,从而减轻神经根疼痛症状)。另外,颈髓病可表现为共济失调、步态障碍、肠和膀胱功能障碍、精细运动困难和(或)下肢和上肢运动不协调[7,11]。

临床应收集患者的完整病史,并对其进行详细的肌肉骨骼体格检查,包括对步态、颈椎运动范围、上肢和下肢皮肤感觉、运动强度、反射和颅神经的评估。此外,应排除神经压迫综合征(如腕管综合征)和运动神经元疾病。支持颈部脊髓病诊断的体格检查结果包括阳性病理反射,如巴宾斯基征和霍夫曼征,以及踝阵挛、深部肌腱反射亢进和下肢肌张力增加[7,12]。

治疗

颈椎间盘突出症的治疗可采用非手术和手术两种方式。对于患有颈神经根病变的患者,可尝试6周的非手术治疗方案。这些方法包括[7,13,14,15]:

(1)抗炎药。

(2)经椎间孔皮质类激素注射。

(3)理疗。

(4)颅骨牵引。

然而,对于持续性神经根病变、进行性症状加重、神经功能变差或畸形的患者,通常需要急诊性手术治疗。前后入路均可成功摘除突出的椎间盘并对受压的相关椎间孔进行减压。对于疝出的颈椎间盘,颈前路椎间盘切除融合术(ACDF)是目前最常用的外科手术[16,17]。最近,一项长达十年的关于 ACDF 术后长期临床预后的前瞻性研究表明,ACDF 的成功率为85%~95%。或者,可以通过前路行颈椎关节成形术,使用人工椎间盘代替天然椎间盘。在 2017 年的颈椎研究学会(CSRS)年会上公布的 7 年间的数据,证实了关节成形装置优异的长期稳定性[18,19]。关于关节成形术特别重要的是,不需要有明显的后路退行性疾病亦可达到最佳的预后。因此,年轻患者往往更适合进行关节成形术。后路减压有很长的成功记载,可能与融合手术有关,也可能与融合手术无关[20-23]。关于后路手术矢量的注意事项包括:肌肉解剖引起的与入路相关的发病率,以及涉及中央椎间盘突出症时入

路受限。在不久的将来,脊髓型颈椎病手术(CSM-S)试验,将患者随机分为腹侧或背侧手术来治疗(CSM)的结果,将有助于更好地阐明手术方法对患者预后的影响[24]。

颈椎前路手术的并发症包括吞咽困难、经常性的喉神经麻痹导致声音嘶哑、脑脊液漏、血管损伤和术后血肿,如果不及时识别和减压,可导致气道受损。值得注意的是,神经外科医生也应该注意到邻近节段病变发生的可能性。因为邻近手术层面的椎间盘退变,可能是由于邻近椎骨的负荷增加所导致[25]。

### 骨赘病
#### 病理

由于椎间盘退变后椎体终板的机械应力增加,骨刺(骨赘)可沿椎管腹侧形成,导致脊髓和(或)神经根受压[9]。这一过程被认为是对节段过度活动的反应,通过增加椎体终板的表面积,从而在短期内增加邻近椎体的稳定性[6,26,27]。同时肥大的下轴(C3-C7)椎体的钩突可导致椎间孔进一步狭窄,进而表现为神经根病变[28]。值得注意的是,骨赘病通

常发生在颈关节退变和退行性椎间盘病(DDD)患者中。

### 诊断

CT 扫描成像对评估疑似骨赘形成而继发脊椎病的患者来说很重要，因为与 MRI 或平片相比,它对骨结构的检测和描绘具有更高的敏感性。为了在椎间盘/骨赘复合物形成的情况下,对椎间孔区域进行最佳评估,脊髓造影和脊髓后 CT 扫描相结合可提供椎间孔区域的最佳影像。

### 治疗

存在进行性症状的脊髓病和影像学检查证实有脊髓压迫或椎管狭窄的患者,需要进行手术干预。前后入路都可进行早期减压和骨赘切除,但两种入路都有损伤脊髓的风险,因为术前必须对其进行评估[29]。

## 小关节退变

### 病理

小关节骨性关节炎 (或关节突小关节)常见于老年人[30]。肉眼可见的变化包括关节软骨表面点蚀和最终侵蚀、关节囊纤维化、软骨下骨重塑和骨赘形成。由于椎间盘的承载能力降低,颈椎退行性椎间盘病(DDD)可导致小关节的力传递显著增加, 最终导致小关节增生和不稳定[31,32,33]。毫不奇怪,在被证实存在退行性椎间盘病的椎体层面常发现小关节骨关节炎。小关节增生也可能发生在与年龄相关的椎旁肌群减少的情况下,这进一步破坏了脊柱的稳定性[34]。腰椎滑脱和退行性脊柱侧凸都与小关节骨关节炎有关。小关节半脱位导致邻近椎骨发生移位,而软骨降解和骨赘形成被认为是其初步机制[35]。

### 诊断

小关节退变的 X 线片的表现包括(但不限于)关节突增生、小关节缩小、骨赘和软骨下囊肿形成[32]。CT 成像是对骨质进行病理学评价的首选方式, 而 MRI 对评价神经元件的受压尤其有价值。值得注意的是,小关节骨关节炎的 X 线表现并不总是与颈部疼痛相关。部分原因可能是用于小关节退变诊断标准的不统一[36]。在颈椎中,与放射学表现相一致的小关节骨关节炎最常见于 C3–C5 水平,先前的研究发现 65 岁或 65 岁以上的成人中,颈小关节骨关节炎的患病率为 57%[32]。颈椎小关节病的临床表现包括局部颈部疼痛,伴或不伴放射痛。颈椎中部和下部小关节病可在肩胛后区出现疼痛,并向肩带放射。相反,颈椎上部小关节病可伴有枕区疼痛和(或)头痛[32,37,38]。椎间盘突出、骨折脱位、肿瘤和(或)椎管狭窄亦为有症状患者的潜在病因,在体检和辅助检查应予以排除。

## 治疗

在考虑手术治疗方案时,必须仔细评估小关节的形态。如果小关节发生明显退化,禁止进行椎间盘关节成形术。这是原预期关节成形术临床试验中的排除标准。当小关节疾病存在时,要避免行关节成形术。

# 韧带退化

## 病理

退行性颈脊髓病也可由后纵韧带(PLL,位于椎体背侧和脊髓腹侧)与年龄相关的变化引起。退行性改变可包括韧带肥大、钙化和(或)骨化。然而,肥大被认为是骨化的先兆,两者都可能在遗传、生物力学、环境和系统因素的综合影响下发生[39]。

后纵韧带骨化(OPLL)最常见于颈段,在男性、老年人和亚洲亚群中患病率较高[40]。这种疾病的发病机制尚不清楚,但先前的研究表明,最初的 PLL 肥大可能是继发于椎间盘髓核脱垂[4]。

## 诊断

与传统的放射成像相比,CT成像在诊断后纵韧带骨化(OPLL)中具有更好的内部可靠性(图 10.1)。MRI 可能比 CT 扫描更有助于评估脊髓病或神经根病变患者脊髓压迫或椎间孔狭窄的程度。然而,对于钙化PLL 的诊断来说,MRI 并不是那么可靠[41]。虽然在 OPLL 的早期阶段是很少有症状的,但晚期患者可能会由于神经的受压出现严重的神经系统症状。早期症状可能包括疼痛、手部麻木或刺痛以及感觉不良。也可出现脊髓病症状,如步态障碍、精细运动和(或)平衡的变化[42]。大多数(80%)患者的症状进展速度很慢,这可能因最初出现症状的年龄而有所不同。在 40 岁或更年轻的年龄出现,更常与逐渐出现症状的OPLL 有关[32,43]。一项关于 OPLL病程发展的前瞻性研究已经证

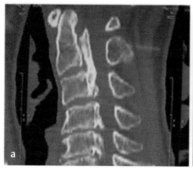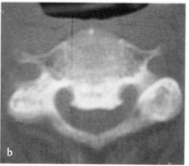

**图 10.1**　(a)CT 扫描矢状位显示后纵韧带呈节段性骨化。(b)CT 扫描轴位显示 OPLL。(Reproduced from Nader R, Berta S, Gragnaniellllo C, et al, Neurosurgery Tricks of the Trade. Spine and Peripheral Nerves, 1st edition, © 2014, Thieme Publishers, New York.)

实，在最初没有出现脊髓病的患者中，只有一小部分(17%)在随访的 18 年后出现脊髓病症状[44]。

**治疗**

保守（非手术）治疗 OPLL 的方案包括：

(1)口服止痛药。

(2)物理治疗。

对于进行性脊髓病和（或）神经根病变患者，和(或)对非手术方案治疗无效的患者可采取手术干预。可采用前、后或前、后联合(AP)手术入路。在亚太地区，一些外科医生对颈椎后凸传统的手术标准提出了挑战。由于 OPLL 患者行前路手术存在出血过多、硬脊膜损伤以及因之引起的 CSF 渗漏或脊髓损伤的风险，许多脊柱外科医生在这些 OPLL 手术中，采用标准后路颈椎椎板融合切除术或椎板成形术。在术前影像学上，有明显后凸畸形的患者往往采用联合 AP 入路。

前入路包括：

(1) 颈椎前路减压融合术（单一或者多个）。

通常情况下，游离附着在硬脑膜上的一层薄骨化韧带，使脊髓减压，同时减少硬脑膜撕裂的风险。

(2)椎体切除融合术：

a.椎体切除可并发硬脊膜撕裂和脑脊液漏。

b.脑脊液漏增加的风险是由于钙化的后纵韧带(PLL)与硬脊膜粘连和两者之间的解剖间隙消失。

c.当切除钙化的后纵韧带(PLL)时,通常腹侧硬脑膜亦被切除。

后入路包括:

(1)椎板成形术,并发症为术后颈部疼痛。

(2)椎板切除术,并发症为术后脊柱后凸。

(3)椎板切除融合术。

与其他类型的颈椎病相比,OPLL 患者更易出现术后并发症。最近的一项研究显示,OPLL 术后并发症的发生率为 21.8%[45]。

## 10.4 胸椎退行性疾病

胸椎通常位于上背部和(或)中背部,由 12 个椎骨组成(T1-T12)。与颈椎和腰椎不同的是,胸椎的每一个椎骨都与肋骨头关节面相连,从而限制了其活动性。与颈椎和腰椎相比,胸椎椎间盘的宽度和胸椎管内椎管的直径都有所减小。尽管其解剖结构是特有的,但有症状的退行性椎间盘疾病(DDD)在胸椎中的发病率明显较低,这可能是由于肋骨固定的生物力学优势所导致的。例如,胸椎椎间盘突出症手术仅占所有椎间盘切除术的 0.14%~4%[46]。这些突出是根据其位置进行分类的,可以是中央型、外侧型或中央外侧型。

与颈椎间盘突出症一样,胸椎间盘突出症的影像学表现不一定与症状表现相关。例如,之前的一项研究发现,37%的老年人(没有胸椎或腰椎疼痛史或只有下背部疼痛史)进行 MRI,证实有胸椎间盘突出[47]。尽管胸椎间盘突出可出现或不出现症状,但是磁共振成像的广泛应用提高了对胸椎间盘突出症的检测率。当使用常规射线成像和(或)CT 进行初始成像检查时,这个数字可能会更低。值得注意的是,胸椎椎间盘突出症在下胸椎(T8-T12)更为常见,这是由于该节段在弯曲和伸展时位移增加,且对旋转力的阻力降低[48]。脊髓或神经根受压可分别导致脊髓病和神经根病。重要的是,胸椎的自然后凸和椎管后方存在齿状韧带,增加了突出的椎间盘压迫腹侧脊髓的风险[48]。胸髓内有限的血供使这一情况更复杂化，尤其在 T3–T6 区域(被认为是分水岭区域)，这会导致神经元件缺血和随后的脊髓病。

临床表现的严重程度取决于几个因素，包括但不限于：疝出的程度、椎间盘突出在椎管内的位置、患者的并发症等。疼痛的表现很常见，包括中下背部疼痛，从下背部放射到腹部、腹股沟、下肢和(或)前胸[48]。上背部和(或)中背部疼痛可能的鉴别诊断包括心血管、肺、肿瘤、肝胆和(或)胃肠道疾病。如前所述，非手术治疗方案适用于无明显神经功能恶化、疼痛和(或)骨髓病变症状的患者。

对于胸椎间盘突出症状进行性的患者，可采用开胸和内镜手术治疗。经胸经胸膜(开胸术)、后外侧(经椎弓根、经髋臼或肋转移术)或外侧手术方法的适应证可能会有所不同 (图 10.2)。由于椎板减压切除术存在高复发率和死亡率 (接近 50%)，因此该术式已被摒弃，临床预后也普遍得到改善[49]。有趣的是，Mulier 等的一项研究发现，当采用经胸入路(93%)而不是后外侧或外侧入路时，部分或全部神经功能恢复率较高(P < 0.05)，然而，这种术式的肺部并发症的发生率也比较高 (P <

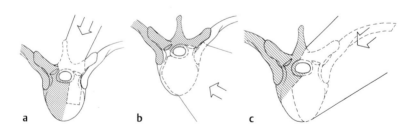

**图 10.2**　(a)前外侧入路(开胸和胸腔镜)。(b)经椎弓根入路。(c)肋骨切开术的手术比较视图。唯一能提供腹侧硬脑膜视图的方法是开胸和胸腔镜入路。每个入路的硬脑膜表面都存在一个与外科医生的视线相对的盲区。(Reproduced from Dickman C, Rosenthal D, Perin N, Thoracoscopic Spine Surgery, 1st edition, ©1999, Thieme Publishers, New York.)

0.025)[50]。与某些后入路相比,前入路导致术后疼痛延长,后入路治疗胸椎间盘突出症的近期流行率有所上升。与开放式手术相比,微创胸腔镜手术可用于切除单个或两个水平的胸部病变。有前瞻性数据显示,该术式可缩短住院时间,降低并发症发生率、降低发病率[51]。尽管如此,由于各种原因,内镜下胸椎椎间盘切除术在外科界还没有流行起来,也没有得到大多数脊柱外科医生的认可。这可能是由于该方法的学习曲线较长,当然也包括许多情况下椎间盘切除不充分。最终,手术方式的选择应基于患者的整体健康状况、椎间盘的大小、相对于椎管的突出位置、椎间盘的软硬度(软性与钙化)以及患者的个体脊柱生物力学特性[49]。此外,脊柱外科医生对各种手术的熟练程度也影响术式的选择。

## 10.5　腰背部疼痛

下背部痛(LBP)是一个经常遇到的临床症状,它给世界各地的医疗保健系统带来了巨大的社会、经济负担。最近一项评估腰痛流行病学的系统性回顾研究发现,其全球患病率为 11.9%[48,52]。这也是美国成年人中第二常见的致残原因,预计 80%的人口在其一生中经历过 LBP 发作[53,54]。基于此,每年损失近 1.5 亿个工作日[55]。LBP 通常分为急性(持续不到 12 周)或慢性,大多数急性病例随着时间的推移症状会完全消失,无须手术干预。虽然在大多数 LBP 病例中没有具体的诊断,但是在没有医疗干预的情况下,症状也可快速改善,往往1 个月即可改善。LBP 的鉴别诊断可包括(但不限于):肌肉骨骼疼痛(最常见)、导致神经根压迫/神经根病变或脊髓压迫的腰椎退行性疾病、骨折脱位、肿瘤或感染(即骨髓炎)。后 3 种情况可以根据完整的病史和体格检查中进行辨别。除了局部的 LBP外,L1–L5 神经根的受压还会导致"坐骨神经"症状。

## 10.6　脊椎肿瘤

据报道,脊柱肿瘤的总发病率约为 0.97/100 000[56]。脊椎肿瘤如果是从硬脊膜内产生,则称为硬脊膜内肿瘤;如果是从硬脊膜外产生,则称为硬脊膜外肿瘤。如果硬膜内肿瘤累及脊髓,则进一步分为髓内肿瘤;如果不累及脊髓,则进一步分为髓外肿瘤。

> 最常见的脊椎肿瘤类型是脊椎转移瘤,通常位于硬膜外。

原发性脊髓肿瘤起源于神经元件,主要为良性(69%)[57],其组织学类型包括脑膜瘤(29%)、神经鞘肿瘤(24%)和室管膜瘤(23%)[57]。原发性恶性脊柱肿瘤总 10 年生存率为 64%[57]。脊柱肿瘤常伴有腰痛或下肢和(或)上肢神经功能缺损,头面部不受影响[58]。原发性脊柱肿瘤发病率远低于转移瘤,可能被误诊为退行性脊柱疾病。诊断脊柱肿瘤的主要方法是磁共振,它可以评估肿瘤与硬脊膜和神经元件之间的关系。治疗和预后取决于每个肿瘤的位置和组织类型。

## 10.6.1　硬脊膜内肿瘤

**髓内肿瘤**:硬膜内髓内肿瘤是最罕见的成人脊柱肿瘤[59]。硬膜内髓内肿瘤组织类型通常是室管膜瘤(30%~60%)或星形细胞瘤(30%)[56,58],血管网状细胞瘤[56](2%~8%)和转移瘤[60](2%)的发生率较低。硬膜内髓内肿瘤更容易发生在较长的脊髓节段,约一半位于胸椎,1/3 位于腰椎节段[61,62]。大多数硬膜内髓内肿瘤在磁共振成像中增强[63]。

> 室管膜瘤是脊髓圆锥最常见的肿瘤,成人比儿童更常见,可通过脑脊液种植转移,伴有囊肿形成,并可通过外科切除治疗(因为其有包膜)[64]。

黏液乳头状室管膜瘤是最常见的亚种,见于脊髓圆锥和终丝区[65]。星形细胞瘤好发于 30~50 岁人群,并且一般为低级别(仅有 12%的病例为 4 级星形细胞瘤)[66]。影像学成像图片不能为区分硬膜内髓内肿瘤与其他脊柱肿瘤提供足够的信息。影像学检查可选择磁共振成像。在有些病例中,无症状的肿瘤可选择保守治疗。不过,有症状的病变应尽快治疗。利用显微技术、激光或超声吸引切除肿瘤都是合理的一线治疗选择,室管膜瘤具有较好的解剖层次以便手术切除[67]。患者预后与术前神经功能缺损程度直接相关[68]。

**髓外肿瘤:**硬脊膜内髓外肿瘤出现在硬脊膜内,但位于脊髓外。最常见的组织学类型是神经鞘瘤(神经纤维瘤和施万细胞瘤最常见,神经节细胞瘤和恶性神经鞘肿瘤不常见)[69]。

> 神经鞘肿瘤具有特征性的 MRI T1"靶病变"模式,中心信号 (Antoni A 组织)减少,周边信号 (Antoni B 组织)增加[70]。

有 2%~6%神经鞘瘤发生恶变[71]。如果完全切除,单发性肿瘤很少复发[72]。脑膜瘤是第二常见类型的硬膜内髓外肿瘤。其通常是良性、生长缓慢的肿瘤,在MRI 增强检查中具有特征性增强的"硬膜尾征"[73]。

有 2%~7%的脑膜瘤会复发,这取决于术中肿瘤的切除率[74,75]。

## 10.6.2　椎体转移瘤

最常见的脊椎肿瘤类型是硬膜外转移瘤(最常见于肺和乳腺),在所有癌症患者中其发生率为 5%~10%[76]。患者可能因椎体破坏、骨折或急性脊髓压迫症状而出现局部疼痛,需要紧急处理以保留神经功能。85%的患者转移到脊柱,14%的患者转移到椎旁组织,很少转移到硬膜外间隙[77]。大多数脊柱转移至椎体内[78]。肿瘤转移至脊柱后会向后生长,最终压迫脊髓。胸段最有可能受到影响,其次是腰骶部和颈椎,但肿瘤常转移至多个节段,发生率为 20%~35%[79]。症状包括背痛 (通常在仰卧位时加重[80])、运动无力伴有反射亢进、脊髓压迫和马尾综合征。

现代脊柱转移瘤的治疗包括控制疼痛、类固醇药物、放射治疗和手术。与单独使用放射治疗相比，对有症状患者进行外科治疗可获得更好的疗效，并可改善生活质量[81,82]。脊柱不稳定和神经功能损伤是决定手术的关键因素。脊柱不稳定肿瘤评分(SINS)可帮助做出治疗决定[83]。

SNIS 评估：

(1)肿瘤位置(结合部位:3分;颈/腰椎:2分;胸椎:1分;骶椎:0分)。

(2)脊柱负荷增加疼痛,平卧缓解(持续疼:3分;偶尔疼痛:1分;无疼痛:0分)。

(3)骨质损害(溶骨型:2分;混合型:1分;成骨型:0分)。

(4)脊柱力线(半脱位:4分;后凸:2分;无:0分)。

(5)椎体塌陷(>50%:3分;<50%:2分;椎体无塌陷但侵犯>50%:1分;无:0分)。

(6)脊柱后外侧部分受累(双侧:3分,单侧:1分,无:0分)。

脊柱不稳定肿瘤评分的总分值为0~18分。

> 脊柱不稳定肿瘤评分(SINS)0~6分为稳定,7~12分为潜在不稳定,13~18分为不稳定。评分超过7分的患者应由脊柱外科医生进行评估。

# 10.7 脊髓血管疾病

脊髓的管跟神经元和胶质成分交织在一起。血管破裂出血可见于血管畸形,包括动静脉畸形(AVM)、硬脑膜动静脉瘘(AVF)、海绵状血管瘤和血管瘤,还有罕见的动脉瘤。

## 10.7.1 血管畸形

> I型,硬脑膜动静脉瘘,最常见,占脊髓血管畸形的70%~80%[84,85]。其是直接连接神经根脊膜动脉和神经根静脉的瘘口[86]。

脊髓动静脉畸形和硬脑膜动静脉瘘是最常见的脊髓血管畸形类型。影像学诊断的金标准是脊髓血管造影术，通常是MRA筛选后急查。Anson 和 Spetzler[65]将脊髓血管畸形分成了 4 种类型。

瘘口的解剖位置一般在硬膜的神经根袖套处。Ⅰ型硬脑膜AVF 属于低流量型，血管畸形的压力梯度小。Ⅰ型很少发生出血，但引起的静脉瘀血可导致脊髓水肿和缺血。症状包括腰痛、神经根痛和膀胱症状，甚至马尾综合征。治疗的方法包括介入手术、开放性手术治疗或两者联合的方式，疗效很好。哪种方式最好取决于血管畸形的解剖结构[87]。Ⅱ型又叫球状动静脉畸形，病灶由髓内致密的血管组成，通常是由脊髓前和（或）脊髓后动脉分支供血[88]。Ⅲ型是幼稚的髓内和髓外动静脉畸形，而Ⅳ型是指软脑膜动静脉瘘，脊髓动脉和静脉之间直接交通，没有毛细血管网[88]。Ⅱ型、Ⅲ型和Ⅳ型属于高流量型血管畸形（图 10.3），75%的病例出现急性出血，预后比Ⅰ型要差[86]。由于畸形血管病灶位于髓内、流量高，所以一般选择介入治疗，而无症状的患者可以保守性观察[87]。

## 10.7.2 海绵状血管瘤

脊髓髓内海绵状血管瘤占全部脊髓血管病变的 5%~12%[89-91]。仅占中枢神经系统海绵状血管瘤的 3%~5%[92]。这些病变可能出现急性髓内出血，或因多次微量出血出现进行性加重的神经功能障碍[93]。

> 海绵状血管瘤应选择MRI 检查，典型的表现是高信号病灶(爆米花样)环绕低信号的边缘。

有症状的脊髓海绵状血管瘤首选手术切除[94-96]。但是一次出血又得到完全康复的病例，可以保守治疗。

## 10.8 脊柱畸形

脊柱在轴向位、冠状位和矢状位要承受旋转和平移的力量。根据这个生物力学原理，当旋转力加载在脊柱上偏离脊柱轴心时，剪切力、压力和牵张力会导致脊柱在水平面、矢状面和冠状

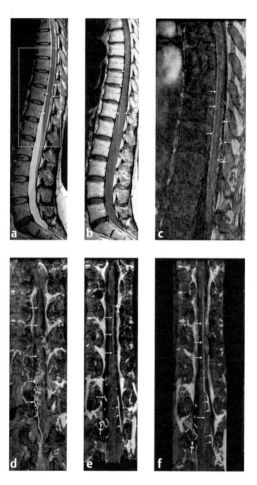

图 10.3 脊髓硬脑膜动静脉瘘。(a)矢状位,T2 像。(b)矢状位,T1 增强。(c)高分辨率矢状位 MRA,最大信号强度投影(MIP)重建。(d)高分辨率冠状位 MRA,MIP 重建(1层)。(e)高分辨率冠状位 MRA,MIP 重建(2层)。(f)高分辨率冠状位 MRA,MIP 重建(3层)。(Reproduced from Forsting M, Jansen O. MR Neuroimaging: Brain, Spine, Peripheral nerves, 1st edition, © 2016,Thieme Publishers, New York.)

面出现变性和畸形[97]。正常脊柱的生理弯曲包括颈椎和腰椎的前凸、胸椎和骶椎的后凸,必须保持正中,这样头部和躯干在骨盆上方可以保持最佳的负荷分布与平衡。

临床需要拍 91.77cm 全脊柱正侧位片来评估脊柱畸形。拍片时,取站立位,髋膝关节伸直。评估常用的参数包括矢状面平衡和 Cobb 角。

> 确定脊柱的矢状轴要在侧位片上进行，经 C7 椎体中心的铅垂线（垂直地面），要穿过 L1 和 L5、S1 椎间盘的后面。

国际脊柱侧凸研究学会定义了正常的矢状面平衡是经 C7 的铅垂线在骶岬（S1）前后的距离不超过 2cm[98,99]。矢状位垂直轴向前偏离超过 2cm 时，称为矢状位正（前）错位；向后移位超过 2cm 时，称为矢状位负（后）错位。

确定矢状面平衡情况后，使用全脊柱侧位片来评价每个脊柱节段的成角情况。

Cobb 角是头侧端椎上缘的垂线与尾侧端椎下缘（平行终板）的垂线的交角。颈椎前凸的正常角度为 40°±9.7°，胸椎后凸的正常角度为 20°~50°，腰椎前凸的正常角度为 31°~79°[100,101]。

> 颈椎、胸椎和腰椎的 Cobb 角通常是"40°、50°和 60°"。

但是一些研究证实，这些角度的正常值范围可能被高估了[99]。

（1）Cobb 角也用在正位片来评估冠状位平衡（图 10.4）。通常各节段的 Cobb 角应该是 0°。如果有角度，Cobb 角是指脊柱侧凸累及头侧端椎的顶和尾侧端椎的底之间的交角[102]。

（2）顶椎是指侧凸畸形中旋转最多或偏离中线最远的那个椎体[104]。

（3）中立椎（主弯以下最靠近头侧）是指前后位片的两椎弓根对称、无旋转的第一个椎体。

（4）稳定椎（端椎以下最靠近头侧）是指被骶骨中垂线等分的第一个椎体。正确识别这些椎体对手术计划至关重要[103]。

（5）脊柱骨盆参数是判断成人脊柱畸形后预后有用的指标，包括。

（6）骨盆入射角（PI）：经骶骨上终板（S1）中点作的垂线与该点和股骨头中心连线间的夹角。

（7）骨盆倾斜角（PT）：骶骨上终板中点和股骨头中心的连线与铅垂线的夹角。

（8）骶骨倾斜角（SS）：水平线与骶骨终板线的夹角（图 10.5）[104]。

（9）PI－LL：是骨盆入射角和

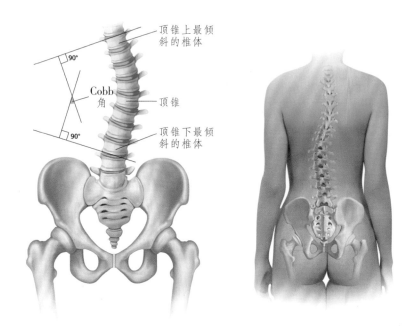

图 10.4　测量 Cobb 角。（Reproduced from An H, Singh K, Synopsis of Spine Surgery, 3rd edition, ©2016, Thieme Publishers, New York.）

腰椎前凸角的差值。

（10）矢状位垂直轴（SVA）：代表颈 7 椎体中心垂线与经 S1 后上角的垂直距离。用于评价全矢状面的平衡（图 10.6）。SVA、PT 和 PI–LL 跟脊柱畸形的关系最为密切[104]。

脊柱畸形有 3 大类型：前凸畸形、后凸畸形和侧凸畸形，还有这些类型的联合。

### 10.8.1　脊柱后凸畸形

脊柱后凸畸形是指胸椎和（或）骶椎在矢状面上正常的后凸外形病理性加重。合并冠状面畸形时，称为后侧凸畸形。无症状患者的 Cobb 角变化范围大，通常认为胸椎 Cobb 角<40°属于正常[101]。脊柱后凸可导致疼痛和外观畸形，严重的病例会出现神经功能障碍和心肺疾病。成人后凸畸形时，疼痛和功能障碍更为

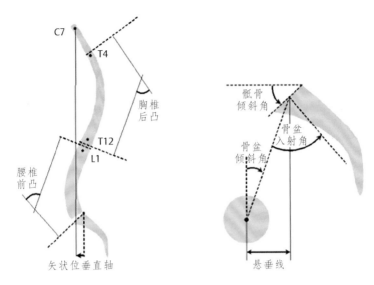

图 10.5 影像学评估脊柱骨盆参数。(Reproduced from Newton P, O'Brien, Shufflebarger H et al, Idiopathic Scoliosis. The arms Study Group Treatment Guide, 1st edition, ©2010, Thieme Publishers, New York.)

常见[81]。Scheuermann 病是一种青少年椎体骨软骨病,且合并疼痛和神经系统症状[105]。特征是每个椎体楔形变>5°、累及相邻椎体超过 3 个[106]。成年后凸畸形可发生在退行性疾病、炎症、创伤、肿瘤或感染性疾病之后。发病年龄有 3 个高峰。青少年最常见的是 Scheuermann 病后凸畸形,而40~60 岁的患者伴有强直性脊柱炎(AS)或其他炎症性疾病,而老年患者(>60 岁)伴有退行性改变[101]。髋膝伸直、站立位拍91.44cm 侧位片所测 Cobb 角>40°就能诊断胸椎后凸。矢状面平衡需要例行评估。治疗的一个重要注意事项就是要评估脊柱的柔韧性。这需要患者仰卧在长枕上拍侧位片进行测量。Cobb 角可矫正到 50°或以下,则认为是柔韧型,单纯的后路融合手术通常就能矫正,而固定型畸形通常需要前后路联合手术[107,108]。

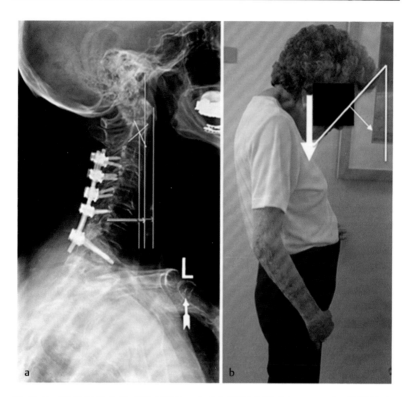

**图 10.6**　颈椎矢状位垂直轴(SVA)。(a)和颏眉垂线角(CBVA)(b)的测量法。
(a)绿色箭头表示 C1–C7 SVA(经 C1 前结节的垂线与经 C7 椎体后上角垂线的
距离);红色箭头表示 C2–C7 SVA(经 C2 中心的垂线与经 C7 后上角垂线的距
离);黄色箭头表示 C7 SVA 的重心(经外耳道前方的垂线与经 C7 椎体后上角垂
线的距离)。(b)用一张患者的临床照片来描述 CBVA 的测量方法:拍片时,患者
髋膝伸直站立、颈部保持中立或屈曲位。CBVA 是指经颏、眉部的直线与垂线的
夹角。 (Reproduced from Vialle L, AOSpine Masters Series Volume 3: Cervical
Degenerative Conditions, 1st edition, ©2014, Thieme Publishers, New York.)

## 10.8.2　脊柱前凸畸形

最常见的病理性前凸是腰
椎过度前凸,舞者中常见,但也
可能是因为肥胖、过度后凸、椎
间盘炎、Ehlers–Danlos 综合征或
良性少年前凸。它与轴向背痛有
关,通常采用保守治疗[109]。

## 10.8.3 脊柱侧凸畸形

脊柱侧凸和后侧凸畸形,见于青少年(青少年特发性侧凸)和成人(成人退行性脊柱侧凸)[110,111]。少儿特发性脊柱侧凸是一种罕见类型,发生在 10 岁以下骨骼尚未成熟的儿童。尽管冠状面任一角度的 Cobb 角都是病理性的,但诊断侧凸的标准是冠状面 Cobb 角>10°[112]。侧凸有两个阶段:侧弯初始期和进展期[113]。不成熟脊柱的骨生长被生长板的压力所抑制。正常后凸的胸椎给椎体前面一个较大的轴向负荷。如果任一点发生旋转,生长板所受的压力就会不同,从而发展成侧凸[114]。据报道,大约95%的青少年特发性侧凸会进展,70%需要手术治疗[115]。侧凸的治疗包括观察、使用支具和手术。根据 Lenke 分类系统,将青少年特发性侧凸从侧弯类型、腰弯修订和胸弯矢状位修订进行分型[116]。根据患者的骨成熟度和临床状态综合考量,通常 Cobb 角<20°的侧凸采取观察,Cobb 角 20°~30°的使用支具治疗,>30°的可能需要手术治疗[117-119]。成人退行性脊柱侧凸进展的速度大致为 3°/年[120]。冠状位 Cobb 角>45°时,建议手术治疗[121]。

# 10.9 炎性脊柱关节病

## 10.9.1 强直性脊柱炎

强直性脊柱炎(AS)是脊柱和(或)骨盆的炎性关节疾病,有较强的遗传因素。常见的临床表现是腰痛和脊柱僵硬,特征是运动后改善[122]。其他关节的关节炎和肌腱附着点的炎症也很常见,体征和疲劳的表现也一样[123]。而且,AS 还可以合并关节外症状,包括葡萄膜炎、心血管疾病[124]。脊柱和骨盆的 X 线检查可以诊断 AS。椎体变方、椎体正常外形丧失并形成韧带骨赘(最后可能形成竹节样脊柱和骶髂关节融合)[125]。关节附着点的炎症可以导致椎体前缘的上下角硬化,就是特征性的 Romanus 病灶。脊柱和骨盆的 MRI 和 CT 扫描检查,能发现早期的骶髂关节炎和附着点的炎症,并能做出诊断[126,127]。AS 的药物治疗包括非甾体抗炎药、柳氮磺胺嘧啶、糖皮质激素和肿瘤坏死因子拮抗剂。合并脊柱节段完全融合的患者可以考虑脊柱手术，尤其是在创伤性损伤的情况下，麻醉又困难，所以手术具有挑战性。这些患者可能从椎体截骨手术中获益[128,129]。

## 10.9.2 颈椎风湿性关节炎

类风湿性关节炎通常出现在颈椎[130]。最常见的病理表现是寰枢椎半脱位，约占49%[131]，齿状突上移约38%，10%~20%的患者出现枢椎半脱位[132]。有25%~80%的风湿患者风湿性关节炎会累及颈椎[133]，仅少部分病例只出现神经症状。常见的表现包括面部疼痛、耳痛、枕神经痛、脊髓病和椎基底动脉供血不足。

根据 Ranawat 分类法[134]，临床病情可分为：

（1）Ⅰ级：疼痛，无神经功能障碍。

（2）Ⅱ级：主观感觉乏力，反射亢进，感觉障碍。

（3）Ⅲ级：有客观问题，其中。

a. ⅢA 级：肌力下降，长束征，可以行走。

b. ⅢB 级：肌力下降，长束征，不能行走。

是否手术治疗取决于临床症状和影像学检查结果。有病理性症状的可能需要手术干预，对于症状轻微而影像学检查脊柱不稳定的患者是否需要手术，仍存在争议[135]。

# 10.10 脊柱感染

## 10.10.1 脊髓硬膜外脓肿

据报道，脊髓硬膜外脓肿的发生率为 2.8/100 000 住院人次，在静脉吸毒人群中该数字呈上升趋势[136]。

> 金黄色葡萄球菌是最常见的致病菌[137]。

脓肿的占位效应和脊髓、神经根压迫作用，可造成疼痛和神经功能障碍，而血管损害会导致脊髓缺血。症状的发展可分为4个阶段[138,139]：

（1）受累节段的轴型腰痛。

（2）受累神经的神经根痛。

（3）运动和感觉异常，大小便

功能障碍。

(4)瘫痪。

脊髓硬膜外脓肿的典型三联症包括发热、腰痛和神经功能障碍[137]。疑诊硬膜外脓肿时,应立即进行脊髓 MRI (最好增强)检查以明确诊断。这些患者的治疗既可以考虑药物治疗,也可以考虑手术治疗,至于哪个方案最佳还是有争议[140,141]。一般来说,如果有神经功能受损或者脊柱不稳定,则需要进行手术治疗;对于只有疼痛、没有神经功能异常和脊柱不稳定的患者,就使用抗葡萄球菌类的抗生素进行经验性治疗作为保守治疗方案的一部分,再根据培养确定的微生物进行调整。病情稳定、无神经功能缺损的患者,可进行 CT 引导下抽吸排脓,但临床状态有任何恶化,则要立即进行紧急脊髓减压,以避免永久性神经功能缺损。

## 10.10.2 椎体骨髓炎

椎体骨髓炎(VBO)是脊柱感染中最常见的类型。化脓性椎体骨髓炎主要见于合并有糖尿病、酗酒、肾或肝衰竭、癌症或免疫抑制等疾病的老年人和年轻

的静脉吸毒者[142]。症状可能没有特异性,40%的患者没有发热[142]。分离出的最常见菌种是金黄色葡萄球菌,其次是大肠杆菌[142]。CT 扫描有助于评估骨质侵蚀情况[143],而 MRI 可以早期发现骨髓炎和脓肿。简单的 VBO 最初要静脉使用抗生素治疗 4~6 周,再继续口服抗生素治疗 2~6 周[144]。卧床休息制动和(或)外支架固定也可考虑。对有症状的脊髓压迫症、严重的顽固性疼痛或活检需要的患者,可能需要手术治疗。如果影像学随访没有好转,那么临床需要随访患者对抗生素的敏感性[142]。

## 10.10.3 脊柱结核

脊柱结核,又称为 Pott 病,包括骨髓炎和关节炎。成人的脊柱结核是从椎体前方直接扩散所致。儿童骨髓炎最常见的感染途径是血行传播,主要影响椎间盘。除了形成脓肿和直接压迫脊髓,偏好破坏椎体的前部还会造成脊柱后凸。疑似 Pott 病的患者应通过结核菌素(纯化蛋白衍生物)试验和 CT 引导经皮穿刺活检培养以明确诊断[145,146]。评估

Pott 病的金标准是 MRI,显示脓肿壁特征性的薄而光滑的增强,椎旁信号边界清楚[146]。患者要接受抗结核药物治疗,神经功能缺损或脊柱不稳定的患者有手术治疗的指证[147]。

# 10.11　马尾综合征

大多数成年人的脊髓在 L1 水平逐渐变细并结束,形成马尾,聚集的神经根就像是“马的尾巴”。尽管马尾是周围神经系统的一部分,但是压迫马尾可能导致不可逆的神经损伤,因此是一种紧急情况[148]。马尾神经根由于其髓鞘薄而特别脆弱[149]。马尾综合征的常见原因是外伤[150]、退行性病变[151]和恶性肿瘤[152]。退行性的腰椎间盘病可导致马尾综合征,约 70% 的患者在出现马尾神经症状前有腰痛[153]。肿瘤引起的马尾神经综合征少见。然而,最常见的肿瘤是黏液乳头型室管膜瘤[154]、神经鞘瘤[155]和副神经节瘤[156]。马尾综合征的症状包括:

(1)腰痛。

(2)神经根痛(单侧居多)。

(3)鞍区麻木。

(4)大便、小便失禁或潴留。

(5)双侧下肢运动和感觉障碍。

(6)下肢反射消失。

急性腰痛伴排尿改变的患者应怀疑马尾综合征。选择对腰骶椎进行 MRI 可明确诊断[157]。紧急减压手术要在出现马尾综合征 48 小时内进行,最好是在前 6 小时内进行[158]。椎板切除和神经减压术是基础,稳定性受到影响的患者则需要增加椎体融合术。此外,情况紧急的肿瘤患者要尽力切除肿瘤。

# 10.12　其他脊柱综合征

## 10.12.1　腰椎手术失败综合征

腰椎手术失败综合征(FBSS)的定义是:一次或多次手术后持续性或顽固性的腰痛,临床情况没有改善[159]。它可能是由残余的或复发的椎间盘突出、脊柱生物力学和稳定性的变化、组织瘢痕、心理障碍等引起的。FBSS 的治疗方式包括[160]:

（1）物理治疗。

（2）脊椎按摩护理。

（3）非甾体抗炎药。

（4）经皮神经电刺激治疗(TENS)关节面注射治疗。

（5）抗抑郁治疗。

（6）脊髓电刺激治疗(SCS)。

（7）鞘内药物泵(IDP)。

由于 SCS 和 IDP 都是可植入装置，是治疗 FBSS 的最后手段。因此，在永久植入这些装置之前，将按程序进行试验。SCS 术前要经皮植入电极以明确诊断和评估治疗反应，而 IDP 的试验包括单次鞘内注射吗啡。决定采取哪种治疗模式是基于患者和医生的偏好。

## 10.12.2 脊髓栓系综合征

脊髓栓系综合征与增厚的终丝牵拉脊髓圆锥紧贴椎管的背面有关。它与脊髓脊膜膨出、VACTERL 综合征(椎体缺损、肛门闭锁、心脏缺损、气管-食管瘘、肾异常和肢体畸形)有关[161]。症状包括下肢和脊柱畸形，还有外周皮肤斑，如腰部的皮肤病变(有毛的斑块、皮肤凹坑等)。脊髓栓系综合征也可以伴有下肢运动或步态障碍、膀胱功能异常、腰痛和脊柱侧弯，MRI 能明确诊断。然而，常常需要临床判断来最终决定哪些患者能从手术中受益[162]。对于有症状的患者，早期手术治疗是必要的，以防止神经功能恶化和永久性损伤[163]。外科手术通常将脊髓从椎体上松解；偶尔，也可能要进行椎体切除脊柱缩短术[164]。

## 10.13 关键知识点回顾

### 10.13.1 习题

（1）脊柱骨盆参数的定义为：经骶骨上终板(S1)中点做的垂线与该点和股骨头中心连线间的夹角，它是：

a.骨盆入射角

b.骨盆倾斜角

c.骶骨倾斜角

d.矢状位垂直轴

（2）椎体骨髓炎患者分离出的最常见细菌是：

a.大肠杆菌

b.金黄色葡萄球菌

c.铜绿假单胞菌

d.链球菌

**要点**

- 全面采集病史和体格检查，以鉴别腰痛的不同病因，包括骨折脱位、脊柱肿瘤和感染。
- 脊柱最常见的肿瘤是转移癌，脊柱肿瘤不稳定评分（SINS）系统是一个有效的工具来评估这些病变。
- 脊柱畸形的评估，需要使用站立位 91.44cm 全脊柱正、侧位片测量矢状面平衡和 Cobb 角。
- 急性腰痛伴下肢无力和大便、小便失禁或潴留症状应怀疑马尾综合征，这是一种外科急症。

（3）根据 Anson 和 Spetzler 提出的分类方法，"低流量脊髓血管畸形"是指：

a. Ⅰ型（硬脊膜动静脉瘘）

b. Ⅱ型（球形动静脉畸形）

c. Ⅲ型（髓内和髓外幼稚型动静脉畸形）

d. Ⅳ型（软脊膜动静脉瘘）

## 10.13.2 答案

（1）a.骨盆入射角的定义是经骶骨上终板（S1）中点做的垂线与该点和股骨头中心连线间的夹角。

（2）b.椎体骨髓炎患者分离出的最常见细菌是金黄色葡萄球菌。

（3）a.Ⅰ型（硬脊膜动静脉瘘）定义为"低流量型"，Ⅱ型、Ⅲ型和Ⅳ型是"高流量型"。

## 参考文献

[1] Todd AG. Cervical spine: degenerative conditions. Curr Rev Musculoskelet Med. 2011; 4(4):168–174
[2] Wilder FV, Hall BJ, Barrett JP. Smoking and osteoarthritis: is there an association? The Clearwater Osteoarthritis Study. Osteoarthritis Cartilage. 2003; 11(1):29–35
[3] Kalsi-Ryan S, Karadimas SK, Fehlings MG. Cervical spondylotic myelopathy: the clinical phenomenon and the current pathobiology of an increasingly prevalent and devastating disorder. Neuroscientist. 2013; 19(4):409–421
[4] Nouri A, Tetreault L, Singh A, Karadimas SK, Fehlings MG. Degenerative Cervical Myelopathy: Epidemiology, Genetics, and Pathogenesis. Spine. 2015; 40(12):E675–E693
[5] Guiot BH, Fessler RG. Molecular biology of degenerative disc disease. Neurosurgery. 2000; 47(5):1034–1040
[6] Narayan P, Haid RW. Treatment of degenerative cervical disc disease. Neurol Clin. 2001; 19(1):217–229
[7] Hilibrand AS, Radcliff K. Cervical Disk Herniation. In: Rihn JA, Harris EB, eds. Musculoskeletal Examination of the Spine: Making the Complex Simple: SLACK; 2011:63–81
[8] Matsumoto M, Fujimura Y, Suzuki N, et al. MRI of cervical intervertebral discs in asymptomatic subjects. J Bone Joint Surg Br. 1998; 80(1):19–24

[9] Baron EM, Young WF. Cervical spondylotic myelopathy: a brief review of its pathophysiology, clinical course, and diagnosis. Neurosurgery. 2007; 60 (1, Suppl 1):S35–S41

[10] Nouri A, Martin AR, Mikulis D, Fehlings MG. Magnetic resonance imaging assessment of degenerative cervical myelopathy: a review of structural changes and measurement techniques. Neurosurg Focus. 2016; 40(6):E5

[11] Spillane JD, Lloyd GH. The diagnosis of lesions of the spinal cord in association with osteoarthritic disease of the cervical spine. Brain. 1952; 75(2):177–186

[12] Houten JK, Noce LA. Clinical correlations of cervical myelopathy and the Hoffmann sign. J Neurosurg Spine. 2008; 9(3):237–242

[13] Cvetanovich GL, Hsu AR, Frank RM, An HS, Andersson GB. Spontaneous resorption of a large cervical herniated nucleus pulposus. Am J Orthop. 2014; 43(7):E140–E145

[14] Vinas FC, Wilner H, Rengachary S. The spontaneous resorption of herniated cervical discs. J Clin Neurosci. 2001; 8(6):542–546

[15] Han SR, Choi CY. Spontaneous regression of cervical disc herniation: a case report. Korean J Spine. 2014; 11(4):235–237

[16] Clements DH, O'Leary PF. Anterior cervical discectomy and fusion. Spine. 1990; 15(10):1023–1025

[17] Mummaneni PV, Burkus JK, Haid RW, Traynelis VC, Zdeblick TA. Clinical and radiographic analysis of cervical disc arthroplasty compared with allograft fusion: a randomized controlled clinical trial. J Neurosurg Spine. 2007; 6(3):198–209

[18] Radcliff K, Davis RJ, Hisey MS, et al. Long-term Evaluation of Cervical Disc Arthroplasty with the Mobi-C© Cervical Disc: A Randomized, Prospective, Multicenter Clinical Trial with Seven-Year Follow-up. Int J Spine Surg. 2017; 11(4):31

[19] Nunley PD, Cavanaugh D, Kerr EJ, et al. Clinical implications and risk factors of heterotopic ossification at 7 years after cervical total disc replacement. Spine J. 2017; 17(10):S118–S119

[20] Harrop JS, Silva MT, Sharan AD, Simeone FA. Cervicothoracic radiculopathy treated using posterior cervical foraminotomy/discectomy. J Neurosurg. 2003; 98(2, Suppl):131–136

[21] Zeidman SM, Ducker TB. Posterior cervical laminoforaminotomy for radiculopathy: review of 172 cases. Neurosurgery. 1993; 33(3):356–362

[22] Fager CA. Posterolateral approach to ruptured median and paramedian cervical disk. Surg Neurol. 1983; 20(6):443–452

[23] Fager CA. Rationale and techniques of posterior approaches to cervical disk lesions and spondylosis. Surg Clin North Am. 1976; 56(3):581–592

[24] Ghogawala Z, Benzel EC, Heary RF, et al. Cervical spondylotic myelopathy surgical trial: randomized, controlled trial design and rationale. Neurosurgery. 2014; 75(4):334–46

[25] Saavedra-Pozo FM, Deusdara RA, Benzel EC. Adjacent segment disease perspective and review of the literature. Ochsner J. 2014; 14(1):78–83

[26] Wilkinson M. The morbid anatomy of cervical spondylosis and myelopathy. Brain. 1960; 83:589–617

[27] Hoff JT, Wilson CB. The pathophysiology of cervical spondylotic radiculopathy and myelopathy. Clin Neurosurg. 1977; 24:474–487

[28] Parke WW. Correlative anatomy of cervical spondylotic myelopathy. Spine. 1988; 13(7):831–837

[29] Rao RD, Gourab K, David KS. Operative treatment of cervical spondylotic myelopathy. J Bone Joint Surg Am. 2006; 88(7):1619–1640

[30] Dodge HJ, Mikkelsen WM, Duff IF. Age-sex specific prevalence of radiographic abnormalities of the joints of the hands, wrists and cervical spine of adult residents of the Tecumseh, Michigan, Community Health Study area, 1962–1965. J Chronic Dis. 1970; 23(3):151–159

[31] Dunlop RB, Adams MA, Hutton WC. Disc space narrowing and the lumbar facet joints. J Bone Joint Surg Br. 1984; 66(5):706–710

[32] Gellhorn AC, Katz JN, Suri P. Osteoarthritis of the spine: the facet joints. Nat Rev Rheumatol. 2013; 9(4):216–224

[33] Adams MA, Hutton WC. The mechanical function of the lumbar apophyseal joints. Spine. 1983; 8(3):327–330

[34] Kalichman L, Hodges P, Li L, Guermazi A, Hunter DJ. Changes in paraspinal muscles and their association with low back pain and spinal degeneration: CT study. Eur Spine J. 2010; 19(7):1136–1144

[35] Jiang SD, Jiang LS, Dai LY. Degenerative cervical spondylolisthesis: a systematic review. Int Orthop. 2011; 35(6):869–875

[36] Hechelhammer L, Pfirrmann CW, Zanetti M, Hodler J, Boos N, Schmid MR. Imaging findings predicting the outcome of cervical facet joint blocks. Eur Radiol. 2007; 17(4):959–964

[37] Dwyer A, Aprill C, Bogduk N. Cervical zygapophyseal joint pain patterns. I: A study in normal volunteers. Spine. 1990; 15(6):453–457

[38] Aprill C, Dwyer A, Bogduk N. Cervical zygapophyseal joint pain patterns. II: A clinical evaluation. Spine. 1990; 15(6):458–461

[39] Inamasu J, Guiot BH, Sachs DC. Ossification of the posterior longitudinal ligament: an update on its biology, epidemiology, and natural history. Neurosurgery. 2006; 58(6):1027–1039, discussion 1027–1039

[40] Choi BW, Song KJ, Chang H. Ossification of the posterior longitudinal ligament: a review of literature. Asian Spine J. 2011; 5(4):267–276

[41] Kudo H, Yokoyama T, Tsushima E, et al. Interobserver and intraobserver reliability of the classification and diagnosis for ossification of the posterior longitudinal ligament of the cervical spine. Eur Spine J. 2013; 22(1):205–210

[42] Abiola R, Rubery P, Mesfin A. Ossification of the Posterior Longitudinal Ligament: Etiology, Diagnosis, and Outcomes of Nonoperative and Operative Management. Global Spine J. 2016; 6(2):195–204

[43] Chiba K, Yamamoto I, Hirabayashi H, et al. Multicenter study investigating the postoperative progression of ossification of the posterior longitudinal ligament in the cervical spine: a new computer-assisted measurement. J Neurosurg Spine. 2005; 3(1):17–23

[44] Matsunaga S, Sakou T, Taketomi E, Komiya S. Clinical course of patients with ossification of the posterior longitudinal ligament: a minimum 10-year cohort study. J Neurosurg. 2004; 100 (3, Suppl Spine):245–248

[45] Li H, Dai LY. A systematic review of complications in cervical spine surgery for ossification of the posterior longitudinal ligament. Spine J. 2011; 11(11):1049–1057

[46] Stillerman CB, Chen TC, Couldwell WT, Zhang W, Weiss MH. Experience in the surgical management of 82 symptomatic herniated thoracic discs and review of the literature. J Neurosurg. 1998; 88(4):623–633

[47] Wood KB, Garvey TA, Gundry C, Heithoff KB. Magnetic resonance imaging of the thoracic spine. Evaluation of asymptomatic individuals. J Bone Joint Surg Am. 1995; 77(11):1631–1638

[48] Fernandez M, Gidvani SN. Thoracic Disc Herniation. In: Patel VV, Patel A, Harrop JS, Burger E, eds. Spine Surgery Basics. Springer-Verlag Berlin Heidelberg; 2014:193–201

[49] McCormick WE, Will SF, Benzel EC. Surgery for thoracic disc disease. Complication avoidance: overview and management. Neurosurg Focus. 2000; 9(4):e13

[50] Mulier S, Debois V. Thoracic disc herniations: transthoracic, lateral, or posterolateral approach? A review. Surg Neurol. 1998; 49(6):599–606, discussion 606–608

[51] Oskouian RJ, Johnson JP. Endoscopic thoracic microdiscectomy. Neurosurg Focus. 2005; 18(3):e11

[52] Hoy D, Bain C, Williams G, et al. A systematic review of the global prevalence of low back pain. Arthritis Rheum. 2012; 64(6):2028–2037

[53] Freburger JK, Holmes GM, Agans RP, et al. The rising prevalence of chronic low back pain. Arch Intern Med. 2009; 169(3):251–258

[54] From the Centers for Disease Control and Prevention. From the Centers for Disease Control and Prevention. Prevalence of disabilities and associated health conditions among adults—United States, 1999. JAMA. 2001; 285(12):1571–1572

[55] Katz JN. Lumbar disc disorders and low-back pain: socioeconomic factors and consequences. J Bone Joint Surg Am. 2006; 88(Suppl 2):21–24

[56] Duong LM, McCarthy BJ, McLendon RE, et al. Descriptive epidemiology of malignant and non-malignant primary spinal cord, spinal meninges, and cauda equina tumors, United States, 2004–2007. Cancer. 2012; 118(17):4220–4227

[57] Schellinger KA, Propp JM, Villano JL, McCarthy BJ. Descriptive epidemiology of primary spinal cord tumors. J Neurooncol. 2008; 87(2):173–179

[58] Nambiar M, Kavar B. Clinical presentation and outcome of patients with intradural spinal cord tumours. J Clin Neurosci. 2012; 19(2):262–266

[59] Mechtler LL, Nandigam K. Spinal cord tumors: new views and future directions. Neurol Clin. 2013; 31(1):241–268

[60] Vassiliou V, Papamichael D, Polyviou P, Koukouma A, Andreopoulos D. Intramedullary spinal cord metastasis in a patient with colon cancer: a case report. J Gastrointest Cancer. 2012; 43(2):370–372

[61] Tihan T, Chi JH, McCormick PC, Ames CP, Parsa AT. Pathologic and epidemiologic findings of intramedullary spinal cord tumors. Neurosurg Clin N Am. 2006; 17(1):7–11

[62] Newton HB, Newton CL, Gatens C, Hebert R, Pack R. Spinal cord tumors: review of etiology, diagnosis, and multidisciplinary approach to treatment. Cancer Pract. 1995; 3(4):207–218

[63] White JB, Miller GM, Layton KF, Krauss WE. Nonenhancing tumors of the spinal cord. J Neurosurg Spine. 2007; 7(4):403–407

[64] Klekamp J. Spinal ependymomas. Part 1: Intramedullary ependymomas. Neurosurg Focus. 2015; 39(2):E6

[65] Wang H, Zhang S, Rehman SK, et al. Clinicopathological features of myxopapillary ependymoma. J Clin Neurosci. 2014; 21(4):569–573

[66] Milano MT, Johnson MD, Sul J, et al. Primary spinal cord glioma: a Surveillance, Epidemiology, and End Results database study. J Neurooncol. 2010; 98(1):83–92

[67] Nadkarni TD, Rekate HL. Pediatric intramedullary spinal cord tumors. Critical review of the literature. Childs Nerv Syst. 1999; 15(1):17–28

[68] Stein BM. Intramedullary spinal cord tumors. Clin Neurosurg. 1983; 30:717–741

[69] Halliday AL, Sobel RA, Martuza RL. Benign spinal nerve sheath tumors: their occurrence sporadically and in neurofibromatosis types 1 and 2. J Neurosurg. 1991; 74(2):248–253

[70] Varma DG, Moulopoulos A, Sara AS, et al. MR imaging of extracranial nerve sheath tumors. J Comput Assist Tomogr. 1992; 16(3):448–453

[71] Levine E, Huntrakoon M, Wetzel LH. Malignant nerve-sheath neoplasms in neurofibromatosis: distinction from benign tumors by using imaging techniques. AJR Am J Roentgenol. 1987; 149(5):1059–1064

[72] Safaee M, Parsa AT, Barbaro NM, et al. Association of tumor location, extent of resection, and neurofibromatosis status with clinical outcomes for 221 spinal nerve sheath tumors. Neurosurg Focus. 2015; 39(2):E5

[73] Balachandra SP, Aleem MA, Rajendran P, et al. Spinal meningioma with positive dural tail sign. Neurol India. 2002; 50(4):540

[74] Solero CL, Fornari M, Giombini S, et al. Spinal meningiomas: review of 174 operated cases. Neurosurgery. 1989; 25(2):153–160

[75] Raco A, Pesce A, Toccaceli G, Domenicucci M, Miscusi M, Delfini R. Factors Leading to a Poor Functional Outcome in Spinal Meningioma Surgery: Remarks on 173 Cases. Neurosurgery. 2017; 80(4):602–609

[76] Barron KD, Hirano A, Araki S, Terry RD. Experiences with metastatic neoplasms involving the spinal cord. Neurology. 1959; 9(2):91–106

[77] Yáñez ML, Miller JJ, Batchelor TT. Diagnosis and treatment of epidural metastases. Cancer. 2017; 123(7):1106–1114

[78] Chamberlain MC. Neoplastic meningitis and meta-static epidural spinal cord compression. Hematol Oncol Clin North Am. 2012; 26(4):917–931

[79] Cole JS, Patchell RA. Metastatic epidural spinal cord compression. Lancet Neurol. 2008; 7(5):459–466

[80] Greenberg HS, Kim JH, Posner JB. Epidural spinal cord compression from metastatic tumor: results with a new treatment protocol. Ann Neurol. 1980; 8(4):361–366

[81] Ibrahim A, Crockard A, Antonietti P, et al. Does spinal surgery improve the quality of life for those with extradural (spinal) osseous metastases? An international multicenter prospective observational study of 223 patients. Invited submission from the Joint Section Meeting on Disorders of the Spine

and Peripheral Nerves, March 2007. J Neurosurg Spine. 2008; 8(3):271–278

[82] Steinmetz MP, Mekhail A, Benzel EC. Management of metastatic tumors of the spine: strategies and operative indications. Neurosurg Focus. 2001; 11(6):e2

[83] Fisher CG, DiPaola CP, Ryken TC, et al. A novel classification system for spinal instability in neoplastic disease: an evidence-based approach and expert consensus from the Spine Oncology Study Group. Spine. 2010; 35(22):E1221–E1229

[84] Patsalides A, Santillan A, Knopman J, Tsiouris AJ, Riina HA, Gobin YP. Endovascular management of spinal dural arteriovenous fistulas. J Neurointerv Surg. 2011; 3(1):80–84

[85] Strugar J, Chyatte D. In situ photocoagulation of spinal dural arteriovenous malformations using the Nd:YAG laser. J Neurosurg. 1992; 77(4): 571–574

[86] Rosenblum B, Oldfield EH, Doppman JL, Di Chiro G. Spinal arteriovenous malformations: a comparison of dural arteriovenous fistulas and intradural AVM's in 81 patients. J Neurosurg. 1987; 67(6):795–802

[87] Flores BC, Klinger DR, White JA, Batjer HH. Spinal vascular malformations: treatment strategies and outcome. Neurosurg Rev. 2017; 40(1):15–28

[88] Anson JA, Spetzler RF. Interventional neuroradiology for spinal pathology. Clin Neurosurg. 1992; 39:388–417

[89] Gross BA, Du R, Popp AJ, Day AL. Intramedullary spinal cord cavernous malformations. Neurosurg Focus. 2010; 29(3):E14

[90] McCormick PC, Michelsen WJ, Post KD, Carmel PW, Stein BM. Cavernous malformations of the spinal cord. Neurosurgery. 1988; 23(4):459–463

[91] Sandalcioglu IE, Wiedemayer H, Gasser T, Asgari S, Engelhorn T, Stolke D. Intramedullary spinal cord cavernous malformations: clinical features and risk of hemorrhage. Neurosurg Rev. 2003; 26(4):253–256

[92] El-Koussy M, Stepper F, Spreng A, et al. Incidence, clinical presentation and imaging findings of cavernous malformations of the CNS: a twenty-year experience. Swiss Med Wkly. 2011; 141: w13172

[93] Ogilvy CS, Louis DN, Ojemann RG. Intramedullary cavernous angiomas of the spinal cord: clinical presentation, pathological features, and surgical management. Neurosurgery. 1992; 31(2):219–229, discussion 229–230

[94] Badhiwala JH, Farrokhyar F, Alhazzani W, et al. Surgical outcomes and natural history of intra-medullary spinal cord cavernous malformations: a single-center series and meta-analysis of individual patient data: Clinic article. J Neurosurg Spine. 2014; 21(4):662–676

[95] Reitz M, Burkhardt T, Vettorazzi E, et al. Intramedullary spinal cavernoma: clinical presentation, microsurgical approach, and long-term outcome in a cohort of 48 patients. Neurosurg Focus. 2015; 39(2):E19

[96] Choi GH, Kim KN, Lee S, et al. The clinical features and surgical outcomes of patients with intramed-ullary spinal cord cavernous malformations. Acta Neurochir (Wien). 2011; 153(8):1677–1684, discussion 1685

[97] Schlenk RP, Kowalski RJ, Benzel EC. Biomechanics of spinal deformity. Neurosurg Focus. 2003; 14(1):e2

[98] Bernhardt M, Bridwell KH. Segmental analysis of the sagittal plane alignment of the normal thoracic and lumbar spines and thoracolumbar junction. Spine. 1989; 14(7):717–721

[99] Heary RF, Kumar S, Bono CM. Decision making in adult deformity. Neurosurgery. 2008; 63 (3, Suppl):69–77

[100] Moe JH, Lonstein JE. Moe's textbook of scoliosis and other spinal deformities. 3rd ed. Philadelphia: W.B. Saunders; 1995

[101] Roussouly P, Nnadi C. Sagittal plane deformity: an overview of interpretation and management. Eur Spine J. 2010; 19(11):1824–1836

[102] Kim H, Kim HS, Moon ES, et al. Scoliosis imaging: what radiologists should know. Radiographics. 2010; 30(7):1823–1842

[103] Potter BK, Rosner MK, Lehman RA, Jr, Polly DW, Jr, Schroeder TM, Kuklo TR. Reliability of end, neutral, and stable vertebrae identification in adolescent idiopathic scoliosis. Spine. 2005; 30(14): 1658–1663

[104] Schwab FJ, Blondel B, Bess S, et al; International Spine Study Group (ISSG). Radiographical spinopelvic parameters and disability in the setting of adult spinal deformity: a prospective multicenter analysis. Spine. 2013; 38(13):E803–E812

[105] Palazzo C, Sailhan F, Revel M. Scheuermann's disease: an update. Joint Bone Spine. 2014; 81(3):209–214

[106] Bradford DS, Moe JH. Scheuermann's juvenile kyphosis. A histologic study. Clin Orthop Relat Res. 1975(110):45–53

[107] Bradford DS, Ganjavian S, Antonious D, Winter RB, Lonstein JE, Moe JH. Anterior strut-grafting for the treatment of kyphosis. Review of experience with forty-eight patients. J Bone Joint Surg Am. 1982; 64(5):680–690

[108] Bradford DS, Moe JH, Montalvo FJ, Winter RB. Scheuermann's kyphosis. Results of surgical treatment by posterior spine arthrodesis in twenty-two patients. J Bone Joint Surg Am. 1975; 57(4):439–448

[109] Chun SW, Lim CY, Kim K, Hwang J, Chung SG. The relationships between low back pain and lumbar lordosis: a systematic review and meta-analysis. Spine J. 2017; 17(8):1180–1191

[110] James JI. Idiopathic scoliosis; the prognosis, diagnosis, and operative indications related to curve patterns and the age at onset. J Bone Joint Surg Br. 1954; 36-B(1):36–49

[111] Silva FE, Lenke LG. Adult degenerative scoliosis: evaluation and management. Neurosurg Focus. 2010; 28(3):E1

[112] Cobb JR. Scoliosis; quo vadis. J Bone Joint Surg Am. 1958; 40-A(3):507–510

[113] Stokes IA. Mechanical effects on skeletal growth. J Musculoskelet Neuronal Interact. 2002; 2(3):277–280

[114] Parent S, Labelle H, Skalli W, de Guise J. Thoracic pedicle morphometry in vertebrae from scoliotic spines. Spine. 2004; 29(3):239–248

[115] Robinson CM, McMaster MJ. Juvenile idiopathic scoliosis. Curve patterns and prognosis in one hundred and nine patients. J Bone Joint Surg Am.

1996; 78(8):1140–1148

[116] Lenke LG, Betz RR, Harms J, et al. Adolescent idiopathic scoliosis: a new classification to determine extent of spinal arthrodesis. J Bone Joint Surg Am. 2001; 83–A(8):1169–1181

[117] Dubousset J, Herring JA, Shufflebarger H. The crankshaft phenomenon. J Pediatr Orthop. 1989; 9(5):541–550

[118] Hamill CL, Bridwell KH, Lenke LG, Chapman MP, Baldus C, Blanke K. Posterior arthrodesis in the skeletally immature patient. Assessing the risk for crankshaft: is an open triradiate cartilage the answer? Spine. 1997; 22(12):1343–1351

[119] Shufflebarger HL, Clark CE. Prevention of the crankshaft phenomenon. Spine. 1991; 16(8, Suppl):S409–S411

[120] Pritchett JW, Bortel DT. Degenerative symptomatic lumbar scoliosis. Spine. 1993; 18(6):700–703

[121] Errico TJ, Lonner BS, Moulton AW. Surgical management of spinal deformities. Philadelphia, PA: Saunders/Elsevier; 2009: https://www.clinicalkey.com/dura/browse/bookChapter/3-s2.0-B9781416033721X5001X

[122] Passalent LA, Soever LJ, O'Shea FD, Inman RD. Exercise in ankylosing spondylitis: discrepancies between recommendations and reality. J Rheumatol. 2010; 37(4):835–841

[123] Jones SD, Koh WH, Steiner A, Garrett SL, Calin A. Fatigue in ankylosing spondylitis: its prevalence and relationship to disease activity, sleep, and other factors. J Rheumatol. 1996; 23(3):487–490

[124] van der Linden S, van der Heijde D. Ankylosing spondylitis. Clinical features. Rheum Dis Clin North Am. 1998; 24(4):663–676, vii

[125] van der Heijde D, Spoorenberg A. Plain radiographs as an outcome measure in ankylosing spondylitis. J Rheumatol. 1999; 26(4):985–987

[126] Vinson EN, Major NM. MR imaging of ankylosing spondylitis. Semin Musculoskelet Radiol. 2003; 7(2):103–113

[127] Geijer M, Göthlin GG, Göthlin JH. The clinical utility of computed tomography compared to conventional radiography in diagnosing sacroiliitis. A retrospective study on 910 patients and literature review. J Rheumatol. 2007; 34(7):1561–1565

[128] Van Royen BJ, De Gast A. Lumbar osteotomy for correction of thoracolumbar kyphotic deformity in ankylosing spondylitis. A structured review of three methods of treatment. Ann Rheum Dis. 1999; 58(7):399–406

[129] Min K, Hahn F, Leonardi M. Lumbar spinal osteotomy for kyphosis in ankylosing spondylitis: the significance of the whole body kyphosis angle. J Spinal Disord Tech. 2007; 20(2):149–153

[130] Bland JH. Rheumatoid arthritis of the cervical spine. Bull Rheum Dis. 1967; 18(2):471–476

[131] Morizono Y, Sakou T, Kawaida H. Upper cervical involvement in rheumatoid arthritis. Spine. 1987; 12(8):721–725

[132] Menezes AH, VanGilder JC, Clark CR, el-Khoury G. Odontoid upward migration in rheumatoid arthritis. An analysis of 45 patients with "cranial settling". J Neurosurg. 1985; 63(4):500–509

[133] Rajangam K, Thomas IM. Frequency of cervical spine involvement in rheumatoid arthritis. J Indian Med Assoc. 1995; 93(4):138–139, 137

[134] Ranawat CS, O'Leary P, Pellicci P, Tsairis P, Marchisello P, Dorr L. Cervical spine fusion in rheumatoid arthritis. J Bone Joint Surg Am. 1979; 61(7):1003–1010

[135] Schmitt-Sody M, Kirchhoff C, Buhmann S, et al. Timing of cervical spine stabilisation and outcome in patients with rheumatoid arthritis. Int Orthop. 2008; 32(4):511–516

[136] Prendergast H, Jerrard D, O'Connell J. Atypical presentations of epidural abscess in intravenous drug abusers. Am J Emerg Med. 1997; 15(2):158–160

[137] Joshi SM, Hatfield RH, Martin J, Taylor W. Spinal epidural abscess: a diagnostic challenge. Br J Neurosurg. 2003; 17(2):160–163

[138] Darouiche RO. Spinal epidural abscess and subdural empyema. Handb Clin Neurol. 2010; 96:91–99

[139] Darouiche RO. Spinal epidural abscess. N Engl J Med. 2006; 355(19):2012–2020

[140] Arko L, IV, Quach E, Nguyen V, Chang D, Sukul V, Kim BS. Medical and surgical management of spinal epidural abscess: a systematic review. Neurosurg Focus. 2014; 37(2):E4

[141] Siddiq F, Chowfin A, Tight R, Sahmoun AE, Smego RA, Jr. Medical vs surgical management of spinal epidural abscess. Arch Intern Med. 2004; 164(22):2409–2412

[142] Mylona E, Samarkos M, Kakalou E, Fanourgiakis P, Skoutelis A. Pyogenic vertebral osteomyelitis: a systematic review of clinical characteristics. Semin Arthritis Rheum. 2009; 39(1):10–17

[143] Balériaux DL, Neugroschl C. Spinal and spinal cord infection. Eur Radiol. 2004; 14(Suppl 3):E72–E83

[144] Grados F, Lescure FX, Senneville E, Flipo RM, Schmit JL, Fardellone P. Suggestions for managing pyogenic (non-tuberculous) discitis in adults. Joint Bone Spine. 2007; 74(2):133–139

[145] Watt JP, Davis JH. Percutaneous core needle biopsies: the yield in spinal tuberculosis. S Afr Med J. 2013; 104(1):29–32

[146] Jung NY, Jee WH, Ha KY, Park CK, Byun JY. Discrimination of tuberculous spondylitis from pyogenic spondylitis on MRI. AJR Am J Roentgenol. 2004; 182(6):1405–1410

[147] Zhang X, Ji J, Liu B. Management of spinal tuberculosis: a systematic review and meta-analysis. J Int Med Res. 2013; 41(5):1395–1407

[148] Mauffrey C, Randhawa K, Lewis C, Brewster M, Dabke H. Cauda equina syndrome: an anatomically driven review. Br J Hosp Med (Lond). 2008; 69(6):344–347

[149] Rogers WK, Todd M. Acute spinal cord injury. Best Pract Res Clin Anaesthesiol. 2016; 30(1):27–39

[150] Kingwell SP, Curt A, Dvorak MF. Factors affecting neurological outcome in traumatic conus medullaris and cauda equina injuries. Neurosurg Focus. 2008; 25(5):E7

[151] Aly TA, Aboramadan MO. Efficacy of delayed decompression of lumbar disk herniation causing cauda equina syndrome. Orthopedics. 2014; 37(2):e153–e156

[152] Bagley CA, Gokaslan ZL. Cauda equina syndrome caused by primary and metastatic neoplasms. Neurosurg Focus. 2004; 16(6):e3

[153] Raj D, Coleman N. Cauda equina syndrome secondary to lumbar disc herniation. Acta Orthop Belg. 2008; 74(4):522–527

[154] Rege SV, Narayan S, Patil H, Songara A. Spinal myxopapillary ependymoma with interval drop metastasis presenting as cauda equina syndrome: case report and review of literature. J Spine Surg. 2016; 2(3):216–221

[155] Wierzbicki V, Pesce A, Marrocco L, Piccione E, Frati A, Caruso R. Ancient Schwannoma of the Cauda Equina: Our Experience and Review of the Literature. Case Rep Surg. 2016; 2016:7930521

[156] Gelabert-González M, Pita-Buezas L, Arán-Echabe E. Paraganglioma of the cauda equina. Korean J Spine. 2015; 12(1):29

[157] Bell DA, Collie D, Statham PF. Cauda equina syndrome: what is the correlation between clinical assessment and MRI scanning? Br J Neurosurg. 2007; 21(2):201–203

[158] McCarthy MJ, Aylott CE, Grevitt MP, Hegarty J. Cauda equina syndrome: factors affecting long-term functional and sphincteric outcome. Spine. 2007; 32(2):207–216

[159] Thomson S. Failed back surgery syndrome — definition, epidemiology and demographics. Br J Pain. 2013; 7(1):56–59

[160] Tharmanathan P, Adamson J, Ashby R, Eldabe S. Diagnosis and treatment of failed back surgery syndrome in the UK: mapping of practice using a cross-sectional survey. Br J Pain. 2012; 6(4):142–152

[161] Jalai CM, Wang C, Marascalchi BJ, et al. Trends in the presentation, surgical treatment, and outcomes of tethered cord syndrome: A nationwide study from 2001 to 2010. J Clin Neurosci. 2017; 41:92–97

[162] Filippi CG, Andrews T, Gonyea JV, Linnell G, Cauley KA. Magnetic resonance diffusion tensor imaging and tractography of the lower spinal cord: application to diastematomyelia and tethered cord. Eur Radiol. 2010; 20(9):2194–2199

[163] Iskandar BJ, Fulmer BB, Hadley MN, Oakes WJ. Congenital tethered spinal cord syndrome in adults. Neurosurg Focus. 2001; 10(1):e7

[164] Kokubun S, Ozawa H, Aizawa T, Ly NM, Tanaka Y. Spine-shortening osteotomy for patients with tethered cord syndrome caused by lipomy-elomeningocele. J Neurosurg Spine. 2011; 15(1):21–27

# 第 11 章

# 疼痛

James Mooney，Charles Munyon

## 11.1 解剖通路

痛觉是一种在组织受到真实或潜在损伤时将信息传达至大脑的过程。

### 11.1.1 周围神经

周围神经的痛觉是通过特异的游离神经末端受体，也称为痛觉感受器所介导的，这些痛觉受体分为有薄髓鞘（快速）的 Aδ 纤维和无髓鞘（慢速）的 C 纤维。特异性痛觉感受器所对应的痛觉刺激包括热刺激、机械刺激以及化学刺激。多模态神经元则可以感受多种类型的刺激。

### 11.1.2 脊髓

Rexed 分层法从后向前将脊髓灰质分成不同层面（图 11.1）。

Ⅰ~Ⅲ层即所谓的"胶状质"。Ⅳ层和Ⅴ层包含的神经元其发出的轴突上行至脊髓丘脑束。在脊髓中，初级传入痛觉感受器向脊髓投射出的轴突通过 Lissauer 背外侧束，并终止于背角胶状质附近的二级神经细胞中[1]。二级神经元发出轴突在腹侧白质前联合交叉，同时在对侧上升一到两个节段。二级宽动态范围神经元的细胞胞体位于脊髓背角处，它可以对所有躯体感觉形式的宽范围强度的刺激产生反应。所有的二级痛觉神经元最终在脊髓的前外侧象限，即直接的外侧脊髓丘脑通路或者间接的脊髓网状丘脑通路中上行（图 11.2）。

### 11.1.3 丘脑和皮层

位于丘脑腹侧的神经元接

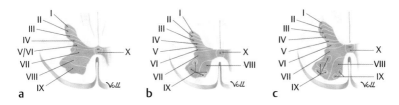

图 11.1 脊髓灰质分层。(a)颈髓。(b)胸髓。(c)腰髓。运动神经元以红色表示，感觉神经元以蓝色表示。脊髓灰质也可在细胞学层面上根据轴突终止部位进行分层。瑞典籍神经解剖学家 BrorRexed (1914—2002) 首先完成了分层，他将灰质分为 I—X 层，共 10 个板层。这种构筑分层在脊髓后角尤其明确，其中初级感觉轴突在特定层面中形成突触。(Reproduced from THIEME Atlas of Anatomy, Head and Neuroanatomy, ⓒ2007, Thieme Publishers, New York. Illustration by Markus Voll.)

受直接从脊髓投射神经元传入的伤害性信息，并将其直接投射入躯体感觉皮层。位于内侧丘脑的神经元接受一些从脊髓的间接投入，但其主要接受的投入是来自脑干网状形成区域，该区域接受脊髓网状神经元的投射。内侧丘脑发出投射至前脑的广泛区域，包括前扣带回和躯体感觉皮层[2]。

> 外侧通路可能主要负责定位和特征性伤害刺激，而内侧脊髓网状丘脑通路可能与调节疼痛的情感和动机方面有关。

### 11.1.4 门控理论

Melzack 和 Wall 于 1965 年提出了痛觉的门控理论[3]，他们坚信良性刺激关闭了痛觉刺激的"门"，阻止了痛觉向大脑的传递。该理论认为，当无髓鞘的 C 纤维和薄髓鞘的 Aδ 纤维在传递痛觉时，若同时在厚髓鞘的 Aβ 神经纤维(对触觉，压觉以及振动觉起反应)传入信号，则该痛觉可以被减慢或阻滞。

> 因此，非伤害性传入刺激能够抑制痛觉。

该理论对早期特异性和模

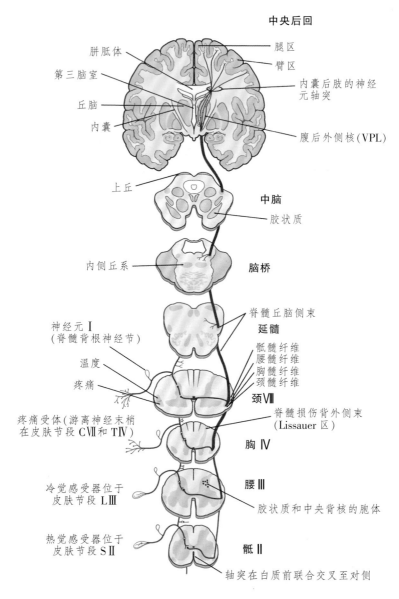

中央后回

胼胝体

腿区
臂区

第三脑室

内囊后肢的神经
元轴突

丘脑

内囊

腹后外侧核(VPL)

上丘

中脑

胶状质

内侧丘系

脑桥

脊髓丘脑侧束

神经元 Ⅰ
(脊髓背根神经节)

延髓

骶髓纤维
腰髓纤维
胸髓纤维
颈髓纤维

温度

疼痛

颈Ⅷ

疼痛受体(游离神经末梢
在皮肤节段 CⅧ和 TⅣ)

脊髓损伤背外侧束
(Lissauer 区)

胸 Ⅳ

冷觉感受器位于
皮肤节段 LⅢ

腰 Ⅲ

胶状质和中央背核的胞体

热觉感受器位于
皮肤节段 SⅡ

骶 Ⅱ

轴突在白质前联合交叉至对侧

**图 11.2** 脊髓丘脑侧束。(Reproduced from THIEME Atlas of Anatomy, Head and Neuroanatomy, ©2007, Thieme Publishers, New York. Illustration by Markus Voll.)

式性痛觉理论进行了整合（图 11.3）。

## 11.2 疼痛的主要类型

### 11.2.1 伤害性痛

这是最常见的一类痛觉，它在发生损伤或者炎症时将信息通过薄髓鞘传入神经纤维(δ 或者"疼痛"纤维)进行传递。

它对真实的刺激起反应,并且通常随着时间的推移和伤口的愈合而缓解。

- **躯体**:定位准确。由组织损伤、炎症、神经/神经丛压迫导致。对潜在病理状态的治疗或者通过镇痛药或麻醉药抑制痛觉的传递有反应。

- **内脏**:定位不准。因为组织损伤、炎症或者压迫软组织或者内脏直接刺激传入神经而引起。镇痛药对其作用有限。

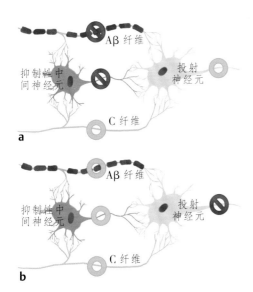

图 11.3 痛觉门控理论。(a)投射神经元的放电决定了痛觉。抑制性中间神经元减少了投射神经元放电的机会。C纤维放电抑制了抑制性中间神经元(间接地),增加了投射神经元放电的机会。抑制用蓝色表示，兴奋用黄色表示。绿色圆圈表示神经元激活的增加，红色带斜杠圆圈表示减弱或减少激活。(b)即使在痛觉纤维放电的情况下，Aβ纤维的放电仍可激活抑制性中间神经元，进而减少了投射神经元的放电。

## 11.2.2　神经病理性疼痛

神经病理性疼痛是由周围神经和(或)中枢神经系统损伤所致的一种感觉性痛，且这种痛并不是由一种实际的刺激所引起。

举例来说，如糖尿病性神经病理性痛(PDN)和带状疱疹后神经痛(PHN)。其典型特征为灼痛、酸痛，且呈持续性或者频发性的，药物和外科治疗难以治愈。通常是慢性起病并且随着时间渐进性加重。

- **传入神经阻滞**：通过损伤厚髓鞘的感觉神经纤维(介导触觉和压觉)来阻滞感觉传导能够改变上游的放电模式，使一个原本没有感觉的区域发生疼痛。这种疼痛通常被描述为挤压样、撕裂样或针刺样。

- **"交感神经维持性疼痛"/灼痛/复杂区域疼痛综合征(CRPS)**：都被分类为自主神经系统功能的紊乱。更多详细信息，请参见第 11 章的 11.3.5 节内容。

- **神经瘤**：神经瘤是神经损伤部位神经细胞的无组织生长所致(继发于创伤或手术)。当神经纤维被横断时，其末段的残余部分可以呈现为球形，或者在轴突断裂但神经束膜完整的情况下，可呈现为"连续"的神经瘤。触诊或叩诊时，通常会引起疼痛或感觉异常。

- **其他**：致病原因可能还包括酗酒和化学治疗诱导的多发性神经病变，HIV 感觉性神经病、瘤性神经受压、营养缺乏、放疗后、接触有毒物质、创伤后、颈椎病、多发性硬化/帕金森病和卒中后等病因。

### 药物治疗

伤害性疼痛主要使用非麻醉性和阿片类药物进行镇痛，与其相比，神经病理性疼痛的主要治疗通常使用抗抑郁药(三环类、选择性 5-羟色胺再摄取抑制剂/5-羟色胺和去甲肾上腺素再摄取抑制剂) 或钙离子通道配体(加巴喷丁/普瑞巴林)再辅以局部治疗(利多卡因)。阿片类药物应作为二线用药[4]。

## 11.3　颅面疼痛综合征

### 11.3.1　三叉神经痛

三叉神经痛,是一种累及三叉神经的疼痛病症。主要包括两种类型。

● **典型**:导致一侧面部出现严重的突发的休克样疼痛发作,持续数秒至数分钟。在数小时内,可以多次发作。

● **非典型**:导致一种持续性且不太严重的灼痛。任何对脸部的感觉刺激都可触发。

最近,在尝试通过病史将三叉神经痛进行分类[5]:

● **1 型**:50%以上的自行发作主要是间断性痛。

● **2 型**:50%以上的自行发作是持续性痛。

#### 病理生理

最常见的原因是血管在神经根进入区(REZ)压迫三叉神经(80%是小脑上动脉,图 11.4)[6-8],后颅窝肿瘤压迫神经或者脑干内的多发性硬化病。常见发病机制是由于去髓鞘化导致良性感

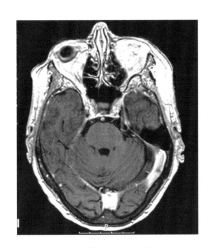

图 11.4　MRI 横轴位 T1 强化相上显示,在脑桥水平可见小脑上动脉的异常环压迫三叉神经根部。患者表现为三叉神经痛的临床症状。(Reproduced from Gasco J, Nader R, The Essential Neurosurgery Companion, 1st edition, ©2012, Thieme Publishers, New York.)

觉刺激通过薄髓鞘 Aδ 和 C 型痛觉纤维的异常(突触旁)传递。

#### 症状和体征

主要症状是阵发性疼痛,通常持续数秒,分布于一侧三叉神经的一支或多支分布区。当面部的某一特异性区域受到良性感觉刺激时,可诱发这种疼痛,通常呈休克样或者针刺样;这种痛与神经功能缺损无关。当疼痛发作表现为快速连续的抽搐状痉

挛时，则被称为状态性三叉神经。

## 诊断

在排除其他引起面部疼痛的主要病因后，如牙痛、眼眶或鼻窦疾病、颞动脉炎、肿瘤和带状疱疹，结合病史可以做出诊断。病史必须包含疼痛的分布范围和性质以及所涉及三叉神经分支的累及范围。疼痛以阵发性为特征，存在缓解期；持续性疼痛应该及时考虑其他疾病。

神经功能检查结果应该是正常的，除非患者接受过微血管减压术或者神经消融术（见下文）。在这些情况下，可出现感觉减弱或者Ⅶ和Ⅷ颅神经的功能障碍。非医源性神经功能障碍提示脑肿瘤或者其他病变（神经结节病、脱髓鞘疾病等）。三叉神经功能检测包括角膜反射、对三叉神经的3个分支中的面部主要感觉进行评估和咬合肌力的评估（三叉神经小部、三叉神经的运动支）。为了排除眼眶疾病，应当评估眼外肌功能。《国际头痛疾病分类，第3版（ICHD-3）》中将经典三叉神经的诊断标准如

下[9]：

（1）至少有3次单侧面部疼痛发作符合诊断标准b和c。

（2）疼痛发生在三叉神经的一支或多支，疼痛范围没有超过三叉神经的分布区域。

（3）疼痛至少具有以下4个特征中的3个：

a.反复性阵发性发作，持续时间从1秒钟至2分钟。

b.疼痛剧烈。

c.电击样、枪击样、刀割样或者尖锐性痛。

d.至少有3次突然发作是由对受累侧面部的良性刺激引起的(一些发作可能或好像是自发性的)。

（4）没有神经功能障碍的临床证据。

（5）没有更好的ICHD-3其他诊断能够解释。

## 治疗

### 药物治疗

三叉神经痛的一线治疗药物为卡马西平，69%的患者首次应用它可获得疼痛缓解。若患者对卡马西平或奥卡西平无反应或无效，启用二线药物包括巴氯

芬、三环类抗抑郁药和加巴喷丁类药物。还可尝试三线药物，如苯妥英或者苯二氮䓬类，但是这些药物的临床有效率很低。

*手术治疗*

> 对于药物治疗难以奏效或者不耐受药物治疗的患者，可转用手术治疗。

最终，高达 75% 的患者不能从药物治疗中获益。依据患者年龄、症状分布、治疗倾向以及治疗方式的副作用，选择最佳的治疗手段[10]。

- 微血管减压术 (MVD)

通过乙状窦后入路颅骨切开术对神经根进入区 (REZ) 进行显微探查。分离并牵开压迫神经的血管，同时放入不可吸收的材料以吸收隔离血管搏动。现代影像学技术的应用，使得术前通常就能描绘出血管解剖。尽管如此，若术中没有发现压迫神经的血管，则可应用神经松解术或者硬膜下三叉神经半月节后切断术。

- 消融手术

a.经皮三叉神经根切断术：

通过选择性破坏 Aδ 和 C 痛觉纤维来中断疼痛传递，同时保留传递触觉及其他感觉信号的 Aα 和 Aβ 纤维。方法包括射频热凝，向 Meckel 腔注入甘油以及通过 Fogarty 导管球囊充气进行经皮微减压术。

b.颞下硬膜外入路：主要具有历史意义。该方法可用于暴露神经节，然后将其轻微毁损。

c.立体定向放射外科手术 (SRS)：放置一个小型准直器，大小为 4~5mm。在三叉神经进入脑干处即神经根进入区，使用 70~90Gy 的损伤剂量。要经过一段潜伏期才能达到疼痛缓解，因此对于需要立即缓解疼痛的患者来说，SRS 并不是首选。

## 11.3.2 舌咽神经痛

### 病理生理

舌咽神经痛可能由于刺激第 IX 颅神经所致。根据是否伴有三叉神经痛，分为特发性和继发性舌咽神经痛。脱髓鞘疾病、桥小脑区肿瘤、扁桃体周围脓肿、颈动脉动脉瘤和 Eagle 综合征（骨化的舌骨韧带从外侧压迫第

IX颅神经)都可导致继发性舌咽神经痛。

第IX和X颅神经的血管性压迫可以发生在神经根进入区，通常是由椎动脉或者小脑后下动脉所压迫。

## 症状和体征

特征为阵发性、剧烈性、针刺样痛累及耳、扁桃体窝，舌根或下颌角。

## 诊断

问诊时，应包含全部病史，重点询问诱发因素以及有无半夜痛醒。应进行仔细的口腔内和颈部检查，以帮助排除可能诱发疼痛的局部疾病。

几乎所有患者都需行MRI/MRA检查以排除占位性病变或血管病变[11,12]；头颅平片可看到骨化的舌骨韧带（与 Eagle 综合征一致）。

根据 ICHD-3，舌咽神经痛的诊断需要符合以下条件：

(1)单侧疼痛至少发作 3 次。

(2)疼痛位于舌后部、扁桃体窝、咽，下颌角和(或)耳。

(3)疼痛至少具有以下 4 个特征中的 3 个：

a.反复性阵发性发作，持续时间从 1 秒至 2 分钟。

b.剧烈疼痛。

c.枪击样，针刺样，或者锐性疼。

d.吞咽、咳嗽、讲话或者打哈欠时，突然发作。

(4)没有神经功能障碍的临床证据。

(5)没有更好的 ICHD-3 其他诊断能够解释。

## 治疗

**药物治疗**：见三叉神经痛的药物治疗部分（第 13 章的 11.3.1）。在口咽部进行局部麻醉可以证实诊断和治疗。

**手术治疗**：药物治疗无效的患者，可以进行手术包括颅内切除第IX颅神经加上第X颅神经在颈静脉孔上部的 3~4 根分支或血管减压术[13-16]。

### 11.3.3　其他颅面神经痛

其他颅面神经痛包括膝状神经痛(涉及面神经的躯体感觉分支)、枕神经痛和眶上/滑车上神经痛。所有这些病症都表现为所累及神经分布区域的疼痛,并且通过药物、神经阻滞和减压术/消融手术等手段能够治疗。

### 11.3.4　疱疹后神经痛(PHN)

当水痘-带状疱疹病毒(VZV)引起的皮疹治愈后,一部分患者可能持续遭受严重的神经病理性疼痛。其主要的风险因素包括老龄、严重的急性痛和严重的皮疹[17-20]。免疫抑制同样会增加发病风险[21,22]。疼痛通常在水泡破裂后 2~4 周内好转;当疼痛持续超过 1 个月时,即可称为PHN。

**病理生理**

急性带状疱疹是由潜伏在颅神经或脊神经的背根神经节中的 VZV 再次活化所致,通常发生在原发感染治愈后数年。

细胞免疫随着年龄增长或免疫功能低下而逐渐减弱,病毒沿周围神经传播,导致急性神经炎[20,23]。

**症状和体征**

急性带状疱疹感染和 PHN 相关的疼痛,可呈现为烧灼性、锐性或者针刺样的特点,可以是持续性或者间歇性[24,25]。PHN 患者中超过 90% 都患有触摸痛(疼痛由轻触等正常良性刺激所触发)。通常 PHN 患者在感染所受累的皮节区会发生温觉、触觉、针刺和(或)振动觉的感觉障碍[26]。这种感觉障碍一般发生在皮疹缓解后,但是也有发生于首次发作后几个月至几年内的报道[27]。

**诊断**

PHN 的诊断是一种临床诊断,当疼痛发生区域与先前记录的急性带状疱疹发作区域相同并且持续超过 4 个月时,可以做出 PHN 的诊断。额外支持诊断的因素包括高龄、严重的前驱性疼痛和既往患有急性带状疱疹、皮节区样分布、患有触摸疼[28]。

极少数情况下,急性带状疱

疹中的神经疼痛可能在没有皮疹的情况下出现，如无疹性带状疱疹或肋间神经痛。当疼痛位于三叉神经或其神经根的支配区并且在脑脊液（CSF）的聚合酶链反应（PCR）检测中发现 VZV 时，可支持带状疱疹的诊断[29]。

在检查时，受 PHN 累及的皮节区可能非常显眼，因为既往患有急性带状疱疹感染患者，其水疱破裂后，会在该区域遗留瘢痕或者患者经常搔抓导致该区域的皮肤脱落。被感染的皮肤可能表现出对机械和热刺激感觉减退，痛觉过敏（对疼痛刺激的敏感性增加）或触摸痛。

## 治疗

**带状疱疹**：疼痛与急性发作的带状疱疹有关，可以用硬膜外或者椎旁躯体阻滞（肋间）来治疗（参见疼痛手术的章节）[30]。口服抗疱疹药物包括阿昔洛韦（Zovirax）、伐昔洛韦（Valtrex）和泛昔洛韦（Famvir）。这些药物可降低 PHN 的发生率，大剂量使用时，对免疫功能严重低下的患者可能导致血栓性血小板减少性紫癜、溶血性尿毒症综合征。

**PHN**：建议初始治疗时使用利多卡因皮肤贴片，因为这种方式发生严重副作用的可能性最低。大多数对 TN 有效的药物对 PHN 的效果较差。一线治疗药物包括三环类抗抑郁药、加巴喷丁和普瑞巴林。在系统评价中已经证实，使用这些药物治疗并伴有阿片类药物的疗效比安慰剂组更好[31-34]。由于 PHN 的疼痛可能是慢性的，因此通常需要长期治疗，然而，大多数治疗的长期获益并不确切，而且副作用很常见[35]。

● **三环类抗抑郁药（TCA）**：阿米替林和去甲替林。

a.作为中度至重度 PHN 疼痛患者的初始治疗。对患有心脏病、癫痫或青光眼的患者不建议使用。

b.对于老年患者应当谨慎使用，尤其是因抗胆碱能作用而患有认知功能障碍/痴呆症的患者。

● **抗癫痫药物**：加巴喷丁、奥卡西平和唑尼沙胺。

a.中度至重度 PHN 患者对 TCA 有禁忌证或不耐受时，推荐使用此类药物。

b.副作用包括头晕、嗜睡、共济失调、外周水肿、精神错乱和抑郁。

● **局部治疗**：辣椒素和 5% 利多卡因贴剂。

对于 PHN 轻度至中度局部疼痛的患者且不愿使用 TCA 进行系统性治疗时，推荐使用此类药物。

● **鞘内注射类固醇**：

对于那些采取上述措施后仍持续患有顽固性疼痛的患者可以选用这种治疗措施。这种方法对三叉神经分布区的疼痛起不到治疗效果。

● **手术治疗**：

○ 目前没有任何手术能够成功治疗 PHN。手术方式包括神经阻滞、根神经切断术、脐带切除术、交感神经切除术、神经切除术、针灸、背根入口区（DREZ）损毁术、脊髓刺激（SCS）和运动皮层刺激（用于面部 PHN）。见手术操作部分。

## 11.3.5 复杂性区域疼痛综合征(CRPS)/灼性神经痛

Weir Mitchell 于 1864 年引入了"灼性神经痛"这一术语来描述一种罕见的综合征。在美国内战时期，一小部分遭受周围神经损伤的患者随后会表现出此种综合征。该综合征通常发生在肢体远端，其特征包括局部疼痛、肢体活动范围受限、肿胀、皮肤改变、血管舒缩功能障碍以及不均性骨脱钙。它常见于发生骨折、软组织损伤或经历手术后的患者中。该综合征随后被重新归类为"复杂性区域疼痛综合征"（CRPS）。

CRPS 具有两种亚型[36,37]：

● Ⅰ型又称反射性交感神经营养不良，或轻度灼性神经痛：对应于未发现周围神经损伤的 CRPS 患者，在临床中大约占 90%。

● Ⅱ型以前称为灼性神经痛：特指在客观上存在周围神经障碍的病例。

### 病理生理

CRPS 的发病机制尚不清楚。早期的理论引用交感神经和传入性疼痛纤维之间的假突触传递理论,尽管这一理论现在很少引用。一些研究发现,CRPS患者在血浆和CSF中的促炎症因子水平显著增加[38-41]。因此,炎症介质和导致疼痛的肽通过周围神经释放,被认为是一种可能的致病[42-44]。机制中枢致敏,其中伤害性传入的活性增加导致脊髓背角中的躯体感觉神经元突触传递增加,这是CRPS中疼痛和触摸痛的另一种可能解释[42]。最近另一项假说认为,交感神经末梢的去甲肾上腺素过度释放以及儿茶酚胺超敏反应参与其中,这可能解释了CRPS的自主临床表现[45]。

## 症状和体征

CRPS的主要临床表示是疼痛、感觉改变、运动障碍、自主神经症状和受累肢体的营养状态改变。一般在刺激事件发生后的4~6周内首次发作[46,47]。初始症状通常包括受累及肢体的疼痛、红斑和肿胀[43]。疼痛是最突出和使患者虚弱的症状,在大部分患者中它呈现为肢体内部的刺痛、灼热感或撕裂感。感觉异常包括痛觉过敏、触摸痛或感觉过敏(对物理感觉的减退),且通常发生在肢体远端[48]。肢体运动可能受限于水肿、疼痛,或挛缩。营养变化可包括毛发生长增加,指甲生长的增快或减慢,关节和筋膜的挛缩或纤维化和皮肤萎缩。这些症状可以随着时间的推移向受累肢体的临近区域发展,甚至波及同侧或者对侧其他肢体[49,50]。

## 诊断

CRPS的诊断基于病史和体格检查及以下特征[48]:

(1)症状出现在肢体创伤后,一般发生于4~6周内。

(2)症状不能用原发创伤完全解释。

(3)症状累及肢体远端,且超过创伤所涉及的区域,或者延伸超过单个神经或神经节所支配的区域。

目前仍缺乏统一的病理生理机制,还没有研究出诊断的"金标准"。已经提出的测试包括热成像、三相骨扫描、对骨质疏松的X线检查、对交感神经阻滞的反应和自主神经测试,但是这些测试都缺乏足够的特异性。

## 治疗

建议在治疗 CRPS 的过程中采用多学科的措施,并且在疾病早期节段开始治疗会更为有效[51,52]。对于早期 CRPS 患者,开始治疗时建议使用以下措施的一项或多项: 非甾体抗炎药(NSAID),抗惊厥药(加巴喷丁或普瑞巴林),TCA 或其他对神经性疼痛有效的抗抑郁药(通常为阿米替林或去甲替林),双膦酸盐治疗,局部利多卡因/辣椒素乳膏。药物治疗通常没有效果。其他建议的治疗包括:

(1)交感神经阻滞(18%~25%的患者获得了令人满意的长期缓解)。

(2)静脉内交感神经阻滞:尤其适用于上肢 CRPS 患者,尽管在几项临床试验中其疗效与安慰剂组相当[53,54]。

(3)交感神经切除术:一些研究认为,超过 90%的患者可以得到疼痛缓解。另外一些研究认为,这项技术的疗效与安慰剂组差别不大[55]。

(4)SCS:有一些成功的案例报道。

(5)背根神经节刺激术。

## 11.3.6 周围神经

### 病理生理

周围神经综合征可能由压迫神经节段所致, 如腕管综合征。但也可发生于根部近端水平,如当突出的颈椎间盘压迫脊髓根部时。少数情况下,病理是由于神经横断、神经缺血、放射、炎症、退行性病变以及代谢疾病等所致。

### 诊断和治疗

神经传导研究和肌电图等电生理诊断研究,是识别和分类周围神经疾病的最有效手段。

MRI 也被用于诊断颈椎病、椎间盘突出、退行性变和压迫。治疗措施包括药物治疗、夹板固定、激素注射和神经减压术或者神经移位修复手术。

### 症状

#### 腕管综合征

(1)最常见的卡压综合征:

累及腕部正中神经。

(2)症状包括手部刺痛感、夜间症状加重。

(3)Tinels(叩击手腕)试验和 Phalen(屈曲手腕)试验可用于诊断。

(4)电生理检查是最敏感的诊断措施。

### 前骨间神经病

(1)罕见,单纯的运动神经病,偶有报道伴有前臂钝痛。

(2)患者不能做出 OK 手势(拇指指间和示指远端指间关节屈曲受损)。

(3)可以通过捏指试验(患者不能在拇指和示指之间夹纸)以及超声和 MRI 进行诊断。

### 后骨间神经

(1)压迫引起手指和手腕的伸展无力,起病缓慢。疼痛不是主要症状,且没有感觉障碍。

(2)MRI 可以发现肌肉信号的变化,这种变化表明肌肉的去神经支配。

### 尺神经

(1)压迫部位可位于肘上部、肘部、肘窝或者手腕部的 Guyon 管。

(2)第一骨间背侧肌肉萎缩是最明显的表现。其他的骨间肌肉也可出现萎缩。

(3)导致爪样畸形以及小指和无名指尺侧的感觉减退。

(4)电生理检测和超声可用于诊断。

## 11.4　疼痛的手术治疗

在患者最终要接受手术治疗之前,应当已经尝试使用过最大药物剂量。一般而言,在采用消融手术之前,已经尝试过各种非消融手术。

### 11.4.1　电刺激

#### 周围神经

周围神经电刺激(PNS)是一种技术,这种技术沿着周围神经的走行放置电极以控制疼痛。PNS 使用之前提过的门控理论,通过刺激非痛觉通路(厚髓鞘 Aβ 神经纤维)来抑制疼痛。将一种临时试验性电极放置在预定部位持续 1 周,观察 PNS 的植入是否具有疗效。若试验成功,则在之后植入永久性电极。

## 背根神经节

背根神经节包含一级传入神经元的细胞胞体。它在神经孔中位于一个相对可预知的位置,可以在荧光显微镜的引导下进入硬膜外插入电极,以使得该脊髓节段支配皮节区内的疼痛缓解。邻近皮节区通过交通支(邻近脊髓节段之间的神经纤维)也可被刺激。

## 脊髓刺激(SCS)

SCS 是将电极插入后硬膜腔以阻断疼痛传递(图 11.5)。关于 SCS 的确切作用机制尚未明

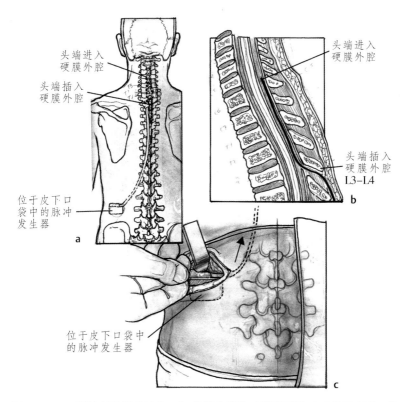

图 11.5 (a)脊髓刺激器的植入。(b)导管尖端位于硬膜下腔。(c)位于皮下口袋中的脉冲发生器。(Reproduced from Connolly E, McKhann II G, Huang J et al, Fundamentals of Operative Techniques in Neurosurgery, 2nd edition, © 2010, Thieme Publishers, New York.)

确,但可能是由于感觉通路顺行和逆行调控的参与,特别是脊髓背角的广动力范围神经元的活动。

SCS最常见的适应证是椎板切除术后疼痛综合征或背部手术失败综合征。其是一种以手术后持续疼痛为特征的疾病。SCS在CRPS 1型[56]、开胸术后疼痛、多发性硬化、糖尿病性神经病、难治性心绞痛、不能手术的外周血管疾病导致的肢体缺血疼痛等疾病中,也有疗效。有时,在PHN中,也可起效。

放置电极后,将皮下放置的植入式脉冲发生器与电极连接,再通过几天的外部发生器试验以确定SCS是否起效。SCS的并发症包括感染(平板电极发生率为3.5%)、电极移位、铅断裂、脑脊液漏、神经根疼痛、心脏起搏器干扰和虚弱。在可进行多学科合作的专科医疗中心中,有经验的医生使用此项技术可使得疼痛控制的成功率接近于50%,50%的患者可以获得改善[57]。

## 深部脑刺激

深部脑刺激(DBS)可用于治疗各种病症,包括运动障碍、癫痫和疼痛综合征。传入性疼痛综合征,如痛性感觉缺失(触摸时引起完全麻木区域的疼痛)、脊髓损伤引起的疼痛或丘脑疼痛综合征,可能获益于感觉性丘脑刺激术(腹侧后内侧或腹侧后外侧)。对于慢性神经性疼痛的患者,DBS可使25%~60%的患者疼痛程度减轻40%~50%[58]。在单例报道中,已经描述使用DBS治疗难治性严重持续性疼痛状态[56]。

伤害性疼痛综合征更有可能受益于脑室周围灰质或导水管周围灰质的刺激。美国食品和药物管理局(FDA)没有证实这些装置能够用于治疗疼痛,因为其有效率仅为20%[59]。

## 经颅磁刺激

在经颅磁刺激(TMS)中,电磁线圈固定于相应头皮处影响下方皮层的放电。研究表明,对运动皮层区域进行反复性TMS具有一定的有效性,可以产生长期持续的疼痛缓解,这使得其可能具有潜在的治疗作用[60]。

## 11.4.2　脊髓内麻醉药物给药

脊髓麻醉药物可以通过鞘内或硬膜外给药以缓解疼痛。在鞘内给药时,通常从腰部进入蛛网膜下隙,药物通过泵和导管组成的药物输送系统输注。在植入输液泵之前,患者经过一个初始试验,即通过导管注入药物持续一个可调整的时间段,其长短取决于取得最优化剂量水平的用时长短。然后将输液泵植入皮下,一般来说位于腹部,在皮肤和肌肉组织之间的"口袋"中。

系统性麻醉药物给药的优势在于药物使用量更少,镇静和(或)意识模糊更少见,便秘更少见,以及可能恶心和呕吐的发生率更低。剂量的需求会随着使用时间的增加而增加,这是因为耐药性的发展和(或)疾病的进展[61]。并发症包括脑膜炎和呼吸衰竭(罕见)。CSF 漏和脊髓性头痛也可发生,也可出现导管尖端移位/断开的情况,但是能够通过手术修复。长期应用鞘内或者硬膜外阿片类药物可能导致导管相关肉芽肿,导管尖端炎性肿物,它们可能会导致神经功能障碍和(或)导管移位。高达 90%的癌性痛得到显著改善,神经性疼痛的有效率为 25%~50%。

目前,FDA 批准用于鞘内给药的药物是吗啡、齐考诺肽和巴氯芬。

## 11.4.3　脊髓消融手术

图 11.6 展示了中枢和周围神经系统的多种损伤性手术,下面将加以讨论。

### 背根进入区损伤术

背部进入区(DREZ)损伤术或许是治疗神经根撕脱、脊髓损伤、PHN 和截肢后患肢痛等传入神经阻滞性疼痛最有效的方法。在手术过程中, 显微镜下辨别DREZ,并通过射频电流或选择性切开的方法在撕裂神经根同侧进行损伤。

### 交感神经切除术

交感神经切除术适用于多种疾病,包括原发性多汗、原发性雷诺病、肩–手综合征和顽固型心绞痛。该手术或许也可用于灼性神经痛主要症状的治疗。腰

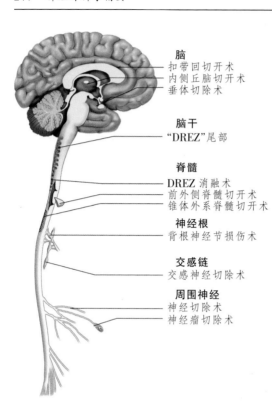

脑
扣带回切开术
内侧丘脑切开术
垂体切除术

脑干
"DREZ" 尾部

脊髓
DREZ 消融术
前外侧脊髓切开术
锥体外系脊髓切开术

神经根
背根神经节损伤术

交感链
交感神经切除术

周围神经
神经切除术
神经瘤切除术

图 11.6 将中枢和外周神经系统分成不同节段，阐述了处理每个节段疼痛的潜在的消融手术。DREZ，背根进入区。(Reproduced from Harbaugh R, Shaffrey C, Couldwell W et al, Neurosurgery Knowledge Update: A Comprehensive Review, 1st edition, ⓒ 2015, Thieme Publishers, New York)

交感神经切除术适用于下肢灼性神经痛，而术前腰交感神经阻滞可用于评估患者的反应。一般来说，移除 L2 和 L3 的交感神经节足以治疗下肢交感神经张力。

## 脊髓切开术

脊髓切开术指的是切段脊髓内脊髓丘脑侧束的纤维。此种手术对单侧疼痛低于 C5 皮节区水平患有绝症的患者是一种选择，可在 C1–C2 间隙内行开放性手术或经皮手术。如果存在任意的对侧疼痛，则疼痛在术后有加重的趋势。

> 双侧颈部脊髓切开术有丧失自主呼吸的风险。

若需要行双侧切断术，则在第一次手术后要确认呼吸功能

和 $CO_2$ 反应性的正常,再行第二次手术。

在经皮脊髓切开术中,利用射频电流损伤脊髓丘脑侧束。富有经验的医生可使 94% 的患者在出院时疼痛显著缓解,尽管在 1 年时降至 60%,在 2 年时会降至 40%。手术并发症包括共济失调、膀胱功能障碍、同侧麻痹、感觉迟钝、睡眠呼吸暂停和呼吸衰竭致死。

### 脊髓联合切开术

该手术切断了穿过前联合走行至脊髓丘脑侧束的痛觉纤维。手术适应证包括双侧或中线疼痛,且主要是位于胸部水平以下。大约 60% 的患者疼痛得到了完全缓解,28% 的患者部分缓解以及 8% 的患者无效。并发症包括下肢无力(8%)、感觉迟钝、膀胱功能障碍、性功能障碍和脊髓前动脉损伤(罕见)。

## 11.4.4 颅内消融手术

### 立体定向中脑切开术

该手术适用于双侧头、颈、面和(或)上肢疼痛。在 MRI 引导下,在下丘水平的侧裂沟向外侧 5mm 处做一切口。它的主要并发症为复视,这是因为干扰了垂直眼球运动(通常为暂时性)。

### 扣带回切开术

扣带回切开术理论上能够减少疼痛引起的不愉快感,而不是消除疼痛本身。该手术在 MRI 引导下对扣带回行双侧切开。潜在的副作用包括恶心、呕吐、头痛、癫痫发作和情感迟钝(10%~30%)。

## 11.4.5 癌痛

癌痛是一种极其难以治疗的病症。恶性肿瘤,尤其是位于外周时,可能引起疼痛。局限于中枢神经系统的癌痛,尤其是大脑和脊髓,可能仅仅表现为头痛的症状,而且可以使用其他方式治疗。

当阿片类药物难以对患者的癌痛起效时,他们通常都会求助于外科医生。这些患者需进行静脉内麻醉性止痛药方案试验或吗啡止痛泵试验中的一种(见上文)。

选择侵入性手术也是一种

选择,但随着鞘内吗啡泵的出现逐渐减少了这种手术。这些手术包括 DREZ 损伤术,脊髓切开术(开放或经皮)和脊髓联合切开术(用于双侧疼痛)。也可以考虑在导水管周围或脑室周围灰质中进行 DBS。

最近关于比较鞘内给药系统与全面药物治疗的随机对照试验证实,鞘内给药提高了临床疼痛控制的成功率,减少了药物毒性,减轻了疼痛,提升了患者生存率以及减少了药物使用。这些研究针对患有顽固性癌痛的患者植入镇痛泵后的第一年[62,63]。

## 11.5 关键知识点回顾

### 11.5.1 习题

(1)关于中枢神经系统中疼痛感觉通路的描述最佳的答案为:

a.外周受体、一级神经元、Lissauer 背外侧束、胶状质、二级神经元、腹侧白质前联合和脊髓丘脑束。

b.一级神经元、外周受体、胶状质、Lissauer 背外侧束、二级

> **要点**
> - 得出正确的诊断对于疼痛的治疗至关重要。采用多学科方法可以帮助并确保不会遗漏任何信息,规范的心理评估可发现不合适的应对策略或伴随的情绪障碍,明确它们是否可能在疼痛持续存在中发挥作用。
> - 手术疗法不应被视为"最后的手段"。在合适的患者中,与药物疗法相比,它们可以使疼痛更快速地消除和更持久的缓解,且副作用更少。其关键是选择合适的患者。
> - 在可能的情况下,使用神经调节疗法(如刺激或鞘内给药)通常应优于神经消融术,这是因为它们本质上具有可逆性和可滴定性。癌疼是个例外,其中经皮切除术基本上可以获得疼痛的立即缓解。

神经元、腹侧白质前联合和脊髓丘脑束。

c.Lissauer 背外侧束、外周

受体、一级神经元、胶状质、二级神经元、脊髓丘脑束和腹侧白质前联合。

d.外周受体、一级神经元、腹侧白质前联合、Lissauer 背外侧束、胶状质、二级神经元和脊髓丘脑束。

(2)交感神经切断术可适用于治疗以下所有的疾病,除了:

a.原发性多汗。

b.原发性雷诺病。

c.TN。

d.肩-手综合征。

(3)将以下的陈述与适当的疼痛类型相匹配。

1-传入阻滞性疼痛。

2-CRPS Ⅰ型。

3-伤害性疼痛。

4-CRPS Ⅱ型。

5-神经性疼痛/PHN。

a.1 名 24 岁足球运动员在比赛中扭伤了他的脚踝,诉阵发性疼痛(6/10),且扭伤后立刻肿胀。

b.1 名越战老兵在创伤性损伤后,右腿膝部以上进行了截肢,诉右侧膝部以下有灼痛和刺痛。

c.1 名 40 岁的女性患者诉

烧灼痛,肌肉痉挛,活动减少,以及毛发生长减慢,指甲开裂,肤色改变,以及她的右臂和手出汗增加。她于 1 个月前扭伤了这只手臂,且最近拆除了夹板。

d.1 名 60 岁的男性患者诉右侧胸部间歇性烧灼感和刺痛感。在体格检查时,轻触某些区域会表现为疼痛增加。麻醉后,也有相同表现。患者诉曾有水疱疹破裂,数周前治愈。

(4)1 名 45 岁的女性患者,每当刷牙时,右侧面部会有突发性的锐痛。没有激惹时疼痛也可在一天内多次发生。体格检查时,轻触患者右侧面颊可诱发症状。该患者最佳的起始治疗是?

a.显微血管减压术。

b.卡马西平。

c.苯妥英。

d.SRS。

(5)SCS 可用于治疗以下所有疾病导致的疼痛,除了:

a.椎板切除术后疼痛综合征

b.多发性硬化症

c.糖尿病神经病变

d.前列腺癌转移

(6)关于 CRPS,以下最正确的描述是:

a.CRPS Ⅰ型对应于存在周围神经损伤的患者。

b.CRPS 的症状包括疼痛、肿胀、活动范围受限、皮肤改变以及骨脱矿。

c.CRPS 的病理生理为病毒地再活化，这些病毒在颅神经或脊髓神经的背根神经节中潜伏多年。

d.CRPS 必须包括至少发作 3 次的单侧疼痛，持续时间从 1 秒至 2 分钟。

(7)周围神经刺激是一种基于门控理论的技术手段，通过刺激以下哪种神经纤维来抑制疼痛：

a.Aδ 纤维。

b.C 纤维。

c.Aβ 纤维。

d.Aα 纤维。

(8)将并发症与相关治疗方式正确匹配：

1-立体定向中脑切开术。

2-脊髓切开术。

3-椎管内麻醉。

4-扣带回切开术。

a.丧失自主呼吸(双侧手术)。

b.脑膜炎、脊髓性头痛和呼吸衰竭。

c.复视。

d.恶心、呕吐、癫痫发作和情感迟钝。

(9)1 名 64 岁的男性患者既往有心脏病史，入院时左侧胸部有严重的间歇性灼痛和针刺痛 4 天。疼痛无放射痛，但是轻触时会加重。患者诉在同样的区域曾患水疱疹并破裂，一周前治愈。对该患者最合适的下一步治疗是什么？

a.舌下含服硝酸甘油。

b.阿米替林。

c.加巴喷丁。

d.局部应用利多卡因。

(10)1 名 65 岁的男性患者，患有糖尿病病史和高血压，来到医院时表现为慢性持续性背痛，他描述为钝痛并累及他的大腿上部。患者描述他的下肢偶尔出现锐性、针刺样疼痛。因为患者 L4-5 复发性椎间盘突出引起的神经根病，他接受过 3 次背部手术。以下哪种治疗方法最能缓解患者的慢性背痛？

a.鞘内注射巴氯芬。

b.SCS。

c.周围神经刺激术。

d.背根进入区损伤术。

## 11.5.2 答案

(1)a.疼痛传播始于外周受体，其通过一级神经元传递冲动，然后通过 Lissauer 背外侧束投射至脊髓并终止于脊髓背角胶状质中的二级神经元附近。然后，二级神经元发出轴突，在腹侧白质前联合中交叉并且上行于脊髓丘脑侧束传导通路或迂回于内侧脊髓网状丘脑束传导通路。(b)和(c)，外周受体是该途径中疼痛的第一传感器。(d)，轴突必须在 Lissauer 背外侧束上行，并在穿过腹侧白质前联合处的中线之前与胶状质附近的二级神经元形成突触连接。

(2)c.外科交感神经切除术已用于治疗原发性多汗症(a)、原发性雷诺病(b)、肩手综合征(d)、CRPS、社交恐惧症、焦虑症和其他疾病。交感神经切除术不是 TN(c)的治疗措施，因为 TN 的病理生理学发病机制通常涉及三叉神经的压迫或脱髓鞘。TN 的手术治疗包括微血管减压、神经根切断术、三叉神经节损伤术或 SRS，卡马西平是一线用药。

(3)关键点:a-3,b-1,c-2,d-5。病例(a)为 1 例伤害性疼痛的病例,疼痛是突发的,且由于踝关节扭伤引起组织损伤和局部炎症。本类疼痛应该对镇痛/麻醉药物反应良好。病例(b)为 1 例传入阻滞性疼痛的病例,因为该患者在膝关节以上接受了截肢手术导致直径较粗的感觉神经纤维损伤而引起感觉传导中断。这种传导中断使患者感觉到截肢平面以下的灼痛和刺痛。病例(c)表现为 CRPS,因为患者主诉为烧灼痛、痉挛和血管舒缩功能障碍（出汗增加/毛发生长减少）的症状。该病例应为 CRPS Ⅰ 型,因为患者没有周围神经损伤的表现(无缺陷)。CRPS Ⅰ 型占所有 CRPS 病例的 90%。病例(d)是 1 例 PHN 病例,患者表现出典型的单侧皮节分布区中的间歇性灼痛/刺痛症状，继发于几周前的水疱疹治愈。

(4)b.该患者表现出 TN 的典型症状,伴有三叉神经分支支配区的阵发性枪击样疼痛。(a)患者的初始治疗应为药物治疗,当药物治疗难以奏效时,再继续行手术治疗。(c)苯妥英是治疗 TN 的一种三线药物。它的临床有效率很低，只有当其他药物，如 TCA、巴氯芬和加巴喷丁类药物难以起效时，才可使用。(d) SRS 是治疗 TN 的另一种选择，然而，在疼痛缓解前存在一段潜伏期，该技术对于需要立即缓解的患者只能作为第二选择。在进行 SRS 治疗之前，也应该尝试药物治疗。

(5)d.SCS 最常见的适应证是椎板切除术后综合征(a)。已经证明 SCS 可有效治疗多发性硬化症(b)和糖尿病神经病变(c)。SCS 是将电极插入后硬膜外腔以中断疼痛传递，该过程的具体机制仍未明确。SCS 仍未常规用于治疗癌症疼痛，其更适合的方式是静脉注射或鞘内阿片类药物给药。对于难治性患者，可行更加侵入性的手术(脊髓切开术、DREZ 和脊髓联合切开术)。

(6)b.(a)CRPS Ⅰ型的病例应具有周围神经损伤的症状。(c)描述了 PHN 的病理生理学。CRPS 的发病经常继发于骨折、软组织损伤或者手术，并且表现为远端肢体的局部疼痛、肿胀、皮肤变化和骨脱矿。(d)描述了

TN 的诊断标准，而不是 CRPS 的。

(7)c.周围神经刺激是基于 Melzack 和 Wall 门控制理论，通过刺激传导触觉、压力觉和振动觉的厚髓鞘 Aβ 纤维以减慢无髓鞘(C)和薄髓鞘(Aδ)纤维所传导的痛觉冲动。(a)Aδ 纤维是薄髓鞘纤维，参与疼痛冲动和温度感觉的传递。受到刺激时，不会抑制痛觉冲动的传导。(b)C 纤维是无髓鞘纤维，传导速度慢，且传导痛觉、温度觉和痒觉。因此，通过外周神经系统刺激这些纤维不会抑制疼痛。(d)Aα 纤维是肌梭和高尔基器的初级受体，不参与疼痛的传导通路。

(8)关键点:a-2,b-3,c-1,d-4。(a)自主呼吸丧失是双侧颈髓切除术的并发症。如果要进行双侧手术，则应在第一次手术后检测正常呼吸功能和 $CO_2$ 反应性后方，可进行第二次手术。(b)所有这些症状是由于在鞘内麻醉给药时脊髓周围的硬膜受到损伤。(c)复视是立体定向中脑切开术的并发症之一，其可影响垂直眼球运动（通常为暂时性的）。(d)扣带回切开术可导致这

些症状,这是因为进行颅内手术时,会对脑实质和额叶(情感迟缓)进行骚扰,并导致颅内压增高(恶心、呕吐)和癫痫的症状。

(9)c.本题的关键点在于患者诉曾在该皮节分布区患水疱疹破裂且在 1 周前痊愈。这种间歇性烧灼痛/刺痛会在轻触时加重(触摸痛),这是 PHN 的典型特征。该病的一线治疗用药为加巴喷丁。(a)该药适用于冠脉缺血患者。然而,此患者的症状为间歇性和非放射性的,且在轻触时症状加重,更像是 PHN 的特征性表现。(b)一般认为阿米替林是患有中度至重度 PHN 疼痛患者的初始治疗用药,然而,该患者具有心脏病史,为该药物的禁忌证。(d)患有轻至中度的局限性疼痛并且不希望系统性使用 TCA 治疗的患者,推荐他们外用利多卡因治疗。

(10)b.本题描述一个患有背部手术失败综合征的患者(继发于多次背部手术的慢性疼痛)。背部手术失败综合征(又名椎板切除术后疼痛综合征)是 SCS 最常见的适应证。(a)鞘内注射巴氯芬通常用于缓解脊髓损伤或脊髓疾病引起的痉挛。该患者未表现出任何痉挛症状。(c)虽然周围神经刺激可用于治疗某些类型的背痛,但是已证明 SCS 是最有效的治疗措施。该患者也患有相同节段水平的复发性椎间盘突出症,他的慢性痛很可能是由脊髓的中央突出导致的,因此 SCS 更适合于该病例。(d)DREZ 损伤术是治疗神经根撕脱、脊髓损伤、PHN 和截肢后患肢痛所引起的传入阻滞性疼痛最为有效的手段。它并不是治疗背部手术失败综合征最有效的方法。

## 参考文献

[1] Willis WD. Nociceptive pathways: anatomy and physiology of nociceptive ascending pathways. Philos Trans R Soc Lond B Biol Sci. 1985; 308(1136):253–270

[2] Jones EG, Leavitt RY. Retrograde axonal transport and the demonstration of non-specific projections to the cerebral cortex and striatum from thalamic intralaminar nuclei in the rat, cat and monkey. J Comp Neurol. 1974; 154(4):349–377

[3] Melzack R, Wall PD. Pain mechanisms: a new theory. Science. 1965; 150(3699):971–979

[4] Watson CP, Babul N. Efficacy of oxycodone in neuropathic pain: a randomized trial in postherpetic neuralgia. Neurology. 1998; 50(6):1837–1841

[5] Burchiel KJ. A new classification for facial pain. Neurosurgery. 2003; 53(5):1164–1166, discussion 1166–1167

[6] Hamlyn PJ. Neurovascular relationships in the posterior cranial fossa, with special reference to trigeminal neuralgia. 2. Neurovascular compression of the trigeminal nerve in cadaveric controls and patients with trigeminal neuralgia: quantification and influence of method. Clin Anat. 1997; 10(6):380–388

[7] Bowsher D. Trigeminal neuralgia: an anatomically oriented review. Clin Anat. 1997; 10(6):409–415

[8] Love S, Coakham HB. Trigeminal neuralgia: pathology and pathogenesis. Brain. 2001; 124(Pt 12):2347–2360

[9] Headache Classification Committee of the International Headache Society (IHS). The International Classification of Headache Disorders, 3rd edition (beta version). Cephalalgia. 2013; 33(9):629–808

[10] Lunsford LD, Apfelbaum RI. Choice of surgical therapeutic modalities for treatment of trigeminal neuralgia: microvascular decompression, percutaneous retrogasserian thermal, or glycerol rhizotomy. Clin Neurosurg. 1985; 32:319–333

[11] Hiwatashi A, Matsushima T, Yoshiura T, et al. MRI of glossopharyngeal neuralgia caused by neurovascular compression. AJR Am J Roentgenol. 2008; 191(2):578–581

[12] Soh KB. The glossopharyngeal nerve, glossopharyngeal neuralgia and the Eagle's syndrome--current concepts and management. Singapore Med J. 1999; 40(10):659–665

[13] Patel A, Kassam A, Horowitz M, Chang YF. Microvascular decompression in the management of glossopharyngeal neuralgia: analysis of 217 cases. Neurosurgery. 2002; 50(4):705–710, discussion 710–711

[14] Resnick DK, Jannetta PJ, Bissonnette D, Jho HD, Lanzino G. Microvascular decompression for glossopharyngeal neuralgia. Neurosurgery. 1995; 36(1):64–68, discussion 68–69

[15] Laha RK, Jannetta PJ. Glossopharyngeal neuralgia. J Neurosurg. 1977; 47(3):316–320

[16] Bruyn GW. Glossopharyngeal neuralgia. Cephalalgia. 1983; 3(3):143–157

[17] Forbes HJ, Bhaskaran K, Thomas SL, et al. Quantification of risk factors for postherpetic neuralgia in herpes zoster patients: A cohort study. Neurology. 2016; 87(1):94–102

[18] Jung BF, Johnson RW, Griffin DR, Dworkin RH. Risk factors for postherpetic neuralgia in patients with herpes zoster. Neurology. 2004; 62(9):1545–1551

[19] Dworkin RH, Boon RJ, Griffin DR, Phung D. Postherpetic neuralgia: impact of famciclovir, age, rash severity, and acute pain in herpes zoster patients. J Infect Dis. 1998; 178(Suppl 1):S76–S80

[20] Meier JL, Straus SE. Comparative biology of latent varicella-zoster virus and herpes simplex virus infections. J Infect Dis. 1992; 166(Suppl 1):S13–S23

[21] Drolet M, Brisson M, Schmader K, et al. Predictors of postherpetic neuralgia among patients with herpes zoster: a prospective study. J Pain. 2010; 11(11):1211–1221

[22] Balfour HH, Jr. Varicella zoster virus infections in immunocompromised hosts. A review of the natural history and management. Am J Med. 1988; 85(2A, 2a):68–73

[23] Burke BL, Steele RW, Beard OW, Wood JS, Cain TD, Marmer DJ. Immune responses to varicella-zoster in the aged. Arch Intern Med. 1982; 142(2):291–293

[24] Johnson RW, Bouhassira D, Kassianos G, Leplège A, Schmader KE, Weinke T. The impact of herpes zoster and post-herpetic neuralgia on quality-of-life. BMC Med. 2010; 8:37

[25] Dworkin RH, Portenoy RK. Pain and its persistence in herpes zoster. Pain. 1996; 67(2–3):241–251

[26] Bowsher D. Pathophysiology of postherpetic neuralgia: towards a rational treatment. Neurology. 1995; 45(12, Suppl 8):S56–S57

[27] Schott GD. Triggering of delayed-onset postherpetic neuralgia. Lancet. 1998; 351(9100):419–420

[28] Nalamachu S, Morley-Forster P. Diagnosing and managing postherpetic neuralgia. Drugs Aging. 2012; 29(11):863–869

[29] Gilden DH, Wright RR, Schneck SA, Gwaltney JM, Jr, Mahalingam R. Zoster sine herpete, a clinical variant. Ann Neurol. 1994; 35(5):530–533

[30] Youmans JR. Neurological Surgery: A Comprehensive Reference Guide to the Diagnosis and Management of Neurosurgical Problems. Philadelphia, PA: Saunders; 1990

[31] Finnerup NB, Attal N, Haroutounian S, et al. Pharmacotherapy for neuropathic pain in adults: a systematic review and meta-analysis. Lancet Neurol. 2015; 14(2):162–173

[32] Attal N, Cruccu G, Baron R, et al; European Federation of Neurological Societies. EFNS guidelines on the pharmacological treatment of neuropathic pain: 2010 revision. Eur J Neurol. 2010; 17(9):1113–e88

[33] Edelsberg JS, Lord C, Oster G. Systematic review and meta-analysis of efficacy, safety, and tolerability data from randomized controlled trials of drugs used to treat postherpetic neuralgia. Ann Pharmacother. 2011; 45(12):1483–1490

[34] Hempenstall K, Nurmikko TJ, Johnson RW, A'Hern RP, Rice AS. Analgesic therapy in postherpetic neuralgia: a quantitative systematic review. PLoS Med. 2005; 2(7):e164

[35] Johnson RW, Rice AS. Clinical practice. Postherpetic neuralgia. N Engl J Med. 2014; 371(16):1526–1533

[36] Harden RN, Bruehl S, Stanton-Hicks M, Wilson PR. Proposed new diagnostic criteria for complex regional pain syndrome. Pain Med. 2007; 8(4):326–331

[37] Stanton-Hicks M, Jänig W, Hassenbusch S, Haddox JD, Boas R, Wilson P. Reflex sympathetic dystrophy: changing concepts and taxonomy. Pain. 1995; 63(1):127–133

[38] Munnikes RJ, Muis C, Boersma M, Heijmans-Antonissen C, Zijlstra FJ, Huygen FJ. Intermediate stage complex regional pain syndrome type 1 is unrelated to proinflammatory cytokines. Mediators Inflamm. 2005; 2005(6):366–372

[39] Alexander GM, van Rijn MA, van Hilten JJ, Perreault MJ, Schwartzman RJ. Changes in cerebrospinal fluid levels of pro-inflammatory cytokines in CRPS. Pain. 2005; 116(3):213–219

[40] Uçeyler N, Eberle T, Rolke R, Birklein F, Sommer C. Differential expression patterns of cytokines in complex regional pain syndrome. Pain. 2007; 132(1–2):195–205

[41] Parkitny L, McAuley JH, Di Pietro F, et al. Inflammation in complex regional pain syndrome: a systematic review and meta-analysis. Neurology. 2013; 80(1):106–117

[42] Bussa M, Guttilla D, Lucia M, Mascaro A, Rinaldi S. Complex regional pain syndrome type I: a comprehensive review. Acta Anaesthesiol Scand. 2015; 59(6):685–697

[43] Marinus J, Moseley GL, Birklein F, et al. Clinical features and pathophysiology of complex regional pain syndrome. Lancet Neurol. 2011; 10(7):637–648

[44] Jänig W, Baron R. Complex regional pain syndrome: mystery explained? Lancet Neurol. 2003; 2(11):687–697

[45] Wasner G, Schattschneider J, Heckmann K, Maier C, Baron R. Vascular abnormalities in reflex sympathetic dystrophy (CRPS I): mechanisms and diag-

nostic value. Brain. 2001; 124(Pt 3):587–599

[46] Birklein F, O'Neill D, Schlereth T. Complex regional pain syndrome: An optimistic perspective. Neurology. 2015; 84(1):89–96

[47] Thomson McBride AR, Barnett AJ, Livingstone JA, Atkins RM. Complex regional pain syndrome (type 1): a comparison of 2 diagnostic criteria methods. Clin J Pain. 2008; 24(7):637–640

[48] Birklein F, Riedl B, Sieweke N, Weber M, Neundörfer B. Neurological findings in complex regional pain syndromes--analysis of 145 cases. Acta Neurol Scand. 2000; 101(4):262–269

[49] van Rijn MA, Marinus J, Putter H, Bosselaar SR, Moseley GL, van Hilten JJ. Spreading of complex regional pain syndrome: not a random process. J Neural Transm (Vienna, Austria: 1996). 2011; 118(9):1301–1309

[50] Maleki J, LeBel AA, Bennett GJ, Schwartzman RJ. Patterns of spread in complex regional pain syndrome, type I (reflex sympathetic dystrophy). Pain. 2000; 88(3):259–266

[51] McCormick ZL, Gagnon CM, Caldwell M, et al. Short-Term Functional, Emotional, and Pain Outcomes of Patients with Complex Regional Pain Syndrome Treated in a Comprehensive Interdisciplinary Pain Management Program. Pain Med. 2015; 16(12):2357–2367

[52] Harden RN, Oaklander AL, Burton AW, et al; Reflex Sympathetic Dystrophy Syndrome Association. Complex regional pain syndrome: practical diagnostic and treatment guidelines, 4th edition. Pain Med. 2013; 14(2):180–229

[53] Jadad AR, Carroll D, Glynn CJ, McQuay HJ. Intravenous regional sympathetic blockade for pain relief in reflex sympathetic dystrophy: a systematic review and a randomized, double-blind crossover study. J Pain Symptom Manage. 1995; 10(1):13–20

[54] Blanchard J, Ramamurthy S, Walsh N, Hoffman J, Schoenfeld L. Intravenous regional sympatholysis: a double-blind comparison of guanethidine, reserpine, and normal saline. J Pain Symptom Manage. 1990; 5(6):357–361

[55] Schott GD. An unsympathetic view of pain. Lancet. 1995; 345(8950):634–636

[56] Cruccu G, Aziz TZ, Garcia-Larrea L, et al. EFNS guidelines on neurostimulation therapy for neuropathic pain. Eur J Neurol. 2007; 14(9):952–970

[57] North RB, Kidd DH, Zahurak M, James CS, Long DM. Spinal cord stimulation for chronic, intractable pain: experience over two decades. Neurosurgery. 1993; 32(3):384–394, discussion 394–395

[58] Smit JV, Janssen ML, Schulze H, et al. Deep brain stimulation in tinnitus: current and future perspectives. Brain Res. 2015; 1608:51–65

[59] Coffey RJ. Deep brain stimulation for chronic pain: results of two multicenter trials and a structured review. Pain Med. 2001; 2(3):183–192

[60] Galhardoni R, Correia GS, Araujo H, et al. Repetitive transcranial magnetic stimulation in chronic pain: a review of the literature. Arch Phys Med Rehabil. 2015; 96(4) Suppl:S156–S172

[61] Shetter AG, Hadley MN, Wilkinson E. Administration of intraspinal morphine sulfate for the treatment of intractable cancer pain. Neurosurgery. 1986; 18(6):740–747

[62] Smith TJ, Staats PS, Deer T, et al; Implantable Drug Delivery Systems Study Group. Randomized clinical trial of an implantable drug delivery system compared with comprehensive medical management for refractory cancer pain: impact on pain, drug-related toxicity, and survival. J Clin Oncol. 2002; 20(19):4040–4049

[63] Stearns LJ, Hinnenthal JA, Hammond K, Berryman E, Janjan NA. Health Services Utilization and Payments in Patients With Cancer Pain: A Comparison of Intrathecal Drug Delivery vs. Conventional Medical Management. Neuromodulation. 2016; 19(2):196–205

# 第 **12** 章

# 脑血管病

Kamil W Nowicki,Brian L Hoh

## 12.1 脑卒中

### 12.1.1 定义

缺血性脑卒中是血管阻塞导致流向脑组织的血流量低于其所需的最低限度引起的。缺血引发的原发性损伤可造成组织的永久性神经功能障碍。短暂性脑缺血发作(TIA)是指由缺血引起的短暂性神经功能障碍,常于24 小时内恢复正常功能。出血性脑卒中是脑卒中的另一种类型,常由局部出血积聚于脑实质或蛛网膜下隙形成压迫导致血流受阻形成。

### 12.1.2 流行病学

脑卒中是一种灾难性的疾病, 约85%的脑卒中是缺血性

的,其余的是出血性[1]。它是全球第三大死因,也是美国第五大死因[2]。在美国,脑卒中每年影响着近 80 万美国人,几乎每 20 人就有 1 人死于脑卒中。除此之外, 脑卒中还给社会带来 330亿~700 亿美元的负担[1,2]。事实上,脑卒中是影响就业潜能的慢性残疾的头号原因。就人种而言,美国黑人脑卒中的发病率是白人的两倍[1]。最常见的可控危险因素包括高血压、吸烟、高脂血症和重度酗酒。

### 12.1.3 风险和预后

**短暂性脑缺血发作(TIA)**

TIA 后,缺血性脑卒中的发生率可用 ABCD[2]评分来评估[3]。

采用如下评分标准:

(1)A 年龄(年龄≥60 岁,

记 1 分)。

(2)B 血压 (收缩压≥140mmHg 或舒张压≥90mmHg,记 1 分)。

(3)C 临床表现(一侧肢体无力记 2 分,有言语障碍而无肢体无力记 1 分)。

(4)D 症状持续时间(持续时间≥1 小时,记 2 分,持续时间≤59 分钟,记 1 分)。

(5)D 糖尿病 (如果有的话,记 1 分)。

上述得分相加,可计算 TIA 后两天内发生脑血管意外的风险:0~3 分为 1%;4~5 分为4.1%;6~7 分为 8.1%。

## 功能的恢复

脑卒中后,日常生活活动(ADL)的损害程度可使用改良的 Rankin 量表(mRS)计算(表 12.1)[4]。

## ASPECTS 评分

Alberta 脑卒中项目早期 CT 评分(ASPECTS)是一种根据 CT 扫描预测大脑中动脉(MCA)脑卒中的有效工具[5]。正常 CT 记为 10 分,得分≥8 分预示接受组织

表 12.1　Rankin 量表

| 评分 | 功能障碍程度 |
| --- | --- |
| 0 | 无症状且无功能障碍 |
| 1 | 有症状但无功能障碍 |
| 2 | 轻度残疾,可完成大部分日常活动 |
| 3 | 中度残疾,需他人照顾,无须帮助可自行行走 |
| 4 | 中至重度残疾,行走和功能活动需他人帮助 |
| 5 | 重度残疾,需长期照护 |
| 6 | 死亡 |

型纤溶酶原激活剂(tPA)治疗的患者预后较为理想。对于脑卒中患者, 下述结构每累及 1 个,计算时减去 1 分, 最后计算总得分:

(1)尾状核(C)。

(2)内囊(IC)。

(3)豆状核(L)。

(4)岛叶(I)。

(5)岛盖额部(M1)。

(6)颞前叶(M2)。

(7)颞后叶(M3)。

(8)M1 前上方的皮层(M4)。

(9)M2 外上方的皮层(M5)。

(10)M3 后上方的皮层(M6)。

## 脑出血评分

脑出血(ICH)评分可以用来估计自发性脑出血患者的死亡率(表 12.2)[6]。

## 12.1.4 脑卒中的演变

脑卒中意味着神经元和其他细胞,如星形胶质细胞、小胶质细胞以及后期从血流中积聚的炎症细胞,通过分子通路产生一系列复杂的相互作用。简而言之,脑卒中是下列因素相互作用的结果:

(1)细胞内代谢需求增加。

(2)电解质失衡。

(3)细胞毒性水肿。

(4)谷氨酸兴奋性中毒引起的代谢需求增加。

(5)氧自由基。

(6)炎症反应。

(7)坏死和凋亡。

(8)再灌注损伤。

## 生化和血流动力学指标的维持

脑组织的代谢需求高,其在重量上平均只占总体重的2%,但其能量消耗却可占身体总能量消耗的25%[7]。因此,在这个1000亿个神经元的集合中,维持脑血流(CBF)至关重要。静息时,每100g正常的脑组织每分钟需要 45~60mL 的血流量以维持正常消耗,其中灰质比白质对新陈代谢的要求更高[7]。CBF大小可通过将脑灌注压(CPP)除以脑血管阻力(CVR)来计算,也可

### 表 12.2 脑出血(ICH)评分

| 临床特征 | 评分 | | |
| --- | --- | --- | --- |
| GCS 评分 | 3~4 分(记 2 分) | 5~12 分(记 1 分) | 13~15 分(记 0 分) |
| 年龄≥80 岁 | 是(记 1 分) | | 否(记 0 分) |
| 出血量≥30mL | 是(记 1 分) | | 否(记 0 分) |
| 脑室积血 | 是(记 1 分) | | 否(记 0 分) |
| 部位 | 幕下(记 1 分) | | 幕上(记 0 分) |

总分与死亡率关系:1 分为 13%;2 分为 26%;3 分为 72%;4 分为 97%;5 分及以上为 100%。

以通过从平均动脉压 (MAP)中减去颅内压(ICP),然后结果除以 CVR 得到。当 CBF 值为 16~18mL/(g·min)时,神经元出现明显功能障碍。血流量<10mL/(g·min)时会导致细胞膜功能障碍和离子梯度的丢失。在血管闭塞 60~120 秒内,局部氧水平可下降80%[8]。

### 细胞水平的变化

与其他类型的细胞相比,神经元能量储存较少。一旦脑组织的血流中断,神经元死亡在 2~3 分钟内即开始发生[8]。脑卒中发作后,每分钟可有近 200 万个神经元死亡。细胞凋亡、坏死和凋亡样坏死,可同时发生。

## 12.1.5 初步处理

新发脑卒中的处理侧重于识别脑卒中的类型,恢复可挽救组织的血流,以及预防未来可能发生的脑卒中。

### 缺血性脑卒中的亚型

缺血性脑卒中的病因可以大致归纳为:

(1)大动脉粥样硬化导致。

(2)心源性栓子导致。

(3)动脉-动脉栓塞导致。

(4)小血管疾病导致。

(5)高凝状态导致。

(6)其他隐源性疾病导致。

颈动脉粥样硬化的外科治疗将在后续章节中详细介绍。

## 诊断

### CT 诊断

可以在发病的最初 24 小时内早期行 CT 检查,可没有异常[7]。

> 缺血性脑卒中的早期表现包括大脑中动脉(MCA)高密度征和灰质-白质分界模糊。

此后,缺血性脑卒中病灶可在 7~14 天时表现出边界清晰可辨的局部低密度灶。在病程第 3 周,由于局部脑实质的破坏,可在 CT 上显示出近脑脊液(CSF)密度的病灶。虽然占位效应通常在第 4 天达到峰值,但在病例中占位效应可以持续近 1 个月。CT 血管造影(CTA)不能有效显示脑卒中病灶,但可用于精确定位闭塞血管的位置。CT 灌注成像是一种利用 CBF 和 CBV 之间的差异(即 CBF/CBV 不匹配)检查方法,可用来识别有缺血坏死风险但仍可挽救的组织。

### MRI 诊断

不同于 CT 扫描,在发病的最初 24 小时内,MRI 对于脑卒中的识别要敏感得多[7]。弥散加权成像(DWI)序列高信号结合表观弥散系数(ADC)序列低信号是识别脑卒中病灶最常见和最有用的序列。或者结合 ADC 指数高信号分析 DWI 序列上的可疑区域。DWI 序列的原理是脑卒中病灶区域的血流速度会降低,并在静止区产生高信号(图 12.1)。

### 血流灌注的意义

脑卒中治疗的核心在于半暗带的概念,即可在一定程度上耐受完全梗死的组织。半暗带是梗死组织周围的一个区域,该区域的组织在血液恢复正常流动时,仍可被挽救。

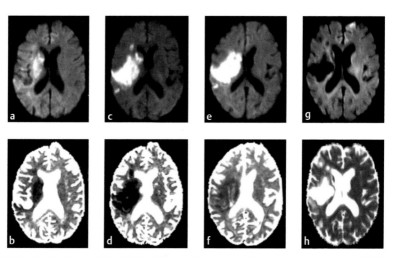

**图 12.1** 弥散加权成像序列上的脑卒中演变过程。图示为一例右侧大脑中动脉梗死从发病 6 小时到发病后 3 个月在弥散加权成像序列上的变化情况。上排为 DWI 像,下排为 ADC 像。发病 6 小时(a,b),病灶在 DWI 像呈高信号,ADC 像呈低信号。24 小时后(c,d),梗死区域信号达到峰值。至发病第 5 天(e,f),ADC 像恢复至基线值。发病 3 月后(g,h),梗死灶在 DWI 像呈低信号,在 ADC 像上,则呈现出与 DWI 像相反的高信号。(Reproduced from Tsiouris A, Sanelli P, Comunale J, Case-Based Brain Imaging,2nd edition, ⓒ2013, Thieme Publishers, New York. )

## 乙酰唑胺试验

乙酰唑胺（Diamox）1g[静注(IV)]挑战试验通常用于非急性环境下测量脑血管系统在高代谢需求下的反应。血管扩张剂反应达成后，可以出现三类区域。

Ⅰ：脑血流灌注正常，予乙酰唑胺后血流量增加 60%。

Ⅱ：CBF 降低，予乙酰唑胺后血流量增加不超过 10%。

Ⅲ：CBF 降低伴盗血现象，予乙酰唑胺后局部灌注减少。

### 12.1.6　缺血性脑卒中的治疗

#### 急性期治疗

早期的确切治疗旨在使闭塞血管再通，从而向有梗死风险的组织提供所需的氧气和营养物质。

指征：年龄>18 岁、发病4.5 小时内[欧洲急性脑卒中合作研究 Ⅲ（ECASS Ⅲ）]和清醒卒中。若无 IV tPA 治疗条件，可予阿司匹林 300mg、PR 或 PO 325mg。

• **静注组织纤溶酶原激活剂（IV tPA）**：可使接受治疗的患者在 3 个月内无残疾的可能性增加 30%。

a.禁忌证：脑出血，蛛网膜下隙出血（SAH），动脉瘤或动静脉畸形（AVM），活动性出血，48 小时内抗凝剂或肝素用药史，血小板计数低于 100 000，3 个月内头部创伤史或颅脑手术史，SBP>185mmHg，DBP>110mmHg，拟14 天内进行大手术需谨慎用药。

b.结果：近 33%的患者受益，ICH 发生率为 7.9%（对照组3.5%），死亡风险未增加。

• **机械取栓术**：通过支架取出器、抽吸或其他设备取出血栓。

a.指征：症状发作后 8 小时内。

b.结果：有 48%~82%的患者可再通，不良反应风险为 3%~7%，大约 1/4 的患者在 3 个月时改善到 mRS<2。多个血管内脑卒中治疗试验中的高效再灌注评估（HERMES）提示，与单纯药物治疗相比，早期血管内治疗联合药物治疗的致残率较低[9]。然而，研究发现，从症状发作开始的治

疗时间窗为7.3小时。如果超过治疗时间窗，联合治疗没有任何益处。

## 亚急性期治疗

亚急性期治疗侧重于血流动力学指标和电解质水平的优化以及潜在并发症的处理，直到患者可以安全地开始抗凝治疗进入脑卒中二级预防阶段。

● **允许性高血压**

a.除非收缩压>220mmHg，否则急性缺血性脑卒中或短暂性脑缺血发作的高血压不应积极治疗。对无高血压病史的患者，其典型SBP底线应维持在不低于160mmHg，对有高血压病史的患者应维持在不低于180mmHg。

– 如果应用了tPA，应维持SBP <185/110mmHg。

– 对于机械取栓的患者，作者医院维持血压上限<140mmHg（指南尚未明确）。

– 治疗适应证包括恶性高血压（DBP>140mmHg）、急性肾功能衰竭、主动脉夹层和急性左心衰竭等。

● **其他指标**

a.对于合并尿毒症患者，应维持血糖140~180mg/dL。

b.除非已给予患者tPA，否则应立即预防深静脉血栓形成，如果已给予tPA，则可推迟到24小时。

c.应通过言语疗法评估吞咽困难的患者。

● **并发症**：恶性脑水肿。

a.第4小时用23.4%高渗盐水30mL静推。

b.甘露醇0.5~1.25g/kg，需监测血清渗透压。

c.可能需要行去骨瓣减压术。

## 二级预防

急性期风险过后，患者应行抗凝治疗以预防继发性脑卒中。此外，还应进行全面的脑卒中检查，以确定病因并降低危险因素可能带来的风险，包括：

(1)糖化血红蛋白、血脂和经胸超声心动图。

(2)如果怀疑心源性栓子导致发病，则行动态心电图检查。

(3)如果存在颅内动脉粥样硬化表现，并被认为是导致脑卒中的原因，则每天给予阿司匹林

81mg 和氯吡格雷 75mg 行双抗治疗(氯吡格雷用于伴有急性非致残性脑血管事件高危患者研究)[10,11]。

(4)他汀类降脂治疗,如低密度脂蛋白(LDL)>70 给予阿托伐他汀 40mg,或 LDL>100 时,给予阿托伐他汀 80mg,行降脂治疗[12]。

(5)如果有房颤史,给予华法林或新型口服抗凝剂进行抗凝治疗。

## 12.1.7　脑实质出血的处理

约 15%的脑卒中为出血性脑卒中,其病因多样,包括高血压、血管淀粉样变性、凝血功能障碍、血管畸形和缺血性脑卒中的出血性转化。

> 出血量可用 ABC/2 来近似计算。其中 A、B 和 C 是每个轴上的测量值。

### 急性期治疗

初期处理的重点是预防血肿扩大,如果有的话,应消除或扭转导致凝血功能异常的根本病因。

血压的管理:控制 SBP< 180mmHg;如急性脑出血的抗高血压治疗Ⅱ(ATACH-2)所示[13], SBP<140mmHg 并没有明显的获益。推荐使用氯维地平或尼卡地平滴注。主要不同之处在于,氯维地平可以快速滴定 (在 90 秒内),而尼卡地平可能需要 15 分钟。

- **影像诊断**:在急性期,以 6 小时的时间间隔为头部 CT 扫描的标准。如果怀疑动脉瘤破裂或 AVM 可行数字减影血管造影(DSA)给予进一步明确。在亚急性期,如果怀疑肿瘤床出血或血管淀粉样变性是罪魁祸首,则可能需要行 MRI 平扫或增强给予进一步明确。

- **手术干预**:大脑脑叶脑出血外科试验(STITCH,Ⅰ 和Ⅱ)的试验结果表明,对于接受预防性幕上浅表血肿清除术的患者,手术治疗和保守治疗并没有差异。对于有深部血块的患者,保守治疗可能效果更好。脑室外引流(EVD)的放置和适应证将在神经危重症部分进一步讨论。在撰写本文时,应用微侵袭手术结合重组组织型纤溶酶原激活剂清除颅内血肿试验第Ⅲ期（Mistie Ⅲ）还在进行中。

• **凝血功能异常**：扭转凝血功能障碍，无论是医源性的还是获得性的，对于防止血肿扩大都是至关重要的。因而，在出血看起来稳定的患者中，或者在有明显并发症应首选抗凝治疗的患者中，仍需要达到凝血功能的平衡。最近，抗凝治疗导致的自发性脑出血相关的急性脑卒中后行血小板输注治疗与标准治疗的对比研究（PATCH）结果表明，在标准治疗基础上随机接受血小板治疗的患者，在自发性脑出血中的不良反应发生率增加了近25%[14]。虽然这一结果还需要更多的数据证实，然而，这一发现对自发性脑出血中血小板的滥用提出了质疑。推荐的逆转剂在表12.3中列出。

## 12.1.8 颈动脉粥样硬化的处理

颈动脉粥样硬化是缺血性

**表 12.3 逆转剂**

| 病因 | 逆转剂 |
| --- | --- |
| 华法林 | 维生素 K 10mg IV +人凝血酶原复合浓缩物（或 FFP 10~15mL/kg） |
| 普通肝素 | 鱼精蛋白 |
| 低分子肝素 | 依诺肝素鱼精蛋白、人凝血酶原复合浓缩物或磺达肝癸钠 rⅦa |
| 凝血因子 Xa 直接抑制剂 | 人凝血酶原复合浓缩物 |
| 凝血因子 Ⅱ 直接抑制剂 | 人凝血酶原复合浓缩物,达比加群抑制剂依达赛珠单抗 |
| 静注 tPA | 冷沉淀或氨甲环酸 |
| 血小板减少症 | 血小板输注 |
| 肝病导致的 INR>1.5 | 维生素 K 10mg IV+PCC+FFP |
| 抗血小板治疗 | 血小板或 DDVAP 0.4 μg/kg |

缩写:DDVAP,去氨加压素;FFP,新鲜冰冻血浆;INR,国际标准化比值;IV,静脉注射;PCC,凝血酶原复合体浓缩物;tPA,组织纤维蛋白溶酶原激活剂。

脑卒中的主要原因。鹿特丹的研究表明,颅内颈动脉钙化作为重要易感因素占据所有脑卒中的75%,主动脉弓钙化则导致了45%的缺血性脑卒中[15]。对于颅外颈动脉钙化的患者,其脑卒中的风险低得多,仅为25%。对有症状的颈动脉狭窄的必须尽快处理,以防止未来缺血性事件的发生(图12.2)。控制血压可降低颈动脉狭窄患者脑卒中的风险,但是激进的治疗是禁忌的。应用氯吡格雷与厄贝沙坦预防房颤患者血管事件(ACTIVE)试验表明,对于不适合使用维生素K拮抗剂的颈动脉狭窄伴房颤者,在阿司匹林的基础上加用氯吡格雷可能确实是有益的[16]。

颈动脉狭窄的外科治疗代表着确切的治疗。目前,侵入性治疗技术包括颈动脉内膜切除术、球囊血管成形术和支架植入术。对于拟行颈动脉内膜切除术的患者,应在手术前至少服用阿司匹林2~5天,直至手术手术当日。

颈动脉内膜切除术有如下特点:

(1)有症状且狭窄超过70%的患者明显受益[17]。

(2)狭窄50%~69%的有症状患者处于收益的边缘。

(3)狭窄超过60%的无症状患者可能有一些收益。

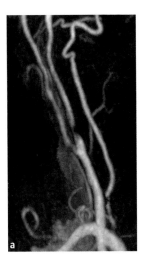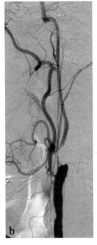

图 12.2 颈内动脉狭窄。颈内动脉近端狭窄:(a)为磁共振像。(b)为数字减影血管造影。(Reproduced from Citow J, Macdonald R, Refai D, Comprehensive Neurosurgery Board Review, 2nd edition, © 2009, Thieme Publishers, New York.)

(4)研究显示,颈动脉内膜切除术对狭窄<30%的患者(北美有症状的颈动脉内膜切除试验协作组)[17]甚至狭窄<40%的患者(欧洲颈动脉外科试验协作组)收效甚微[18]。对于这些患者,应首选强化药物治疗。

对于罹患严重神经功能障碍、颈动脉100%闭塞和其他除现有颈动脉粥样硬化性外严重降低预后的患者,该手术通常是禁忌的。颈动脉再通血管内膜切除术与支架植入对照试验协作组(CREST)的研究显示,在接受支架植入术或颈动脉内膜切除术的有症状或无症状颈动脉粥样硬化患者中,总体发病率和死亡率没有差异[19]。最近对CREST数据的分析明确指出,就围术期风险而言,颈动脉内膜切除术与颈动脉支架植入术一样安全[20]。在具有平均风险的患者中,支架植入术是否优于颈动脉内膜切除术存在争议且缺乏数据[7]。目前,CREST-2和其他试验仍在进行中,这些试验旨在评估颈动脉内膜切除术或支架植入术结合现代药物治疗在高级别病变患者的脑卒中一级预防方面是否优于单纯现代药物治疗[21]。然而,试验结果预计还要经过一段时间后才能公布。

颈动脉血管成形术或支架植入术适用于以下人群[7]:

(1)患有严重心脏并发症的患者,如充血性心力衰竭(CHF)Ⅲ或Ⅳ级。

(2)过去1个月内有心肌梗死史。

(3)不稳定性心绞痛。

(4)对侧颈动脉系统完全闭塞。

(5)因手术或放射治疗导致颈部组织严重瘢痕。

(5)对侧喉神经损伤或麻痹。

## 12.1.9 脑卒中的症状

### 颈内动脉(ICA)

根据侧支循环情况,可有多达50%的脑卒中由颈内动脉闭塞导致。若累及优势半球,则会导致对侧偏瘫、失语等症状,若累及非优势半球,则可导致偏视以及不同程度的偏盲。

### 大脑前动脉

在此动脉分布区的脑卒中

可导致对侧下肢无力和感觉丧失。Huebner 动脉闭塞将导致上肢和面部无力,但不会增加僵硬程度。

## 大脑中动脉

对侧偏瘫伴偏侧感觉,优势半球受累时,会出现失语症。上部 MCA 脑卒中通常导致上肢和面部比下肢更严重的缺陷。Wernicke 失语症和偏盲的下部阻塞症。由 MCA 引起的豆纹动脉闭塞导致对侧偏瘫程度不同。

Gerstmann 综合征是优势半球角回和边缘上回脑卒中的结果。患者表现为失写症、失算症、手指失认症和左右失认。

Foix-Chavany-Marie 综合征由双侧前包膜脑卒中引起,表现为构音障碍。它也被称为面-唇-咽-舌-喉-臂麻痹。

## 大脑后动脉

视觉缺陷最常见,包括象限盲、偏盲、皮质性盲或 Gerstmann 综合征。

(1)Weber 综合征是由中脑穿支闭塞引起的,导致同侧动眼神经麻痹、眼睑麻痹、瞳孔散大、复视和对侧偏瘫。

(2)Benedict 综合征是旁正中穿支闭塞的结果, 其症状与 Weber 综合征相似,但伴有小脑共济失调。

## 小脑上动脉

主要导致同侧共济失调、辨距障碍和构音障碍。小脑上动脉近端闭塞, 可导致对侧感觉障碍。

## 小脑前下动脉

导致以同侧面瘫、味觉丧失、耳聋或耳鸣、四肢共济失调和对侧感觉丧失为特征的脑桥综合征。

## 小脑后下动脉

也称为侧髓综合征(Wallenberg 综合征), 其特点是没有锥体束表现。

(1)Wallenberg 综合征导致偏侧感觉缺失,具体地说,同侧面部感觉丧失,但对侧体感觉丧失、复视、Horner 综合征、咽喉麻痹、吞咽困难、声音嘶哑和同侧共济失调。

(2)Dejarine 综合征导致丘脑梗死后痛觉过敏性偏瘫。

**基底动脉**

可导致中脑丘脑综合征、闭锁综合征、Parinaud 综合征或 Weber 综合征。

**椎动脉**

根据椎动脉闭塞位置的远近,患者可有复视、眩晕、共济失调和面部无力等症状。

**椎基底动脉供血不足**

诊断需满足以下两项或更多项:复视、猝倒、构音障碍、视觉缺陷或头晕。

**丘脑脑卒中**

丘脑主要接受大脑后动脉和后交通动脉的血液供应。大脑后动脉(PCA)不同部位的闭塞可导致截然不同的症状表现。

(1)前丘脑由后交通动脉(Pcomm)的丘脑结节动脉和极动脉供应。缺血导致偏视、失语和健忘。

(2)旁正中丘脑接受 P1 丘脑下丘脑分支的血液供应,发生梗死时,可导致意识丧失。

(3)下侧丘脑接受 P2 丘脑膝状体动脉的血液供应,发生脑卒中时,导致单纯的单侧感觉丧失。

(3)丘脑后部缺血是 P2 后脉络膜血管闭塞引起的,可导致记忆力变差和视野切割。

> Percheron 动脉是一种罕见的变异,即由 PCA 发出的单支动脉同时供应丘脑和中脑。该动脉血栓形成可导致灾难性的双侧脑卒中,影响意识和警觉性。

# 12.2 蛛网膜下隙出血

## 12.2.1 流行病学

SAH 是 ICH 的一个亚型。创伤性 SAH 是 SAH 最常见的病因。在所有自发性蛛网膜下隙出血(SAH)中,脑动脉瘤破裂占发病病因的 80%,另有 5%是由动静脉畸形导致的。其他原因包括动脉夹层、小动脉破裂、肿瘤床出血、凝血障碍等。在所有病例中,有 1/5 的病例发病原因不明。

## 12.2.2 风险和预后

### Hunt-Hess 评分

Hunt-Hess 评分用于评估动脉瘤性蛛网膜下隙出血的等级和预测死亡率(表 12.4)[22]。此外,Hunt-Hess 评分还可被间接地视为脑积水的指标,因为临床上常对 3 级或更高级别的患者

给予 EVD 置入。

### Fisher 评分

Fisher 评分根据 CT 成像结果预测动脉瘤出血或破裂后血管痉挛的风险(表 12.5)[23]。该评分只适用于评估动脉瘤性蛛网膜下隙出血(表 12.3)。

### 改良 Fisher 评分

改良 Fisher 评分基于较新的数据,并采用了更简单的分级

表 12.4 Hunt-Hess 评分

| 等级 * | 临床表现 | 死亡率 |
|---|---|---|
| 1 | 无症状,轻度头痛,轻度颈项强直 | 30% |
| 2 | 脑神经麻痹但无神经功能不全,中至重度头痛,颈项强直 | 40% |
| 3 | 轻度神经功能不全,嗜睡或意识模糊 | 50% |
| 4 | 木僵,严重神经功能不全 | 80% |
| 5 | 昏迷,去大脑强直 | 90% |

* 若有严重的全身性疾病,如动脉粥样硬化、慢阻肺、糖尿病、高血压、心肌病或血管痉挛则评分追加 1 级。

表 12.5 Fisher 评分

| 等级 | 临床表现 | 风险 |
|---|---|---|
| I | 无影像学证据表明有 SAH | 0~21% |
| II | 弥散性积血,垂直面厚度不超过 1mm | 0~25% |
| III | 垂直面积血厚度超过 1mm 或伴有散在局部血凝块 | 23%~96% |
| IV | 脑内出血或脑室内积血,伴弥漫性 SAH 或无 SAH | 0~35% |

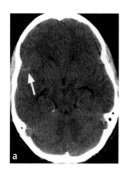 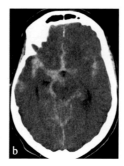

图 12.3 蛛网膜下隙出血。CT 提示；(a)Fisher 评分 2 级的蛛网膜下隙出血。(b) Fisher 评分 3 级的蛛网膜下隙出血。(Reproduced from Spetzler R, Kalani M,Nakaji P, Neurovascular Surgery, 2nd edition, ⓒ2015, Thieme Publishers, New York.)

表 12.6 改良 Fisher 分级

| 等级 * | 临床表现 | IVH | 风险 |
|---|---|---|---|
| 0 | 影像未见 SAH | 0 | 0% |
| I | 局灶性或弥漫性 SAH,厚度<1mm | – | 6%~24% |
| II | 局灶性或弥漫性 SAH,厚度>1mm | + | 15%~33% |
| III | 局灶性或弥漫性 SAH,厚度远超 1mm | – | 33%~35% |
| IV | 局灶性或弥漫性 SAH,厚度远超 1mm | + | 34%~40% |

缩写:IVH,脑室内出血;SAH,蛛网膜下隙出血。

方案(表 12.6)[24]。

世界神经外科学会联合会(WFNS)分组量表。

WFNS 分级量表用于为动脉瘤性蛛网膜下隙出血患者的意识水平和神经功能障碍水平的评估提供快速参考(表 12.7)[25]。

## 12.2.3 初步处理

在急性期，对任何怀疑有 SAH 的患者都应进行神经病学

表 12.7 世界神经外科学会联合会分级

| 等级 | GCS 评分 | 局灶性神经功能缺失 |
|---|---|---|
| 0 | | |
| 1 | 15 | – |
| 2 | 13~14 | – |
| 3 | 13~14 | + |
| 4 | 7~12 | +/– |
| 5 | 3~6 | +/– |

缩写:GCS,格拉斯哥昏迷评分。

检查和头部 CT 检查。对头部 CT 无明显 SAH 征象，但仍怀疑有 SAH 的患者，应行诊断性腰椎穿刺，以评估脑脊液红细胞数以及是否黄染。如果患者病情允许，可行 CT 血管造影(CTA)或数字减影血管造影(DSA)对动脉瘤给予进一步评估。

（1）血压管理：对于不稳定动脉瘤，应维持 SBP 在 140mmHg 以下。推荐给予氯维地平或尼卡地平静滴。

（2）其他指标：为维持容量，可给予生理盐水和 KCL 溶液 20mmol/L，以 2mL/(kg·h)给药。如有可能，应保持 ICP 于正常范围内。此外，动脉和中心静脉通路的建立也是不可或缺的。

（3）气管管理：昏迷或可能气管梗阻的患者，应给予气管插管。

（4）诊断成像：可通过 CT 和 CTA 进行初步排查，最终可通过 DSA 在影像上予以确诊。

（5）外科干预：如果存在脑积水或者明显的脑室内积血，考虑梗阻性脑积水和(或)交通性脑积水时，可置 EVD 以初步稳定患者情况。其他适应证将在神经危重症部分进一步讨论。是否

对原发病灶(动脉瘤，动静脉畸形等)进行确切的手术治疗取决于患者的病情。

### 12.2.4　血管痉挛

#### 预防

脑血管痉挛导致的脑动脉狭窄是 SAH 的并发症，在亚急性期尤其危险。

> 脑血管痉挛通常在出血后 3~14 天出现，并在 SAH 后第 7 天左右达到顶峰。除此之外，脑血管痉挛也可以迟至出血刺激后 21 天才出现。

其他类型的颅内出血、创伤、手术和脑脊液改道都可以导致血管痉挛的发生。它通常表现为精神错乱、感觉异常、意识减退或肢体不利。

在所有接受 CTA 或 DSA 复查的患者中，有 30%~70%的患者在影像上有明显表现[26]。在 SAH 的患者中只有约 25%的患者表现出脑血管痉挛临床症状。并不是所有影像提示血管痉挛

的患者都有临床表现。经颅多普勒(TCDS)或 CTA 可用于检测血管痉挛,但金标准是 DSA,因为它可对病灶给予确切处理。TCD 的评估是半定量的,并且依赖于 Lindegaard 率,Lindegaard 率值<3 表示正常,Lindegaard 率为 3~6,则提示有轻度血管痉挛,Lindegaard 率>6,则提示有中到重度血管痉挛。

> Lindegaard 率就是同侧 MCA 与 ICA 的流量比。该比值高度依赖于计算者。

血管痉挛的预防性治疗作用有限,常依赖于补液、扩容和预防贫血。不推荐采用预防性的三 H 疗法[27]。临床上病情一旦有进展为血管痉挛的可能时,应立即进行脑部 CT 检查,以排除新发水肿、进展的梗死灶、新发出血或脑积水。下面我们对确诊的血管痉挛的治疗方案做进一步讨论[7]。

• **药物治疗**:可给予尼莫地平和其他钙通道阻滞剂扩张动脉,但在临床实践中尚未证明这些药物能预防影像上的血管痉挛[28]。尼莫地平的作用是通过其改变血流动力学作用、抗血小板作用和扩张侧支动脉而不是扩张血管来达到神经保护作用。他汀类药物已被证明可以减少血管痉挛和死亡率。甘露醇的应用可改善血液循环和微血管灌注。值得注意的是,在脑血管痉挛窗口期,对于 ICP 升高的患者,高渗盐水因可补充血容量可能比甘露醇更适宜。

• **血流动力学治疗**:高度重视 CPP,以维持脑血供,防止临床脑血管痉挛。它是根据所采用的 3 个主要治疗方法命名的:

a.升高血压(对动脉瘤夹闭的患者维持 SBP<220mmHg)。

b.血液稀释,降低血细胞比容至 25%~33%。

c.扩容(CVP 维持在 8~12cmH_2O)。

升压药可给予多巴胺 2.5~20μg/(kg·min),左旋去甲肾上腺素 1~64μg/min,去氧肾上腺素 5~64μg/min 或多巴酚丁胺 20μg/(kg·min)。扩容可用生理盐水或勃脉力 150~250mL/h 或 DDAVP(去氨加压素)。

• **血管内治疗**：直接治疗痉挛的血管，反复脑血管痉挛的患者可能需要多次治疗。血管成形术通常比维拉帕米或尼卡地平等动脉内药物灌注更有效。

## 12.3　动脉瘤

### 12.3.1　定义

脑动脉瘤是颅内血管的局部扩张，通常认为是由于血管壁薄弱引起的。

### 12.3.2　流行病学

脑动脉瘤的人群发病率大约为 5%[29]，其破裂可导致严重的 SAH。脑动脉瘤破裂占所有脑卒中病例的 5%~15%[30,31]。约 45% 的脑动脉瘤破裂患者不能及时到达医院接受恰当的治疗[29,31]。到达医院的幸存者中有 1/3 将发展为中至重度的终身残疾。脑动脉瘤可控的危险因素包括高血压和吸烟[32]。女性占所有脑动脉瘤的 2/3，绝经是女性另一个危险因素 [40,29]。女性伴有更高 SAH 的风险和更高的死亡率。儿童患者少见。

几乎 95% 的脑动脉瘤是偶发的后天获得性缺陷[34,35]，不足 5% 的患者被认为是由于先天性或遗传性疾病所致。囊状动脉瘤以其气球状的形状命名，占所有动脉瘤的 90%，而梭形动脉瘤和血泡样动脉瘤则占剩余的 10%[29,31,34]。梭形动脉瘤在椎动脉系统中更为常见[7]。

Willis 环内的结构与动脉瘤的形成有着错综复杂的关系（图 12.4）。大多数脑动脉瘤发生在分叉处，85%~95% 位于颈动脉系统，5%~15% 位于后循环或椎－基底神经系统。前交通动脉动脉瘤（ACoA）最常见，占所有病例的 30%。后交通动脉和大脑中动脉是第 2 和第 3 位动脉瘤好发部位，分别占所有动脉瘤的 25% 和 20%。动脉瘤破裂或先兆出血时，患者常见的症状有头痛、癫痫或脑卒中样表现。仅 10% 的动脉瘤被认为会破裂。但是脑动脉瘤破裂占全部 SAH 患者的 80%。虽然在对这种潜在的灾难性疾病认识方面已经取得了巨大进展，但有限的知识一直是新型治疗方法发展的制约因素。

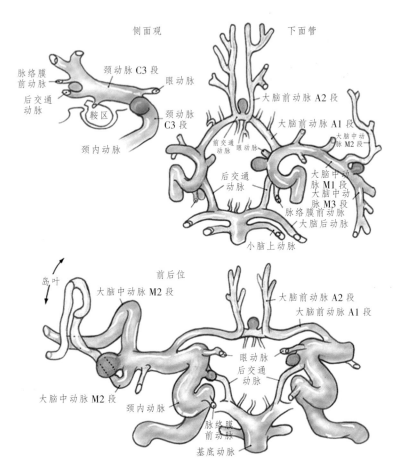

侧面观 下面管

脉络膜前动脉
后交通动脉
鞍区
颈内动脉
颈动脉 C3 段
眼动脉
颈动脉 C3 段

大脑前动脉 A2 段
大脑前动脉 A1 段
大脑中动脉 M2 段
前交通动脉 眼动脉
后交通动脉
大脑中动脉 M1 段
大脑中动脉 M3 段
脉络膜前动脉
大脑后动脉
小脑上动脉

岛叶 前后位
大脑中动脉 M2 段
大脑前动脉 A2 段
大脑前动脉 A1 段
眼动脉
后交通动脉
大脑中动脉 M2 段
颈内动脉
脉络膜前动脉
基底动脉

**图 12.4** 脑动脉瘤部位。图示 Willis 环附近常见的动脉瘤好发部位。(Reproduced from Nader R, Gragnanielllo C, Berta S et al, Neurosurgery Tricks of the Trade Cranial, 1st edition, ⓒ2013, Thieme Publishers, New York.)

### 12.3.3 动脉瘤形成

大多数脑动脉瘤被认为是散发的，而不是遗传性的。目前被广泛接受的假设是，初始应力损伤血管壁的内弹性层。动脉瘤的形成被认为是，局部血流动力学和慢性炎症之间复杂的相互作用对血管壁生物力学产生不利影响导致。动物实验表明，高剪切力和剪切力梯度对内皮和内弹性层（IEL）造成损伤，导致初始的血管壁薄弱[36-38]。动脉瘤的生长是经由内皮细胞的凋亡开始的[37]，增加局部降解酶，如基质金属蛋白酶的分泌[39]以及天然免疫细胞（主要是巨噬细胞）的活性而启动的[40-42]。吸烟使动脉瘤生长的风险增加了 4 倍[43]。高血压是动脉瘤形成和破裂的高危因素[31,34]。

## 12.3.4 其他动脉瘤

遗传因素占所有脑动脉瘤病例的不到 5%，包括常染色体显性遗传性多囊肾病（ADPKD）、Moyamoya 病或结缔组织疾病。其他病因包括栓塞、感染和创伤。

有超过 30% 的 ADPKD 患者患有动脉瘤。对于有症状的患者，建议每 2~3 年进行一次 MRA 扫描。10%~30% 的 ADPKD 患者，有脑动脉瘤。

约 7% 的 AVM 病例也常见患有动脉瘤。在 Ehlers-Danlos 综合征中，COL3A1 基因突变导致胶原代谢缺陷[45]。这些患者更有可能在整个心血管系统内形成动脉瘤，大约 2.1% 的患者发

生严重的脑血管出血事件[46]。

被称为 FBN-1（人群患病 0.01%）的 fibrillin-1（原纤蛋白 1）基因突变导致马方综合征[47]。Fibrillin 是一种围绕弹性蛋白的鞘蛋白，它们在 IEL 内共同形成弹性蛋白层。FBN-1 功能丢失导致转移生长因子（TGF-β）信号缺失[48]。马方综合征患者通常经历心血管并发症，有 58% 的患者死于该并发症[47,49]。

其他发生脑动脉瘤的重要条件包括 Osler-Weber-Rendu 综合征[50]和肌纤维发育不良。事实上，在肾脏疾病为主的肌纤维发育不良的患者中，有 7% 患有动脉瘤，而在主动脉疾病为主的动脉瘤患病率为 21%。

霉菌性动脉瘤很少见，占所有脑动脉瘤的 1%~2%[51]。初期治疗的重点是确定致病的病原体，并给予恰当的抗生素治疗。大多数动脉瘤经过初期的治疗就会自行形成血栓。复查 DSA 是评估病变的必要手段。如果发现动脉瘤增大，下一步可以行血管内栓塞。目前还没有官方的指南，因为此类动脉瘤非常罕见，很难进行合适的临床试验。

## 12.3.5　早期治疗

最初的治疗取决于患者的临床表现和动脉瘤的状况。一线医学治疗是采用抗高血压治疗，收缩压控制在 140mmHg 柱以内，以防止破裂或再出血。如果是未破裂动脉瘤，要更重视术前计划，而且，根据动脉瘤的位置和大小，观察也是一种选择。可以根据 Wiebers 等的要求，表按照 12.8 中所述的部位和大小评估动脉瘤。值得注意的是，国际未破裂颅内动脉瘤研究（ISUIA）的结果在临床上得到证实，大多数颅内破裂动脉瘤是小动脉瘤。

夹闭术中动脉瘤有 20%~40% 的破裂率值得重视[7]。其结果会增加 35% 的死亡率和致残率。栓塞的动脉瘤复发率是17%，相比较而言，夹闭后动脉瘤 4 年的复发率仅仅是 1.5%。栓塞后，推荐术后 6 个月、1.5年、3 年复查 CTA 或 MRA，此后每 5~10 年复查一次。动脉瘤夹闭术后，应在术后 1 年、5 年和10 年复查 CTA 评估[7]。动脉瘤破裂后，诊断和治疗的总费用约为每位患者 2.5 万美元[52]。脑动脉瘤破裂风险很高，尽管据估计65% 的动脉瘤不会破裂[31]。SAH使患者面临血管痉挛和继发性脑卒中的额外风险[29,30,31,53]。

## 12.3.6　治疗方式选择

脑动脉瘤在早期发现时就吸引了外科专家的关注。据报道，第一次尝试治疗在 19 世纪，由 John Hunter 推广的是结扎颈动脉，目的是改变血流。尽管常常成功地引起动脉瘤腔内血栓

表 12.8　国际未破裂颅内动脉瘤研究(ISUIA)动脉瘤累计破裂风险

| 部位 | <7mm | 7~12mm | 13~14mm | >25mm |
| --- | --- | --- | --- | --- |
| 颈内动脉海绵窦段 | 0% | 0% | 3% | 6.4% |
| ACA/MCA/ICA | 0~1.5% | 2.6% | 14.5% | 40% |
| PCA/Pcomm | 2.5%~3.4% | 14.5% | 18.4% | 50% |

缩写：ACA，大脑前动作；MCA，后交通大脑动脉；ICA，大脑中动脉；PCA，大脑后动脉；PCA，大脑后动脉；Pcomm，有交通动脉。

形成,但许多患者发展为缺血性梗死,导致偏瘫。1931 年,Normann Dott 报道使用肌肉包裹受累动脉防止破裂。在 20 世纪 60 年代,动脉瘤夹闭术有了一些进步。现代手术依赖 3 种主要的技术,包括夹闭、栓塞和使用支架/pipeline 来有效地隔绝动脉瘤囊并防止破裂[29,31]。

### 动脉瘤夹闭术

Walter Dandy 是使用动脉瘤夹治疗动脉瘤的第一人[54]。现代夹闭术依赖于能做 MRI 的不同钛夹的大小、形状和材料[55]。夹闭比栓塞更适合治疗梭形动脉瘤或宽颈动脉瘤,也适用于 MCA 动脉瘤、巨大型动脉瘤,以及栓塞后复发的动脉瘤。由于需要开颅手术,年轻的患者更适合做夹闭。外科技术不断发展,包括内镜经鼻入路夹闭动脉瘤[56]。

然而,就像栓塞一样,夹闭也有可能在手术过程中导致动脉瘤破裂,这种现象被称为"剪刀现象",这可能是由于器械故障或操作不当造成的[57]。动脉瘤夹闭已被描述为外科手术的金标准,尽管由于介入的微侵袭入路,栓塞现在比夹闭更受青睐,但正确选择患者是关键[53,58]。微创开颅术对血管内入路提出了挑战,但由于病例较少,其有效性和安全性尚不完全清楚[59]。

### 其他手术方式

其他隔绝动脉瘤和预防未来破裂的方法已经被描述,但没有像动脉瘤夹闭那样获得更多重视。包括肌肉包裹、棉片包裹、Teflon 包裹,或使用纤维蛋白胶。通过建立血管旁路,如颈外-颈内动脉(EC-IC)或其他动脉来捕获动脉系统动脉瘤已被广泛报道,但常伴有脑卒中的显著风险,如闭塞引起的缺血,或出血性脑卒中[58]。

复杂动脉瘤病例可能需要颅内-颅外或颅内-颅内搭桥手术[59-62]。为了保证在颅骨内进行搭桥手术的成功,临床上一般采用颅内-颅内搭桥手术[59,60]。其主要的缺陷是,随着其他技术,如血管内栓塞治疗占据主导,对外科医生的经验和技能的要求也增加了[59,60]。

### 血管内栓塞治疗

Guido Guglielmi 在 1991 年

首次报道了使用电解脱铂金弹簧圈栓塞动脉瘤。经过血管内途径使用微导管把这些电解脱铂金弹簧圈(GDC)填入动脉瘤,目的是引起动脉瘤内血栓形成和组织生长[63]。更复杂的弹簧圈系统已经被介绍,包括胶原涂层蛋白胶[64]或生物可降解聚合物的[65]。使用水凝胶弹簧圈的经验表明,复发率是裸线圈的 2/3[66]。临床前试验也探讨了基因修饰弹簧圈[67]和趋化因子释放有局部免疫调节功能的涂层[68]。

在过去的 10 年里,介入栓塞更加频繁;因为它是微创的,并导致更好的围术期结果。然而,最近的研究表明,在动脉瘤非常小(<3mm)的情况下[69],夹闭可能是首选。其他支撑装置大大增加了可以通过栓塞治疗的病例数量。支架辅助栓塞术是一种利用支架和弹簧圈治疗形状复杂或宽颈动脉瘤的方法,其更常用,结果类似[70]。其他的闭塞材料,如 Onyx 液体栓塞系统,已被成功地用于治疗宽颈、巨大型动脉瘤,并且血管内介入治疗,如意外穿破血管壁。

## 夹闭对比栓塞

国际动脉瘤性蛛网膜下隙出血试验(ISAT)显示,动脉瘤夹闭患者的死亡率或残疾率明显高于动脉瘤栓塞患者[71]。血管内治疗再出血发生率高于手术组。此外,在 10 年随访期,血管内治疗组患者的致残率低于手术夹闭组。Barrow 破裂动脉瘤试验(BRAT)的结果提示,夹闭和栓塞治疗前循环动脉瘤没有差异[72]。然而,对于后循环动脉瘤,尽管动脉瘤栓塞后复发率稍高增加了再治疗的需求,但仍是最佳选择。较早的研究表明,1/4 的栓塞后动脉瘤有瘤颈残留,其中近 1/3 的患者会出现动脉瘤颈扩大[7]。在最近的研究中,发现 40%的患者在动脉瘤闭塞模式中会出现长期改变,8%的患者由于广泛复发而需要再次栓塞或夹闭[73]。多数研究证实,栓塞术后 4~5 年的动脉瘤再通率为 17%~32%[74]。这与以前引用的 1.8%的再通率形成对照[7]。从住院时间和患者的花费来看,动脉瘤夹闭比栓塞要昂贵[75]。尽管对于未破裂动脉瘤栓塞和夹闭的花费相当,但栓塞材料的费用和夹闭更长的住院时间相互平衡。通常,在同一家医院夹闭几乎与栓塞花费一样,或低一些[58,76]。这两种方法都伴有严重的危险因素,如术中破裂、血栓栓塞和载瘤动脉血栓形成[29,31,53,69]。脑动脉瘤复发很少见,约占患者总数的 2%[77]。

## Pipeline 栓塞装置和血流导向装置

Pipeline 栓塞装置(PED),或血流导向装置,代表一种不同于支架的新型装置,具有更高的网孔比和有代表性的长尺寸。它们已成功地用于治疗梭形、宽颈、大型或巨大型动脉瘤[78,79]。对梭形动脉瘤一直以来夹闭和栓塞都有挑战性,但是 Pipeline 栓塞装置已被证明尤其适用于此类动脉瘤[80]。这些新型装置允许导向和维持载瘤动脉的血流,同时隔离病变区域并诱导瘤腔内血栓形成前的低流量状态[79]。PED 的有效性已在未破裂动脉瘤术后 6 个月的随访中得到很好的证实[59,78,79]。血流导向装置和动脉瘤颈的内皮化恢复了动脉结构,导致动脉瘤隔绝于血液

循环之外[59,78,79]。PED 是支架辅助栓塞合理的一个替代方法[81]。由于需要抗血小板和(或)抗凝治疗,以防止手术后载瘤动脉或动脉远端血栓形成,因此一般不宜用于治疗破裂动脉瘤[59,78,79]。

## 药物治疗

在撰写本文时,还没有经过证实的药物疗法能够治疗脑动脉瘤和使病变消退。在《2012 动脉瘤性蛛网膜下隙出血管理指南》中,控制血压对高血压患者具有良好的预防动脉瘤破裂的作用[44]。然而,还没有任何研究阐明哪些抗高血压药物更适合动脉瘤患者。基于脑动脉瘤形成的炎症性假说,利用非甾体抗炎药和分子治疗来减缓或防止动脉瘤的生长和破裂已经引起了学者广泛的兴趣[82]。在 ISUIA 试验中,服用阿司匹林的患者与对照组相比,发生颅内动脉瘤破裂的可能性更小[82]。寻找治疗脑动脉瘤的合适药物的最重要的问题之一在于以下事实,大多数动脉瘤破裂部位都是在该部位血管壁的生物力学已经达到不可逆转的程度。未来的治疗将在很

大程度上依赖于我们在脑动脉瘤破裂前发现它们的能力。

## 12.4　血管畸形

血管畸形是一组没有恶性潜能多种多样的血管病变。它们包括 AVM、海绵状血管畸形、动静脉瘘、静脉血管瘤和毛细血管扩张症。

### 12.4.1　动静脉畸形

#### 定义

AVM 最常见的描述是一种有发育不良成分的动脉和静脉的聚合，没有毛细血管。在血管团中没有脑组织。病变内的动脉血管有独特的功能(图 12.5)。

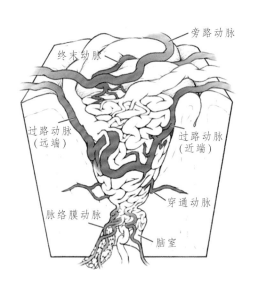

**图 12.5**　动静脉畸形(AVM)中的动脉。终末动脉(terminal artery)在没有正常供血的情况下供给畸形巢，定义为高流量。供应 AVM 和正常脑实质的动脉称为过路动脉。穿通动脉是一种小动脉，它穿过白质并最终进入病变。沿脑室分布并供给室管膜表面 AVM 的动脉称为脉络膜动脉。供应靠近畸形巢的局部脑组织的正常动脉，不向 AVM 供血，这就是所谓的旁脐(Bystander)动脉。(Reproduced from Lawton M, Seven AVMs, Tenets and Techniques for Resection,1st edition, ⓒ 2014, Thieme Publishers, New York.)

## 流行病学

AVM 是一种少见的病变，人群发病率为 0.14%。它们常见于某些先天性疾病，如 Osler-Weber-Rendu 患者。

AVM 是一种先天性病变，随着年龄的增长增大，并从低流量向高流量病变逐渐成熟。最常见的表现是出血(50%~60%)，癫痫发作或占位效应，导致颅神经损害。发病年龄越小，癫痫发作的可能性越大。有 1/14 的 AVM 患者伴有相关的动脉瘤。其他表现包括缺血、脑积水等。

出血最常发生于 15~20 岁，可能是灾难性事件，有 10% 的死亡率和高达 50% 的发病率。

> AVM 大量出血的风险被认为是每年为 2%~4%。

根据研究结果，再出血的风险为 6%~18%。

## AVM 分子途径

AVM 被认为是一种先天性病变，其发生可能与内皮细胞增殖的调节异常有关。18 岁以后，病变被认为是稳定的。

## 预期风险

Spetzler-Martin 分级是一种针对 AVM 分类的便捷方法，根据病变大小、位置和静脉引流分类(表 12.9)。描述病变是否位于脑功能区附近，如感觉、运动和内囊、语言、视觉、下丘脑和丘脑、脑干、小脑深部核团和小脑脚。如果通过深部静脉，如大脑内静脉、Rosenthal 基底静脉等引流，则认为有深部静脉引流。

加起来的分数就是分级。Spetzler-Martin 分级可用于术后

**表 12.9　Spetzler-Martin 分级**

| 病变特征 | 分数 |
|---|---|
| 大小 | |
| <3cm | 1 |
| 3~6cm | 2 |
| >6cm | 3 |
| 是否位于功能区 | |
| 否 | 0 |
| 是 | 1 |
| 静脉引流 | |
| 浅表静脉引流 | 0 |
| 深静脉引流 | 1 |

神经功能缺损风险的评估,也可用于术后出血风险的评估(表 12.10)。

## 早期治疗

早期治疗的重点是确认病变与局部脑实质和血管边界的关系。CT 可以显示畸形巢以及近期是否有出血。MRI 可以提供有关供血动脉和引流静脉的信息。梯度回波序列可以提供以前出血的信息。血管造影也可用来描述供血动脉、静脉引流和相关动脉瘤的存在。

## 治疗

AVM 的治疗方法包括手术、放射外科和血管内治疗。手术切除在历史上一直是主要的治疗方式,其优点是立刻去除出血的风险。但是,难以到达的病变不适合手术而且围术期的风险很高。立体定向放射治疗(SRS)已成为一种更常用的方式,特别适合小而深的 AVM。主要缺点是病变可能需要长达 3 年退化,并且在这段时间出血的风险持续存在。血管内技术依赖使用 Onyx、乙醇、聚乙烯醇颗粒、丙烯酸酯黏合剂或其他化合物的栓塞。其优点仍然是一种微创的方法,并可用于和 SRS 的联合治疗。问题是这种方法可能需要多个步骤,而栓塞的非靶向效应可能导致并发症。大约 1/10 的患者会出现轻微的神经功能缺失,另外 1/10 的患者会出现短暂的功能障碍,死亡风险高达 2%。

## 12.4.2　海绵状血管瘤

### 定义

海绵状畸形,又称海绵状血管瘤,是由簇状异常的薄壁血管组成,容易出血和扩大。

### 流行病学

海绵状血管瘤是一种不常见的病变,人群发病率为 0.5%~

表 12.10　动静脉畸形术后年出血风险

| 分级 | 出血风险 | 主要和次要神经功能缺损 |
|---|---|---|
| 1 | 3.5% | 0% |
| 2 | | 5% |
| 3 | | 16% |
| 4 | 2.5% | 27% |
| 5 | | 31% |

1%。然而,它们占所有血管畸形的15%。大约1/5的病例具有家族性,30%的患者在30多岁时出血。一些研究报道指出,这些病变中多达一半可能是家族性的[83]。

### 海绵状血管瘤形成

海绵状血管瘤的形成被认为是由于上皮细胞和称为周细胞的支持细胞增殖形成。它们与激素变化有关,常见于孕妇。放射线也可诱导损伤形成。一些最常见的相关基因突变或缺失与CCM1（KRIT1）、CCM2（malcavernin）和CCM3有关。CCM1和CCM2分别是参与动脉管壁发育的转录因子和支架蛋白。CCM1突变更常见于拉美裔美国人。然而,还没有明确的发现这些蛋白的功能,仍有很多研究需要做。

### 风险

年平均出血风险为1.2%[7]。出血性海绵状血管瘤再出血风险文献报道高达22.9%[84]。超过60%的患者以癫痫起病。出血风险和病变大小无关,目前还不知道怀孕是否增加再出血的风险。

### 早期管理

CT通常不用于诊断海绵状血管瘤。这些病变血管造影看不到,DSA的价值有限。无症状病变可以每两年在门诊进行一次MRI扫描。对于神经功能严重缺陷或癫痫发作无法用药物控制的患者,通常会考虑手术治疗。

> 无论有无对照,MRI均能较好地发现海绵状血管瘤。梯度回波序列对检测这些具有"爆米花样"外观的病变尤其敏感。

### 治疗

手术被认为是治疗海绵状血管瘤的金标准。手术的主要目的是完全切除病变,对于癫痫患者,特别注意的是,应切除被血液分解产物染色的脑实质部分。其他选项包括临床随访和SRS。脑干海绵状血管瘤有两次以上出血的患者,应考虑手术治疗[84]。

SRS的结果是有争议的。一般认为,SRS可引起显著的发病率。然而,最近的组织病理学研究表明,SRS 治疗后病变的血管硬化可能是不完全的,并且由于新生血管可能增加出血风险[85]。关于 SRS 在海绵状血管瘤治疗中的作用需要更多的数据。

## 12.4.3　烟雾病

烟雾病是一种狭窄闭塞性疾病,通常在基底神经节周围逐渐收缩,形成局部侧支血管。这些较小的侧支往往很脆弱,容易破裂导致出血。

这种疾病的名字在日语中是"烟雾"的意思,指的是血管造影上病变的表现。

### 流行病学

在美国,烟雾病的患病率为 0.17/(10 万名患者·年)。在日本,烟雾病的患病率更高,为 0.35/(10 万名患者·年)。超过 10%的病例是家族性的。女性发病率是男性的两倍。似乎有两种形式,在儿童和成年时期发病率最高:81%的儿童患者表现为缺血性脑卒中,占儿童中风的 6%;60%的成人患者表现为出血性脑卒中。

### 遗传因素

这种疾病形成的许多遗传因素尚不清楚。包括 RNF213 在内的多个基因位点已被发现[86]。目前认为,在一侧或两侧 ICA 最初自发闭塞和侧支形成的过程中炎症扮演了主要角色。随着时间的推移,侧支开始累及 Willis 环的其他血管,包括大脑前动脉(ACA)和 MCA。在最后阶段,来自颈外动脉的侧枝也开始建立。伴有烟雾综合征的其他一些疾病包括 Graves 病、唐氏综合征、马方综合征、系统性红斑狼疮(SLE)和头部外伤等[7]。

### 早期管理

由于其表现与缺血性或出血性脑卒中相似,通常按照脑卒中路径检查 CT 和 MRI/MRA。脑血管造影可用于进一步的检查和血管重建。CBF 不是必需的,但可用来显示后循环对前循环的代偿。

## 治疗

目前,研究表明,还没有药物对治疗这种疾病有作用。事实上,没有证据表明抗血小板药物、类固醇或抗高血压药物是有益的。外科治疗的目标包括血运重建,恢复受累部分大脑的血流,以及减少易破裂的烟雾侧支血管的血流动力学压力。首选颞浅动脉(STA)-大脑中动脉直接血运重建。然而,也可以采用间接脑血运重建,包括颞肌层,颞浅动脉贴敷到硬膜缺损处(硬脑膜动脉血管融通术,EDAS),也可以移植大网膜。在 ACA 区域内血流不足的病例中,可以在半球间裂隙上覆盖一层帽状腱膜以建立额外的侧支循环。要特别注意控制血压,因为高血压可能导致搭桥后出血,而低血压可能导致移植物血栓形成[7]。

### 12.4.4 其他血管畸形

#### 静脉血管瘤

静脉血管瘤又称发育性静脉畸形,是受累脑实质静脉引流的一种低流量畸形。就其本身而言,通常没有症状,但可能与海绵状血管瘤有关。其不是家族性的,通常不需要治疗。

> 如果伴随有海绵状血管瘤,不应切除静脉血管瘤,以防止因缺乏静脉引流而引起的缺血性梗死。

值得注意的是,血管造影片上有时可以表现为放射状或水母头样改变[13]。

#### Galen 静脉畸形

这些病变累及 Galen 静脉,表现为尺寸增大,或先天或由于从更深的血管畸形增加的高流量。

> 通常在出生后的最初几周被发现,如心衰或颅内杂音。

如果不治疗,其预后很差,死亡率很高。Galen 静脉畸形根据瘘及其是否与下面几个情况有关而定:

(1)颈内供血。

(2)由丘脑穿通支供血。

(3)混合供血。

(4)从 AVM 接收血液。

治疗包括介入供血血管栓塞。

### 硬脑膜动静脉畸形

硬膜 AVM 是硬脑膜内的直接动静脉瘘。其通常位于硬脑膜窦旁,横窦是最常见的部位。其他地方包括小脑幕、海绵窦或椎动脉外。它们相当于一个小的 AVM 亚型,而且几乎 2/3 发生在妇女。最常见的症状包括搏动性耳鸣、颅内杂音和头痛。这些病变是最容易利用血管造影分类(图 12.6)。最终的治疗包括血管内栓塞和(或)手术。血管内治疗可使用弹簧圈、Onyx 或乙醇基化合物,目的是在血管造影上完全阻断动静脉分流。需要特别注意的是,由于可能大量失血,需要手术干预。SRS 治疗成功率高,几乎有 60% 的病例病变可以完全闭塞[7]。

# 12.5 关键知识点回顾

## 12.5.1 习题

(1)下列哪项不是脑卒中预

---

**要点**

- 静息状态正常大脑每 100g 脑组织/min 需要 45~60mL 血流量。

- 颈动脉内膜切除术对狭窄超过 70% 的症状性患者有明显的益处,对狭窄 50%~69% 的患者有可能获益。

- 创伤是 SAH 最常见的原因,而动脉瘤破裂占自发性 SAH 的 80%。

- 95% 的脑动脉瘤是偶发性的,而不是由其他原因引起的。

- 前循环是动脉瘤最常见的部位,ACoA 占所有病例的 30%。

- AVM 最常见的症状是出血。

- 海绵状血管瘤在 MRI 上最容易被发现。

---

防的可控制的危险因素?

a.高血压

b.饮酒

c.血脂水平

d.吸烟

e.以上都不是

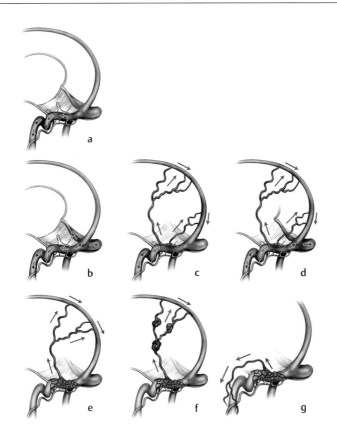

**图 12.6**　硬脑膜动静脉畸形的分类。Cognard 分类法是一种非常便捷的分类方法。静脉引流是分类最重要的因素。(a)CG1,正向血流进入窦。(b) CG2a 逆行血流进入窦。(c)CG2b,仅向皮层静脉逆流。(d)CG2a+b,逆行血流进入窦及皮层静脉。(e)CG3,仅流出到皮层静脉。(f)CG4,仅向皮层静脉引流,但伴有静脉扩张。(g)CG5,流出到脊髓周围静脉。(Reproduced from Bendok B, Naidech A, Walker M et al, Hemorrhagic and Ischemic Stroke: Medical, Imaging, Surgical and Interventional Approaches, 1st edition, ©2011, Thieme Publishers, New York.)

（2）以下哪种治疗方法可以用于 7 小时前因血栓栓塞而发生的脑卒中?

a.静脉注射 tPA

b.机械取栓

c.动脉 tPA 溶栓

d.静脉用阿替普酶

(3)静脉注射 tPA 在什么时间窗内可以用于治疗血管闭塞性缺血性脑卒中?

a.3 小时

b.3.5 小时

c.4 小时

d.4.5 小时

e.5 小时

(4)哪条动脉闭塞会导致双侧丘脑和脑干卒中?

a.脉络膜后动脉

b.迷路动脉

c.Percheron 动脉

d.Heubner 动脉

(5)Fisher 评分用于预测什么?

a.动脉瘤性 SAH 后死亡的风险

b.动脉瘤性 SAH 后死亡和残疾的风险

c.动脉瘤性 SAH 后血管痉挛的风险

d.任何原因 SAH 中血管痉挛的风险

(6)以下哪一项是动脉瘤夹闭术术前的主要考虑因素?

a.对于梭形动脉瘤来说,夹闭和栓塞都不是合理的选择

b.夹闭联合微创开颅手术可以降低死亡率和残疾率

c.术中破裂有相当大的风险

d.未来做磁共振扫描的需求可能需要栓塞而不是夹闭

(7)关于 pipeline 栓塞装置或血流导向装置,下列哪个选项是正确的?

a.不能用来治疗宽颈型动脉瘤

b.治疗破裂动脉瘤是有争议的

c.不能替代支架辅助弹簧圈栓塞

d.有效性没有得到很好描述

(8)在治疗脑动脉瘤时,血管内栓塞术在哪些方面优于夹闭术?

a.夹闭治疗费用比栓塞低

b.再出血率低

c.栓塞比夹闭的致残率和依赖性低

d.栓塞比夹闭复发率低

(9)是硬脑膜动静脉瘘最常见的部位在哪里?

a.横窦

b.小脑幕

c.乙状窦

d.椎动脉

（10）血管造影在评估海绵状血管瘤中有哪些价值？

a.它是检测这些血管病变的金标准

b.它可以发现大多数病变

c.对于描绘一些病变有意义

d.它不能用来检测这些病变

## 12.5.2　答案

（1）e.所有列出的项目都是脑卒中可控制的危险因素。此外，血小板治疗已经被证明可以降低未来某些类型脑卒中的风险。

（2）b.根据 HERMES 研究，如果在症状发生 7 小时内启动治疗，血管内治疗和药物治疗可降低致残率[17]。在大多数医疗机构，患者可以在症状出现 8 小时内接受治疗。

（3）d.静脉注射 tPA 已被证明，在发生脑卒中症状 4.5 小时内给予有明显的获益。

（4）c.Percheron 动脉是一种变异体，起源于 PCA 单一的动脉，供应丘脑和中脑。

（5）c.Fisher 评分根据 CT 影像用于预测动脉瘤性蛛 SAH 后血管痉挛的风险。

（6）c.夹闭术中有 20%~40% 的破裂风险。梭形动脉瘤的夹闭治疗优于单纯的栓塞动脉瘤，尽管支架辅助弹簧圈栓塞动脉瘤的联合技术已被证明是治疗特定动脉瘤的一种替代方法。但微创颅内动脉瘤夹闭术并没有被证明比传统方法具有更好的疗效或更低的死亡率。现代夹闭技术使用能做 MRI 的钛夹。

（7）b.Pipeline 栓塞装置和血流导向装置可用于治疗某些动脉瘤，以代替支架辅助弹簧圈方法[81]。因为需要抗血小板和抗凝治疗，它们在破裂动脉瘤的应用通常非常有限[59,78,79]。

（8）c.根据 ISAT 试验的结果，栓塞的死亡率或自理能力比夹闭低。实际上，栓塞的再出血风险要高于夹闭。栓塞和夹闭的费用似乎是相当的，然而，栓塞材料的成本是通过夹闭更长的住院时间来平衡的。夹闭是一种更持久的治疗方法。从住院时间和患者费用来看，外科动脉瘤夹闭手术要比栓塞手术昂贵。

（9）a.横窦是硬膜动静脉瘘最常见的部位。

（10）d.海绵状血管瘤是一

种低流量的病变，不能通过脑血管造影检查出来。最好的评估方法是 MRI。

# 参考文献

[1] Mozaffarian D, Benjamin EJ, Go AS, et al; American Heart Association Statistics Committee and Stroke Statistics Subcommittee. Heart disease and stroke statistics--2015 update: a report from the American Heart Association. Circulation. 2015; 131(4):e29–e322

[2] Correction. Circulation. 2016; 133(8):e417

[3] Fothergill A, Christianson TJ, Brown RD, Jr, Rabinstein AA. Validation and refinement of the ABCD2 score: a population-based analysis. Stroke. 2009; 40(8):2669–2673

[4] van Swieten JC, Koudstaal PJ, Visser MC, Schouten HJ, van Gijn J. Interobserver agreement for the assessment of handicap in stroke patients. Stroke. 1988; 19(5):604–607

[5] Schröder J, Thomalla G. A Critical Review of Alberta Stroke Program Early CT Score for Evaluation of Acute Stroke Imaging. Front Neurol. 2017; 7:245

[6] Hemphill JC, III, Bonovich DC, Besmertis L, Manley GT, Johnston SC. The ICH score: a simple, reliable grading scale for intracerebral hemorrhage. Stroke. 2001; 32(4):891–897

[7] Greenberg MS, Greenberg MS. Handbook of neurosurgery. 7th ed. Tampa, Fla. New York, NY: Greenberg Graphics; Thieme Medical Publishers; 2010

[8] Taxin ZH, Neymotin SA, Mohan A, Lipton P, Lytton WW. Modeling molecular pathways of neuronal ischemia. Prog Mol Biol Transl Sci. 2014; 123:249–275

[9] Saver JL, Goyal M, van der Lugt A, et al; HERMES Collaborators. Time to Treatment With Endovascular Thrombectomy and Outcomes From Ischemic Stroke: A Meta-analysis. JAMA. 2016; 316(12):1279–1288

[10] Chimowitz MI, Lynn MJ, Derdeyn CP, et al; SAMMPRIS Trial Investigators. Stenting versus aggressive medical therapy for intracranial arterial stenosis. N Engl J Med. 2011; 365(11):993–1003

[11] Wang Y, Wang Y, Zhao X, et al; CHANCE Investigators. Clopidogrel with aspirin in acute minor stroke or transient ischemic attack. N Engl J Med. 2013; 369(1):11–19

[12] Amarenco P, Bogousslavsky J, Callahan A, III, et al; Stroke Prevention by Aggressive Reduction in Cholesterol Levels (SPARCL) Investigators. High-dose atorvastatin after stroke or transient ischemic attack. N Engl J Med. 2006; 355(6):549–559

[13] Qureshi AI, Palesch YY, Barsan WG, et al; ATACH-2 Trial Investigators and the Neurological Emergency Treatment Trials Network. Intensive Blood-Pressure Lowering in Patients with Acute Cerebral Hemorrhage. N Engl J Med. 2016; 375(11):1033–1043

[14] Baharoglu MI, Cordonnier C, Al-Shahi Salman R, et al; PATCH Investigators. Platelet transfusion versus standard care after acute stroke due to spontaneous cerebral haemorrhage associated with antiplatelet therapy (PATCH): a randomised, open-label, phase 3 trial. Lancet. 2016; 387(10038):2605–2613

[15] Bos D, Portegies ML, van der Lugt A, et al. Intracranial carotid artery atherosclerosis and the risk of stroke in whites: the Rotterdam Study. JAMA Neurol. 2014; 71(4):405–411

[16] Connolly SJ, Pogue J, Hart RG, et al; ACTIVE Investigators. Effect of clopidogrel added to aspirin in patients with atrial fibrillation. N Engl J Med. 2009; 360(20):2066–2078

[17] Ferguson GG, Eliasziw M, Barr HW, et al. The North American Symptomatic Carotid Endarterectomy Trial : surgical results in 1415 patients. Stroke. 1999; 30(9):1751–1758

[18] Ferro JM, Oliveira V, Melo TP, et al. [Role of endarterectomy in the secondary prevention of cerebrovascular accidents: results of the European Carotid Surgery Trial (ECST)] Acta Med Port. 1991; 4(5):227–228

[19] Brott TG, Hobson RW, II, Howard G, et al; CREST Investigators. Stenting versus endarterectomy for treatment of carotid-artery stenosis. N Engl J Med. 2010; 363(1):11–23

[20] Moore WS, Popma JJ, Roubin GS, et al; CREST Investigators. Carotid angiographic characteristics in the CREST trial were major contributors to periprocedural stroke and death differences between carotid artery stenting and carotid endarterectomy. J Vasc Surg. 2016; 63(4):851–857, 858.e1

[21] Howard VJ, Meschia JF, Lal BK, et al; CREST-2 study investigators. Carotid revascularization and medical management for asymptomatic carotid stenosis: Protocol of the CREST-2 clinical trials. Int J Stroke. 2017; 12(7):770–778

[22] Hunt WE, Hess RM. Surgical risk as related to time of intervention in the repair of intracranial aneurysms. J Neurosurg. 1968; 28(1):14–20

[23] Fisher CM, Kistler JP, Davis JM. Relation of cerebral vasospasm to subarachnoid hemorrhage visualized by computerized tomographic scanning. Neurosurgery. 1980; 6(1):1–9

[24] Frontera JA, Claassen J, Schmidt JM, et al. Prediction of symptomatic vasospasm after subarachnoid hemorrhage: the modified fisher scale. Neurosurgery. 2006; 59(1):21–27, discussion 21–27

[25] Teasdale GM, Drake CG, Hunt W, et al. A universal subarachnoid hemorrhage scale: report of a committee of the World Federation of Neurosurgical Societies. J Neurol Neurosurg Psychiatry. 1988; 51(11):1457

[26] Kassell NF, Sasaki T, Colohan AR, Nazar G. Cerebral vasospasm following aneurysmal subarachnoid hemorrhage. Stroke. 1985; 16(4):562–572

[27] Egge A, Waterloo K, Sjøholm H, Solberg T, Ingebrigtsen T, Romner B. Prophylactic hyperdynamic postoperative fluid therapy after aneurysmal subarachnoid hemorrhage: a clinical, prospective, randomized, controlled study. Neurosurgery. 2001; 49(3):593–605, discussion 605–606

[28] Allen GS, Ahn HS, Preziosi TJ, et al. Cerebral arterial spasm--a controlled trial of nimodipine in patients with subarachnoid hemorrhage. N Engl J Med. 1983; 308(11):619–624

[29] Brisman JL, Song JK, Newell DW. Cerebral aneurysms. N Engl J Med. 2006; 355(9):928–939

[30] Feigin VL, Lawes CM, Bennett DA, Anderson CS. Stroke

epidemiology: a review of population-based studies of incidence, prevalence, and case-fatality in the late 20th century. Lancet Neurol. 2003; 2(1):43–53

[31] Connolly ES Sr. Management of unruptured aneurysms. In: Le Roux PD WH, Newell DW, ed. Management of cerebral aneurysms. Philadelphia: Saunders; 2004:271–285

[32] Starke RM, Ali MS, Jabbour PM, et al. Cigarette smoke modulates vascular smooth muscle phenotype: implications for carotid and cerebrovascular disease. PLoS One. 2013; 8(8):e71954

[33] Johnston SC, Selvin S, Gress DR. The burden, trends, and demographics of mortality from subarachnoid hemorrhage. Neurology. 1998; 50(5):1413–1418

[34] Chalouhi N, Hoh BL, Hasan D. Review of cerebral aneurysm formation, growth, and rupture. Stroke. 2013; 44(12):3613–3622

[35] Tulamo R, Frösen J, Hernesniemi J, Niemelä M. Inflammatory changes in the aneurysm wall: a review. J Neurointerv Surg. 2010; 2(2):120–130

[36] Chiu JJ, Chien S. Effects of disturbed flow on vascular endothelium: pathophysiological basis and clinical perspectives. Physiol Rev. 2011; 91(1):327–387

[37] Dolan JM, Meng H, Singh S, Paluch R, Kolega J. High fluid shear stress and spatial shear stress gradients affect endothelial proliferation, survival, and alignment. Ann Biomed Eng. 2011; 39(6):1620–1631

[38] Kadirvel R, Ding YH, Dai D, et al. The influence of hemodynamic forces on biomarkers in the walls of elastase-induced aneurysms in rabbits. Neuroradiology. 2007; 49(12):1041–1053

[39] Aoki T, Kataoka H, Moriwaki T, Nozaki K, Hashimoto N. Role of TIMP-1 and TIMP-2 in the progression of cerebral aneurysms. Stroke. 2007; 38(8):2337–2345

[40] Aoki T, Kataoka H, Ishibashi R, Nozaki K, Egashira K, Hashimoto N. Impact of monocyte chemoattractant protein-1 deficiency on cerebral aneurysm formation. Stroke. 2009; 40(3):942–951

[41] Kanematsu Y, Kanematsu M, Kurihara C, et al. Critical roles of macrophages in the formation of intracranial aneurysm. Stroke. 2011; 42(1):173–178

[42] Hasan D, Chalouhi N, Jabbour P, Hashimoto T. Macrophage imbalance (M1 vs. M2) and upregulation of mast cells in wall of ruptured human cerebral aneurysms: preliminary results. J Neuroinflammation. 2012; 9:222

[43] Juvela S, Poussa K, Porras M. Factors affecting formation and growth of intracranial aneurysms: a long-term follow-up study. Stroke. 2001; 32(2):485–491

[44] Connolly ES, Jr, Rabinstein AA, Carhuapoma JR, et al; American Heart Association Stroke Council. Council on Cardiovascular Radiology and Intervention. Council on Cardiovascular Nursing. Council on Cardiovascular Surgery and Anesthesia. Council on Clinical Cardiology. Guidelines for the management of aneurysmal subarachnoid hemorrhage: a guideline for healthcare professionals from the American Heart Association/american Stroke Association. Stroke. 2012; 43(6):1711–1737

[45] Schievink WI, Limburg M, Oorthuys JW, Fleury P, Pope FM. Cerebrovascular disease in Ehlers-Danlos syndrome type IV. Stroke. 1990; 21(4):626–632

[46] North KN, Whiteman DA, Pepin MG, Byers PH. Cerebrovascular complications in Ehlers-Danlos syndrome type IV. Ann Neurol. 1995; 38(6):960–964

[47] Chiu HH, Wu MH, Chen HC, Kao FY, Huang SK. Epidemiological profile of Marfan syndrome in a general population: a national database study. Mayo Clin Proc. 2014; 89(1):34–42

[48] Neptune ER, Frischmeyer PA, Arking DE, et al. Dysregulation of TGF-beta activation contributes to pathogenesis in Marfan syndrome. Nat Genet. 2003; 33(3):407–411

[49] Cook JR, Nistala H, Ramirez F. Drug-based therapies for vascular disease in Marfan syndrome: from mouse models to human patients. Mt Sinai J Med. 2010; 77(4):366–373

[50] Woodall MN, McGettigan M, Figueroa R, Gossage JR, Alleyne CH, Jr. Cerebral vascular malformations in hereditary hemorrhagic telangiectasia. J Neurosurg. 2014; 120(1):87–92

[51] Clare CE, Barrow DL. Infectious intracranial aneurysms. Neurosurg Clin N Am. 1992; 3(3):551–566

[52] Roos YB, Dijkgraaf MG, Albrecht KW, et al. Direct costs of modern treatment of aneurysmal subarachnoid hemorrhage in the first year after diagnosis. Stroke. 2002; 33(6):1595–1599

[53] Grieve JPKN. Aneurysmal Subarachnoid Hemorrhage. In: Moore AJ ND, ed. Neurosurgery. New York, NY: Saunders; 2005:315–332

[54] Dandy WE. Intracranial Aneurysm of the Internal Carotid Artery: Cured by Operation. Ann Surg. 1938; 107(5):654–659

[55] Kangarlu A, Shellock FG. Aneurysm clips: evaluation of magnetic field interactions with an 8.0 T MR system. J Magn Reson Imaging. 2000; 12(1):107–111

[56] Frazee JG, King WA, De Salles AA, Bergsneider M. Endoscopic-assisted clipping of cerebral aneurysms. J Stroke Cerebrovasc Dis. 1997; 6(4):240–241

[57] Horiuchi T, Hongo K, Shibuya M. Scissoring of cerebral aneurysm clips: mechanical endurance of clip twisting. Neurosurg Rev. 2012; 35(2):219–224, discussion 224–225

[58] Hoh BL, Chi YY, Dermott MA, Lipori PJ, Lewis SB. The effect of coiling versus clipping of ruptured and unruptured cerebral aneurysms on length of stay, hospital cost, hospital reimbursement, and surgeon reimbursement at the university of Florida. Neurosurgery. 2009; 64(4):614–619, discussion 619–621

[59] Davies JM, Lawton MT. Advances in open microsurgery for cerebral aneurysms. Neurosurgery. 2014; 74 Suppl 1:S7–S16

[60] Sanai N, Zador Z, Lawton MT. Bypass surgery for complex brain aneurysms: an assessment of intracranial-intracranial bypass. Neurosurgery. 2009; 65(4):670–683, discussion 683

[61] Yonas H, Kaufmann A. Combined extracranial-intracranial bypass and intraoperative balloon occlusion for the treatment of intracavernous and proximal carotid artery aneurysms. Neurosurgery. 1995; 36(6):1234

[62] Bederson JB, Spetzler RF. Anastomosis of the anterior temporal artery to a secondary trunk of the middle cerebral artery for treatment of a giant M1 segment aneurysm. Case report. J Neurosurg. 1992; 76(5):863–866

[63] Guglielmi G, Viñuela F, Sepetka I, Macellari V. Electrothrombosis of saccular aneurysms via endovascular approach. Part 1: Electrochemical basis, technique, and experimental results. J Neurosurg. 1991; 75(1):1–7

[64] Kallmes DF, Fujiwara NH, Yuen D, Dai D, Li ST. A collagen-based coil for embolization of saccular

aneurysms in a New Zealand White rabbit model. AJNR Am J Neuroradiol. 2003; 24(4):591–596

[65] Cloft HJ, Kallmes DF. Aneurysm packing with HydroCoil Embolic System versus platinum coils: initial clinical experience. AJNR Am J Neuroradiol. 2004; 25(1):60–62

[66] White PM, Lewis SC, Gholkar A, et al; HELPS trial collaborators. Hydrogel-coated coils versus bare platinum coils for the endovascular treatment of intracranial aneurysms (HELPS): a randomised controlled trial. Lancet. 2011; 377(9778):1655–1662

[67] Abrahams JM, Song C, DeFelice S, Grady MS, Diamond SL, Levy RJ. Endovascular microcoil gene delivery using immobilized anti-adenovirus antibody for vector tethering. Stroke. 2002; 33(5):1376–1382

[68] Hoh BL, Hosaka K, Downes DP, et al. Monocyte chemotactic protein-1 promotes inflammatory vascular repair of murine carotid aneurysms via a macrophage inflammatory protein-1α and macrophage inflammatory protein-2-dependent pathway. Circulation. 2011; 124(20):2243–2252

[69] Brinjikji W, Lanzino G, Cloft HJ, Rabinstein A, Kallmes DF. Endovascular treatment of very small (3 mm or smaller) intracranial aneurysms: report of a consecutive series and a meta-analysis. Stroke. 2010; 41(1):116–121

[70] Hetts SW, Turk A, English JD, et al; Matrix and Platinum Science Trial Investigators. Stent-assisted coiling versus coiling alone in unruptured intracranial aneurysms in the matrix and platinum science trial: safety, efficacy, and mid-term outcomes. AJNR Am J Neuroradiol. 2014; 35(4):698–705

[71] Molyneux AJ, Birks J, Clarke A, Sneade M, Kerr RS. The durability of endovascular coiling versus neurosurgical clipping of ruptured cerebral aneurysms: 18 year follow-up of the UK cohort of the International Subarachnoid Aneurysm Trial (ISAT). Lancet. 2015; 385(9969):691–697

[72] Spetzler RF, McDougall CG, Zabramski JM, et al. The Barrow Ruptured Aneurysm Trial: 6-year results. J Neurosurg. 2015; 123(3):609–617

[73] Shankar JJ, Lum C, Parikh N, dos Santos M. Long-term prospective follow-up of intracranial aneurysms treated with endovascular coiling using contrast-enhanced MR angiography. AJNR Am J Neuroradiol. 2010; 31(7):1211–1215

[74] Nguyen TN, Hoh BL, Amin-Hanjani S, Pryor JC, Ogilvy CS. Comparison of ruptured vs unruptured aneurysms in recanalization after coil embolization. Surg Neurol. 2007; 68(1):19–23

[75] Hoh BL, Chi YY, Lawson MF, Mocco J, Barker FG, II.

Length of stay and total hospital charges of clipping versus coiling for ruptured and unruptured adult cerebral aneurysms in the Nationwide Inpatient Sample database 2002 to 2006. Stroke. 2010; 41(2):337–342

[76] Brinjikji W, Kallmes DF, Lanzino G, Cloft HJ. Hospitalization costs for endovascular and surgical treatment of unruptured cerebral aneurysms in the United States are substantially higher than medicare payments. AJNR Am J Neuroradiol. 2012; 33(1):49–51

[77] Waldron JS, Halbach VV, Lawton MT. Microsurgical management of incompletely coiled and recurrent aneurysms: trends, techniques, and observations on coil extrusion. Neurosurgery. 2009; 64(5, Suppl 2):301–315, discussion 315–317

[78] Leung GK, Tsang AC, Lui WM. Pipeline embolization device for intracranial aneurysm: a systematic review. Clin Neuroradiol. 2012; 22(4):295–303

[79] Kallmes DF, Ding YH, Dai D, Kadirvel R, Lewis DA, Cloft HJ. A new endoluminal, flow-disrupting device for treatment of saccular aneurysms. Stroke. 2007; 38(8):2346–2352

[80] Awad AJ, Mascitelli JR, Haroun RR, De Leacy RA, Fifi JT, Mocco J. Endovascular management of fusiform aneurysms in the posterior circulation: the era of flow diversion. Neurosurg Focus. 2017; 42(6):E14

[81] Chalouhi N, Starke RM, Yang S, et al. Extending the indications of flow diversion to small, unruptured, saccular aneurysms of the anterior circulation. Stroke. 2014; 45(1):54–58

[82] Hasan DM, Mahaney KB, Brown RD, Jr, et al; International Study of Unruptured Intracranial Aneurysms Investigators. Aspirin as a promising agent for decreasing incidence of cerebral aneurysm rupture. Stroke. 2011; 42(11):3156–3162

[83] Goldstein HE, Solomon RA. Epidemiology of cavernous malformations. Handb Clin Neurol. 2017; 143:241–247

[84] Gross BA, Du R. Cerebral cavernous malformations: natural history and clinical management. Expert Rev Neurother. 2015; 15(7):771–777

[85] Shin SS, Murdoch G, Hamilton RL, et al. Pathological response of cavernous malformations following radiosurgery. J Neurosurg. 2015; 123(4):938–944

[86] Morito D, Nishikawa K, Hoseki J, et al. Moyamoya disease-associated protein mysterin/RNF213 is a novel AAA+ ATPase, which dynamically changes its oligomeric state. Sci Rep. 2014; 4:4442

# 第 13 章

# 神经系统肿瘤

Desmond A Brown，Hirokazu Takami，William Gibson，Abhijeet Singh Barath，Michael W Ruff，Terrence C Burns，Ian F Parney

## 13.1 淋巴瘤和造血系统肿瘤

原发性中枢神经系统淋巴瘤(PCL)是指原发于淋巴结以外的累及大脑、脑膜、眼睛和脊髓的非霍奇金淋巴瘤。PCL 比较罕见，全部人群的发病率约为每年每百万人中约有 4 人患病。艾滋病患者 PCL 的发病率比其高出 3600 倍，终生患病风险为 20%，10% 的艾滋病患者尸检时发现此病[1,2]。由于其发病部位不同，临床变现多样，包括局灶性神经功能缺损(70%)、神经精神症状(43%)、颅内压(ICP)升高(33%)、癫痫发作(14%)和眼部受累(4%)[3]。约 40% 的患者出现脑膜疾病，表现出颅神经症状和头痛[4]。15%~25% 的患者出现眼肌受累，典型的累及球后段，导致葡萄膜炎、视网膜剥离和视网膜/玻璃体积血[3]。超过 90% 表现为高级别、CD20(+)、弥漫性大 B 细胞非霍奇金淋巴瘤。其余的包括 Burkitt 瘤、类 Burkitt 瘤、淋巴母细胞性 B 细胞淋巴瘤和 T 细胞淋巴瘤[5]。由于 B 细胞通常不存在于中枢神经系统(CNS)内，并且可能涉及潜在的 epstein-barr 病毒(EBV)B 细胞感染，因此尚不能完全理解其发病机制。病变通常位于脑室周围(60%)，在 CT 上密度不同，MRI 上信号强度各异。病变均匀强化，包括血管周围间隙[6]。常可见占位效应明显、血管源性水肿、钙化、出血、囊变和环形强化(图 13.1)。

## 13.1.1 诊断

立体定向穿刺活检具有高度的特异性，是诊断的金标准。如果没有腰椎穿刺禁忌证(如占位效应明显)，应查脑脊液(CSF)细胞学、流式细胞术和聚合酶链反应(PCR)以分析免疫球蛋白重链重排情况。恶性淋巴细胞瘤阳性率高达 40%(软脑膜受累时，敏感性更高)。脑脊液通常表现为蛋白升高和淋巴细胞增多。软脑膜受累时，脑脊液糖浓度可能降低。组织学上，可见大的免疫母细胞和中心母细胞，血管周围有反应性 T 细胞浸润。常用的表达标志物包括 MUM1、BCL6 和 BCL2。

## 13.1.2 治疗

手术仅限于在急性加重的情况下快速减轻占位效应。化疗和放疗是首选的治疗方式。

## 13.1.3 预后

确诊后，不经任何治疗的患者的中位生存期为 1.5 年。然而，化疗后加或不加放疗的患者平均生存期通常为 40~50 个月。

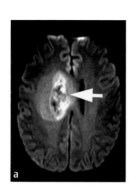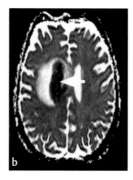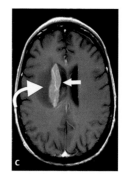

**图 13.1** 疑似急性梗死的原发性中枢神经系统淋巴瘤。(a)轴位 DWI 成像。(b) ADC 成像显示:原发性中枢神经系统淋巴瘤患者，由于肿瘤细胞增多，右侧脑室周围白质扩散受限(箭头所示)。(c)对比增强 T1 加权图像显示强化的脑室旁肿块(箭头所示)和未强化的周围血管源性水肿(弯曲箭头所示)。(Adapted from Leite C, Castillo M, Diffusion Weighted and Diffusion Tensor Imaging, A Clinical Guide, 1st edition, © 2015, Thieme Publishers, New York.)

免疫功能正常的成人,其 5 年生存率为 30%。年龄>60 岁、美国东部肿瘤协作组(ECOG)表现状态评分>1、血清乳酸脱氢酶(LDH)升高、脑脊液蛋白升高以及累及脑深部区是预后不良因素。继发性淋巴瘤发生于系统性淋巴瘤转移到中枢神经系统时,与睾丸受累有关,治疗的根本是治疗原发性疾病,其中位生存期为 2~4 个月。

## 13.2　间质性肿瘤

这些肿瘤起源于神经系统内部和周围的结缔组织,本身非神经外胚层起源。

### 13.2.1　脊索瘤

脊索瘤在 T2 加权成像(T2WI)上表现为高信号,在 T1WI 上表现为等信号。间隔、钙化和"蜂窝状"强化是特征性表现(图 13.2)。

脊索瘤(占颅内肿瘤的不足 1%)是具有破坏性的局部侵袭性肿瘤,其转移潜能来自脊索胚胎残留于髓核。遗传改变包括 1p36 缺失、RB 突变、端粒酶激活和血小板衍生生长因子受体 β(PDGFR-β)的过度表达。

手术后,质子束放射治疗是标准疗法。脊索瘤有 brachyury 蛋白、S-100 蛋白、细胞角蛋白和上皮膜抗原(EMA)染色阳性,可发现含空泡的囊泡细胞。脊索瘤 5 年和 10 年生存率分别约为 51%和 35%[8]。

### 13.2.2　软骨肉瘤

软骨肉瘤(占颅内肿瘤的不足 0.15%)是一种惰性骨肿瘤,被认为是由胚胎软骨的持续残留引起的,与佩吉特病、奥利尔病和 Maffucci 综合征有关。CT 显示清晰的溶骨性病变伴软骨样钙化。在 T2 加权像呈高信号,在 T1 加权像呈低信号,伴有对比增强时强化,通常是不均匀强化。多数累及斜坡(32%)和颞枕关节(27%)。

与脊索瘤不同的是,软骨肉瘤通常不发生于中线,因为其起源于颅底软骨结合处。

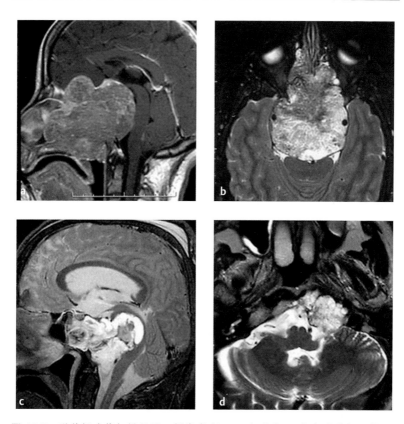

**图 13.2** 磁共振成像扫描显示 3 例脊索瘤。(a)矢状位 T1 加权磁共振图像,显示脊索瘤累及整个斜坡。(b)相应的轴位 T2 加权磁共振图像,显示脊索瘤累及整个斜坡,并伴有颈内动脉的横向移位。(c)矢状位 T2 加权磁共振图像显示上斜坡脊索瘤,硬膜下延伸。(d)颈静脉孔区脊索瘤的轴位 T2 加权磁共振图像。(Adapted from Nader R, Gragnaniello C, Berta S et al, Neurosurgery Tricks of the Trade, Cranial, 1st edition, © 2013, Thieme Publishers, New York)

治疗方法同脊索瘤。治疗后的软骨肉瘤预后良好,5 年内死亡率约为 11.4%[9]。

### 13.2.3 脑膜瘤

脑膜瘤是最常见的非胶质

细胞肿瘤，起源于蛛网膜帽状细胞，占所有颅内肿瘤的 20%~25%。最常见于 50 岁以后，女:男比率为 2:1，头颅:脊柱比率为 10:1。大多数（80%）是良性的，WHO Ⅰ 级，散发。

多发性脑膜瘤发生在 1%~9% 的散发病例中，是 2 型神经纤维瘤病（NF2）的特征表现。

其危险因素包括电离辐射、22 号染色体上 NF2 基因位点的部分丢失以及 18p11.3 上的 4.1b 蛋白表达丢失。黄体酮受体表达存在于一半的脑膜瘤中，但其意义不明。脑膜瘤表现为球形、分叶状或扁平斑块状边界清楚的硬脑膜病变，肿瘤与大脑界面清晰。大部分 CT 上表现为高密度，20%~25% 可见局灶性或弥漫性钙化。骨质增生可能是由于骨质破坏引起的。在 MRI T1 和 T2 加权像上呈低信号，增强时均匀强化（图 13.3）。

手术是主要的治疗方式。Simpson 分级量表[10]（表 13.1）用于描述切除程度，和组织学分级是最重要的预后指标。分割外照射或立体定向放射外科适用于手术无法触及的病变、复发和高级别病变。

## 良性间质性肿瘤

良性间质性肿瘤是一类罕见肿瘤，其临床表现、治疗方式和预后各不相同。中枢神经系统横纹肌肉瘤是罕见的。血管脂肪瘤与 Proteus 综合征有关，由成熟脂肪组织和大量管腔粗细不等的血管通道组成，无细胞异型性或血管通道结构异常，手术切除可能有疗效。软骨瘤是一种有软骨产生的良性骨病变，通常涉及长骨和四肢骨骼。软骨瘤为散发性病变，表现为奥利尔病或 Maffucci 综合征的一部分。在神经影像学上很难与脑膜瘤区分，并且可能存在明显延迟强化。手术切除可能有疗效。文献中对原发性中枢神经系统平滑肌瘤（如子宫肌瘤）的描述很少，少于 25 例，在免疫抑制患者中其发生与 EBV 感染相关。病变均匀增强，看起来像脑膜瘤。全切除术（GTR）后可以治愈。骨软骨瘤是一种良

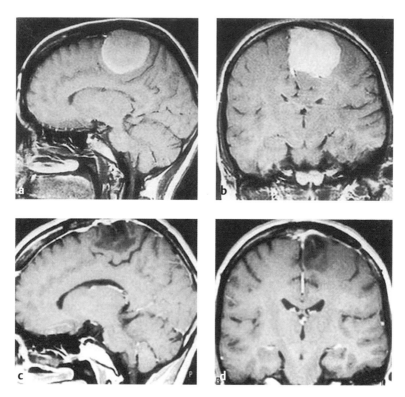

**图 13.3** 女性,25 岁,有 6 周的杰克逊癫痫病史,右腿轻度痉挛性无力。(a)MRI 矢状位和(b)冠状位(前后位)显示中心区域的左侧矢状旁脑膜瘤。在探查时,在上矢状窦内发现两个肿瘤小结节, 阻塞矢状窦。这些结节连同局部窦壁一并切除,然后用骨膜移植。肿瘤床内的其他结构也有明显的肿瘤附着,但可以自由游离软脑膜膜动脉。术后情况良好,在接下来的 6 周内,患者的腿部无力症状得到了缓解。术后 MRI:(c)矢状面;(d)冠状面(前后)。(Reproduced from Yasargil M, Microneurosurgery, Volume IV B, Microneurosurgery of CNS Tumors, 1st edition, Thieme; © 1995, Thieme Publishers, New York.)

性肿瘤,以透明软骨内的局灶性骨化为特征。它们通常是散发的, 但已在 Maffucci 综合征、Noonan 综合征和 Ollier 病中报道过。有强烈的对比增强,经常与脑膜瘤混淆[11]。良性纤维组织细胞瘤是一种罕见的软组织和骨间质病变,偶尔累及腹膜后器

表 13.1　Simpson 分级

| 分级 | 定义 | 复发率 |
| --- | --- | --- |
| Ⅰ级 | 肿瘤全切除并切除肿瘤累及的硬膜和颅骨 | 9% |
| Ⅱ级 | 肿瘤全切除并用激光或电灼肿瘤附着硬膜 | 19% |
| Ⅲ级 | 肿瘤全切除,肿瘤附着的硬膜没有任何处理 | 29% |
| Ⅳ级 | 部分切除肿瘤 | 44% |
| Ⅴ级 | 单纯肿瘤减压或活检 | |

缩写:GTR,总切除;STR,次切除。

注:Simpson 根据硬脑膜和受累及颅骨的切除和处理程度,将脑膜瘤切除分为 5 个等级[10]。最近的修改增加增殖指数,但并未导致与最初提议的框架有明显偏差。

官,硬脑膜和实质很少受累。GTR 可以治愈,但在老年人中可能表现为更具进展性,因为在老年人中,可能与复发和自然死亡有关。老年人应考虑辅助治疗。骨瘤是良性骨形成肿瘤,通常累及轴骨。发生于儿童和青少年的四肢骨、椎骨后弓、鼻窦、面部骨骼、头骨和下颌骨,在尸检中,发病率高达 5%。迄今为止还没有发现相关的染色体丢失或易位。观察病例中,对症状性或进展性病变建议进行切除。整块手术切除可能有疗效。孤立性纤维瘤和血管外皮瘤(SFT/HPC)以前是分类不同的肿瘤,现在被认为是同一肿瘤的不同组织学谱。在非增强 CT 上表现为不均匀的等密度或高密度病变。病变在 MRI

T1 像呈等信号,T2 像呈低信号,增强时表现为不均匀强化。GTR 可治愈,次全切除可导致局部复发,导致生存率降低。恶性肿瘤有很高的复发率(80%)和全身转移率(25%),但级别较低的肿瘤给予完全手术切除,预后良好。所有病例均建议延长随访时间,因为中枢神经系统 SFT/HPC 均不能被治愈。脂肪瘤是由成熟脂肪组织组成的良性病变,占颅内肿瘤的 0.46%~1%。颅内病变常无症状,而脊髓病变常伴有脊髓压迫症状,与中枢神经系统发育不良有关。病变位于中线的占 80%~90%,通常位于胼胝体、中脑背侧、小脑蚓和脊髓的表面。由于原始脑膜的异常存在和分化不良,因此,脂肪瘤错构瘤这个术语可以互换使用。CT 上表现为明显的低密度，半球间病变表现为造影剂无增强和囊性钙化。T1WI 为高信号，脂肪抑制像呈低信号，T2WI 为低信号，增强时无强化。由于脂肪瘤富含血管及其与周围组织的黏附性，常伴有高致残率和致死率，因此外科手术很少被选择。

## 恶性间质性肿瘤

恶性间质性肿瘤是罕见的侵袭性病变，占颅内肿瘤的不到 0.1%。起源细胞可以是多能干细胞、脑膜原始间充质细胞、血管外膜间隙、脉络丛组织或间质。先前中枢神经系统受过辐射是一个危险因素。EBV 与艾滋病患者颅内平滑肌肉瘤相关。这些病变表现出不同的分化，通常类似于纤维组织（如纤维肉瘤、恶性纤维组织细胞瘤）、肌肉、软骨、骨或血管，常见于颞叶和顶叶。由于沿软脑膜扩散的发生率很高，因此对整个神经轴的成像至关重要。系统性转移（肺、骨、肝）很少发生。在 CT 和 MRI 上，放射学表现通常是非特异性的。治疗策略包括最大程度的安全切除和放射治疗。化疗对中枢神经系统肉瘤无效。总的来说，5 年生存率是 52%，但只是 28% 的高级别病变患者和 83% 的低级别病变患者。详细分类包括纤维肉瘤、横纹肌肉瘤、平滑肌肉瘤、尤因肉瘤（原始神经外胚层肿瘤[PNET]）、骨肉瘤、卡波西肉瘤、脂肪肉瘤、血管肉瘤和恶性纤维组织细胞瘤。

## 13.2.4　血管网状细胞瘤

血管网状细胞瘤是与软脑膜相关的、组织发生不明的 WHO I 级血管性肿瘤，与 VHL 病相关的。

VHL 肿瘤抑制基因的失活和 HIF2a 功能的增强见于少数报道中。遗传改变存在于肿瘤间质，而不是血管系统。如果有症状或序列成像中显示肿瘤生长，手术是治疗的主要手段。当其他方法不可行时，可使用抗血管生成剂[12]。

## 13.2.5　黑色素细胞病变

黑色素细胞病变包括黑色素细胞瘤、恶性黑色素瘤和脑膜黑色素瘤。来源于软脑膜黑素细胞，常见于后颅窝、髓周和高位颈髓，胸腰椎不常见。T1 加权像呈高信号和 T2 加权像呈低信号，增强扫描时病变强化。在 T1WI 上，黑色素细胞瘤可显示信号强度降低的细点状区域，无增强。脑膜黑素瘤可表现为弥漫性软脑膜强化和结节性实质强化。影像学特征因黑色素细胞含量和是否出血而异。治疗需要对局灶病灶进行手术切除；放疗和替莫唑胺已在弥漫性软脑膜疾病中试用。黑色素细胞瘤被认为是 WHO Ⅰ 级，生长缓慢，手术可能有疗效。脑膜黑色素瘤通常预后不佳[13]。

## 13.3　神经上皮性脑肿瘤

神经上皮细胞起源于中枢神经系统神经元细胞和胶质细胞，因此神经上皮细胞起源的肿瘤占原发性脑肿瘤的比例很大。所有神经胶质起源的肿瘤都被认为是神经胶质瘤。2016 年世卫组织对中枢神经系统肿瘤的分类将细胞遗传学纳入肿瘤分类中，组织学的作用稍减弱。异柠檬酸脱氢酶（IDH）突变、1p/19q 共缺失、ATRX 缺失、TP53 和 TERT 突变在新的分类模式中发挥了重要作用。

### 13.3.1　星形细胞瘤

星形细胞瘤是来源于星形细胞的胶质瘤，范围从 WHO Ⅰ 级~Ⅳ 级。

多形性胶质母细胞瘤（GBM）为 WHO Ⅳ 级病变，是最常见的原发性恶性中枢神经系统肿瘤，占原发性中枢神经系统恶性肿瘤的近 50%。而在儿童中，最常见的类型是毛细胞星形细胞瘤（WHO Ⅰ 级）[14]。

### 弥漫浸润性胶质瘤

星形细胞瘤是 WHO Ⅱ 级胶质瘤，显微镜下可见侵犯脑实质，没有清晰的边界。典型的 MRI 特征包括均匀的肿块，占位效应不明显，可见血管源性水肿,无对比增强。T2/FLAIR 像呈高信号(图 13.4)。

病变在 CT 上呈低密度,有时可出现钙化。近 80% 的患者出现癫痫、头痛、认知和行为改变,偏瘫、脑积水和失语症是其他常见的表现。由于显微镜下可见呈浸润性生长,GTR 很困难,一些作者主张,在安全的前提下切除所有 T2 像高信号区域。

GBM 呈不均匀的环状强化,常可见中心区域坏死(图 13.5)。

## 毛细胞星形细胞瘤

好发于儿童,成年人偶能看到。通常发生在小脑、视神经或脑干。与儿童相比,成人毛细胞星形细胞瘤的临床病程更具进展性。RAS/RAF/MAPK 信号通路的激活在散发的毛细胞星形细胞瘤的发病机制中起重要作用。CT 上其特征性表现为囊性病变,囊壁结节增强。MRI 显示实质性肿瘤(50%)呈不均匀增强

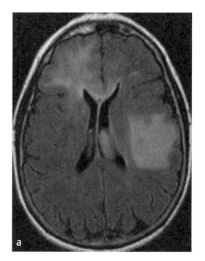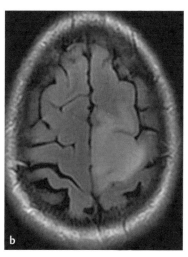

**图 13.4**　(a)轴位 FLAIR 像显示弥漫性肿瘤浸润左额叶后部和右侧额叶并累及胼胝体,这些表明是弥漫性胶质瘤。(b)轴位 FLAIR 像显示左侧运动皮层内神经胶质瘤。这两张图片都显示切除肿瘤时无法避免严重的神经后遗症,最好通过活检来处理。(Reproduced from Bernstein M, Berger M, NeuroOncology: The Essentials, 3rd Edition, ⓒ2014, Thieme Publishers, New York.)

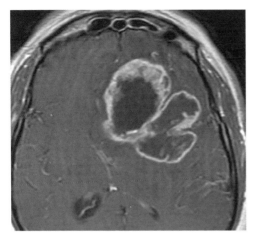

**图 13.5** 多形性胶质母细胞瘤。T1 加权增强图像显示一个大的、不均匀增强的左额叶肿块，它覆盖侧脑室的额角，并导致中线显著的左偏移位。值得注意的是,强化的肿瘤囊壁是厚的、不规则的、中心为非强化的坏死区。(Reproduced from Tsiouris A, Sanelli P, Comunale J, Case Based Brain Imaging, 2nd edition, ⓒ 2013, Thieme Publishers, New York.)

或囊性病变,壁结节增强(21%)或囊实性病变(29%),偶见肿瘤内出血(图 13.6)。

对于毛细胞星形细胞瘤,GTR 可能是治愈的,而结节的次全切除可能实现良好的控制。

辅助放疗和(或)化疗适用于不能外科切除的病变(视神经胶质瘤、脑干病变)。其 5 年和 10 年的总生存率分别为 87% 和 77%。

## 第三脑室脉络膜胶质瘤

第三脑室脉络膜胶质瘤是罕见的低级别肿瘤,由第三脑室顶或前壁形成, 女性占优势,发病年龄为 30~70 岁。可能起源于终板的室管膜细胞(tanycytes)。由于周围鞍上结构和下丘脑受压,表现为梗阻性脑积水、内分泌失调、自主神经障碍以及贪食行为导致的体重增加。MRI 显示 T1 像呈等信号,T2 像呈等或高信号的卵圆形第三脑室肿块。由于位置较深,手术往往比较困难,但手术切除是首选的治疗。化疗和放疗不是有效的治疗方

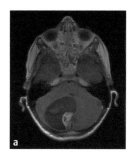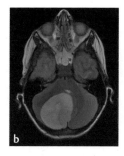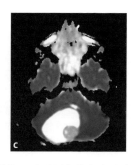

**图 13.6** 儿童毛细胞星形细胞瘤。(a)T1 加权增强图像显示后颅窝的右小脑半球内侧囊性病变,导致第四脑室消失。可见强化的壁结节,以及内部分隔的线样强化。(b)轴位 T2 加权像显示结节的相对高信号外观,与内部含水量比较。(c)轴位 FLAIR 像呈高信号(扩散 $1750×10^{-6}mm^2/s$),表明在毛细胞型星形细胞瘤(WHO I 级)中扩散增加。(Reproduced from Choudhri A, Pediatric Neuroradiology: Clinical Practice Essentials, 1st edition, ⓒ2016, Thieme Publishers, New York.)

法。由于不能完全切除、手术相关并发症和高复发率,预后往往很差。

## 13.3.2 儿童神经上皮病变

### 儿童脑干胶质瘤

儿童脑干胶质瘤占 7~14 岁儿童幕下中枢神经系统肿瘤的 25%。预后差,2 年死亡率超过 90%。脑桥通常是最常见的受累部位,其次是延髓和中脑。根据生长情况可分为 4 种病理类型:弥漫内生型(均为恶性)、颈髓型(72% 为低度星形细胞瘤)、局灶型(延髓内 66% 为低度星形细胞

瘤)和背侧外生型(最好的预后)。MRI 是首选的诊断方式,通常不需要手术活检,活检已不再推荐用于诊断。

部分切除术可将背侧外生肿瘤的生存率提高至术后 9 个月[15]。弥漫内生型脑桥胶质瘤(DIPG)是最常见的类型,与不良预后有关(图 13.7)。

> 姑息性放疗仍然是治疗小儿脑干病变的主要手段。没有证据表明化疗有益。

"弥漫性中线胶质瘤,

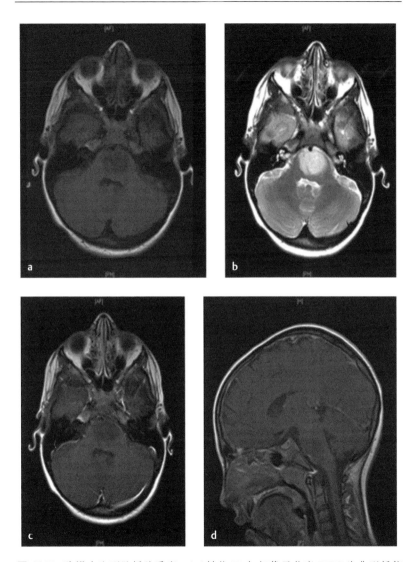

**图 13.7**　弥漫内生型脑桥胶质瘤。(a) 轴位 T1 加权像示儿童 DIPG 为典型低信号,边界模糊不清。(b) 轴位 T2 加权磁共振图像显示该患者表现为典型高信号。(c) 轴位 T1 加权磁共振图像显示钆对比增强未见强化。(d) 钆对比增强的矢状位 T1 加权磁共振图像。(Reproduced from Albright A, Pollack I, Adelson P, Principles and Practice of Pediatric Neurosurgery, 3rd edition, © 2014, Thieme Publishers, New York.)

H3K27 突变型"已被定义,其包括先前称为 DIPG 的一类肿瘤。弥漫性中线胶质瘤被列入世卫组织 2016 年中枢神经系统肿瘤分类。H3K27 突变在 71% 的 DIPG 患者中发现。放射治疗是标准治疗,可改善神经系统症状,改善无进展生存期,但总生存率没有改善。中位生存期<12 个月[16,17]。

### 顶盖神经胶质瘤

这些典型的低级别胶质瘤来自中脑的顶盖,占儿童手术治疗脑肿瘤的 6%。平均发病年龄为 6~10 岁。治疗脑积水通常是保守的。立体定向放射外科通常用于进行性病变。总体上是有利的,从分流器插入时起至肿瘤进展的中位数间隔为 7.8 年,据一个单中心报道,从出现症状时起至进展的中位数间隔为 11.5 年[18,19]。

### 毛细胞黏液样星形细胞瘤

毛细胞黏液样星形细胞瘤最早于 1985 年作为"婴儿期表现临床症状的间脑毛细胞星形细胞瘤"引入,发病年龄中位数

为 10~18 个月。从组织学上看,该肿瘤与增生性星形细胞瘤相似,并伴有明显的黏液样基质。与传统的星形细胞瘤相比,无进展生存期较短,预后较差(1 年的 PFS 为 38.7%,而典型的星形细胞瘤为 69.2%)[20,21]。

## 13.3.3    其他低级胶质瘤

### 血管中心性胶质瘤

血管中心性胶质瘤是 2005 年定义的肿瘤。难治性癫痫是最常见的特征性表现。已报道的平均年龄是 17 岁。其通常位于额顶叶区、颞叶和海马体。磁共振显示 T1 像呈低信号,T2 像呈高信号,无强化,边界清楚的肿块,向室管膜下区域延伸。GTR 具有潜在的疗效,化疗目前还没有明确的疗效。

对血管中心性胶质瘤的组织学分析显示,双极性细胞具有血管中心性生长模式和类似室管膜瘤的菊形团样花结。

## 星形母细胞瘤

星形母细胞瘤是罕见的肿瘤,起源于星形母细胞,发病的平均年龄为 10~30 岁。病变大,位于外周、幕上、分叶状、实性、囊性肿块,血管源性水肿较轻和肿瘤浸润较少。多个囊肿通常会呈现气泡表现。T1 和 T2 像均呈等信号,CT 上显示 85% 有钙化。切除并辅以放射治疗可提高高级别病变患者的生存率[22]。

## 13.4　室管膜瘤和室管膜下瘤

室管膜瘤起源于脑室或脊髓中央管的室管膜细胞。好发于儿童和青少年,无性别差异。T1像呈等信号,T2 像呈等或高信号,不均匀强化,常可见肿瘤内出血、钙化和囊肿(图 13.8)。

幕上室管膜瘤具有 RELA 或 YAP1 基因融合,其可激活核因子 kappa B(NF-κb)通路。标准的治疗方法是最大限度的安全切除,其次是放射治疗。化疗的疗效仍有争议。Ⅱ级和Ⅲ级肿瘤的 5 年生存率分别为 70%~90% 和 60%~65%。

相比之下,室管膜下瘤好发生于老年人,在 CT 上表现为明显的等密度或低密度病变,偶尔伴有钙化。T1 像表现为低或等信号,而 T2 像表现为高信号,对

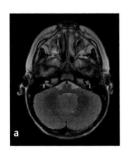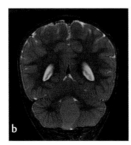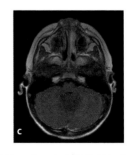

图 13.8　室管膜瘤。(a)轴位 T2 加权磁共振图像显示第四脑室内中等信号的占位病变。(b)冠状位脂肪抑制图像显示肿块通过第四脑室正中孔向下延伸。(c)轴位 T1 加权对比图像显示病变没有明显增强。这个病变是室管膜瘤。(Reproduced from Choudhri A, Pediatric Neuroradiology: Clinical Practice Essentials, 1st edition, © 2016, Thieme Publishers, New York.)

比增强时无强化。室管膜下瘤被认为是良性病变,治疗原则为手术切除，而不进行辅助治疗。GTR 后预后良好[14]。

## 13.5　松果体区肿瘤

松果体区最常见的肿瘤是生殖细胞瘤(35.3%),其次是松果体实质细胞瘤(PPT)(27.9%)。PPT 包括松果体细胞瘤(WHO Ⅰ级)、中间分化型松果体实质肿瘤 (PPTID)(WHO Ⅱ/Ⅲ级)、松果体母细胞瘤(WHO Ⅳ级)和松果体区乳头状肿瘤 (PTPR)(WHO Ⅱ/Ⅲ级)。松果体细胞瘤发生于 10~60 岁的人群中,女性占优势。因中脑导水管压迫造成梗阻性脑积水而出现颅内压升高。通常表现为球状、界限清楚的肿块,偶尔有囊肿。CT 显示肿块周围有钙化。完全切除可以治愈，如果术后发现残留肿瘤,通常进行局部放射治疗。松果体母细胞瘤是松果体实质细胞起源的Ⅳ级肿瘤。好发于儿童和青少年之中,无性别差异。标准的治疗方法是手术切除,然后进行全脑放射治疗和多药化疗。在成人患者中,GTR 和 40 Gy 以上的放射治疗可改善预后。松果体区乳头状肿瘤为 Ⅱ 级或 Ⅲ 级肿瘤,被认为起源于后联合的室管膜细胞。松果体区乳头状肿瘤发生在所有年龄段，但最常见于青年人,没有性别差异。治疗首选切除，然后放化疗以减少复发或脑脊液播散[30,31]。

## 13.6　胚胎性肿瘤/原发性神经外胚层瘤(PNET)

### 13.6.1　髓母细胞瘤

髓母细胞瘤占儿童脑肿瘤的 15%~20%。大约 75%发生在 15 岁以下的儿童中， 发病高峰年龄为 7 岁,男女比例为 2:1。由小的原始神经上皮细胞组成,这些细胞被认为是起源于上髓帆和下髓帆上的外颗粒层或室管膜下基质细胞。发生于小脑蚓和第四脑室的占 75%,发生于小脑半球的占 25%。髓母细胞瘤是侵袭性肿瘤,WHO Ⅳ 级 ,10% ~ 35%伴有蛛网膜下隙播散。肿瘤表现为小脑蚓部、半球或第四脑室内边界清楚的实质肿块。由于富含细胞,CT 显示高密度肿块。病变在 T1 像呈低或等信号,在 T2 像呈高或等信号,钆对比增强 T1 加权图像呈明显强化。扩散加权成像(DWI)显示扩散受限(图 13.9)。

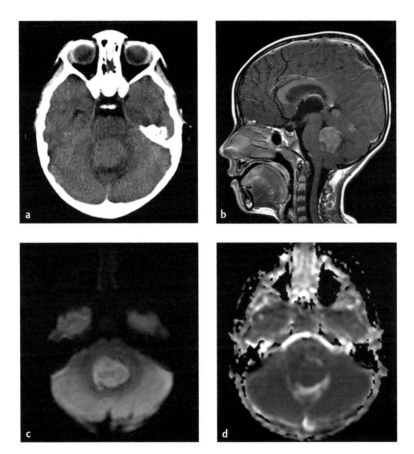

**图 13.9** 髓母细胞瘤。(a)轴位 CT 图像显示后颅窝第四脑室内有一块相对于白质呈高密度的肿块,肉眼下未见钙化。(b)矢状位 T1 加权对比增强图像显示肿块几乎填满了第四脑室。沿着小脑蚓部的上缘可见两处转移性病灶。(c)轴位 DWI 显示病变呈高信号。(d)轴位 ADC 图像显示较低的数值(扩散 675× $10^{-6}$mm²/s), 证实了肿瘤的富含细胞性质。(Reproduced from Choudhri A, Pediatric Neuroradiology: Clinical Practice Essentials, 1st edition, ⓒ2016, Thieme Publishers, New York.)

髓母细胞瘤的病理检查可显示血管周围假菊形团和 Homer Wright 菊形团。

## 13.6.2　分子生物学

共同的染色体突变是 17q（35%~40%）、8p、10q、11q、16q 和 17p 的缺失。5%存在 MCN 或 MYCC 基因的扩增，25%存在 β-catenin 蛋白核蓄积，这些都是预后的不良因素。髓母细胞瘤目前分为 4 种分子亚型：

（1）Wnt 激活组（第 1 组）：Wnt 通路激活导致肿瘤细胞核中 β-catenin 蛋白蓄积和下游 Wnt 基因的表达。约 85%的 Wnt 通路激活髓母细胞瘤有 6 号染色体单倍体和（或）CTNNB1 突变，几乎具有所有的经典组织学表现。该组预后良好，5 年生存率>90%。

（2）SHH 激活组（第 2 组）：SHH 基因与中枢神经系统中线结构有关，由发育中的小脑浦肯野细胞产生。SHH 激活的肿瘤也有种系或体细胞 TP53 突变。这一亚组表现为软骨增生/结节组织学特征。

（3）第 3 组：经典型和多数大细胞型或间变性髓母细胞瘤都包含在这个亚组中。该组以 MYC 扩增为特征，5 年生存率约为 30%。

（4）第 4 组：该亚组最常见，占病例总数的 30%以上。常见的遗传异常包括 17q 缺失（66%），X 染色体几乎普遍缺失，以及 KDM6A、SNCAIP、MYCN、OTX2、CDK6、TP53 和 MLL2 基因的突变。

## 13.6.3　治疗

最大限度地手术切除，随后辅以化疗和放射治疗，加上对整个神经轴的治疗以及对肿瘤床的积极处理是标准策略。目前尚无标准的化疗方案，但通常采用铂化和烷基化联合用药。对于 3 岁以下的患者，建议放射治疗以防复发或低剂量放射治疗。风险分层是基于肿瘤残余体积和是否存在脑脊液播散[32]。

## 13.6.4　非典型畸胎样横纹肌样肿瘤

WHO IV 级恶性肿瘤，占儿童脑瘤的 1%~2%，男性略多于女性。超过 90%的患儿不足 5

岁,平均 2 岁。肿瘤是典型的幕上性肿瘤,2 岁以下的患儿肿瘤经常位于幕下。由原始神经外胚层、上皮细胞、间质细胞、神经细胞、胶质细胞和横纹肌样细胞组成。INI1/hSNF5 基因失活是其特征。非典型畸胎样横纹肌样肿瘤(ATRT)在影像学上与髓母细胞瘤相似。T1 加权像呈低或高信号,T2 加权像呈高信号,钆对比增强图像呈不均匀强化。GTR 将中位生存期提高到 21.3 个月。化疗和放射治疗通常在术后进行[33-35]。

## 13.7　脑神经和外周神经肿瘤

这类肿瘤包括神经瘤、神经鞘瘤、神经纤维瘤和恶性周围神经鞘肿瘤。神经瘤不是真正的肿瘤,而是一种富含施万细胞的炎性病灶,成纤维细胞位于错综复杂的轴突中。它们通常富有弹性,能引起疼痛感。神经鞘瘤是一种良性肿瘤,其偏心性生长,被包裹在神经外膜内。在颅内,最常见的是前庭神经鞘瘤。神经鞘瘤也常发生在脊髓感觉神经

根的进入区。GTR 通常是有效的。颅内病例可能需要立体定向放射外科的辅助治疗。与神经鞘瘤不同,神经纤维瘤是未包膜和梭形良性肿瘤。完全切除需要神经切断。没有可靠的诊断成像方式来确定肿瘤是神经鞘瘤还是神经纤维瘤。恶性周围神经鞘肿瘤通常是痛苦的(不像神经鞘瘤和神经纤维瘤)。经常导致运动障碍,50%出现在 1 型神经纤维瘤病(NF1)中。恰当的治疗包括切除和放射治疗。

### 13.7.1　生殖细胞肿瘤

生殖细胞瘤(GCT)是由特定分化为生殖器官的全能性原始生殖细胞衍生而来的肿瘤。GCT 最常见于青少年男性,在东亚人群中更常见。一般认为,生殖细胞瘤累及中枢神经系统是由于错误迁移所致,占原发性脑肿瘤的 0.5%,占儿童脑肿瘤的 3.9%。中枢神经系统 GCT 通常累及松果体(54%)、神经垂体(20.4%)和基底节。中枢神经系统 GCT 可分为 3 大类:生殖细胞瘤、非生殖细胞瘤(NGGCT)和混合生殖细胞瘤。生殖细胞瘤占

50%~60%,混合 GCT 占 30%,其余为 NGGCT。

## 13.7.2 生殖细胞瘤

生殖细胞瘤是富含细胞性肿瘤，具有典型的"双细胞模式"，具有间质炎性细胞和大肿瘤细胞的鹅卵石样排列。通常在磁共振扫描中显示界限分明、对比度增强的肿块。CT 有助于检测钙化，这可能提示畸胎瘤成分。生殖细胞瘤对放射敏感,术前应限制影像学检查以防止肿瘤缩小。神经垂体和松果体前后出现两个病灶或同时出现两个病灶是其病理学特征。经常可见合胞体滋养层巨细胞(STGC)。有时，人绒毛膜促性腺激素(hCG)呈弱阳性。

## 13.7.3 非生殖细胞肿瘤

### 胚胎癌

胚胎癌被称为纯肿瘤,通常被视为混合性 GCT 的组成部分。由不能成为生殖细胞的多能干细胞组成。胚胎癌是高度恶性肿瘤，细胞角蛋白、CD30、LIN28A、Oct4 和胎盘碱性磷酸酶(PLAP)表达阳性反应。

### 卵黄囊瘤

卵黄囊瘤,也被称为内胚层窦瘤,由上皮性肿瘤组成,呈片状、索状、乳头状和带状的卵黄样排列。经常可见 Schiller-Duval 小体,其外观与肾小球相似。组织学表现涵盖卵黄囊、尿囊和胚胎外间质。肿瘤细胞中通常甲胎蛋白 (AFP)、LIN28A、SALL4 和细胞角蛋白表达阳性。

### 绒毛膜癌

它由两种不同的细胞类型组成,使人想到合胞体滋养层和细胞滋养层。常见肿瘤内出血,可能引起相应症状。肿瘤细胞 $\beta$-hCG、细胞角蛋白和 EMA 表达阳性。

### 畸胎瘤

成熟畸胎瘤由来源于 2 个或 3 个胚层(外胚层、中胚层和内胚层)分化良好的体细胞组织组成。皮肤、呼吸上皮、软骨、骨骼、脂肪组织和中枢神经系统等组织以无序的方式混合。未成熟畸胎瘤包含未成熟、胚胎或胎儿组织。畸胎瘤恶性退化可导致鳞状细胞癌、腺癌和横纹肌肉瘤。

## 混合生殖细胞瘤

许多 GCT 的组织中有不止一种组织学成分,最常见的是生殖细胞瘤,其次是畸胎瘤、卵黄囊肿瘤、胚胎癌和绒毛膜癌。

### 13.7.4 治疗

应首先解决与松果体区肿瘤引起的导水管狭窄或闭塞相关的脑积水。急性表现为脑积水的患者采用体外引流治疗,否则采用内镜下第三脑室造瘘和肿瘤活检(如有可能)。治疗的基本原则是根据病理学来决定的,因此大多数疑似 GCT 病例需要手术或活检。生殖细胞瘤对放射治疗很敏感。成熟性畸胎瘤可用 GTR 治疗,辅助治疗无效。其他 NGGCT 和混合 GCT 采用最大手术切除,随后进行放射治疗和化疗。除了局部外,还对整个脑室和脊柱进行放射治疗。化疗和放疗后的任何残留肿瘤都要通过"二次手术"切除。

### 13.7.5 预后

生殖细胞瘤的 5 年总生存率和无进展生存率分别为 99% 和 95%,而混合 GCT 的比率分别为 75% 和 87%。NGGCT 的比率分别为 65% 和 71%[34-36]。

## 13.8 鞍区肿瘤

鞍区可见多种肿瘤,这一部位的两个主要疾病是垂体瘤和颅咽管瘤。

### 13.8.1 垂体肿瘤

垂体腺瘤通常是由腺垂体缓慢生长的良性肿瘤。被分类为典型或非典型腺瘤或癌,或功能性和非功能性肿瘤。由于对周围结构(视交叉、下丘脑、海绵窦)的挤压效应,或下丘脑-垂体-肾上腺(HPA)激素调节失调,临床症状明显。挤压效应通常是通过手术来解决,而激素失调通常是通过医学来调节。其他肿瘤分泌促肾上腺皮质激素(ACTH)、生长激素(GH)、促甲状腺激素(TSH)和促性腺激素。大约 30% 是无功能性的。垂体细胞瘤是垂体后叶(神经垂体)非常罕见的低级别原发性肿瘤,文献中只有少数病例报道。

> 对于催乳素瘤，药物治疗是首要的，往往也是唯一必需的治疗。在功能性肿瘤中，催乳素瘤最常见。

## 13.8.2 颅咽管瘤

颅咽管瘤是鞍区/鞍上区的实性或混合性囊实性肿瘤，常被称为 Rathke 囊性肿瘤或垂体导管肿瘤。颅咽管瘤比较罕见，每年每百万人中 0.5~2 人患病，占儿童颅内肿瘤的 1.2%~4%。颅咽管瘤年龄分布呈双峰性，最常见于 5~14 岁儿童和 50~75 岁成人，男女无性别差异。

儿童中最常见的是普通型，成人中更常见的是乳头状颅咽管瘤。儿童的临床表现通常包括颅内压升高、视力下降和内分泌缺陷。激素缺乏在成人患者中更为明显，包括生长激素（75%）、促性腺激素（40%）、促肾上腺皮质激素（35%）和促甲状腺激素（25%）的缺乏。儿童常出现生长速度下降（最早在出生第一年），而由于下丘脑功能障碍导致的显著体重增加通常发生在以后。颅咽管瘤由胚胎组织组成，可能

来源于 Rathke 囊袋的外胚层残余，也可能来源于垂体前叶和漏斗的胚胎上皮。大多数肿瘤含有实质成分，囊内充满液体，含有浑浊的胆固醇结晶。

造釉细胞型颅咽管瘤可能起源于退化不全的颅咽管胚胎上皮细胞，Rathke 囊与原始口腔连接的细长管道合称为颅咽管或垂体管，该管发育过程退化消失。造釉细胞型颅咽管瘤的特点是鳞状上皮密集岛状排列成索状、结节状和不规则小梁状，边缘为栅栏状柱状上皮。这些区域散布着称为星状网的鳞状细胞的松散聚集物。全身可见"湿性角化物"结节（内含残留细胞核的嗜酸性角蛋白物团块）。可能出现带有巨细胞的肉芽肿性炎症。也可以看到伴有菊形团纤维的皮样胶质增生（值得注意的是，这些也存在于毛细胞星形细胞瘤中）。恶性转化是罕见的。70% 以上的造釉细胞型颅咽管瘤有 β-catenin 蛋白基因突变，其中大部分影响 β-catenin 蛋白降解，导致核 β-catenin 蛋白蓄积。

乳头状颅咽管瘤被认为是由结节部腺垂体细胞的化生引

起的,这一假说得到了腺垂体内存在化生巢的支持。这些肿瘤的特征是复层上皮细胞围绕纤维血管形成乳头状结构,表面没有成熟细胞,无"尖桩栅栏状"和湿性角化物。与造釉细胞型亚型相比,乳头状肿瘤通常不钙化,很少含有纤毛上皮和杯状细胞。乳头状颅咽管瘤发生与 BRAF V600E 癌基因突变有关。

颅咽管瘤可能出现在颅咽管的任何位置,通常(95%)有鞍上成分。在 CT 成像中常可见钙化,因此术前 CT 和 MRI 在诊断中起着重要作用。T2 加权磁共振成像的信号强度是可变的,取决于囊液中的蛋白质浓度。MRI 上通常可见实质、囊液和钙化成分的混杂信号(图 13.10)。

如果不累及下丘脑或视神经结构,首选的治疗方法是手术,而且尽可能完全切除。对于

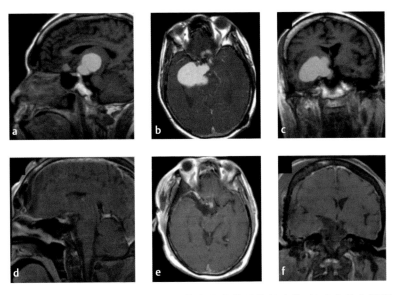

图 13.10　(a-c)鞍旁巨大囊性颅咽管瘤的术前磁共振成像,经改良的右侧眶颧入路给予切除。对附着在右视神经和右后交通动脉穿支上的残余钙化肿瘤进行了近完全切除。(d-f) 术后 MRI 显示对视交叉、颞叶和脑干减压良好。(Reproduced from Sekhar L, Fessler R, Atlas of Neurosurgical Techniques: Brain, Volume 2, 2nd edition, ⓒ2015, Thieme Publishers, New York.)

累及这些结构的肿瘤,完全切除与不完全切除再行放射治疗这两种方案仍存在争议。已发表的系列报道中的肿瘤控制率从67%~94%。内分泌异常在治疗后常见。大多数情况下会出现全垂体功能减退,下丘脑功能障碍可导致肥胖、体温调节障碍、尿崩症或睡眠障碍。视力下降、癫痫发作和脑血管事件也是可能的治疗后遗症。放射治疗后,患者可能出现血管畸形,包括海绵状瘤和动脉瘤。放射治疗也可引起继发性恶性肿瘤,最常见的是脑膜瘤或恶性胶质瘤。治疗后,随访通常包括每年 MRI 扫描、内分泌功能和激素替代治疗监测,以及每年进行视野检查[38,39]。

## 13.9 囊肿和肿瘤样病变

囊肿由立方或柱状黏液上皮形成,发生在中枢神经系统的某几个特殊部位。囊肿是指发生在脊髓前区或颅内的 Rathke 囊肿、第三脑室胶质囊肿和神经肠源性(神经上皮、神经胶质、肠源性或支气管源性)囊肿。这些囊肿被认为是发育异常所致,而不是肿瘤性的。这些良性发育异常

性囊肿的影像学表现相似。

> 需要引流手术和切除的症状性病变(可能与>1cm 的尺寸增加有关,如胶体囊肿)是罕见的,并且这些病变的复发率很低。

病变包括 Rathke 囊肿、胶质囊肿、肠源性囊肿、神经胶质囊肿、表皮样囊肿和皮样囊肿[40]。

### 要点

- 总之,神经外科干预的目标是最大程度切除肿瘤,同时减少并发症。
- 术前评估时,一定要对可手术治愈的病变和相应的手术方案做出准确预测(如 WHO Ⅰ级脑膜瘤如何做到 Simpson Ⅰ级切除)。
- 对神经肿瘤的治疗可采取多学科协作的方法,早期视情况邀请神经肿瘤外科专业、肿瘤内科专业、放射肿瘤专业和其他医疗技术专业的人员(如语言专家、精神心理专家和职业治疗师)参与。

## 13.10　关键知识点回顾

### 13.10.1　习题

（1）除下列哪项外，其余均为室管膜瘤的病理组织学特征：

a.假菊形团

b.室管膜菊形团

c.斑点核染色质

d.微囊

（2）关于室管膜瘤，下列哪项描述是恰当的？

a.标准的治疗方法是活检然后放化疗。

b.<3 岁是一个不良的预后因素。

c.小儿的常见发生部位是幕上和脊髓。

d.室管膜瘤有大量突变。

（3）关于松果体区肿瘤的治疗，下列哪项描述是恰当的？

a.松果体细胞瘤采用最大程度手术切除辅助放射治疗和化疗。

b.松果体母细胞瘤经活检后采取放射治疗和化疗。

c.年龄<5 岁是一个不良的预后因素。

d.松果体区乳头状肿瘤 5 年无进展生存率达 50%以上。

（4）下列哪种肿瘤有出血性倾向？

a.绒毛膜癌

b.松果体母细胞瘤

c.星形细胞瘤

d.松果体细胞瘤

（5）以下所有关于髓母细胞瘤的叙述，除了哪项外都是正确的？

a.Gorlin 综合征伴发于髓母细胞瘤。

b.在四分类中，SHH 组预后最差。

c.Wnt 组具有特征性 CTNNB1 突变。

d.大约 75%的髓母细胞瘤发生在 15 岁以下的儿童。

（6）以下哪项描述不正确？

a.INI1 阳性是非典型畸胎瘤样横纹肌样肿瘤的特征。

b.CNS-PNET 未列入 WHO 2016 中枢神经系统肿瘤分类。

c.非典型畸胎瘤样横纹肌样肿瘤的组织病理学特征为 PNET 细胞。

d.手术切除程度对非典型畸胎体横纹肌样肿瘤的预后无显

著影响。

(7)关于生殖细胞肿瘤的肿瘤标志物,哪些描述不正确?

a.畸胎瘤中 PLAP 升高。

b.未成熟畸胎瘤中 AFP 升高。

c.绒毛膜癌中 hCG 升高。

d.具有合胞体滋养层巨细胞的生殖细胞瘤中 hCG 升高。

(8)关于生殖细胞肿瘤的治疗,哪些描述是正确的?

a.最大程度地手术切除是生殖细胞瘤的预后因素。

b.成熟畸胎瘤对放射治疗敏感。

c.非恶性生殖细胞肿瘤辅助治疗后仍有残留,下一步治疗采取二次手术。

d.对生殖细胞瘤的瘤床应进行放射治疗。

## 13.10.2 答案

(1)d.在纤维背景下核团簇中的微囊是室管膜下瘤而不是室管膜瘤的特征,其余所有其他特征在室管膜瘤中都很明显。

(2)b.年龄<3 岁是室管膜瘤预后较差的因素。治疗应完全切除,而不是活检。大多数病例是

幕下的。

(3)c.年龄<5 岁是松果体区肿瘤的不良预后因素。松果体细胞瘤是 WHO Ⅰ 级肿瘤,可通过 GTR 治愈,残余疾病通过放射治疗,无须化疗。松果体母细胞瘤是一种高度恶性的 WHOIV 级肿瘤,应最大程度的安全切除,辅以多种化疗和全脑放疗。松果体区的乳头状肿瘤为 Ⅱ 级或 Ⅲ 级病变,治疗方法是最大程度的安全切除,然后放射治疗并化疗以备复发,复发的风险很高。

(4)a.出血性脑转移瘤可通过以下记忆法记忆:

- M-黑色素瘤
- R-肾细胞癌
- C-绒毛膜癌
- T-甲状腺癌
- B-支气管癌
- B-乳腺癌

(5)b.SHH 组髓母细胞瘤的预后介于 Wnt(最佳预后)和 3、4 组之间,预后不良。

(6)d.GTR 联合化疗可将 ATRT 患者的预后提高到近 2 年,与单纯次全切除相比有显著改善。

(7)a.血浆碱性磷酸酶(PLAP)

是胚胎癌的标志物。畸胎瘤的诊断主要基于组织病理学，目前尚无公认的诊断分子标记志物。

（8）c.NG-GCT 的治疗模式是最大程度的外科切除，然后进行化疗。任何残留都应"二次手术"以进行最大程度治疗。

## 参考文献

[1] Coté TR, Manns A, Hardy CR, Yellin FJ, Hartge P; AIDS/Cancer Study Group. Epidemiology of brain lymphoma among people with or without acquired immunodeficiency syndrome. J Natl Cancer Inst. 1996; 88(10):675–679

[2] Hoffman S, Propp JM, McCarthy BJ. Temporal trends in incidence of primary brain tumors in the United States, 1985–1999. Neuro Oncol. 2006; 8(1):27–37

[3] Bataille B, Delwail V, Menet E, et al. Primary intracerebral malignant lymphoma: report of 248 cases. J Neurosurg. 2000; 92(2):261–266

[4] Kiewe P, Fischer L, Martus P, Thiel E, Korfel A. Meningeal dissemination in primary CNS lymphoma: diagnosis, treatment, and survival in a large monocenter cohort. Neuro Oncol. 2010; 12(4):409–417

[5] Kadoch C, Treseler P, Rubenstein JL. Molecular pathogenesis of primary central nervous system lymphoma. Neurosurg Focus. 2006; 21(5):E1

[6] Bühring U, Herrlinger U, Krings T, Thiex R, Weller M, Küker W. MRI features of primary central nervous system lymphomas at presentation. Neurology. 2001; 57(3):393–396

[7] Abrey LE, DeAngelis LM, Yahalom J. Long-term survival in primary CNS lymphoma. J Clin Oncol. 1998; 16(3):859–863

[8] Chugh R, Tawbi H, Lucas DR, Biermann JS, Schuetze SM, Baker LH. Chordoma: the nonsarcoma primary bone tumor. Oncologist. 2007; 12(11):1344–1350

[9] Bloch OG, Jian BJ, Yang I, et al. A systematic review of intracranial chondrosarcoma and survival. J Clin Neurosci. 2009; 16(12):1547–1551

[10] Simpson D. The recurrence of intracranial meningiomas after surgical treatment. J Neurol Neurosurg Psychiatry. 1957; 20(1):22–39

[11] Somerset HL, Kleinschmidt-DeMasters BK, Rubinstein D, Breeze RE. Osteochondroma of the convexity: pathologic-neuroimaging correlates of a lesion that mimics high-grade meningioma. J Neurooncol. 2010; 98(3):421–426

[12] Omar AI. Bevacizumab for the treatment of surgically unresectable cervical cord hemangioblastoma: a case report. J Med Case Reports. 2012; 6:238

[13] Yang C, Fang J, Li G, et al. Spinal meningeal melanocytomas: clinical manifestations, radiological and

[14] pathological characteristics, and surgical outcomes. J Neurooncol. 2016; 127(2):279–286

[14] Ostrom QT, Gittleman H, Xu J, et al. CBTRUS statistical report: primary brain and other central nervous system tumors diagnosed in the united states in 2009–2013. Neuro Oncol. 2016; 18(suppl)(5):v1–v75

[15] Bouffet E, Raquin M, Doz F, et al. Radiotherapy followed by high dose busulfan and thiotepa: a prospective assessment of high dose chemotherapy in children with diffuse pontine gliomas. Cancer. 2000; 88(3):685–692

[16] Anderson RC, Kennedy B, Yanes CL, et al. Convection-enhanced delivery of topotecan into diffuse intrinsic brainstem tumors in children. J Neurosurg Pediatr. 2013; 11(3):289–295

[17] Epstein F, Wisoff JH. Intrinsic brainstem tumors in childhood: surgical indications. J Neurooncol. 1988; 6(4):309–317

[18] Pollack IF, Pang D, Albright AL. The long-term outcome in children with late-onset aqueductal stenosis resulting from benign intrinsic tectal tumors. J Neurosurg. 1994; 80(5):681–688

[19] Poussaint TY, Kowal JR, Barnes PD, et al. Tectal tumors of childhood: clinical and imaging follow-up. AJNR Am J Neuroradiol. 1998; 19(5):977–983

[20] Allen JC. Initial management of children with hypothalamic and thalamic tumors and the modifying role of neurofibromatosis-1. Pediatr Neurosurg. 2000; 32(3):154–162

[21] Brown MT, Friedman HS, Oakes WJ, Boyko OB, Hockenberger B, Schold SC, Jr. Chemotherapy for pilocytic astrocytomas. Cancer. 1993; 71(10):3165–3172

[22] Agarwal V, Mally R, Palande DA, Velho V. Cerebral astroblastoma: a case report and review of literature. Asian J Neurosurg. 2012; 7(2):98–100

[23] Gajjar A, Packer RJ, Foreman NK, Cohen K, Haas-Kogan D, Merchant TE; COG Brain Tumor Committee. Children's Oncology Group's 2013 blueprint for research: central nervous system tumors. Pediatr Blood Cancer. 2013; 60(6):1022–1026

[24] Korshunov A, Witt H, Hielscher T, et al. Molecular staging of intracranial ependymoma in children and adults. J Clin Oncol. 2010; 28(19):3182–3190

[25] Mack SC, Witt H, Piro RM, et al. Epigenomic alterations define lethal CIMP-positive ependymomas of infancy. Nature. 2014; 506(7489):445–450

[26] Mansur DB, Drzymala RE, Rich KM, Klein EE, Simpson JR. The efficacy of stereotactic radiosurgery in the management of intracranial ependymoma. J Neurooncol. 2004; 66(1–2):187–190

[27] Merchant TE, Fouladi M. Ependymoma: new therapeutic approaches including radiation and chemotherapy. J Neurooncol. 2005; 75(3):287–299

[28] Merchant TE, Li C, Xiong X, Kun LE, Boop FA, Sanford RA. Conformal radiotherapy after surgery for paediatric ependymoma: a prospective study. Lancet Oncol. 2009; 10(3):258–266

[29] Moss TH. Observations on the nature of subependymoma: an electron microscopic study. Neuropathol Appl Neurobiol. 1984; 10(1):63–75

[30] Clark AJ, Ivan ME, Sughrue ME, et al. Tumor control after surgery and radiotherapy for pineocytoma. J Neurosurg. 2010; 113(2):319–324

[31] Wilson DA, Awad AW, Brachman D, et al. Long-term radiosurgical control of subtotally resected adult

pineocytomas. J Neurosurg. 2012; 117(2):212–217

[32] Ellison DW, Onilude OE, Lindsey JC, et al; United Kingdom Children's Cancer Study Group Brain Tumour Committee. beta-Catenin status predicts a favorable outcome in childhood medulloblastoma: the United Kingdom Children's Cancer Study Group Brain Tumour Committee. J Clin Oncol. 2005; 23(31):7951–7957

[33] Finkelstein-Shechter T, Gassas A, Mabbott D, et al. Atypical teratoid or rhabdoid tumors: improved outcome with high-dose chemotherapy. J Pediatr Hematol Oncol. 2010; 32(5):e182–e186

[34] Ngan KW, Jung SM, Lee LY, Chuang WY, Yeh CJ, Hsieh YY. Immunohistochemical expression of OCT4 in primary central nervous system germ cell tumours. J Clin Neurosci. 2008; 15(2):149–152

[35] Tekautz TM, Fuller CE, Blaney S, et al. Atypical teratoid/rhabdoid tumors (ATRT): improved survival in children 3 years of age and older with radiation therapy and high-dose alkylator-based chemotherapy. J Clin Oncol. 2005; 23(7):1491–1499

[36] Aoyama H, Shirato H, Ikeda J, Fujieda K, Miyasaka K, Sawamura Y. Induction chemotherapy followed by low-dose involved-field radiotherapy for intracranial germ cell tumors. J Clin Oncol. 2002; 20(3):857–865

[37] Bromberg JE, Baumert BG, de Vos F, et al. Primary intracranial germ-cell tumors in adults: a practical review. J Neurooncol. 2013; 113(2):175–183

[38] Aggarwal A, Fersht N, Brada M. Radiotherapy for craniopharyngioma. Pituitary. 2013; 16(1):26–33

[39] Brastianos PK, Taylor-Weiner A, Manley PE, et al. Exome sequencing identifies BRAF mutations in papillary craniopharyngiomas. Nat Genet. 2014; 46(2):161–165

[40] Berger MS, Wilson CB. Epidermoid cysts of the posterior fossa. J Neurosurg. 1985; 62(2):214–219

# 第 **14** 章
# 小儿神经外科学

Alexandra A Sansosti，Michael M McDowell，Krystal L Tomei

## 14.1　检查

### 14.1.1　新生儿和婴幼儿

新生儿神经系统检查包含与儿童和成人相似的成分，并进行额外的操作以评估神经系统的发育和成熟。基础检查包括传统的重点领域，其中有意识评估、颅神经功能、运动功能和感觉能力。原始反射和头围评估是婴儿神经系统检查的附加组成部分(表14.1)。

新生儿的独特之处在于原始反射的存在，这是一种用于评估婴幼儿神经系统发育阶段的有用工具。这些反射通常在妊娠期间出现并且在产后持续有限的时间。持续超出预期年龄、缺

席、延迟或任何主要原始反应的不对称可能表明神经系统病变、发育迟缓或其他异常。

新生儿和婴儿的神经系统检查可能会受到早产的影响，因此在检查时了解孩子的妊娠或矫正年龄非常重要。可以在产前预约期间利用宫内生长和发育的标准化曲线计算孕龄[1-3]。

### 14.1.2　头围和头围的形状评估

从婴儿期到青年的儿童神经外科干预的最常见病因是脑积水，脑脊液(CSF)体积增加可能对发育有害[4]。早期干预是预防大脑发育进一步受损的关键，因此婴儿检查的一个至关重要的部分需要评估头围。这应该包括评估头部的形状和大小以及

### 表 14.1 婴儿体检的原始反射

| 反射 | 医生的操作 | 观察到的反应 | 年龄范围 |
|---|---|---|---|
| 握持反射 | 将一个手指按到婴儿手掌的中央 | 婴儿的手指能够握住医生的手指 | 出生至 2~3 个月 |
| 足抓握反射 | 触摸脚趾底部的婴儿脚底 | 脚趾向医生的手指趾骨移动 | 出生至 4~6 个月 |
| 巴宾斯基征 | 从外侧脚跟到大脚趾的内侧基部以弧形紧紧地划过婴儿脚底 注意：在这种操作中缺乏完整性可能会引起足底抓握 | 脚趾向外扇动，大脚趾向上伸展，脚踝、膝盖和臀部以轻快的同步运动向前伸展 注意：屈肌反应（如成年人一样）不是新生儿病理的指征[7] | 出生至 1 周岁[8-10] |
| 觅食反射 | 用手指抚摸婴儿口腔周围的皮肤 | 婴儿的嘴张开，他/她在感觉方向上旋转头部 | 出生至 3~4 个月 |
| 惊跳反射 | 保持婴儿仰卧，颈部有足够的支撑，突然降低身体 | 胳膊：外展和伸展 腿：屈曲 双手：打开 婴儿也可能会哭 | 出生至 4 个月 |
| 不对称强直性颈反射 | 保持婴儿仰卧，将颈部转向一侧，下巴放在肩膀上 | 婴儿的同侧（向凝视方向）肢体延伸而对侧肢体向前伸展 | 出生至 2 个月 |
| 降落伞反射 | 保持婴儿俯卧，小心完全支撑颈部。将婴儿的头部朝向表面降低 | 臂和腿向即将到来的表面伸展 | 8 个月左右 |

缩写：CNS，中枢神经系统。

资料来源：改编自贝茨的体格检查和病史采集指南[11]。

覆盖头骨的皮肤。

> 枕骨头围是用于评估头部尺寸和头骨内部液体体积的主要方法。

　　婴儿中过量的脑脊液会使头围增大，以补偿颅内压升高（ICP）。孩子可能会表现为前囟门饱满、颅骨闭合线张开，或头皮静脉扩张充血。同时可能会伴有或者不伴有其他可能的迹象，包括眼睛萎缩、嗜睡、呕吐、易怒和其他颅内压升高的迹象[5]。婴儿的头围扩大也可能是由于肿瘤、蛛网膜囊肿或其他发育性囊肿或出血。重要的是要考虑头围的趋势以及与身高和体重百分位数的相关性，以确定是否需要成像来评估头部扩大的病理原因。头围增加几个百分位数，或升高超过 99 个百分位数可能要提高关注。

**头形的评估**

　　颅缝早闭是颅缝合的过早融合，在 10 000 例活产中发病率约为 4 例。虽然许多遗传异常可能导致颅骨形状的各种异常，但颅缝早闭是对单个颅缝造成影响的最普遍的散发性因素。其中最常见的是矢状颅缝早闭[3,13,14]。颅缝早闭会造成颅骨的生长垂直于骨缝的融合，并且在头部形成异常形状，经典形态常见于各种融合骨缝（图14.1）。从各个角度检查头部形状可能有助于区分颅缝早闭症（一种相对罕见的病症）与头颅位置形成的位置性斜头畸形，其发病率高达 46.6%[15]。此外，早产儿可能表现出不成比例的枕叶生长，导致轻微畸形的头颅形状，也可能对整个头围产生显著影响[3]。新生儿和幼儿的检查可能包括对任何头型异常的儿童骨缝活动性的触诊。患有颅缝早闭的婴儿受益于早期识别，因为干预治疗包括微创治疗或者开放性修复两种选择。关于颅内压升高确切的发生率在文献中变化很大（在一项研究中可为 4.5%~24%，甚至高达 44%），并且不予治疗后导致的确切的后遗症存在争议。尽管如此，通常建议进行矫正以改善头部形状并防止将来出现后遗症。头颅骨

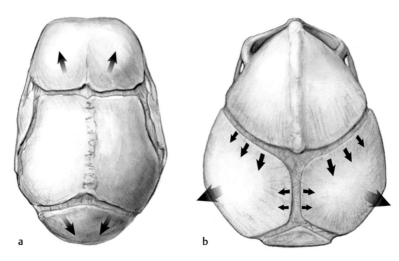

**图 14.1** (a)矢状窦颅缝早闭。畸形包括不成比例长而窄的颅骨,冠状缝和额缝可以发生代偿性增长引起额骨膨隆,发生在人字缝可以形成枕骨结节。(b)额缝早闭。额缝早闭患者颅骨形态特点,如三叉头畸形,早期额缝闭合可以限制前额增长,伴有不同程度的低血糖、眼眶侧缘退化,以及双颞变窄。(Reproduced from Goodrich J, Pediatric Neurosurgery, 2nd edition, ⓒ2008, Thieme Publishers, New York.)[17]

的不对称发育可能会导致颅内压升高等其他多种问题[16]。

## 14.1.3 警觉性评估

对婴儿警觉性的评估在很大程度上取决于一天中的时间、进食后的时间、检查时的外部刺激、孕龄和行为发展(表 14.2)[18-21]。

## 14.1.4 脑神经评估

在评估婴儿的脑神经的过程中,由于缺乏与患者的口头交流,医生必须使用比成人检查更

具创造性的方法。表 14.3 总结了用于评估婴儿和幼儿脑神经的最常用技术,并与成人使用的技术相比较[3]。

## 14.1.5 运动评估

婴儿神经肌肉检查的主要组成部分用于评估音调、力量和反射反应。在整个妊娠期和出生后的几个月中,这些神经肌肉功能的测量值会发生波动,同时也是婴儿的发育和成熟的一项指标。在婴儿的神经系统检查和评

表 14.2　婴儿的行为状态

| 阶段 | 眼睛 | 呼吸 | 运动 | 发音 | 行为 |
|---|---|---|---|---|---|
| 1 | 闭眼 | 规律 | 缺失 | 缺失 | 睡觉,通常是快速眼动阶段(REM) |
| 2 | 闭眼 | 不规律 | 不确定 | 缺失 | 昏睡 |
| 3 | 睁眼 | 规律 | 缺失 | 缺失 | 醒着、警觉、冷静 |
| 4 | 睁眼 | 不规律 | 表现 | 缺失 | 警觉和易怒 |
| 5 | 不确定 | 不规律 | 表现 | 表现 | 无控制地哭泣 |

资料来源:选自足月新生儿的行为状态。概念的出现。人类新生儿的心理生物学[22]和新生儿功能从产前到产后的连续性[19]。

估中,除了之前讨论的原始反射外(表 14.1),深反射也是婴儿检查和评估的重要组成部分。

对 3 个月以下的婴儿,在引出跟腱反射时,发生阵挛的情况属于正常反应,但在此期后(3 个月以上的婴儿)应视为异常[3]。

### 14.1.6　感官评估

感觉刺激不仅仅适用于测试反射,但是,除了有很大可能性考虑患有感觉缺陷的婴儿会进行感觉评估之外,很少有婴儿会进行感觉评估[23]。如果需要测试更微妙的感觉缺陷,针刺试验的感觉会引起妊娠超过 28 周的婴儿的回避和哭闹[3,24]。

### 14.1.7　幼儿和儿童的检查

由于缺乏沟通能力和身体发育,新生儿的检查需要进行一些修改,但是对于青少年患者的检查却类似于成人。特别是在神经系统检查中,重要的是直到青春期前都要密切关注头围和形状。2 岁以上有语言能力的儿童通常能够遵循简单的命令并对检查的问题做出回应(如"用眼睛看着我的手指""耸耸肩膀,不要让我把它们推倒")。

表 14.3 婴儿和成人的脑神经评估

| 脑神经 | 婴儿 | 成人 |
|---|---|---|
| Ⅰ–嗅神经 | 无法被测试 | 对有气味的棉垫有反应 |
| Ⅱ–视神经 | 能通过对光的观察和间接跟踪来观察闪烁 | Snellen 的视力图表 |
| Ⅲ–动眼神经 | 追踪瞳孔反应 | 瞳孔反应:手电筒试验<br>眼外肌运动:"H"试验 |
| Ⅳ–滑车神经 | 同第Ⅲ对颅神经 | 瞳孔反应:"H"试验 |
| Ⅴ–三叉神经 | V1:眉间叩击症<br>V2 和 V3:针刺刺激<br>运动:吮吸能力 | V1:角膜反射<br>V2 和 V3:轻触对侧脸颊<br>运动:咀嚼肌收缩 |
| Ⅵ–外展神经 | 同第Ⅲ对颅神经 | 瞳孔反应:"H"试验 |
| Ⅶ–面神经 | 眉间叩击症(传出神经纤维)<br>观察自发的面部表情或针刺试验 | 面部表情的自发性行为 |
| Ⅷ–前庭神经 | 对噪音有惊吓或眨眼反应 | 韦伯试验<br>林内试验 |
| Ⅸ–舌咽神经 | 吞咽能力、咽反射 | 咽反射 |
| Ⅹ–迷走神经 | 吞咽能力、咽反射 | 咽反射并观察中央悬雍垂 |
| Ⅺ–副神经[a] | 最好通过检测肩部运动减少或肩部下垂来评估 | 耸肩,将头转向对方 |
| Ⅻ–舌下神经 | 舌头萎缩或偏斜 | 吐出舌头并横向移动到两侧 |

缩写:CN,颅神经;EOM,眼外肌运动;PR,瞳孔反应。

[a] 在婴儿体检中很少评估颅神经。

资料来源:来自新生儿神经学的数据[3]。

# 14.2 发育异常

## 14.2.1 蛛网膜囊肿

蛛网膜囊肿是先天性异常,是由于发育期蛛网膜分裂异常所致,通常填充有与脑脊液相似或相同的液体。蛛网膜囊肿发展的最常见位置是中间窝、小脑桥脑角、鞍上区、后颅窝和椎管内的脑脊液池附近。脊柱蛛网膜囊肿在儿科人群中很少见[25]。

## 诊断

囊肿可能是做脑部成像而偶然发现的,囊肿表现为低密度的病灶。有症状的 AC 几乎总是存在于儿童早期,会根据囊肿所在的位置或者颅内压的增高而表现出各种各样的症状[26-28]。

## 治疗

对于症状性的蛛网膜囊肿,神经外科的治疗主要有两种方式:开窗术和分流术。开窗术是一种通过开放式开颅手术或通过钻孔在内镜下手术的手术方式。

目前,内镜开窗术是儿科患者首选的治疗方法,因为与开颅手术相比,内镜开窗术使侵入性降低,避免了分流管依赖性和并发症[29]。

在一组儿童患者中,如果开窗术能和 "脑室囊肿环池沟通术"(需要在塌陷囊肿的基底表面进一步开窗的手术) 同时进

行,即能大大改善患者预后[30]。由于长期分流术的并发症和内镜技术的改进,分流术在很大程度上已成为过时的做法了[31]。

## 14.2.2　Chiari 畸形的命名和分型

虽然看似略有不同,但是 Chiari 畸形涉及 "Hans Chiari",一般是指Ⅰ型畸形,而"Arnold–Chiari 畸形"是以"Julius Arnold"命名,是指Ⅱ型畸形。尽管"Chiari 畸形"总体有 4 种病理类型。但Ⅰ型和Ⅱ型最常发生。Chiari Ⅰ型畸形可在儿童期或成年期诊断。然而,根据其与脊髓脊膜膨出的关系,Ⅱ型 "Arnold–Chiari 畸形"在婴儿期即可诊断出来。

## 概述

Chiari Ⅰ型畸形的特点是合并异常形态的后颅窝结构,脑脊液流经枕骨大孔时受到了限制。Chiari Ⅱ型畸形 (之前称之为 Arnold–Chiari 畸形) 与 chiari Ⅰ畸形不同点在于:延髓与小脑蚓部尾端的移位(而不是小脑扁桃体在 Chiari Ⅰ型畸形中的移位),同时合并脊髓脊膜膨出[32]。在这

两种情况下,小脑的向下移位会对脑脊液通过枕骨大孔的流动产生一定的影响。如果不合并其他的颅内畸形,Chiari 畸形可能是原发的,或者继发于脑积水或者颅内占位。表 14.4 比较 Chiari 畸形不同分型以及相关的症状。

## 诊断

Chiari 畸形最好的诊断工具是 MRI 显示扁桃体下疝以及颈延连接处尾端延长(图 14.2)。

## 治疗

### Chiari I 型畸形

Chiari I 型畸形的治疗主要是后颅窝减压以允许脑干压力释放,以及改善枕骨大孔脑脊液流动。

枕下颅骨和 C1 椎板切除术是手术的常规标准,额外的椎板切除水平主要取决于扁桃体下降的程度[34]。目前存在的争议在于是否单纯的骨性减压,或者为了更好地结果合并硬膜塑形。

后颅窝减压经典上涉及枕

### 表 14.4  Chiari 畸形的分型以及相关的表现

| 亚型 | 影像学表现 | 并发症 | 诊断的年龄 |
|---|---|---|---|
| I | 最常见的是指成人小脑扁桃体下疝于枕骨大孔下方 5mm,但是 <5mm 也可能需要考虑 | 常见脊髓空洞症;不常见脑积水 | 青少年(20~30 岁) |
| II | 小脑扁桃体下疝合并颈延结合部尾端移位,可能涉及第四脑室。同时可以看见其他特点:斜坡缩短,胼胝体发育不良,脑干扭曲,顶盖如鸟嘴样,以及小脑幕低垂。 | 大多数存在脑积水;常见脊髓脊膜膨出,通常合并脊髓空洞症 | 婴儿 |
| III | 小脑疝入椎管内,以及枕骨大孔脑膨出 | 枕骨大孔脑膨出 | 一般很难存活 |
| IV | 小脑发育不全或者完全发育不全 | | 很难存活 |

来源:选自儿童 Chiari 畸形管理[33]。

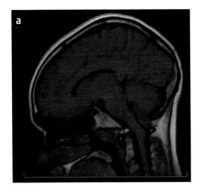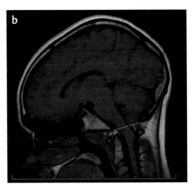

图 14.2 (a)1 个 Chiari 畸形病例 MRI 提示小脑疝入枕骨大孔中。(b)MRI 图像上的测量划定枕骨大孔的边界，以及通过基底到颅后点穿过枕骨大孔约 8mm 的下疝。(Reproduced from Goodrich J, Pediatric Neurosurgery, 2nd edition, ©2008, Thieme Publishers, New York.)[17]

下颅骨切除术、颈椎椎板切除术，以及从扁桃体下疝处"Y"形剪开硬膜到枕骨大孔[35,36]。近期，有研究表明，硬膜打开以及枕下颅骨切除术对于儿科患者并不是必需的，这是因为他们比成人患者有更柔韧的硬膜，而且显示更广泛的骨性减压没有临床获益[37,38]。儿童 Chiari I 型畸形采用相同的方法，如果术后脊髓空洞症没有解决或者减压后仍然存在症状，那么对于症状性脊髓空洞症可能需要放置引流管或者分流管[39,40]。

Chiari Ⅱ型畸形(Arnold–Chiari)

Chiari Ⅱ型畸形往往表现在合并脊髓脊膜膨出的患者，在几乎所有的 Chiari Ⅱ型畸形患者中倾向于保守性观察治疗。随着不断成长，有症状的 Chiari Ⅱ型畸形可能意味着分流管功能失灵或者脊髓栓系，这样 Chiari Ⅱ型畸形的治疗可能需要重置分流管或者解除栓系[41]。在很少情况下需要手术减压，手术减压技术与治疗 Chiari I 型畸形。

### 14.2.3 神经管缺损

神经管缺损(NTD)是指神经系统(CNS)胚胎时期关闭期间发生的异常，扰乱了神经系统的形成以及功能。早期发现以及对早期检测引起 NTD 的基因和环境因素的全面理解对于识别其不同的临床表现和神经外科的管理非常重要。

## 产前诊断

### 母体血清α甲胎蛋白的检测

在 NTD 人群中,母体血清α甲胎蛋白(MSAFP)的检测往往提高,但是不具备特异性[42]。值得注意的是,当在怀孕过程中,MSAFP 的水平下降时,胎儿患 21 三体综合征的风险会提高。

### 超声

新生儿超声检测比 MSAFP 更能明确是否存在 NTD,其往往在怀孕的后期进行。

### 羊膜穿刺术

羊膜穿刺术是在第三分之二妊娠期中进行,用来确定是否存在脊髓脊膜膨出(MMC)或者开放式的 NTD。如果存在开放式的 NTD,AFP 水平往往升高,可通过超声进行显示,尽管这一途径可能存在流产的风险[11]。

### 胎儿 MRI

由于胎儿运动产生伪影需要进行镇静,MRI 一直都不被主张使用。今年来,成像技术得到了改进,能够为复杂后颅窝以及椎管缺陷提供更全面的胎儿神经影像学。它为大脑、后脑以及神经管缺陷解剖提供更多细节图像[43,44]。

### 预防

1 名受影响的同胞诊断为 NTD 后,后续妊娠 NTD 的复发率为 2%~4%,如果存在 2 个,那么后续妊娠 NTD 的复发率接近 10%[11,45-47]。因此,当未来可能怀孕的女性进行咨询时,采用哪种方法可以降低这一风险,这是一个重要的考虑问题。

NTD 被认为与怀孕早期叶酸缺乏有关[48-51],因此,美国食品和药品监督管理局(FDA)批准了美国许多食品的强化营养,然而,这些强化措施并没有被明确地证明是能足够预防 NTD[52]。疾病预防控制中心建议孕妇服用叶酸 400~800μg/d,其中有家族病史或者之前怀孕有 NTD 的,应服用 4mg/d。

## 开放式神经管缺损

### 无脑畸形

一种致命的情况,在怀孕后 25~27 天时,如果颅内神经管未能闭合,会导致颅内神经组织皮肤和骨骼松弛[53]。

神经系统由于缺乏保护性的覆盖可能会发育不全或者损坏[54]。虽然妊娠通常会在子宫自然终止，但偶尔胎儿也会出生，并可能存活数小时或罕见存活几天到几周。据报道，2001 年，美国无脑儿的发病率约为 9.4/10 万活产儿[55]。

**诊断**：超声检查或者 MSAFP（见上文）

### 脑膨出

脑膜和颅脑组织通过颅骨的开口突出，一般都发生在枕部。虽然比 MMC 发生少，但脑膨出可能发生在多达 20% 的病例中[13]。在一些被称为基底脑膨出的病例中，这种缺陷可能会表现为颅面缺损，如导致反复发作的脑膜炎或脑脊液漏的鼻息肉。

**诊断**：MSAFP、超声检查、产后评估±MRI/计算机断层扫描（CT）成像。

**治疗**：在基底和枕部脑膨出的病例中，如有可能，手术切除突出的肿物以及闭合硬脑膜是有效的治疗方法。枕部脑膨出常广泛涉及后颅窝血管结构，当切除肿块时，必须非常小心。如果颅外存在神经组织，应该注意保护。

基底脑膨出的处理需要联合经颅和经鼻入路以避免出血、脑脊液漏和感染。预后很大程度取决于囊的大小、疝外组织的类型、脑积水和相关的病理学[56]。

### 脊膜脊髓膨出或者脊膜膨出

属于脊椎裂范畴，根据脊膜的开放来进一步划分缺损的程度。脊膜膨出是指脊椎骨缺损而不影响下方的神经组织，而脊髓脊膜膨出是指既影响脊椎骨也影响下方的脊髓。

**风险因素**：在怀孕早期，所有开放的 NTDS 与母体的低叶酸水平相关[48-51]。在妊娠期第 28 天（4 周），神经管尾端关闭，所以在早期妊娠阶段，叶酸是非常重要的补给物。因此，对于孕妇和希望近期怀孕的妇女，建议服用叶酸补充剂以降低怀孕后母体发生 NTD 的风险。尽管没有确定明确的遗传方式，在有 NTD 病史的家庭中脊髓脊膜膨出的风险增加，提示多元遗传因素可能在发挥作用[45-47]。

**诊断**：一般 NTD 的诊断是产前诊断。15~20 周内 MSAFP 的增高高度提示开放的 NTD。当缺损足够大，超声图像能够看清楚的时候,超声可能对于产前脊椎裂的诊断有帮助。最后,开放的 NTD 可能会引起羊水中 AFP 的升高。对于有家族史或者先前生产过开放性 NTD 的所有妇女,建议在怀孕 13~15 周内进行羊水穿刺[11]。除了这些诊断方法,包括隐形脊椎裂很难在出生前发现。偶尔,患有闭合性脊柱裂的新生儿在腰骶部一小簇头发,或者在伴随的疾病出现症状的时候被诊断出来。

**治疗:**

虽然首选立即关闭,但手术矫正对 NTD 神经后遗症不太可能产生影响。在 MMC 病例中,高达 65%~85% 的儿童形成脑积水,最终需要放置引流装置。如果表现在出生的时候,脑积水可能需要同 NTD 修补同时进行[57]。近期,一项回顾性研究表明,胎儿期开放 NTD 纠正术可以降低脑脊液漏、Chiari Ⅱ 型畸形,以

> 由于新生儿期有感染的风险,脊髓膨出和脊髓脊膜膨出需要立即关闭。

及存在脊膜膨出或脊髓脊膜膨出胎儿脑积水的发生率[58]。

## 神经管闭合缺损

### 脊髓栓系综合征

术语"栓系综合征"(TCS)通常用于描述脊髓栓系的一些症状。这些症状通常由于一些原因所产生,不单单局限于终丝粗大型、脂肪瘤型、脊髓纵裂、脂肪脊髓脊膜膨出,或者 MMC 或上述修复后瘢痕形成继发性栓系[59,60]。临床症状倾向于分为 3 类:神经系统、泌尿系统和骨科。神经系统症状包括后背部或下肢疼痛、下肢无力、感觉障碍以及肌肉萎缩。泌尿系统症状包括膀胱功能障碍或反复泌尿系统感染。骨科症状则包括步态不稳、肢体长度不一致以及脊柱侧弯。更高比例发生于脊柱裂,尤其是 MMC 的患者中[61,62]。

### 终丝粗大型

终丝粗大型通常用于描述由于终丝的短而且增厚导致低位的脊髓圆锥,从而导致上述一系列症状,结合在一起称之为 TCS。

**诊断:**MRI 提示脊髓圆锥位

置偏低和增厚的终丝[59]。

**治疗**：当有明确的短而增厚的终丝引发症状的情况下，腰骶椎切开术合并切断终丝是治疗 TCS 的决定性神经性外科治疗[63]。

> 正确区分终丝以及来自马尾的神经根是非常重要的，这是通过术中对下肢和肛门括约肌的电刺激来完成的。

对于无症状的患者监测症状的发生以及进展也是一种选择[64]。

### 脂肪脊髓脊膜膨出

皮下脂肪穿透腰背部各层，通过缺损进入硬膜内，并粘连到脊髓上。由于 TCS 或脊髓压迫的发生率，这是最具临床相关性的脂肪脊髓分裂症。一半的脂肪脊髓脊膜膨出的患者表现为无神经系统症状，或仅抱怨后背部疼痛的症状。其他 50% 的类似于 TCS 的症状包括：膀胱功能障碍、肢体疼痛、步态不稳以及瘫痪[65]。

**诊断**：MRI 成像。

**治疗**：包含两种可能病因的矫正：①TCS；②由于硬膜内脂肪体积的增大造成脊髓受压。外科手术通常在婴儿期进行以防止神经缺陷的发展，以及权衡婴儿麻醉所带来的风险。手术的目的在于阻止神经系统恶化，但是如果一旦出现症状，很多患者并没有明显的临床神经系统症状的改善。通过切除完全隔离脂肪造成病灶周围皮面的下限是完全错误的。部分切除无进展率更低，并且比既往不手术观察的患者更差。

### 隐形脊椎裂

通常隐形脊椎裂是偶发的，除非随着儿童不断的成长，症状性共病会在以后的生活中出现。

## 14.2.4　先天性脑疾病

### 脑积水

完全或部分大脑半球缺失，几乎所有的颅盖骨均被 CSF 填满。这种疾病的病因是多种多样的，可能包括双侧颈内动脉（ICA）梗死、感染和神经管发育不全[66,67]。

**诊断**：从神经外科的角度来看，脑积水患者最重要的考虑是处理脑积水。脑积水可以通过分流装置，或者内镜下三脑室造瘘以及脉络丛烧灼(ETV/CPC)治疗，可成功治疗高达 40% 的患者[68]。脑发育不全性脑积水与脑积水主要的鉴别方法是脑电图(EEG)、放射学影像(CT 或MRI、US)、透视或血管造影[11]。

**治疗**：对于无脑发育不全性脑积水没有什么治疗方法，但是分流或 ETV/CPC 可能对控制头部体积有帮助。

### 前脑无裂畸形

大脑半球(前脑)分裂失败，导致一系列症状，这些症状取决于疾病的严重程度。前脑无裂畸形往往在很小的时候是致命的，然而，对于婴幼儿幸存者表现出严重的精神发育迟缓，这限制了有意义的脑功能，需要神经外科干预[69]。表 14.5 显示了与前脑无裂畸形相关的潜在的面部异常，范围涉及从独眼畸形到唇裂[70]。前脑无裂畸形婴儿的出生确定会增加未来怀孕事故的风险。

### Dandy-Walker 畸形

后颅窝扩大伴有第四脑室囊性扩张，以及小脑蚓部部分或完全性发育不全。

Dandy-Walker 畸形(DWM)也可以表现为一系列症状，涉及心脏、面部、肢体、胃肠道系统(GI)和(或)泌尿生殖系统。可能出现进一步的中枢神经系统异

**表 14.5　诊断前裂无脑畸形的五个方面[70]**

| 颅面畸形 | 面部特点 | 颅盖和大脑 |
| --- | --- | --- |
| 独眼畸形 | 单眼或者单眼眶部分分裂的眼睛；长鼻无鼻孔 | 小头畸形、无脑畸形 |
| 头发育不全畸形 | 双眼眼距过短症、长鼻无鼻孔 | 小头畸形、无脑畸形 |
| 猴头畸形 | 眼距过窄、长鼻样、无内侧唇裂 | 小头畸形、通常无脑畸形 |
| 内侧唇裂 | 眼距过短、扁平鼻 | 小头畸形，有时三叉头畸形；通常前裂无脑畸形 |
| 上颌骨人中沟正中移位 | 眼距过短、双侧唇裂伴上颌骨人中沟移位、扁平鼻 | 小头畸形，有时三叉头畸形；半叶或叶前裂无脑畸形 |

常,如表现胼胝体发育不全和枕部脑膨出。这种疾病的病理生理学还没有被很好地理解,基因假说已经大部分被推翻了。其他假说认为,感染和非法药物或口服药品是导致 DWM 的病因。

**诊断:**DWM 的产前诊断可以在更严重的病例中实现,但是对于发病较轻的病例很难达到[71]。区别 DWM 与其他 CNS 畸形(如蛛网膜囊肿)影像学上的重要发现是,小脑发育不良和蛛网膜囊肿与四脑室的沟通[72,73,74]。通常更严重的病例,在第 16~20 周的小脑蚓部闭合后影像学上,可以看见 DWM[75]。

**治疗:**由于伴随着脑积水的高发病率,DWM 患者通常需要放置分流装置。如果不合并脑积水,但患者需要治疗后颅窝囊肿,也可以放置分流装置用于适当的液体引流。其他技术由于更高的致死率和并发症已经不推荐。

## 14.2.5　鞍区病灶

### Rathke 囊肿

起源于 Rathke 囊肿的鞍区囊肿,表现在垂体前叶的后部分。绝大多数的 Rathke 囊肿(RCC)更常见于成人。然而,我们把它包括在内是为了强调其在儿童中独特表现,以便在某些少见的情况下,作为潜在的病因,容易被识别出来[76]。在儿科患者中,鉴别 RCC 与发生在脑内相同部位的恶性和进展性颅咽管瘤是非常重要的。

**表现:**当 RCC 有症状时,患者表现为头痛和垂体功能减退[77]。在儿童中,也可以表现为生长延缓和其他垂体功能减退症状,如垂体前叶激素缺乏、尿促卵泡刺激素(FSH)、促黄体素(LH)、促肾上腺皮质激素(ACTH)、甲状腺刺激素(TSH)和生长激素(GH)。同其他垂体病灶预期的一样,结构性压迫可以引起头痛和视觉障碍。RCC 在女性中发病率是男性的 2 倍[76]。

**诊断:**脑部 MRI 既用于成人也用于儿童的 RCC 诊断[76]。

**治疗:**对于有症状的 RCC 可以采用外科治疗。典型的对称RCC 治疗是经鼻蝶内镜切除术,这种手术主要是在鼻腔中进行。在经鼻蝶切除 RCC 的患者中,必须密切监测术后脑脊液漏的发生。

随着成像技术的不断发展以及 MRI 的不断流行。RCC 的诊断作为一个偶然的发现越来越多。目前，外科治疗主要是对于有症状的病例，而对于无症状的病例可采取保守治疗[78]。

**颅咽管瘤**

起源于 Rathke 残留组织的良性蝶鞍占位，通常在脑内影像学上表现为囊性或实质性，占儿童良性肿瘤的 5%~10%[79]。

**诊断**：MRI 或 CT 脑成像。这一肿瘤在影像学上的形态可以表现于蝶鞍区的实质性占位到囊性小叶。病理学包括肿块内含有钙化。

**治疗**：颅咽管瘤的治疗绝大多数是外科手术治疗。然而，辅助治疗的采用改变了外科治疗的观点。传统上，由于复发的风险尤其是诊断为儿童期颅咽管瘤患者中，推荐采用激进的外科治疗。目前手术切除仍然是金标准，但是推荐次全切除结合术后放疗以避免在切除肿物时损伤周围结构，从而产生严重的症状性的垂体功能减退[80]。经鼻蝶内镜切除术以及翼点入路是切除颅咽管瘤最常见的手术方式。

## 14.2.6 脊椎疾病

### Klippel-Feil 综合征

颈椎先天性融合常常导致严重的颈部僵硬和身体其他地方骨质异常（图 14.3）。由于敏感的神经系统后果和脊椎不稳，必须对患者评估颈椎融合的严重密度和范围。

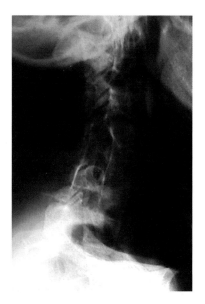

图 14.3 X 线显示 Klippel-Feil 综合征。(Reproduced from CitowJS, Macdonald RL, Refai D, Comprehensive Neurosurgery Board Review, © 2010, Thieme Publishers, New York.)[82]

> KFS 经典的三联症是颈部活动受限、低位发际线和颈部短缩[81]。

**诊断**：患者通常表现为神经系统疾病、疼头和颈部活动障碍。平片以及随后的 MRI 可以用来判断狭窄以及不稳定。结合病史和体格检查可以用于诊断。

**治疗**：虽然颈椎融合是 Klippel-Feil 综合征的特点，但更多的表现是不稳定、幅度过大、狭窄和碰撞后神经系统后遗症。这些患者是脊椎融合手术的候选对象，通常从后路进行，包括放置椎板和螺钉来固定颈椎[83]。

**脊椎侧弯**

根据 Cobb 角进行测量，冠状位上脊柱病理性曲度超过 10°（图 14.4）[84]。这一角度可以通过测量最下端到脊椎曲度的下端延长线与最上端和脊椎曲度上端的延长线得到[85]。当描述脊柱侧弯的曲线时，用脊椎扭曲的凸侧来命名。脊椎侧弯右旋是指曲线凸点指向右侧，而脊椎侧弯左旋是指曲线凸点指向左侧。脊柱侧弯根据病因和发病的年龄来

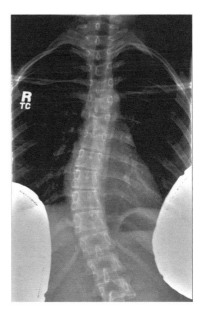

图 14.4　1 名 15 岁的少女，患有特发脊椎侧弯。正面平片和计算机射线成像术（PF/CR）显示典型的右胸横向和旋转曲线（乳房防护罩就位）。(Reproduced from Kim DH, Betz RR, Huhn SL, Newton PO. Surgery of the Pediatric Spine, ⓒ2008, Thieme Publishers, New York.)[86]

分类（表 14.6）。先天性脊椎侧弯继发于脊柱异常形成，如半椎体或先天性融合，出生的时候就有，可能不是很明显。神经肌肉侧弯起源继发于脊柱神经稳定肌肉结构的异常支配，多发于脑瘫，脊柱裂和脊髓栓系，Chiari I 型畸形和脊髓空洞症，脊髓肌肉

表 14.6　总结成人特发性脊柱侧弯(AIS)的危险因素以及特点

| | 年龄 | 性别 | 遗传因素 |
|---|---|---|---|
| 发病率 | • 青少年脊柱侧弯的发病率高于更年轻的小孩；<br>• 青春期后（大于15岁）的发病率比青春期前更高。 | • 女性与男性的发病率之比为2:1，而且随着年龄增长不断增加。 | • 97%的AIS家族成员中存在AIS；<br>• Prader-Willi综合征的患者有高达40%的脊柱侧弯发病率。 |
| 曲度 | • 婴儿脊柱侧弯比少年脊柱侧弯向左侧弯曲发病率更高；<br>• 少年脊柱侧弯向左和向右侧患病率相同。 | • 男性有更高的胸腰椎/腰椎侧弯发病率。<br>• 女性有更高的胸椎和双曲线发病率。 | |

值得注意的是，这种类型脊椎侧弯是在排除所有可能存在的非特异性的脊柱侧弯而诊断出来的。AIS大约占到90%所有青少年脊柱侧弯的病例，并且不需要外科手术干预[87]。

萎缩以及其他神经系统退行性疾病，或脊髓损伤。

脊椎侧弯表明，青少年为11~14岁，未成年人为4~10岁，婴儿期为0~3岁。

**表现**：肩膀的不对称性、骨盆的不对称性、可见曲度、肋骨驼峰向前弯曲可能是脊椎侧弯的表现。在一些严重病例中，继发于限制性肺病可能产生于肺功能异常。

**诊断**：仔细的身体检查尤其是神经系统查体，对侧弯的患者采用Adam前进弯曲实验可以明显提高可疑度。影像学的(前后以及侧方)可以用于判断畸形的严重程度以及指导接下来的治疗[88,89]。早期脊椎侧弯的患者(婴幼儿以及未成年人)，有神经系统症状(疼痛、麻木、无力)或异常曲线、胸部左旋脊柱侧弯应采用先进的影像学检查，如MRI来判断神经系统病因。

**治疗**：脊椎侧弯的治疗方法

很大程度上取决于变形的程度和由于脊髓变形所产生的症状，包括病因学。大约 90%的脊椎侧弯的青少年不需要手术，治疗包括物理治疗和加强周围肌肉以及纠正病理学弯曲的支撑。神经肌肉侧弯继发于 Chiari I 型畸形、脊髓空洞症，或者脊髓栓系的患者，当治疗好他们原发性病因后，脊柱侧弯便会停止进展[90,91]。然而，在这些特发性脊椎侧弯病例中，10%显示更严重的脊柱侧弯，包括不断进展的迹象、Cobb 角>50° 或者由于胸椎压迫呼吸受损，这些都可能需要手术治疗[89,92,93]。手术的目的在于防止进一步脊柱的侧弯，以及对目前存在的变形进行一部分纠正。通常首选后路手术，通过椎弓根螺钉、钩和杠杆融合脊柱区域，将椎骨固定到位，从而获得稳定性[94]。

## 14.2.7　脑积水

脑积水是儿童神经外科手术干预的主要病因[95]。尽管这一病因很常见，但可用的治疗方法仍然不完善，并发症经常发生，危及生命。目前，脑积水的治疗核心仍然是通过分流将脑脊液转移到身体其他部位去。这种方法在降低脑积水生命威胁的风险上是有效的。然而，感染、分流装置的失灵，以及过度引流始终是儿童分流护理的负担。脑积水的病因、发病的年龄、临床表现以及症状，包括能获得的选择，在考虑儿童脑积水所决定采取的最佳治疗方法时，都应该考虑进去[96]。

## 病因

患者脑积水的病因在决定可能成功的治疗方法中是一个重要的考虑因素。之前，有肿瘤、脑室内出血或者先天性脑积水的患者，存在更高的分流失败率[96-99]。虽然这些病因可能导致分流失败或者分流并发症，但它们仍然是需要终生使用分流的最常见类型[100]。

## 诊断

在儿童脑积水的诊断中，结合检查结果和影像学研究是有帮助的。尤其在儿童囟门关闭之前，巨头畸形很有可能是一个明显的脑积水特征，可以在产前或者产后被发现。在年龄较大的儿童和成人中，脑积水一般表现为ICP的增高和意识水平的下降、头痛、恶心、呕吐，以及视觉模糊或复视。MRI仍然是诊断脑积水成像方式的金标准。

## 治疗

从脑室到腹腔的分流（脑室腹腔分流VP）仍然是治疗儿童脑积水最常用的治疗方法。尤其是在儿童中，到达腹腔方便，空间的吸收能力，放置多余的导管增加体积以适应小孩的生长均是这种方法有利的治疗因素[96]。另外，由于广泛使用腹腔镜而非剖腹来放置导管，进入腹膜腔的侵入性变小了。然而，VP分流失败或者其他医疗事件导致禁止导管放在腹部后，心室胸膜、心室心房（VA）和心室胆囊分流是经典VP分流的备选方案[96]。有趣的是，有一种分流称为腰大池腹腔分流（LP），用于表现为特发性颅内压升高的患者（通常是年轻，超重的女性）。这种分流可在某些病例中经皮放置[96]。

**替代方案：**在某些病例中分流已不是最佳或者所需的治疗

方法时，ETV是脑积水的主要治疗[96]。这种治疗方法对于脑脊液通过第三脑室底部到达脚间池开辟出一条新的路径。另外，烧灼脉络丛已被证明可增加ETV流程的成功率[101]。随着脑积水的治疗方法在未来进一步完善，这可能是一个用来降低加重脑积水患者终生分流并发症负担的途径。根据年龄、评估可用于帮助分流的病因和既往分流史，ETV评估可用于帮助预测这种干预的成功。

## 14.3 儿童肿瘤

参见"第13章神经系统肿瘤学"中的相关内容。

## 14.4 儿童创伤

### 14.4.1 生长性骨折

儿童头部外伤的评估与成人差别不大。因此，在本章中，我们选择了突出儿童外伤性骨折中具有独特性发现的生长性骨折（GSF）的病理生理学、评估和治疗。这一并发症的发生率估计为0.05%~1%线性颅骨骨

> 也被称为软脑膜囊肿或外伤后脑膨出,GSF 是罕见且可能是致命的并发症,发生于继发颅骨骨折硬脑膜撕裂的儿童患者[102-106]。

折[107]。更常见的是,生长性骨折见于年纪<5 岁的患者,但是可能需要几天甚至几年才能明确诊断[102,104,106]。由于硬脑膜组织的缺损和相应颅骨骨折,脑内容物可能通过骨折的颅骨之间开口楔入而疝出。最终会导致脑组织坏死,形成充满液体的囊腔(图 14.5)[102,108]。

## 诊断

临床上诊断生长性骨折的 4 个标准:

(1)年龄<5 岁合并头皮血肿。

(2)颅骨开裂 4mm 甚至更大。

(3)潜在的脑挫伤。

(4)MRI 对比显示硬脑膜撕裂。

满足以上标准的儿童高度怀疑 GSF,应立即进行手术干预。

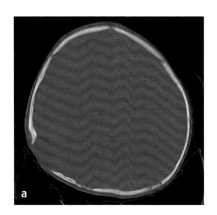
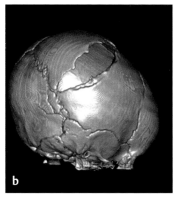

图 14.5　软脑膜囊肿。(a)轴位 CT 图像显示一名 6 个月大的男性婴儿,先前有过外伤,图像显示其右顶骨后部有一个边缘光滑的缺口,包括颅骨前方缺口的边缘,向外张开(红色箭头)。(b)三维成像的外侧投影结果显示,来源于"生长性骨折"巨大缺口相关的软脑膜囊肿。(Reproduced from Choudhri AF, Pediatric Neuroradiology: Clinical Practice Essentials, ⓒ2017, Thieme Publishers, New York.)[109]

## 治疗

生长性骨折外科治疗的金标准是修复撕裂的硬脑膜,如果缺损造成脑积水,则放置分流[102,104]。手术的关键点在于早期干预的必要性。因此,早期识别是必要的。

### 14.4.2　脊髓创伤

儿童人群中脊髓损伤是常见的,占儿童所有损伤的1%~5%[110]。绝大多数儿童脊柱损伤发生在颈椎,主要是由于颈部较弱的骨质以及肌肉支撑不成比例的巨大的头颅。随着患者年龄的不断增大,颈椎仍然是脊柱损伤最容易发生的部位,但年龄较大的儿童比年龄更小的儿童更有可能受到中间和脊柱下部的损伤[110,111]。当评估儿科患者潜在的脊柱损伤时,重要的是考虑儿童和成人结构解剖的差别。像之前提到的那样,儿童较成人有不成比例巨大的头颅。当评估儿童患者脊柱损伤的时候,抬高身体以调节脊柱,并避免因头围而导致的颈部用力弯曲至关重要。治疗主要是取决于损伤的严重程度和类型、损伤机制以及其他相关的医疗和手术史。

---

**要点**

- 婴儿检查应包括对头部的形状和大小仔细评估,这可能是颅内和颅骨异常的早期指标。
- 儿童 ChiariI 畸形可能经常合并脊髓空洞症,建议在治疗后对脊髓空洞症评估和监测。
- 神经管缺损由各种开放性和闭合性病变组成,其严重程度各不相同,但是当出现症状时,具有引起:泌尿外科、骨科和神经科功能障碍的共同特征。
- 脑积水是一种常见的儿科神经外科疾病。脑积水病因的考虑,将有助于指导目前包括内镜治疗和分流在内的手术选择。

## 14.5　关键知识点回顾

### 14.5.1　习题

(1)1 名新生儿在接受神经管缺损评估，有其下脊柱有损伤，脊髓脊膜膨出无皮肤覆盖。他在四处走动，没有明显的烦躁，在你的检查过程中没有表现的昏昏欲睡。脑部磁共振成像提示，小脑蚓部疝出并穿过枕骨大孔，大约在大孔下 5mm 处。接下来，管理这个患者的步骤是什么？

a.由于脑积水发展的可能性，需要进行手术减压。

b.修复脊髓脊膜膨出，监测脑积水症状，保守治疗，注意观察低位颅神经体征。

c.当新生儿 6 个月大时，安排颈椎减压，那时，做手术的风险将会减低。

d.由于可能增高的 ICP，立即放置 EVD。

(2)1 名 15 岁的女孩主诉身材矮小的评估。她的父母说，尽管女孩班上的其他孩子在过去 2 年中显著增长，但她只增长了

1~2cm。此外，她说偶尔头痛，有时会觉得很难"清晰地集中注意力"。她的大脑磁共振成像提示，鞍区有一肿块，无增强强化。最可能的诊断是什么？

a.蛛网膜囊肿。

b.颅咽管瘤。

c.Rathke 囊肿。

d.颅底生长性骨折。

(3)1 名 31 岁的 G1P0 妇女，在怀孕 20 周时发现，超声提示子宫内小孩由于导水管狭窄有大量脑积水。你告诉她，这可能会发生什么？

a.她可能不需要手术，脑积水会在最初的几个月内消失。

b.她可能需要分流安置，这可能发生在婴儿出生后 6 个月。

c.她可能需要分流安置，这在她孩子出生后不久发生。

### 14.5.2　答案

(1)b.开放的 NTD 应该立即修补。因为在这个群体中有高风险的脑积水，应监测患者是否有 ICP 增加的体征。许多 Chiari Ⅱ型畸形无症状，合并关闭 NTD 和治疗逐渐出现的脑积水后，仍

无症状,因此 Chiari Ⅱ型畸形应该保守治疗。

(2)c.Rathke 囊肿通常存在垂体功能减退(生长迟缓)、视力模糊、复视和头痛,并且在影像学上的没有钙化的迹象。在女性患者中发现它们的可能性是男性患者的两倍。

(3)c.她可能需要应尽快地安置分流用于治疗脑积水,以避免持续增加的 ICP,后者会导致其他神经损伤,或颅缝以及颅盖骨穹隆进一步扩张。

# 参考文献

[1] Hadlock FP, Deter RL, Harrist RB, Park SK. Estimating fetal age: computer-assisted analysis of multiple fetal growth parameters. Radiology. 1984; 152(2):497–501

[2] Harrison RF, Roberts AP, Campbell S. A critical evaluation of tests used to assess gestational age. Br J Obstet Gynaecol. 1977; 84(2):98–107

[3] Skupski DW, Owen J, Kim S, Fuchs KM, Albert PS, Grantz KL; Eunice Kennedy Shriver National Institute of Child Health and Human Development Fetal Growth Studies. Estimating gestational age from ultrasound fetal biometrics. Obstet Gynecol. 2017; 130(2):433–441

[4] Flannery AM, Mitchell L. Pediatric hydrocephalus: systematic literature review and evidence-based guidelines. Part 1: Introduction and methodology. J Neurosurg Pediatr. 2014; 14(s)(uppl 1):3–7

[5] Greenberg MS. Handbook of Neurosurgery. Greenberg Graphics; 2010

[6] Van Gijn J. Classic signs revisited: the Babinski reflex. Postgrad Med J. 1995; 71:645–648

[7] Polin RA, Spitzer AR. Fetal and Neonatal Secrets. Elsevier Health Sciences; 2014

[8] Volpe JJ. Neurology of the Newborn. Elsevier Health Sciences; 2008

[9] Zafeiriou DI. Primitive reflexes and postural reactions in the neurodevelopmental examination. Pediatr Neurol. 2004; 31(1):1–8

[10] Gingold MK, Jaynes ME, Bodensteiner JB, Romano JT, Hammond MT. The rise and fall of the plantar response in infancy. J Pediatr. 1998; 133(4):568–570

[11] Bickley L, Szilagyi PG. Bates' Guide to Physical Examination and History-Taking. Lippincott Williams & Wilkins; 2012

[12] Boulet SL, Rasmussen SA, Honein MA. A population-based study of craniosynostosis in metropolitan Atlanta, 1989–2003. Am J Med Genet A. 2008; 146A(8):984–991

[13] Ingraham FD, Matson DD. Neurosurgery of infancy and childhood. Am J Med Sci. 1954; 228(2):242

[14] Boltshauser E, Ludwig S, Dietrich F, Landolt MA. Sagittal craniosynostosis: cognitive development, behaviour, and quality of life in unoperated children. Neuropediatrics. 2003; 34(6):293–300

[15] Mawji A, Vollman AR, Hatfield J, McNeil DA, Sauvé R. The incidence of positional plagiocephaly: a cohort study. Pediatrics. 2013; 132(2):298–304

[16] Wall SA, Thomas GP, Johnson D, et al. The preoperative incidence of raised intracranial pressure in nonsyndromic sagittal craniosynostosis is underestimated in the literature. J Neurosurg Pediatr. 2014; 14(6):674–681

[17] Goodrich J. Neurosurgical Operative Atlas: Pediatric Neurosurgery. New York, NY: Thieme Medical Publishers, Inc.; 2008

[18] Hall WG, Oppenheim RW. Developmental psychobiology: prenatal, perinatal, and early postnatal aspects of behavioral development. Annu Rev Psychol. 1987; 38(1):91–128

[19] Prechtl HF. Continuity of neural functions from prenatal to postnatal life. Cambridge University Press; 1991

[20] McMillen IC, Kok JSM, Adamson TM, Deayton JM, Nowak R. Development of circadian sleep-wake rhythms in preterm and full-term infants. Pediatr Res. 1991; 29(4)(p)(t 1):381–384

[21] Lehtonen J, Valkonen-Korhonen M, Georgiadis S, et al. Nutritive sucking induces age-specific EEG-changes in 0–24 week-old infants. Infant Behav Dev. 2016; 45(p)(t A):98–108

[22] Prechtl H, O Brien M. Behavioural states of the full-term newborn. The emergence of a concept. In: Stratton P, ed. Psychobiology of the Human Newborn. New York, NY: John Wiley & Sons; 1982

[23] Marcdante K, Kliegman RM. Nelson essentials of pediatrics. Elsevier Health Sciences; 2014

[24] Saint-Anne Dargassies S. Neurological maturation of the premature infant of 28 to 41 weeks' gestational age. In: Falkner F, ed. Human Development. Philadelphia, PA: WB Saunders; 1966:306–325

[25] Bond AE, Zada G, Bowen I, McComb JG, Krieger MD. Spinal arachnoid cysts in the pediatric population: report of 31 cases and a review of the literature. J Neurosurg Pediatr. 2012; 9(4):432–441

[26] Gosalakkal JA. Intracranial arachnoid cysts in children: a review of pathogenesis, clinical features, and management. Pediatr Neurol. 2002; 26(2):93–98

[27] Cincu R, Agrawal A, Eiras J. Intracranial arachnoid cysts: current concepts and treatment alternatives. Clin Neurol Neurosurg. 2007; 109(10):837–843

[28] Harsh GR, IV, Edwards MS, Wilson CB. Intracranial arachnoid cysts in children. J Neurosurg. 1986; 64(6):835–842

[29] El-Ghandour NM. Endoscopic treatment of intraparenchymal arachnoid cysts in children. J Neurosurg Pediatr. 2014; 14(5):501–507

[30] El-Ghandour NM. Endoscopic treatment of su-

prasellar arachnoid cysts in children. J Neurosurg Pediatr. 2011; 8(1):6–14

[31] Fewel ME, Levy ML, McComb JG. Surgical treatment of 95 children with 102 intracranial arachnoid cysts. Pediatr Neurosurg. 1996; 25(4):165–173

[32] Paul KS, Lye RH, Strang FA, Dutton J. Arnold-Chiari malformation. Review of 71 cases. J Neurosurg. 1983; 58(2):183–187

[33] Carmel PW. Management of the Chiari malformations in childhood. Clin Neurosurg. 1983; 30:385–406

[34] Rocque BG, Oakes WJ. Surgical treatment of Chiari I malformation. Neurosurg Clin N Am. 2015; 26(4):527–531

[35] Pollack IF, Pang D, Albright AL, Krieger D. Outcome following hindbrain decompression of symptomatic Chiari malformations in children previously treated with myelomeningocele closure and shunts. J Neurosurg. 1992; 77(6):881–888

[36] Guo F, Wang M, Long J, et al. Surgical management of Chiari malformation: analysis of 128 cases. Pediatr Neurosurg. 2007; 43(5):375–381

[37] Akbari SHA, Limbrick DD, Jr, Kim DH, et al. Surgical management of symptomatic Chiari II malformation in infants and children. Childs Nerv Syst. 2013; 29(7):1143–1154

[38] Yundt KD, Park TS, Tantuwaya VS, Kaufman BA. Posterior fossa decompression without duraplasty in infants and young children for treatment of Chiari malformation and achondroplasia. Pediatr Neurosurg. 1996; 25(5):221–226

[39] Yarbrough CK, Powers AK, Park TS, Leonard JR, Limbrick DD, Smyth MD. Patients with Chiari malformation Type I presenting with acute neurological deficits: case series. J Neurosurg Pediatr. 2011; 7(3):244–247

[40] Hoffman HJ, Neill J, Crone KR, Hendrick EB, Humphreys RP. Hydrosyringomyelia and its management in childhood. Neurosurgery. 1987; 21(3):347–351

[41] Mehta VA, Bettegowda C, Amin A, El-Gassim M, Jallo G, Ahn ES. Impact of tethered cord release on symptoms of Chiari II malformation in children born with a myelomeningocele. Childs Nerv Syst. 2011; 27(6):975–978

[42] Racusin DA, Villarreal S, Antony KM, et al. Role of maternal serum alpha-fetoprotein and ultrasonography in contemporary detection of spina bifida. Am J Perinatol. 2015; 32(14):1287–1291

[43] Birnbacher R, Messerschmidt AM, Pollak AP. Diagnosis and prevention of neural tube defects. Curr Opin Urol. 2002; 12(6):461–464

[44] Kumar R, Bansal KK, Chhabra DK. Occurrence of split cord malformation in meningomyelocele: complex spina bifida. Pediatr Neurosurg. 2002; 36(3):119–127

[45] Cowchock S, Ainbender E, Prescott G, et al. The recurrence risk for neural tube defects in the United States: a collaborative study. Am J Med Genet. 1980; 5(3):309–314

[46] Seller MJ. Recurrence risks for neural tube defects in a genetic counseling clinic population. J Med Genet. 1981; 18(4):245–248

[47] Czeizel A, Métneki J. Recurrence risk after neural tube defects in a genetic counselling clinic. J Med Genet. 1984; 21(6):413–416

[48] Sarmah S, Muralidharan P, Marrs JA. Common congenital anomalies: Environmental causes and prevention with folic acid containing multivitamins. Birth Defects Res C Embryo Today. 2016; 108(3):274–286

[49] Viswanathan M, Treiman KA, Kish-Doto J, Middleton JC, Coker-Schwimmer EJ, Nicholson WK. Folic acid supplementation for the prevention of neural tube defects: an updated evidence report and systematic review for the US Preventive Services Task Force. JAMA. 2017; 317(2):190–203

[50] De-Regil LM, Peña-Rosas JP, Fernández-Gaxiola AC, Rayco-Solon P. Effects and safety of periconceptional oral folate supplementation for preventing birth defects. Cochrane Database Syst Rev. 2015(12):CD007950

[51] Atta CA, Fiest KM, Frolkis AD, et al. Global birth prevalence of spina bifida by folic acid fortification status: a systematic review and meta-analysis. Am J Public Health. 2016; 106(1):e24–e34

[52] Tinker SC, Cogswell ME, Devine O, Berry RJ. Folic acid intake among U.S. women aged 15–44 years, National Health and Nutrition Examination Survey, 2003–2006. Am J Prev Med. 2010; 38(5):534–542

[53] Sadler TW. Langman's Medical Embryology. Philadelphia, PA: Lippincott Williams & Wilkins; 2011

[54] Stone DH. The declining prevalence of anencephalus and spina bifida: its nature, causes and implications. Dev Med Child Neurol. 1987; 29(4):541–546

[55] Mathews TJ, Honein MA, Erickson JD. Spina bifida and anencephaly prevalence—United States, 1991–2001. MMWR Recomm Rep. 2002; 51(RR-13):9–11

[56] Kiymaz N, Yilmaz N, Demir I, Keskin S. Prognostic factors in patients with occipital encephalocele. Pediatr Neurosurg. 2010; 46(1):6–11

[57] Hubballah MY, Hoffman HJ. Early repair of myelomeningocele and simultaneous insertion of ventriculoperitoneal shunt: technique and results. Neurosurgery. 1987; 20(1):21–23

[58] Sutton LN. Fetal surgery for neural tube defects. Best Pract Res Clin Obstet Gynaecol. 2008; 22(1):175–188

[59] Cools MJ, Al-Holou WN, Stetler WR, Jr, et al. Filum terminale lipomas: imaging prevalence, natural history, and conus position. J Neurosurg Pediatr. 2014; 13(5):559–567

[60] Tortori-Donati P, Rossi A, Cama A. Spinal dysraphism: a review of neuroradiological features with embryological correlations and proposal for a new classification. Neuroradiology. 2000; 42(7):471–491

[61] Drake JM. Occult tethered cord syndrome: not an indication for surgery. J Neurosurg. 2006; 104(s)(uppl)(5):305–308

[62] Yamada S, Won DJ, Siddiqi J, Yamada SM. Tethered cord syndrome: overview of diagnosis and treatment. Neurol Res. 2004; 26(7):719–721

[63] Cardoso M, Keating RF. Neurosurgical management of spinal dysraphism and neurogenic scoliosis. Spine. 2009; 34(17):1775–1782

[64] Schijman E. Split spinal cord malformations: report of 22 cases and review of the literature. Childs Nerv Syst. 2003; 19(2):96–103

[65] Bruce DA, Schut L. Spinal lipomas in infancy and childhood. Childs Brain. 1979; 5(3):192–203

[66] Pretorius DH, Russ PD, Rumack CM, Manco-Johnson ML. Diagnosis of brain neuropathology in utero. Neuroradiology. 1986; 28(5–6):386–397

[67] Greene MF, Benacerraf B, Crawford JM. Hydranencephaly: US appearance during in utero evolution. Radiology. 1985; 156(3):779–780

[68] Shitsama S, Wittayanakorn N, Okechi H, Albright AL. Choroid plexus coagulation in infants with extreme hydrocephalus or hydranencephaly. J Neurosurg Pediatr. 2014; 14(1):55–57

[69] Kaliaperumal C, Ndoro S, Mandiwanza T, et al. Holoprosencephaly: antenatal and postnatal diagnosis and outcome. Childs Nerv Syst. 2016; 32(5):801–809

[70] Demyer W, Zeman W, Palmer CG. The face predicts the brain: diagnostic significance of median facial anomalies for holoprosencephaly (arhinencephaly). Pediatrics. 1964; 34(2):256–263

[71] Guibaud L, Larroque A, Ville D, et al. Prenatal diagnosis of 'isolated' Dandy-Walker malformation: imaging findings and prenatal counselling. Prenat Diagn. 2012; 32(2):185–193

[72] Nyberg DA, Cyr DR, Mack LA, Fitzsimmons J, Hickok D, Mahony BS. The Dandy-Walker malformation prenatal sonographic diagnosis and its clinical significance. J Ultrasound Med. 1988; 7(2):65–71

[73] Taylor GA, Sanders RC. Dandy-Walker syndrome: recognition by sonography. AJNR Am J Neuroradiol. 1983; 4(6):1203–1206

[74] Kirkinen P, Jouppila P, Valkeakari T, Saukkonen AL. Ultrasound evaluation of the Dandy-Walker syndrome. Obstet Gynecol. 1982; 59(s)(uppl)( 6):18–21

[75] Bromley B, Nadel AS, Pauker S, Estroff JA, Benacerraf BR. Closure of the cerebellar vermis: evaluation with second trimester US. Radiology. 1994; 193(3):761–763

[76] Jahangiri A, Molinaro AM, Tarapore PE, et al. Rathke cleft cysts in pediatric patients: presentation, surgical management, and postoperative outcomes. Neurosurg Focus. 2011; 31(1):E3

[77] Trifanescu R, Ansorge O, Wass JA, Grossman AB, Karavitaki N. Rathke's cleft cysts. Clin Endocrinol (Oxf). 2012; 76(2):151–160

[78] Culver SA, Grober Y, Ornan DA, et al. A case for conservative management: characterizing the natural history of radiographically diagnosed Rathke cleft cysts. J Clin Endocrinol Metab. 2015; 100(10):3943–3948

[79] Garrè ML, Cama A. Craniopharyngioma: modern concepts in pathogenesis and treatment. Curr Opin Pediatr. 2007; 19(4):471–479

[80] Lober RM, Harsh GR, IV. A perspective on craniopharyngioma. World Neurosur. 2013; 79(5–6):645–646

[81] Tracy MR, Dormans JP, Kusumi K. Klippel-Feil syndrome: clinical features and current understanding of etiology. Clin Orthop Relat Res. 2004(424):183–190

[82] Citow JS, Macdonald RL, Refai D. Comprehensive Neurosurgery Board Review. New York, NY: Thieme Medical Publishers, Inc.; 2010

[83] Heller J, Klekamp J, Blechner M. Posterior cervical instrumentation. Surgery of the Cervical Spine. Philadelphia, PA: WB Saunders; 2003:52–75

[84] Langensiepen S, Semler O, Sobottke R, et al. Measuring procedures to determine the Cobb angle in idiopathic scoliosis: a systematic review. Eur Spine J. 2013; 22(11):2360–2371

[85] Cobb JR. Outline for the study of scoliosis. Instr Course Lect. 1948; 5:261–275

[86] Kim DH, Betz RR, Huhn SL, Newton PO. Surgery of the Pediatric Spine. New York, NY: Thieme Medical Publishers, Inc.; 2008

[87] Konieczny MR, Senyurt H, Krauspe R. Epidemiology of adolescent idiopathic scoliosis. J Child Orthop. 2013; 7(1):3–9

[88] Fairbank J. Historical perspective: William Adams, the forward bending test, and the spine of Gideon Algernon Mantell. Spine. 2004; 29(17):1953–1955

[89] Altaf F, Gibson A, Dannawi Z, Noordeen H. Adolescent idiopathic scoliosis. BMJ. 2013; 346:f2508

[90] Zhu Z, Wu T, Zhou S, et al. Prediction of curve progression after posterior fossa decompression in pediatric patients with scoliosis secondary to Chiari malformation. Spine Deform. 2013; 1(1):25–32

[91] Jankowski PP, Bastrom T, Ciacci JD, Yaszay B, Levy ML, Newton PO. Intraspinal pathology associated with pediatric scoliosis: a ten-year review analyzing the effect of neurosurgery on scoliosis curve progression. Spine. 2016; 41(20):1600–1605

[92] Ramirez N, Johnston CE, Browne RH. The prevalence of back pain in children who have idiopathic scoliosis. J Bone Joint Surg Am. 1997; 79(3):364–368

[93] Lonstein JE, Carlson JM. The prediction of curve progression in untreated idiopathic scoliosis during growth. J Bone Joint Surg Am. 1984; 66(7):1061–1071

[94] Weinstein SL, Dolan LA, Cheng JC, Danielsson A, Morcuende JA. Adolescent idiopathic scoliosis. Lancet. 2008; 371(9623):1527–1537

[95] Kahle KT, Kulkarni AV, Limbrick DD, Jr, Warf BC. Hydrocephalus in children. Lancet. 2016; 387(10020):788–799

[96] Tomei KL. The evolution of cerebrospinal fluid shunts: advances in technology and technique. Pediatr Neurosurg. 2017; 52(6):369–380

[97] Khan F, Rehman A, Shamim MS, Bari ME. Factors affecting ventriculoperitoneal shunt survival in adult patients. Surg Neurol Int. 2015; 6:25

[98] Khan F, Shamim MS, Rehman A, Bari ME. Analysis of factors affecting ventriculoperitoneal shunt survival in pediatric patients. Childs Nerv Syst. 2013; 29(5):791–802

[99] Bir SC, Konar S, Maiti TK, Kalakoti P, Bollam P, Nanda A. Outcome of ventriculoperitoneal shunt and predictors of shunt revision in infants with posthemorrhagic hydrocephalus. Childs Nerv Syst. 2016; 32(8):1405–1414

[100] Walker CT, Stone JJ, Jacobson M, Phillips V, Silberstein HJ. Indications for pediatric external ventricular drain placement and risk factors for conversion to a ventriculoperitoneal shunt. Pediatr Neurosurg. 2012; 48(6):342–347

[101] Warf BC. Comparison of endoscopic third ventriculostomy alone and combined with choroid plexus cauterization in infants younger than 1 year of age: a prospective study in 550 African children. J Neurosurg. 2005; 103(s)(uppl)( 6):475–481

[102] Singh I, Rohilla S, Siddiqui SA, Kumar P. Growing skull fractures: guidelines for early diagnosis and surgical management. Childs Nerv Syst. 2016; 32(6):1117–1122

[103] Ersahin Y, Gülmen V, Palali I, Mutluer S. Growing skull fractures (craniocerebral erosion). Neurosurg Rev. 2000; 23(3):139–144

[104] Prasad GL, Gupta DK, Mahapatra AK, Borkar SA,

Sharma BS. Surgical results of growing skull fractures in children: a single centre study of 43 cases. Childs Nerv Syst. 2015; 31(2):269–277

[105] Ramamurthi B, Kalyanaraman S. Rationale for surgery in growing fractures of the skull. J Neurosurg. 1970; 32(4):427–430

[106] Zegers B, Jira P, Willemsen M, Grotenhuis J. The growing skull fracture, a rare complication of paediatric head injury. Eur J Pediatr. 2003; 162(7–8):556–557

[107] Muhonen MG, Piper JG, Menezes AH. Pathogenesis and treatment of growing skull fractures. Surg Neurol. 1995; 43(4):367–372, discussion 372–373

[108] de P Djientcheu V, Njamnshi AK, Ongolo-Zogo P, et al. Growing skull fractures. Childs Nerv Syst. 2006; 22(7):721–725

[109] Choudhri AF. Pediatric Neuroradiology: Clinical Practice Essentials. New York, NY: Thieme Medical Publishers, Inc.; 2017

[110] Cirak B, Ziegfeld S, Knight VM, Chang D, Avellino AM, Paidas CN. Spinal injuries in children. J Pediatr Surg. 2004; 39(4):607–612

[111] Baker C, Kadish H, Schunk JE. Evaluation of pediatric cervical spine injuries. Am J Emerg Med. 1999; 17(3):230–234

# 第 **15** 章
# 运动障碍和癫痫

Pablo A Valdes, Garth Rees Cosgrove

## 15.1 运动障碍

### 15.1.1 帕金森病

**诊断**

帕金森病(PD)是第二常见的进展性神经退行性变疾病,该病表现出运动和非运动特征,65岁以上老人发病率为 2%~3%,男性多于女性[1,2]。众所周知,该病常累及基底节区(图 15.1)。

> 临床确诊 PD 需要通过行动迟缓、至少 1 项辅助诊断的基本特征和至少 1 项支持/排除诊断的辅助标准来进行临床确诊。PD 表现出运动和非运动特征。

该病运动特征包括震颤、僵硬、行动迟缓、姿态不稳、曳行步态、写字过小和面具脸等诸多症状,患者临床表现不局限于这些症状。静止性震颤最为常见,易于识别,肢体远端表现出明显的、特征性的"搓药丸"样震颤。当肢体被动运动时,因僵硬表现为"齿轮样"运动[1,2]。非运动特征包括认知障碍、抑郁、淡漠、疲乏、自主神经功能障碍和睡眠障碍。

国家神经疾病和脑卒中研究所(NINDS)的 PD 诊断标准如下:

• 综合征 A(特征性):静止性震颤、动作迟缓、僵硬、发作性体感不对称。

• 综合征 B(鉴别诊断中的疑似症状):姿势明显不稳,木僵

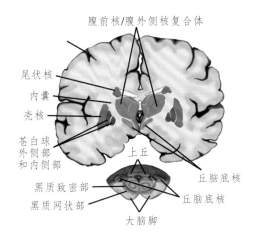

腹前核/腹外侧核复合体

尾状核
内囊
壳核

苍白球
外侧部
和内侧部

上丘

黑质致密部
黑质网状部

丘脑底核
丘脑底核

大脑脚

图 15.1 冠状截面显示运动障碍的病生理和治疗相关的关键结构。(Reproduced from Kanekar S, Imaging of Neurodegenerative Disorders, © 2015,Thieme Publishers,New York.)[3]

状态或者发病起始 3 年中的非药物幻觉;发病起始 1 年时,先于运动障碍的智力下降;核上型凝视麻痹,缓慢垂直眼震,严重的自主神经功能障碍。

- 明确 PD:出现综合征 A 的所有症状,并且病理确定。
- 很可能 PD:出现综合征 A 的几项,无综合征 B 的表现,左旋多巴持续起效。
- 疑似 PD:出现综合征 A 中至少 2 项,包括震颤或者动作迟缓,无综合征 B 的表现,或者至少 3 年无综合征 B 的表现,左旋多巴持续起效或者效果不明显。

该病误诊率高达 24%,容易误诊为多系统萎缩(MSA)、进展性核上型瘫痪(PSP)、皮质激素相关退变(CBD)、特发性震颤(ET)、药物相关帕金森综合征和血管相关帕金森综合征。

## 病理生理

PD 被认为是基底神经节发生的疾病,表现为黑质(SN)多巴胺能神经元丢失和细胞内蛋白(α-突触核蛋白)积累,α-突触核蛋白又称为路易体[2]。诸如 PARKIN,PINK,LRRK2 和 SCNA 等多重突变与大约 20% 的病例有关。多巴胺能传入(>70%的多巴胺能神经元位于 SN 内)网络的损失,引起运动纹状体中的反作用。由于内侧苍白球(GPi)和下丘脑核(STN)网络的去抑制作用,间接通路的活性增加。同时,直接通路,包括能够抑制丘脑对皮质的传出的 γ-氨基丁酸能

（GABAergic）张力控制网络，这一通路活性降低。

> 总体来说，STN 和 GPi 过度活跃，成为诸如苍白球切开术、脑深部刺激术（DBS）等消融治疗的靶区（图 15.2)[2,4-6]。

## 治疗

### 药物治疗

PD 的药物治疗主要针对多巴胺能靶点；这是由于位于黑质致密部(SNpc)的巴胺能神经元缺失导致纹状体多巴胺耗尽，这是 PD 的运动症状的核心机制。

> 左旋多巴是多巴胺的前体，20 世纪 60 年代开始用于治疗，是 PD 和帕金森病综合征治疗的金标准[5,6]。

患者最终会对左旋多巴治疗产生耐药，进而出现运动反应

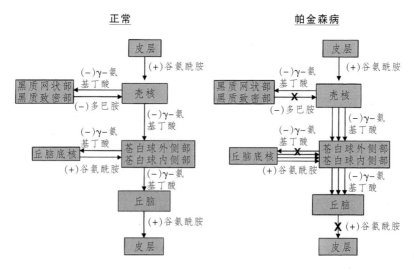

**图 15.2** 帕金森病的基底神经节。基底神经节环路包括帕金森病的关键神经元和神经递质。(Reproduced from Citow J, Macdonald R, Refai D, Macdonald R, Refai D, Comprehensive Neurosurgery Board Review, 2nd edition, ⓒ2009, Thieme Publishers, New York.)

振荡和药物诱发的运动障碍。常用的防备方法包括酶抑制剂,如卡比多巴,该药能够阻止多巴胺单胺氧化酶(MAO)抑制剂的外周代谢。如司来吉兰,主要用于抑制纹状体多巴胺和多巴胺激动剂的突触后清除机制。再如罗匹尼罗,作为调节剂给予药物更长的半衰期[2]。用于治疗此类疾病的左旋多巴与金刚烷的主要副作用是运动障碍。

**手术治疗**

● **脑深部刺激术(DBS)**:合理的 DBS 术患者除了该病之外,身体状况良好,没有明显的精神疾病,对左旋多巴反应治疗有效。1 名特发性 PD 患者,具有致残症状的症状而致残,或者出现像开/关偏转这样的显著副作用[7]。

DBS 包括在 STN 或 GPI 中放置皮层下电极。DBS 使用立体定向技术,有或者没有术中电生理监测下,连接植入式脉冲发生器(IPG)(图 15.3)。

这两种方法在处理 PD 主要运动症状(震颤、运动迟缓、僵硬步态)方面,如减少关闭时间、开/关波动和用药过程中的运动障碍等,具有显著效果。在药物治疗有效时,手术效果则不太明显[7,8]。

STN 较 GPi 更加适于作为治疗靶点,证据显示 STN 为治疗靶点能够显著减少药物需求(12 个月时>50%),同时刺激电压较低,然而伴随更显著的认知行为副作用。

可以采用多种技术,包括基于立体定向框架的方法、无框架神经导航引导方法,或联合术中磁共振成像(MRI)的无框架手术方法[8]。大多数立体定向技术采用已熟知的图谱明确不同核团(如 STN、GPi)与前后联合连线中点(MCP)、前联合(AC)和后联合(PC)的距离(表 15.1)。MRI 图像采用专用容积 T1 加权序列和 T2 加权序列能够清晰勾勒 GPi/STN[9]。直接采用 MRI 和(或)计算机断层扫描(CT)来显示神经核团与已知图谱坐标的关系,这些长度数据基于患者的解剖变异的差别通常在毫米级别。间接技术基于图谱坐标,通常在患者术中刺激和记录期间采用的

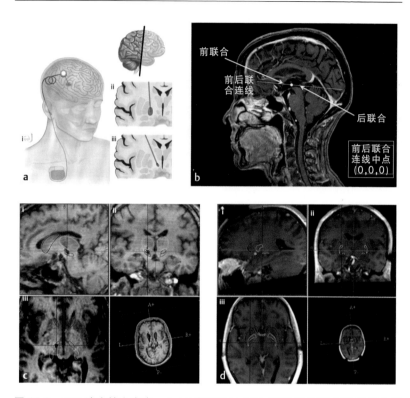

**图 15.3** DBS 治疗帕金森病。(a)示意图显示 DBS,其中(i)完整 DBS 系统的颅内和颅外部分;(ii)灌装图像显示靶点 GP 和(iii)STN。(b)矢状位 MR 图像显示 AC/PC 线和 MCP 点。(c)DBS 手术中的 STN 靶点。STN(红色)、尾状核(蓝色)、未定带(黄色)和丘脑(绿色);(i)矢状面,(ii)冠状面,(iii)和轴位图像[3]。(d)DBS 手术中的 GPi 靶点。GPi(红色)、GPe(绿色)、尾状核/壳核(蓝色)和 AC(黄色);(i)矢状面,(ii) 冠状面,(iii) 轴位图像。(Reproduced from Kanekar S, Imaging of Neurodegenerative Disorders, ©2015, Thieme Publishers, New York.)[3]

神经生理反应监测。可采用多模态立体定向框架 (如 Leksell's、Cosman Roberts Wells),该技术依赖用户和机构,为术者提供毫米精度。穿刺通路经过大脑皮层、脑沟、皮层下、脑室旁时避开血管,减少出血风险。该技术最常见的并发症包括颅内出血(2.1%)、6 个月内发生的感染(4.5%)和硬件并发症(高达8.4%)[8]。

表 15.1　运动障碍的 DBS 坐标[7,10]

| 靶点 | MCP 旁开 | 垂直于 AC/PC | 距 MCP 前后 |
|------|----------|--------------|-------------|
| STN | 11~13mm | 腹侧 4~5mm | 后方 3~4mm |
| GPi | 19~21mm | 腹侧 4~5mm | 前方 2~3mm |
| VIM | 第三脑室壁旁开 11mm | 腹侧 4~5mm | PC 前方 5~6mm |

缩写:AC,前联合;DBS,脑深部刺激术;GPi,内侧苍白球;MCP,前后联合连线中点;PC,后联合;STN,丘脑底核;VIM,腹中间核。

• **技术**:患者通过头框固定于手术床。将 CT/MRI 图像与头框相关计算坐标融合。在冠状缝前面 1~2cm,中线旁开 2~4cm,做双侧冠状切口和单/双骨孔。切开硬脑膜并且电凝软脑膜。如果采用电生理监测,将电极插入到靶区位置,进行微电极记录,在靶区电生理识别下逐步移动,通过神经核团特定的放电频率和活动模式来进行定位。一旦完成定位,放置治疗电极,进行治疗刺激,观察治疗效果和副反应。DBS 电极固定于颅骨,电极远端置于帽状腱膜下准备连接 IPG。IPG 可以术中或者择期连接,联结时,患者仰卧位,头转向 IPG 对侧。于锁骨下皮下放置 IPG,连接电线经过皮下隧道到达帽状腱膜下连接电极远端(图 15.4)[6,8]。

苍白球切开的安全实施仅能在单侧,单侧苍白球切开与单侧 DBS 疗效相似。

• **苍白球切开**:GPi 在 PD 中活动异常,苍白球切开处理这些异常有助于缓解 PD 症状。

单侧苍白球切开适用于有体感不对称症状和无法进行 DBS 随访调控的患者[8]。主要优点是没有植入物,因而感染风险降低。缺点是 GPi 和周围结构的不可逆损伤,如皮质脊髓束和视束损伤。如果进行双侧苍白球切开,则语言和认知永久功能障碍的风险很高[8]。苍白球切开的定位技术与 DBS–GPi 相同。切开方式通常采用射频消融。近期出现超声聚焦方法来进行无创苍白球切开 [11]。进行苍白球切

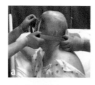
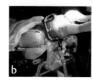
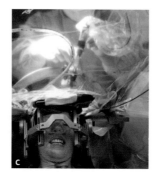
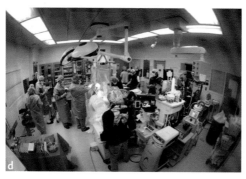

图 15.4 DBS 手术。(a)局麻下放置 Leksell 头框。(b)手术室手术台上放置头框。(c)安装灭菌手术头框。(d)DBS 手术室全貌。(Reproduced from Sekhar L, Fessler R, Atlas of Neurosurgical Techniques: Brain, Volume 2, 2nd edition, ⓒ 2016, Thieme Publishers, New York.)[9]

时,有两个关键步骤,一是通过引发对侧视野幻视来识别视束;二是通过治疗电极刺激引发对侧肌紧张来确定电极已靠近内囊[12]。

## 15.1.2　特发性震颤

### 诊断

特发性震颤是最常见的运动障碍,表现为一种持续的显著的姿势性和(或)运动性震颤,频率为 4~12Hz(高于 PD)[13]。

在诊断 ET 时,需要对震颤的特征进行仔细的识别:静息性震颤,发生在肢体放松和静止时(如 PD);姿势性震颤发生在自主保持的体位或肢体全力伸展时(如 ET);意向性震颤,即在肢体接近目标时发生,是一种粗糙的无法控制的震颤。ET 表现为一种明显的体位和(或)意向性震颤,无静息震颤特征,通常发病年龄>70 岁,具有进展性的特征,大部分在肢体远端,腕部和手的振幅最大,并具有某种形式的不对称性[14]。女性较男性更容易患 ET,患病率为 0.4%~6%[8,15-17],且为常染色体显性遗传。ET 可因焦虑加剧,并因饮酒可以缓解症状[16]。对意向性震颤患者的仔细识别有助于鉴别 ET 与生理性震颤和生理性震颤的相关加重因素(如咖啡因、吸烟、药物、甲状腺功能亢进)、其他疾病(如帕金森震颤、肌张力障碍、威尔逊不适),和继发性震颤(如多发性硬化、脑卒中、外伤)[7,13]。

ET 的诊断标准包括运动障碍协会和华盛顿海特英伍德遗传研究的特发性震颤标准,其中包括以下标准。

入选标准包括双臂和前臂有或无意向性成分的双侧姿势性震颤,持续时间超过 5 年。

排除标准包括其他异常体征、已知加剧生理性震颤的原因、当前或近期使用震颤诱导药物或药物戒断状态、震颤发作前 3 个月内的神经系统创伤、心理源性体征的证据以及突然发作

或逐步进展的证据[13]。

## 病理生理

对 ET 的病理生理基础方面的认识不如 PD,但一致认为是由涉及小脑丘脑皮质纤维的神经回路介导的,因而以丘脑腹侧中间(ⅤIM)核为关键治疗靶点[13]。ⅤIM 包含两组震颤细胞,其输入主要是小脑,而并非纹状体,其输出部分被认为是以苍白球束为靶区,该神经纤维束作为震颤环路的主体部分,连接小脑和皮质运动通路[7,15]。这些ⅤIM 细胞在同步激发放电,节律与周围性震颤相似,术中刺激会暂时停止震颤,因此ⅤIM 被认为是"震颤起搏器"[10,16]。ET 传统上被认为是常染色体显性遗传,在染色体 2、3 和 6 处有易感性位点。尸检研究发现显著的小脑退行性改变和脑干路易体。

## 治疗

### 药物治疗

严重 ET 患者的日常生活活动受到显著影响,因而需要药物治疗。

ET 的一线治疗包括单独或者联合应用 β-阻滞剂（即普萘洛尔）和抗惊厥药（即扑米酮）。I 级证据表明，50% 的患者震颤降低高达 60%。

如果一线药物失效,患者可以尝试二线药物,包括苯二氮䓬类(如氯硝西泮、阿普唑仑)、加巴喷丁、钙通道阻滞剂(如尼莫地平)、茶碱,甚至肉毒毒素 A,但是,非一线治疗的疗效有限,在这种情况下,患者应接受手术评估[6,13,15,17]。

### 外科治疗

药物难治性 ET 患者有两种手术选择,其中,远端肢体震颤的患者从手术中显著获益。

目前的手术选择包括以 VIM 核为靶区的 DBS,或使用射频、SRS 或 FUS 进行丘脑切开术。

• **脑深部刺激**:单侧或双侧 VIM 核的脑深部电刺激是控制上肢震颤的外科手术, 成功率 >70%。最近对 DBS VIM 进行的随机对照试验(RCT)表明, 与丘脑切开术相比,抗药性震颤得到抑制,副作用较少[6]。这里的 DBS 技术与前述 PD 中的技术相同。但用于定位 VIM 的坐标在第三脑室壁旁开 11mm, 在 PC 之前 5~6mm,在 AC/PC 线水平(表 15.2)。

• **丘脑切开术**:目前有 3 种可行的 VIM 丘脑切开术方法:较为常见的有创射频消融方法、SRS 和一种新的无创 FUS 方法。值得注意的是,与 DBS 相比,丘脑切开术的不可逆性是这种消融手术的主要缺点。丘脑切开术在 85% 以上减少对侧震颤,伴随短暂的(60%)和轻度永久性(23%)的神经功能障碍,包括虚弱、构音障碍、共济失调和感觉缺陷[10]。此外,双侧丘脑切开术与超过 50% 的认知和延髓障碍有关,这使得双侧 DBS 成为治疗严重双侧震颤患者的首选方法引发争议[7]。

FUS 是通过将患者置于 MRI 中, 然后采用立体定向技术, 通过已知坐标和 MRI 定位 VIM 靶区。然后,患者接受声能

表 15.2 运动障碍的关键特征

| 疾病 | 关键临床特征 | 病理 | 基因 | 药物治疗 | 手术靶区 |
| --- | --- | --- | --- | --- | --- |
| 帕金森病 | 行动迟缓、静止性震颤、僵硬和曳行步态 | SN 中多巴胺能神经元缺失 | PARKIN PINK LRRK2 SCNA | 左旋多巴/卡比多巴 MAOI、多巴胺激动剂 | STN,GPi |
| 特发性震颤 | 姿势性/运动性震颤,频率 4~12Hz | 包含 VIM 的小脑丘脑皮质环路 | 染色体[2,3,6] | 普萘洛尔、扑米酮、苯二氮䓬类药物、钙离子通道阻断剂、肉毒毒素 A | VIM |
| 肌张力障碍 | 持续肌肉收缩的过度运动障碍,产生异常姿势、重复动作和(或)扭曲 | GPi 过度活跃,伴随丘脑皮质激活 | DYT1 | 左旋多巴、苯海索、神经松弛药物、巴氯芬、肉毒毒素 A | GPi |

缩写:GPI,苍白球;MAOI,单胺氧化酶抑制剂;SN,黑质;STN,丘脑底核;VIM,腹中间核。

到组织消融温度为 55℃~60℃的超声治疗,同时进行 MRI 测温实时监测。在最近的一项随机对照试验中显示,经过 FUS 丘脑切开术,15 例患者的震颤评分改善近 50%,因此是以无创方式治疗 ET 的有力选择。与 DBS 或射频消融术相比,SRS 丘脑切开术也是无创的,具有相似的临床效果。然而,该技术的临床疗效延迟出现,同时无法对术中的副作用进行临床监测。

## 15.1.3 肌张力障碍

肌张力障碍是一种异质性的过度运动障碍,以持续的肌肉收缩为特征，产生异常姿势、重复运动和（或）扭转运动[6,7,17]。

肌张力障碍是一种临床诊断，其主要特征包括有或无震颤的异常姿势和特异性特征。首先，临床医师的任务是识别肌张力障碍的异常运动，该异常运动是方向一致、模式化、反复涉及相同的肌肉群，导致躯干、四肢或两者都有的身体部位持续扭曲。肌张力障碍性运动通常涉及协同和拮抗肌肉的收缩，通常在自主运动时加重[18]。

肌张力障碍可依据几个分类方案来进行理解，包括受影响身体的部位（全身性、局灶性、多灶性、节段性、偏侧肌张力障碍），病因（原发性或特发性、继发性或症状性）或发病年龄（早期发病 <26 岁，或晚期发病 > 26 岁）。肌张力障碍有一个双峰分布，9 年（通常表现出前期征兆）和 45 年（通常表现出躯干症状）[6,7,17]。继发性肌张力障碍是一个异质组，包括由其他中枢神经系统（CNS）损伤引起的（如药物、梗死）；与神经生化相关的强直综合征、与其他运动障碍相关的非退行性疾病（如多巴反应性肌张

力障碍、肌萎缩肌张力障碍综合征）；以及作为已知神经退行性疾病一部分的变异性肌张力障碍（如 PD、亨廷顿病、威尔逊疾病、莱希-尼汉综合征）[5,6,17,18]。

## 病理生理

原发性肌张力障碍没有明确的病因（如创伤、脑卒中、已知的神经系统疾病、正常的神经影像和实验室检查）。

> 原发性肌张力障碍亚群为常染色体显性遗传，与编码 TorsinA 基因的 DYT1 相关。

该基因被定位于 9 号染色体上的 GAG 缺失，在 SNpc 中显著表达，是导致儿童期原发性肌张力障碍的最常见突变[5,6]。继发性肌张力障碍与多种病因相关，如前所述。

肌张力障碍的病理生理基础是复杂的，包括运动抑制功能的丧失，导致协同肌和拮抗肌的过度收缩；异常的躯体感觉传入；运动皮层过度兴奋和丧失皮层内抑制；最后，通过 DBS 获得

的数据，推测基底节是发生功能障碍的主要部位。异常的基底节环路导致直接和间接路径的不平衡，引发直接路径的过度活动，调控网络中，GPi 的活动全面减少，丘脑皮质的活动全面增加[7,19]。

## 治疗

### 药物治疗

肌张力障碍的药物选择旨在控制症状,药物全面控制局部症状或全身症状。这些药物中,全身治疗包括抗胆碱药、左旋多巴、抗精神病药和巴氯芬。而肉毒杆菌毒素成为局部治疗所选的药物,有 70%~100% 的有效率[5,7,17]。患者最初尝试左旋多巴治疗,如果试验不成功,则尝试抗胆碱药,苯海索对 40% 以上的患者有效。氯氮平作为一种主要阻断 D4 受体的非典型神经松弛药物,对肌张力障碍的治疗可达到超过 30% 的评分改善率。巴氯芬和苯二氮䓬可作为辅助疗法[5,18,19]。

### 外科治疗

因肌张力障碍接受手术治疗的患者必须是经过标准的药物治疗无效的患者。每个患者都应接受左旋多巴试验,以排除那些多巴胺治疗有效的肌张力障碍患者[5,17]。

此外,最佳的手术患者是原发性全身性肌张力障碍患者,尤其是 DYT1 基因突变的患者、节段性或特发性颈部肌张力障碍患者、或对药物无反应的因偏侧肌张力障碍导致严重残疾的患者。

继发性肌张力障碍患者手术治疗效果不佳[5,7,17]。

• **脑深部刺激**：双侧 GPi-DBS 是治疗肌张力障碍的手术选择,经过手术,原发性肌张力障碍患者的肌张力障碍评分改善为 45%~75%。与之相比,继发性肌张力障碍患者的评分改善为 10%~30%[6,7]。手术疗效良好的因素包括原发性肌张力障碍、DYT1 突变、发病年龄>5 岁、尚无多发性需矫形的畸形,相较躯干症状,肢体症状改善更明显。

另外,值得注意的是,其他较少选择的手术靶点包括丘脑的 Voa/Vop 和 VIM[5,6]。

- **病灶切除术**：历史上,丘脑切开术和苍白球切开术都被用于治疗肌张力障碍。Leksell 阐述单侧腹后 GPi 的苍白球切开术效果良好,但目前不再是肌张力障碍的首选治疗方法[5]。

## 15.2　癫痫

癫痫手术适用于经 2 种抗癫痫药物(AED)充分治疗后仍有耐药性的病例。在癫痫患者中,耐药性癫痫大约占 30%[20],死亡率为 0.9/100 人年,而且严重影响着患者生活质量。在 AED 药物联合治疗和抽搐发作控制不佳的患者中,死亡率升高达 20 倍。手术治疗是控制耐药性癫痫最有效方法,可提高患者生活质量,降低死亡率。但是,缺乏生物标志的金标准,致痫灶(致痫灶,即被证实引起癫痫的脑皮质区域,为控制癫痫发作需完全切除)的划定因此受限,只能依靠现有的阶段 1 和阶段 2 检查项目为适合的患者进行检查,使

患者最大限度地从癫痫手术中获益[21]。

### 15.2.1　术前检查

#### 阶段 1:无创检查

首选的无创检查项目主要包括发作症状学、影像学、脑电图/视频脑电图和神经心理学评估。发作症状学描述不同的发作类型,可以协助假设起源点,如惊恐和胃气上升感提示颞叶内侧硬化癫痫,视物伴光晕提示枕叶癫痫,交感神经症状提示岛叶癫痫[22]。所有患者必须进行高分辨率 MRI 检查,有助于识别任何可能引起癫痫的潜在病变或病理学改变(如颞叶内侧硬化),包括 T1、T2,液体衰减反转恢复(FLAIR)序列,以及针对颞叶病理学特点的特定冠状位序列[22]。脑电图和视频脑电监测提供了发作期和发作间期数据,帮助定位与发作症状相关的区域。最后,神经心理学评估可用来评价指定区域的功能,还可以更广泛地用于诸如语言优势侧测定(例如:>95%的右利手和>15%的左利手受试对象,其左侧半球为语

言优势侧)和基线认知评估等常
规脑功能测定[21,22]。

> 在阶段 1 项目检查中,
> 有多种方式可以协助临床医
> 生完成:①更好的定位致痫
> 灶;②评估癫痫手术计划中
> 术后功能障碍的风险。

MRI 的其他形态学分析可
以帮助改善脑结构性病变的检
测(如局灶性脑皮质发育不良)。
通过神经心理学、头皮脑电图、
脑磁图(MEG)、脑电图和正电子
发射断层扫描(PET)相结合的功
能磁共振(fMRI)等检查,可探知
发作间期有功能障碍和癫痫样
放电的区域。发作间期根据癫痫
样放电数据描绘的致痫区域和
脑磁图(MEG)、脑电图(EEG),
以及脑电图–功能磁共振(EEG–
fMRI)等检查结果有着显著的空
间一致性,而发作期脑电图是划
定致痫灶最重要的决定性因素。
基于脱氧葡萄糖(FDG)的 PET
检查,评估发作间期脑功能障碍
的葡萄糖代谢紊乱时,可显示致
痫脑叶的代谢减弱,针对颞叶癫

痫以及 MRI 阴性的患者有着更
好的检查效果。代谢紊乱与发
作过程中的脑组织高灌注相
关,单光子发射计算机断层扫
描(SPECT)可以将发作区域的
高灌注特征性地表现出来(同
次选检查项目中皮层脑电图类
似)[22]。这些技术都只有有限的
时间或空间分辨率,发作期和发
作间期的结果只是划定致痫灶
的替代指标,但是没有任何一项
是描绘致痫区域理想的成像生
物标志[21,22]。

术前的功能缺失和术后的
功能障碍风险可用经验证的记
忆测试 (如学习和记忆成套测
验)、fMRI、Wada 实验以及脑磁
图来评估,帮助测定语言优势侧;
fMRI 和 Wada 实验可用于语言
评估,弥散张量成像(DTI)可用
于定位迈耶环(Meyer's loop),减
少视野缺损(对侧上象限);fMRI
和 DTI 可用于降低术后运动功
能障碍的风险。对于语言优势侧
明确的病例中,fMRI 检查具有高
度可靠性,但是优势侧不典型或
者严重发育迟缓的病例中,有创
的 Wada 实验可用于语言区定
侧。可以通过多种记忆测验来进

行记忆功能缺陷的侧定,以帮助将记忆缺陷定位到临床、EEG 和影像都证实的致痫灶上[21,22]。

> 只有当无创检查结果不能帮助临床医生放心地进行手术时,方可实施阶级 2 项目检查。

## 阶段 2:有创检查

阶段 2 检查项目涉及有创颅内电极,包括放置硬膜下条状电极或栅状电极,立体定向脑电图颅内电极和(或)卵圆孔电极[22]。单纯部分性发作或复杂部分性发作(伴或不伴有继发癫痫大发作)的患者有很多共同点,影像中没有结构性病变,双侧发作和发作间期活跃,各次癫痫发作数据不一致,EEG、影像和致痫灶定位提示病灶接近或侵入功能区[21-23]。

卵圆孔电极在 X 线荧光透视下经皮穿刺,将电极经卵圆孔穿过,然后放置在颞叶硬膜下。其有助于在 EEG 发现可疑病灶后,明确颞叶内侧致痫灶的侧面(颅内电极也可以是硬膜下网格和条带形式, 每条带或网格有 4~64 个触点)[22]。

硬膜下条状电极和栅状电极以开颅的方式置入硬膜下,通常是为了观察广泛暴露术野,描绘在凸面、颅底或半球间放置的电极(图 15.5)[22,23]。

深部电极是具有多触点的棒状电极,利用立体定向技术置入皮质层或皮质下层。深部电极受外界干扰较小,而且有着更高的空间分辨率,对于发作起源点具有高度特异性。发作期数据是(目前)划定致痫灶的金标准。另外,高频振荡(HFO),包括涟波(ripples)和快速涟波,有更高的概率被发现,已用于帮助进一步定位到痫灶(图 15.6)[22,23]。这些有创检查可能出现的主要并发症包括出血和感染,可以通过术前影像制订周密的计划,让电极通道避开重要血管,并在穿刺时避免脑脊液渗漏,使并发症最小化[23]。

在颅内电极中施加电流,可以对运动功能区和语言功能区进行描绘,具有非常好的空间分辨率。皮层脑电图(ECoG)可以与致痫灶切除术同时进行,也可

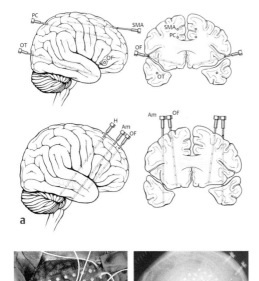

图 15.5　常规颅内电极。(a) 几种常见的深部电极置入。(b)硬膜下条状和栅状电极在术中和 X 线平片中的呈现。H, 海马；Am, 杏仁核；OF, 眶额；OT, 杏仁核海马复合体；PC, 扣带回；SMA, 感觉运动辅助区。(Reproduced from Starr P, Barbaro N, Larson P, Functional Neurosurgery, 2nd edition, ⓒ2008, Thieme Publishers, New York.)[23]

以在长程颅内电极置入后监测，还可以在二期开颅移除颅内电极和切除致痫灶时进行[21-23]。

## 15.2.2　癫痫手术

### 颞叶癫痫

> 颞叶内侧癫痫(MTLE)是最常见的局灶性癫痫综合征，其手术治疗后，癫痫无发作率可达 70%。

被认定为可治愈的 MTLE 综合征患者，经过仔细的术前评估后，可实行前颞叶切除术(ATL)。最常用的发作控制/减少评估量表是恩格尔结果分级(表 15.3)。一项具有里程碑意义的随机对照试验显示，MTLE 患者接受 ATL 与接受内科治疗的患者，达到 Engel I 级的比例分别为 64% 和 8%。随后的荟萃分析指出，行 ATL 的 MTLE 患者，Engel I 级结果约为 70%，进一

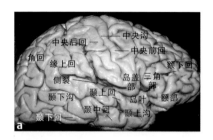
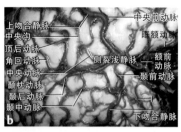
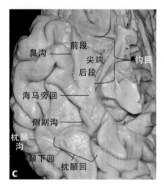
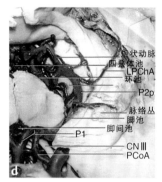

**图 15.6** 颞叶解剖。(a)大脑皮层侧面观,标注颞上回、颞中回和部分颞下回。(b)皮层血管侧面观,特别标注侧裂血管和 Labbe 静脉的后外侧走行。(c)颞叶内侧面和中脑横截面,标注海马旁回、梭状回(枕颞回)、颞下回、钩回、视神经和大脑脚。(d)颞叶内侧面和中脑横截面,标注主要血管和脑池,包括脚间池、脚池、环池、四叠体池、大脑后动脉和动眼神经。 LPChA,脉络膜后外侧动脉;P2p,大脑后动脉 P2 段后部;P1,大脑后动脉 P1 段;CN Ⅲ,第三脑神经(动眼神经);PCoA, 后交通动脉。(Reproduced from Starr P, Barbaro N, Larson P, Functional Neurosurgery, 2nd edition, ⓒ2008, Thieme Publishers, New York.)[24]

步支持了上述结论[25-27]。

前颞叶切除术可以采用多种方法进行,通常包括外侧新皮层和内侧结构这两部分的整块切除(图 15.7)[25-27]。患者仰卧位,颞部开颅,头皮脑电图检查可用可不用。问号切口,起自颧弓,耳

屏前 1.5cm,到颞上线,尽可能保护颞浅动脉(STA)。在切口的上下两端钻骨孔开颅。之后,咬骨钳分别咬除蝶骨脊和颞骨,进一步暴露中颅窝底和颞极。C 形剪开硬膜并向前翻转,暴露额下回、侧裂、颞上回、颞中回和

表 15.3 恩格尔(Engel)结果分级标准

| 级别 | 描述 |
| --- | --- |
| I | 无发作 |
| II | 罕见的限制活动性发作<br>(<2 次/年) |
| III | 获益且改善 |
| IV | 没有获益性改变 |

Labbe 静脉。

手术过程中切除部分新皮层,随后是内侧结构。自颞叶前端向后,优势侧切除 4cm 范围内的新皮层。若非优势侧则切除 6cm 范围,记忆、认知或者语言都不会受到明显影响[25-27]。

Spencer 等将其发展为更具创造性的术式,以最小化的切除外侧和最大化的切除内侧。此术式切除大部分颞上回,3~3.5cm 的颞中回和颞下回,大部分杏仁核,以及 3~4cm 的海马和海马旁回[27]。

外科医生电凝灼烧颞中回并解剖分离至中颅窝底,从颞底表面穿过颞中回和颞下回,切除

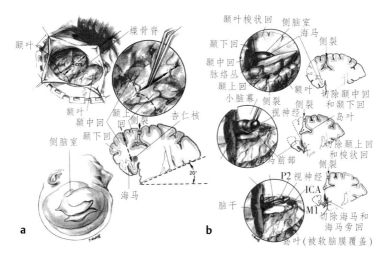

图 15.7 前颞叶切除术。(a)剪开硬膜后,首先切除新皮层直到侧脑室。(b)然后向深部切除颞叶下方和内侧部分,保留(颞叶内侧)蛛网膜完整性,可见动眼神经、大脑脚和大脑后动脉。ICA,颈内动脉;M1,大脑中动脉 M1 段;P2,大脑后动脉 P2 段。(Reproduced from Starr P, Barbaro N, Larson P, Functional Neurosurgery, 2nd edition, ©2008, Thieme Publishers, New York.)[25]

范围包括梭状回,向内侧直到颞角深部 2~3cm 的侧副沟。切除新皮层结构后,首先辨别脑室,通常位于颞极后方 3~4cm,距颞中回表面 3.5cm。之后,可以将注意力集中在海马旁回、海马和杏仁核这些内侧结构的切除。海马包括侧脑室颞角的下内侧壁;脉络膜裂是上内侧边界;杏仁核是侧脑室的上内侧顶。一旦脑室进入脑脊液和脉络丛,海马表面就会被确定为下方,杏仁核和海马之间的裂隙就会被确定这前方,游离内侧并识别颞叶内侧蛛网膜用来确定最内侧边界,这是绝不可打破的。因为蛛网膜深部罗列着环池和很多重要结构,包括脉络膜前动脉(AchA)、大脑后动脉(PCA)(环绕中脑的后部)、第三颅神经(前部)和第四颅神经(紧贴小脑幕缘下方走行)。

小心切除海马旁回和海马,避免穿透内侧蛛网膜,切除海马头至后方 2cm 范围,以海马向内上的卷曲点为后界,此点大致平行于四叠体平面。最后,在确保上限的范围内切除杏仁核(上限即脉络点和岛阈之间的连线)。对于明确定位的单侧颞叶内侧致痫灶,可以选择性的切除杏仁核海马,从而减少外侧新皮层的切除。目前还没有对选择性杏仁核海马切除术和前颞叶切除术进行比较的随机对照实验。一些散在的,但尚不一致的证据指出,选择性杏仁核海马切除术在某些神经心理学评估中有着更好的结果[25-27]。

此术式极少发生并发症,近期报道的死亡率为零;继发于大脑中动脉 (MCA)、后交通动脉(Pcomm) 或脉络膜前动脉损伤而导致永久性偏瘫的发生率< 1%;颅神经损伤<1%,多数为第 III 颅神经损伤,其次为第 IV、第 VII 颅神经损伤。

> 对侧上象限视野缺损是最常见的并发症,通常较轻微,多数继发于穿侧脑室颞角走行的迈耶环损伤。

外侧膝状体和(或)视神经纤维束的损伤可能导致更严重的同向性偏盲。无菌性脑膜炎可在术后 3~7 天出现,还可能伴有头疼、恶心、嗜睡、发热和颈项强直。患者中包括抑郁症在内的精神障碍发生率高达 20%。神经心理学变化包括语言的和非语言的短期记忆力减退。在语言优势侧做切除的患者有着较高的发生率，高达 25%~30%。在优势半球侧术后一过性失语率多达 25%，但严重持续性失语不足 1%。可注意到的是，患者在认知功能上有改善，这可能得益于对癫痫发作的控制。术后超过 48 小时，在足量抗癫痫药物治疗下仍有癫痫发作，提示长期癫痫控制预后不佳[25-27]。

放射外科可以在颞叶癫痫的治疗中发挥作用，最近一项对 MTLE 患者的随机对照试验中指出，放射治疗后 77% 的患者在 12 个月内无癫痫发作。但仍然有 70% 的患者存在与之相关的视野缺损、记忆力减退和头痛，有 3% 的患者存在非常明显的严重脑水肿需要行颞叶切除术[21]。立体定向激光消融术是治疗癫痫的另一种非切除式的可选方式，在 MTLE 患者中用此治疗的癫痫控制率可达 60%~67%[28]。

## 非颞叶癫痫

非颞叶癫痫包括各种状况和症状学特征，可能和颞叶内侧硬化同时存在，且常涉及重要功能区，切除后，可造成不可接受的功能缺陷。非颞叶癫痫手术占所有癫痫术式的不到 50%，包括大脑半球切除术、脑叶切除术、致痫灶皮质切除术，或者姑息性术式，如胼胝体离断术、多处软脑膜下横纤维切断术、脑深部电刺激术和迷走神经刺激术。

皮质切除术多用于额叶致痫灶，可治愈此类癫痫。任何脑叶的完整切除或者较为局限的皮层切除可以非常成功的治疗癫痫，尤其是有明确的涉及病变的致痫灶（如低级别胶质瘤、局灶性皮层发育不良、脑卒中后、脑创伤后）。在额部切除手术时，应注运动皮层和优势半球语言皮层的定位。同样的，在顶叶切除手术中，邻近感觉皮层和优势半球语言皮层时，也应当注意[29,30]。

多处软脑膜下横纤维切断术是一种用于治疗致痫灶位于功能区的技术（如最常见于中央前回、中央后回、Wernick 区和 Broca 区），其术后 Engel I-Ⅲ级比例可达 80%。最近一项荟萃分析指出，该术式可使 71% 的患者的癫痫发作减少 95% 以上[31]。这项技术基于以下理论：皮质中的功能单元是垂直向下的柱状单元，因此，切断横向的纤维束不会造成功能缺失，但会控制癫痫样放电的传导，这样减少了癫痫样棘波产生所需的同步细胞放电[30]。术者用小的横切刀，垂直于软脑膜表面向下切割，间隔为 5mm，深度为 4mm，止于脑白质上方，保持柱形单元的完整性，保护功能，并减少横向放电的传导(图 15.8)[30,31]。

大脑半球切除术是各类单侧弥漫性半球癫痫综合征或婴幼儿灾难性癫痫的首选术式，如 Rasmussen 脑炎、创伤、脑膜脑炎、Sturge-Webber 综合征、半侧巨脑

畸形、围生期梗死、大脑中动脉/颈内动脉闭塞性缺血损伤[32-34]。解剖性大脑半球切除术最早出现于 20 世纪早期，包括多种半球切除的术式，有完整半球切除，保留尾状核和丘脑的部分半球切除，还有保留下方脑白质的脑皮层切除。功能性大脑半球切除术是 20 世纪后期才出现的离断技术，与传统的解剖性大脑半球切除术相比，降低了迟发型脑积水和脑表面含铁血黄素沉积发生的风险(图 15.9)。据报道，功能性大脑半球切除术后 Engel Ⅰ级为 74%~90%，而传统的大脑半球切除术后 Engel Ⅰ级为 52%~78%，但这一结果高度依赖原发病因(如缺血性病因术后

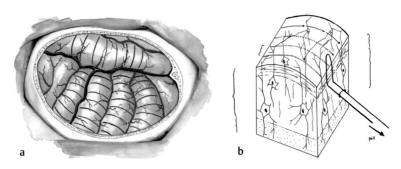

**图 15.8** 多处软脑膜下横纤维切断术。(a)暴露脑皮质后，切割间隔为 5mm。(b)在软脑膜下行横向纤维束离断，间隔为 5mm，深度为 4mm。(Reproduced from Starr P, Barbaro N, Larson P, Functional Neurosurgery, 2nd edition, ©2008, Thieme Publishers, New York.)[30,31]

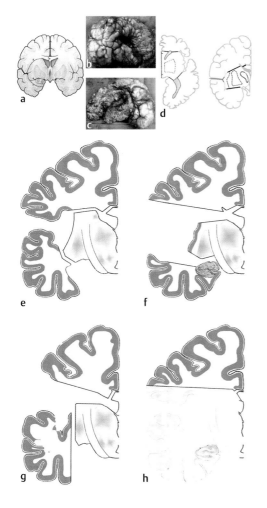

图 15.9 大脑半球切除术技巧。(a)冠状位切除路径显示，经侧裂向侧脑室切除和经侧裂向颞叶内侧切除。(b-d)经侧裂向侧脑室大脑半球切除术的轴位和冠状位示意图。4 种功能性大脑半球切除术技术，包括：(e) 经侧裂经脑室路径；(f)岛周开窗；(g)岛周和颞叶内侧联合切除；(h)改良大脑半球外侧切除术。切除范围包括颞叶、岛叶和基底节区。(Reproduced from Starr P, Barbaro N, LarsonP, Functional Neurosurgery, 2nd edition, ⓒ 2008, Thieme Publishers, New York.)[33,34]

Engel Ⅰ 级为 81%，而半侧巨脑畸形为 40%)[32,34]。只有先天性的偏瘫患者，没有有效的手指和脚趾的活动，才可考虑半球切除术。在这些病例中，手术不会造成新的神经功能障碍。

脑深部电刺激在癫痫手术中的应用包括双侧丘脑前核刺激（部分性或继发的全身性癫痫患者的癫痫发作率降低高达 60%）、丘脑中央核刺激(Lennox-Gastaut 综合征有累积数据) 和丘脑底核刺激，研究提供的初步数据表明了癫痫发作率降低[29]。

所有形式的全身性癫痫发作（如强直和强直-阵挛性癫痫大发作）、Rasmussen 脑炎和 Lennox-Gastaut 综合征等都有显著的阳性反应率[35,36]。

胼胝体切开术特别适用于继发性全身癫痫发作和失张力发作的治疗，其中失张力发作可减少 80%~100%。

胼胝体切开术第一阶段的长度通常为前 2/3，如果术后判效失败可以再行后 1/3 的胼胝体完整切开。中线暴露脑组织，在扣带回水平识别双侧胼缘动脉进行半球间分离，之后仔细分离并识别胼胝体表面和成对的胼周动脉。在仔细识别这些关键结构后，胼胝体可由前向后切开，向下直到透明隔之间的裂隙，从而避免进入侧脑室（图 15.10）[35,36]。半球间的感觉分离可能发生于胼胝体后部切开术或胼胝体完整切开术，导致原本由优势半球侧识别并传递给非优势半球侧的触觉和视觉部分失能[35,36]。

胼胝体切开术后可能发生两种并发症，包括自发性言语减退和相关的对侧不同程度的轻瘫，其性质与辅助运动区综合征相似，可在数天至数周内消失。

迷走神经刺激术被 FDA 认为是 12 岁以上患者出现顽固的部分性癫痫发作时的辅助治疗，但是也扩展到更年幼的伴有全身性发作的患者身上使用，是顽固性癫痫的重要辅助治疗措施[37,38]。

迷走神经 80% 以上由内脏传入神经组成，在皮层、皮质下层、深部核团及脑干均有大量投射区与癫痫发生有关。尽管机制尚不清楚，但是迷走神经刺激术用电刺激左侧迷走神经并像电流般传遍中枢神经，对癫痫发生率的减少产生积极效果。

研究表明，许多患者癫痫发作频率降低了 50%，但是只有 50% 的患者出现癫痫发作[37]。

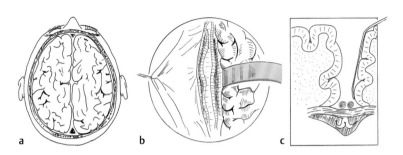

图 15.10　胼胝体切开术。(a)手术部位顶部视野。(b)半球间分离后暴露的胼胝体。(c) 胼胝体干上方成对胼周动脉的冠状位视角。(Reproduced from Starr P, Barbaro N, Larson P, Functional Neurosurgery, 2nd edition, © 2008, Thieme Publishers, New York.)[36]

迷走神经刺激术不是一线治疗方式,而是用于多种治疗失败的患者,以及致痫灶在功能区和(或)之前的癫痫手术失败的患者。其对于癫痫发作类型没有限制(如全面性发作和部分性发作的治疗效果相当)。

迷走神经在左侧靠近,的颈动脉鞘内,位于颈动脉分叉处下方的颈动脉和颈静脉之间,暴露范围>3cm。将螺旋电极缠绕至迷走神经上,并连接于锁骨下或腋下类似于 DBS 的脉冲发生器上(图 15.11)[37,38]。

迷走神经刺激术的不良事件通常是短暂的,患者会出现声音改变(20%~30%)、咳嗽(6%)或感觉异常(10%),随着时间的推移而逐渐减少。手术并发症很少见,包括移除系统的感染移除刺激器(1%)、声带损伤(<1%)和较低的面部无力(1%),最常见的重复手术的原因是更换电量耗尽的脉冲发生器[38]。

---

**要点**

- DBS 常用靶点
  - 帕金森病(PD):丘脑底核、苍白球内侧
  - 原发性震颤(ET):丘脑腹中间核
  - 肌张力障碍:苍白球内侧
- 恩格尔(Engel)结果分级标准:Ⅰ级,无发作;Ⅱ级,

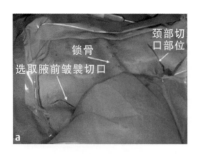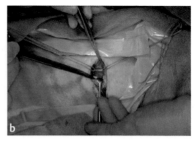

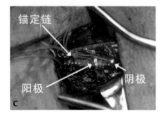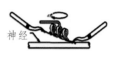

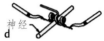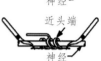

**图 15.11** 迷走神经刺激术。(a–c)颈部和腋窝的典型定位和解剖标志。(d)螺旋电极缠绕迷走神经的放置方式。(Reproduced from Starr P, Barbaro N, Larson P, Functional Neurosurgery, 2nd edition, ©2008, Thieme Publishers, New York.)[38]

罕见的限制活动性发作(< 2 次/年);Ⅲ级,获益且改善;Ⅳ级,没有获益性改变。

• 行前颞叶切除术的颞叶内侧癫痫患者,Engel Ⅰ级结果约为 70%。

• 非颞叶癫痫可通过多种方式治疗,包括:

  ○ 脑皮层切除术(可治愈)。

  ○ 多处软脑膜下横纤维切断术(术后 Engel Ⅰ ~ Ⅲ级比例高达 80%)。

  ○ 大脑半球切除术(术后 Engel Ⅰ级结果可达 74%~90%)。

  ○ 胼胝体切开术(失张力发作缓解率为 80%~100%)。

  ○ 迷走神经刺激术(50% 的患者癫痫发作频率可降低 50%)。

## 15.3 关键知识点回顾

### 15.3.1 习题

(1)PD、ET 和肌张力障碍的主要治疗靶点是什么？

a.PD：ⅤⅠM；ET：ⅤⅠM；肌张力障碍：GPi。

b.PD：GPi；ET：GPi；肌张力障碍：STN。

c.PD：GPi/STN；ET：ⅤⅠM；肌张力障碍：GPi。

d.PD：STN；ET：ⅤⅠM；肌张力障碍：STN。

(2)STN、GPi 和 ⅤⅠM 的立体定向坐标是什么？

(3)PD 的主要运动症状是什么？

a.静息性震颤、运动迟缓、曳行步态、僵硬。

b.面具脸、开/关偏转、运动迟缓。

c.强直、运动迟缓、开/关偏转。

d.活动性震颤、僵硬、开/关偏转。

(4)在治疗 PD 中，STN 和 GPi 的主要区别是什么？

a.STN 较 GPi 更有助于改善主要运动症状。

b.GPi 较 STN 有助于减少开/关偏转。

c.各项疗效评估结果相似。

d.STN 较 GPi 更有助于显著减少药物需求，但更容易出现认知和行为副反应。

(5)肌张力障碍可以做出以下分类：

a.受影响的身体部位(全身、局部、多部位、节段性、偏侧肌张力障碍)，病因 (原发性或特发性、继发性或症状性)，或发病年龄(早期发病<26 岁，或晚期发病>26 岁)。

b.受影响的身体部位(全身、局部、多部位、节段性、偏侧肌张力障碍)，病因 (原发性或特发性、继发性或症状性)，或发病年龄 (早期发病<9 岁，或晚期发病>9 岁)。

c.震颤类型(静止性、姿势性、活动性)、病因(原发性或特发性、继发性或症状性)，或发病年龄 (早期发病<26 岁，或晚期发病>26 岁)。

d.受影响的身体部位(全身、局部、多部位、节段性、偏侧肌张力障碍），病因（原发性或特发性、继发性或症状性、间接因素诱发），或发病年龄（早期发病<26 岁，或晚期发病>26 岁）。

（6）下列哪一项是 ET 的一线治疗：

a.苯二氮䓬类、肉毒杆菌毒素 A。

b.乙醇、扑米酮、苯二氮䓬类。

c.普萘洛尔、扑米酮。

d.扑米酮、肉毒杆菌毒素 A。

（7）第一阶段检查的主要内容是什么？

a.癫痫的表现、影像学检查、脑电图和神经心理学评估。

b.癫痫的表现、颅内电极和功能磁共振成像。

c.脑电图和影像学检查。

d.癫痫的表现、脑电图、颅内电极和功能检查。

（8）第二阶段检查主要内容是什么？

a.硬膜下网格和条状电极、sEEG 脑内电极及卵圆孔电极。

b.神经心理学评估、WaDa实验、脑磁图和功能磁共振成像。

c.头皮脑电图、WaDa 实验、功能磁共振成像和脑磁图。

d.癫痫的表现、影像学检查、脑电图和脑内电极。

（9）什么是前颞叶切除术的典型测量？

a.对优势和非优势半球的患者，选取 A6 和距颞叶新皮质前端 6cm 的位置。

b.对优势和非优势半球的患者，选取 A6 或距颞叶新皮质前端 4cm 的位置。

c.对优势和非优势半球的患者，选取距颞叶新皮质前端 4cm 或 6cm 的位置。

d.不使用典型标准测量。

（10）下列哪项技术基于大脑皮层功能单元这一理论，即功能单元按垂直方向排列，破坏水平方向的纤维不会消除功能，但可以控制癫痫放电的传导，从而减少发生癫痫所必需的细胞同步放电？

a.前颞叶切除术。

b.半球切除术。

c.迷走神经刺激术。

d.多处软脑膜下切断术。

（11）____ 与 ____ 相比较，是一种可以降低迟发性脑积水与脑浅表含铁血黄素沉着风险的离断技术。

a.功能性半球切除术,解剖半球切除术。

b.解剖半球切除术,功能性半球切除术。

c.解剖半球切除术,多处软脑膜下切断。

d.多处软脑膜下切断,功能性半球切除术。

## 15.3.2 答案

(1)c.常见运动障碍的主要治疗靶区如下:PD 治疗靶区为 STN 和 GPi,可能是由于其中多巴胺能输入网络缺失后产生 PD 的过度活动。原发性震颤的主要治疗靶区为ⅥM,可能是由于神经环路调控包括小脑丘脑皮质纤维和ⅥM 中引发震颤的细胞。肌张力障碍的治疗靶区为 GPi,可能是由于该复杂机制涉及运动抑制功能丧失,导致协同肌和拮抗肌过度收缩、异常体感传入,运动皮层过度兴奋和皮质内抑制缺失,伴随基底节直接和间接通路的失衡。

(2)见表 15.1。常见运动障碍的立体定向坐标为:STN:MCP 旁开 11~13mm,AC/PC 线腹侧 4~5mm,MCP 后方 3~4mm;GPI:

MCP 旁开 19~21mm,AC/PC 线腹侧 4~5mm,以及 MCP 前方 2~3mm;ⅥM:位于第三脑室旁开 11mm,AC/PC 线的水平, 以及 PC 前方 5~6mm。

(3)a.PD 的主要运动症状是由于多巴胺能递质传入损失,造成基底节直接和间接通路不平衡, 包括 STN 和 GPi 过度活动,产生静息性震颤、运动迟缓、曳行步态和僵硬。

(4)d.STN 和 GPi 治疗 PD 的主要区别是 STN 常作为首选治疗靶区,更有助于减少药物需求(12 个月>50%),但伴随更多的认知和行为副反应。

(5)a.肌张力障碍可以通过不同分类方法进行理解,这些分类可以指导临床医生进行疾病和症状的治疗,包括:按受影响的身体部位分类(全身、局部、多处局部,节段性,偏侧肌张力障碍);按病因分类(原发性或特发性、继发性或症状性);或按发病年龄分类 (早期发病<26 岁,或晚期发病>26 岁)。

(6)c.单独或者联合治疗原发性震颤的一线药物包括 β-阻滞剂,如普萘洛尔,还有抗癫痫药,如扑米酮。I级证据显示,有50%的患者——使用这两种药物后,震颤减少达60%。

(7)a.第一阶段检查的主要内容包括癫痫的无创检查,如癫痫的表现、影像学检查(如MRI、PET、SPECT)、脑电图(视频)和神经心理学评估(记忆测试、语言评估,包括功能磁共振成像、Wada试验和(或)MEG)。这些检查旨在帮助临床医生更好地定位致痫区,并且在计划癫痫手术时,评估术后损伤的风险。

(8)a.第二阶段检查是,当手术在无创检查中获得信息受限时采用,这些检查包括:硬膜下网格和条状电极、sEEG脑内电极及卵圆孔电极。第二阶段的检查主要用于单纯或复杂部分性癫痫(有或无继发全身发作),在影像学上未发现占位病灶,双侧发作时和发作间期活动,癫痫发作、脑电图和影像学之间的数据不一致,以及EZ定位在功能区附近或涉及功能区的患者。

(9)c.前颞叶切除术的典型测量值为:对于优势半球或非优势半球患者,选取A4或距颞叶新皮质前端6厘米的位置,切除部分新皮质,接着切除内侧结构,避免对记忆、认知或语言功能构成明显损伤。Spencer等提出一种更保守的技术,能够最小可能地切除外侧结构和最大可能地切除内侧结构,从而保留大部分STG,切除3~3.5cm的MTG、ITG、大部分杏仁核,以及3~4cm的海马和海马旁回。

(10)d.多处软脑膜下切断最常用于治疗的功能区EZ,术后Engel分级I~Ⅲ级高达80%。该技术基于大脑皮层功能单元这一理论,即功能单元按垂直方向排列,破坏水平方向的纤维不会消除功能,但可以控制癫痫放电的传导,从而减少发生癫痫所必需的细胞同步放电。

(11)a.功能性半球切除术(或半球切开术)是一种20世纪末出现的离断技术,可降低与解剖半球切除术相关的风险,如减少迟发性脑积水和脑浅表含铁血黄素沉着症。功能性半球切除术的疗效高度依赖于病理,缺血后癫痫患者术后Engel分级I级结果占81%。而与之相比,半球巨脑回患者术后Engel分级I级结果占40%。

# 参考文献

[1] Jankovic J. Parkinson's disease: clinical features and diagnosis. J Neurol Neurosurg Psychiatry. 2008; 79(4):368–376

[2] Poewe W, Seppi K, Tanner CM, et al. Parkinson disease. Nat Rev Dis Primers. 2017; 3:17013

[3] Chokshi FH. Imaging of deep brain stimulation. In: Kanekar S, ed. Imaging of Neurodegenerative Disorders. Thieme; 2015:424

[4] De la Cruz P, Plakas C, Zamora AR, Pilitsis JG. Deep brain stimulation for Parkinson's disease. In: Harbaugh RS, Christopher I, Couldwell William T, Berger Mitchel S, eds. Neurosurgery Knowledge Update: A Comprehensive Review. 2015:984

[5] Kopell BH, Horenstein Craig I, Rezai, Ali R. Deep Brain Stimulation for Dystonia. Movement Disorder Surgery, New York, NY: Thieme; 2008

[6] Taghva AS, Oluigbo CO, Rezai AR. Basic Principles of Deep Brain Stimulation for Movement Disorders, Neuropsychiatric Disorders, and New Frontiers, Principles of Neurological Surgery, Philadelphia, PA: Elsevier; 2012

[7] Whitworth LA, Burchiel KJ. Deep Brain Stimulation in Movement Disorders: Parkinson's Disease, Essential Tremor, Dystonia, Schmidek and Sweet Operative Neurosurgical Techniques: Indications, Methods, and Results, Philadelphia, PA: Elsevier; 2012

[8] Starr PA. Pallidal Interventions for Parkinson's Disease, Youmans Neurological Surgery, Philadelphia, PA: Elsevier; 2011

[9] Machado AG, Deogaonkar M, Cooper S. Deep brain stimulation for movement disorders: patient selection and technical options. Cleve Clin J Med. 2012 Jul;79 Suppl 2:S19-24. doi: 10.3949/ccjm.79.s2a.04

[10] Kobayashi K, Kim JH, Anderson WS, Lenz FA. Surgical Management of Tremor, Youmans Neurological Surgery, Philadelphia, PA: Elsevier; 2011

[11] Na YC, Chang WS, Jung HH, Kweon EJ, Chang JW. Unilateral magnetic resonance-guided focused ultrasound pallidotomy for Parkinson disease. Neurology. 2015; 85(6):549–551

[12] Hamani C, Schwalb JM, Hutchison WD, Lozano A. Microelectrode-Guided Pallidotomy. In: Starr PA, Barbaro NM, Larson PS, eds. Functional Neurosurgery. 2nd ed. Thieme; 2008

[13] Benito-León J, Louis ED. Essential tremor: emerging views of a common disorder. Nat Clin Pract Neurol. 2006; 2(12):666–678, quiz 2p, 691

[14] Louis ED. Clinical practice. Essential tremor. N Engl J Med. 2001; 345(12):887–891

[15] Elias WJ, Lipsman N, Ondo WG, et al. A randomized trial of focused ultrasound thalamotomy for essential tremor. N Engl J Med. 2016; 375(8):730–739

[16] Schwalb JM, Hamani C, Lozano A. Thalamic deep brain stimulation for the control of tremor. In: Starr PA, Barbaro NM, Larson PS, eds. Functional Neurosurgery. 2nd ed. Thieme; 2008

[17] Isaias IU, Tagliati M. Patient Selection Criteria for Deep Brain Stimulation in Movement Disorders, Youmans Neurological Surgery, Philadelphia, PA: Elsevier; 2011

[18] Geyer HL, Bressman SB. The diagnosis of dystonia. Lancet Neurol. 2006; 5(9):780–790

[19] Phukan J, Albanese A, Gasser T, Warner T. Primary dystonia and dystonia-plus syndromes: clinical characteristics, diagnosis, and pathogenesis. Lancet Neurol. 2011; 10(12):1074–1085

[20] Jetté N, Sander JW, Keezer MR. Surgical treatment for epilepsy: the potential gap between evidence and practice. Lancet Neurol. 2016; 15(9):982–994

[21] Ryvlin P, Cross JH, Rheims S. Epilepsy surgery in children and adults. Lancet Neurol. 2014; 13(11):1114–1126

[22] Velasco AL, Velasco F, Boleaga B, Nunez JM, Trejo D. Presurgical Evaluation for Epilepsy Including Intracranial Electrodes, Schmidek and Sweet Operative Neurosurgical Techniques: Indications, Methods, and Results, Philadelphia, PA: Elsevier; 2012

[23] Smith JR, Fountas KN. Subdural and stereotactic depth electrode implantation in the evaluation of ablative epilepsy surgery candidates. In: Starr PA, Barbaro NM, Larson PS, eds. Functional Neurosurgery. 2nd ed. Thieme; 2008

[24] Ulm III AJ, Tanriover N, Rhoton Jr AL, Roper SN. Surgical anatomy of the temporal lobe. In: Starr PA, Barbaro NM, Larson PS, eds. Functional Neurosurgery. 2nd ed. Thieme; 2008

[25] Wyler AR. Temporal lobectomy. In: Starr PA, Barbaro NM, Larson PS, eds. Functional Neurosurgery. 2nd ed. Thieme; 2008

[26] Sheth SA, Mian MK, Eskandar EN, Cosgrove GR. Temporal Lobe Operations in Intractable Epilepsy, Schmidek and Sweet Operative Neurosurgical Techniques: Indications, Methods, and Results, Philadelphia, PA: Elsevier; 2012

[27] Abson-Kraemer DL, Spencer DD. Temporal lobectomy under general anesthesia. In: Starr PA, Barbaro NM, Larson PS, eds. Functional Neurosurgery. 2nd ed. Thieme; 2008

[28] Englot DJ, Birk H, Chang EF. Seizure outcomes in nonresective epilepsy surgery: an update. Neurosurg Rev. 2017; 40(2):181–194

[29] Pereira EAC, Green AL. Surgical Management of Extratemporal Lobe Epilepsy, Schmidek and Sweet Operative Neurosurgical Techniques: Indications, Methods, and Results, Philadelphia, PA: Elsevier; 2012

[30] Smitherman S, Guthikonda B, Yoshor D. Surgical treatment of extratemporal epilepsy. In: Starr PA, Barbaro NM, Larson PS, eds. Functional Neurosurgery. 2nd ed. Thieme; 2008

[31] Whisler WW. Multiple subpial transection. In: Starr PA, Barbaro NM, Larson PS, eds. Functional Neurosurgery. 2nd ed. Thieme; 2008

[32] Cossu M, Cardinale F, Castana L, Lo Russo G. Multilobar Resection and Hemispherectomy in Epilepsy Surgery, Schmidek and Sweet Operative Neurosurgical Techniques: Indications, Methods, and Results, Philadelphia, PA: Elsevier; 2012

[33] Schramm J. Functional hemispherectomy. In: Starr PA, Barbaro NM, Larson PS, eds. Functional Neurosurgery. 2nd ed. Thieme; 2008

[34] Boongird A, Bingaman WE. Anatomical hemispherectomy. In: Starr PA, Barbaro NM, Larson PS, eds. Functional Neurosurgery. 2nd ed. Thieme; 2008

[35] Chang EF, Rowland NC, Barbaro NM. Corpus Cal-

losotomy: Indications and Techniques, Schmidek and Sweet Operative Neurosurgical Techniques: Indications, Methods, and Results, Philadelphia, PA: Elsevier; 2012

[36]    Guthikonda B, Smitherman S, Yoshor D. Sectioning of the corpus callosum for epilepsy. In: Starr PA, Barbaro NM, Larson PS, eds. Functional Neurosurgery. 2nd ed. Thieme; 2008

[37]    Madsen JR. Treatment of Intractable Epilepsy by

Electrical Stimulation of the Vagus Nerve, Schmidek and Sweet Operative Neurosurgical Techniques: Indications, Methods, and Results, Philadelphia, PA: Elsevier; 2012

[38]    Liu CY, Amar AP, Levy ML, Apuzzo MLJ. Vagus nerve stimulation for intractable epilepsy. In: Starr PA, Barbaro NM, Larson PS, eds. Functional Neurosurgery. 2nd ed. Thieme; 2008

# 第 **16** 章
# 立体定向放射外科

Rachel Jacobs, Daniel Tonetti, L Dade Lunsford

## 16.1 简介

在各个医疗专业中,应用电离辐射治疗恶性肿瘤,已经颇具规模。在神经外科学领域,外照射治疗(XRT)广泛应用于血管畸形和肿瘤的治疗中。Lars Leksell 医生在瑞典斯德哥尔摩市卡罗林斯卡(Karolinska)研究所研发出使用立体定向头架的放射外科(图 16.1)。在 1990 年,匹兹堡(Pittsburg)大学发表使用最初的北美伽马刀手术设备(North American Gamma Knife Surgery instrument)治疗 207 例患者的经验证明,在该手术治疗后 6 个月内,脑肿瘤和动静脉畸形(AVM)患者无死亡发生,而且并发症发生率非常低[1]。此外,伽马刀治疗的平均住院期和住院费用均显著低于传统(开颅手术)手术治疗的平均住院期和住院费用[1]。本章中,将叙述与立体定向放射外科(SRS)治疗临床实施相关的研究成果。

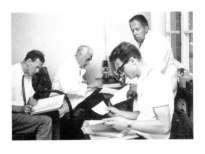

图 16.1 坐在桌边的 Lars Leksell 医生,周围是他的同事们。边上是无创 Leksell 伽马刀原型机。(Reproduced from Lunsford L.Sheehan J, Intracranial Stereotactic Radiosurgery, 2nd edition, ⓒ2015,Thieme Publishers, New York)

## 16.2 放射治疗背景

分割放射治疗指的是，针对大的治疗靶区每日照射小的放射剂量。这个分割总剂量的过程，通过给损伤的 DNA 留出修复时间，从而增加对肿瘤细胞的杀灭，以及减少健康组织的损害[2]。相比之下，立体定向放射外科(SRS)，通过非平行排列的辐射射线束，对小体积的精确定位的治疗靶区，照射单次或有限次数的剂量[2,3]。电磁波中的光子通过康普顿效应(Compton effect)造成损伤，起初光子–原子相互作用释放电子，然后电离其他原子并使化学键断裂[4]。

在放射外科应用中，有两项最重要的临床注意事项：陡峭的剂量梯度和准确的靶区定位。

考虑到定位中的不确定性，在靶区病灶周围设有边缘扩展带(margin)。

## 16.3 放射治疗的类型

### 16.3.1 常规放射治疗

与立体定向放射外科(SRS)不同，常规放射治疗涉及不使用高度适形的治疗技术，采用一到两束射线进行辐射照射[5]。尤其在大多数肿瘤是转移瘤的脊柱中的应用，许多患者可能累及脊髓造成侵犯或消失。常规的放射治疗是一种被广泛接受的用于治疗脊柱转移性疾病治疗方法。这种治疗的目的是有效减轻疼痛，保留神经功能和行走能力，以及脊柱的稳定性，以避免疾病的进展和提高生存质量[6]。

### 16.3.2 立体定向放射外科治疗

立体定向放射外科(SRS)治疗及其派生出的立体定向放射治疗(SRT)是这个章节的主要重点。立体定向放射外科(SRS)治疗是指实施单次大剂量照射，而立体定向放射治疗则一般指分割放射治疗，在数次治疗过程中，照射数个小的放射剂量。这些严格的定义可能是学术上所关心的，而以下是立体定向放射外科(SRS)治疗的实际定义："立体定向放射外科治疗，通常在单次治疗中，使用刚性安装的立体定向导向装置、其他固定技术，和(或)立体定向图像引导系统，但也可在最多为 5 次的有限次数的治疗中进行[7]。"因此，本章中将使用更为通用的立体定向放射外科(SRS)术语。

## 16.4　主要的立体定向放射外科模式

### 16.4.1　伽马刀手术

伽马刀放射外科(GKRS)包含 192~201 个单独的钴–60 放射源，在一个高度屏蔽的组件中

形成一个环形阵列(图 16.2)[8]。立体定向头架是安装固定在患者的颅骨上，以便在源的排列中精确定位。每一个独立的源，虽然就其本身而言，并不具有生物学上的活度，但这些源交集后会产生消融性放射剂量，能够灭活或者破坏靶区内的细胞。体积精确的剂量计算工具，能让临床医生控制特定三维形状的消融区域，同时，(急剧的剂量梯度)尽量减少剂量周围组织的受照放射剂量。最新的 Icon 型伽马刀，包含 192 个钴–60 放射源，不需用头架就可开展治疗(图 16.3)。

**直线加速器**

直线加速器(LINAC)系统的基本原理与伽马刀类似；由于多重 X 射线束相交的结果，一个

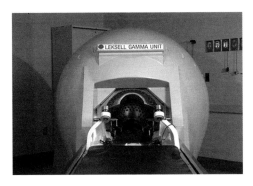

图 16.2　1987 年 8 月 14 日，安装在长老会大学医院的伽马刀 5 型装置开始在临床上投入使用。(Reproduced from Lunsford L, Sheehan J, Intracranial Stereotactic Radiosurgery, 2nd edition, © 2015, Thieme Publishers, New York.)

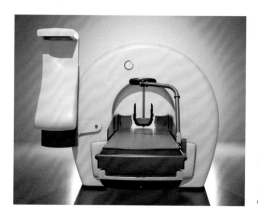

图 16.3 最新的 Icon 型伽马刀。(Image is provided courtesy of Elekta, Inc. 2018.)

小体积的组织承受者消融性的放射剂量的辐射[9]。当伽马刀使用多个钴-60 发射源发射伽马射线时，直线加速器产生 X 射线并围绕患者的头部旋转，释放高能光子射线束通过旋转照射到精确的位置。每一束射线束只是暂时通过其他脑组织。射波刀是一种附带图像引导机器人臂的移动直线加速器(LINAC)。当使用这个装置时，不再必需立体定向头架。其他类型包括瓦里安的 True Beam 直线加速器和用于各种直线加速器的诺力(Novalis)直线加速器适配器。

### 质子束立体定向放射外科

质子束立体定向放射外科(SRS)利用磁体通过磁场来加速质子，射线束靶向对准感兴趣的某一特定区域。质子束治疗所影响的剂量分布与伽马刀放射外科(GKRS)和直线加速器(LINAC)系统的不同。具体地说，剂量缓慢增加后，会有快速增加到布拉格峰的剂量，超过这个峰值，剂量就降到零[10]。而能量通过重带电粒子传递时，诱导电离的能力，与在其他立体定向放射外科(SRS)模式中所使用的电磁波相似。

## 16.5 剂量

生物效应剂量(BED)是测量任何放射治疗的真正的生物效应的方法[11]，常按下列等式建模：

$$BED(Gy)=n\times d\times[1 + d/(\alpha/\beta)]$$

其中 n=照射剂量的次数，d=每次分割的剂量，α 和 β 是描述细胞对辐射应答反应的因子[4]。

## 16.5.1 耐受性

根据早期的放射治疗肿瘤协作组（RTOG）指南，建议对肿瘤尺寸≤2cm 的，使用 24Gy；肿瘤尺寸为 2.1~3cm，使用 18Gy；肿瘤尺寸>3cm 的，使用 15Gy[12]。后来的经验发现，这种剂量对控制恶性肿瘤是不必要的，而用于良性肿瘤的剂量要小得多。对于脑干，通常的做法是限制脑干侧面的受照剂量不超过 12Gy[13]。对于视神经和视交叉，大多数研究表明，单次分割照射中的最大点剂量应该为 8Gy[14]。大部分确定耳蜗的耐受性的数据来自有关前庭神经鞘瘤的文献，耳蜗的平均受照剂量为 3.5~5Gy，可有利于提高听力保留率[15]。在我们的研究所，我们使用 4.2Gy。关于脊髓，Sahgal 等记录到立体定向放射外科治疗后的放射性脊髓病，推荐单次分割不超过 12.4Gy[16]。

## 16.5.2 剂量限制

特殊的感觉神经，如视神经和前庭耳蜗神经，对辐射最为敏感的。而包括鞍旁区域的神经和后组颅神经在内的运动神经则相反，能够耐受较高的剂量，虽然确切颅神经的剂量耐受并不能确定[4]。脑干因为有关键的神经结构和通路，也被认为对辐射敏感。脑干因为具有临床的重要性，特别容易受立体定向放射外科治疗后的脑水肿的影响。一般来说，最关键的辐射敏感区域包括视神经、视交叉、脑干、垂体腺和耳蜗。

## 16.5.3 肿瘤压迫脊髓、脑干或视路结构

在肿瘤压迫脊髓、脑干或视路结构的情况下，特别是对于较年轻的患者或那些由于肿块占位效应引起症状的患者，应强调手术切除。因为，在立体定向放射外科照射这些区域后，在等中心点边缘的几毫米内发生的脑水肿，可能会导致可观的神经损伤的风险[4]。此外，立体定向放射外科治疗后的潜伏间隔期，会在

某些肿瘤出现反应前出现间断生长。

## 16.6 职业性辐射暴露

美国核管理委员会建议,要尽一切合理的努力,与职业活动的目的相一致,尽量保持受照辐射剂量远低于限值,并建议平均 5 年内保持辐射暴露 ≤0.02Sv/年[4]。放射外科治疗期间,减少职业辐射受照剂量至最低限度的步骤,包括增加与辐射源的距离、屏蔽和保持使用使辐射输出加倍的"推量"模式。一般来说,医务人员会受到监控,而且在辐射照射过程中并不亲身接触。

## 16.7 副作用

外照射治疗(XRT)引起副作用的机制尚未得到证实,然而,其病因可能包括免疫系统作用、对血管内皮的损伤、由此导致的血脑屏障(BBB)破坏以及神经胶质损伤。

### 16.7.1 放射性血管病变

由于辐射对更快速分裂的细胞有选择性的毒性,血管内皮细胞和少突胶质细胞最容易受到放射性坏死的影响[4]。从临床和放射学两方面的角度来看,放射性血管病变类似肿瘤复发或新生肿瘤,计算机断层扫描(CT)和磁共振成像(MRI)不能可靠地鉴别(以导致组织坏死为主要形式的)放射副反应与肿瘤,虽然这么做对预后及治疗很重要。多名作者试图定义有助于区分肿瘤进展与立体定向放射外科治疗后的放射副反应的影像特征。在我们医院,我们发现"T1/T2 匹配"的概念,就是指 T2 加权图像上,在低信号界定的病变边缘和 T1 加权图像上的对比增强体积之间的关联,其特别有用[17]。

### 16.7.2 脑水肿

放射副作用,如立体定向放射外科治疗后可发生脑水肿加重,发生在 15%~28% 的患者中,而且在 3%~15% 的患者中引起症状[18,19]。立体定向放射外科治疗后脑水肿加重的风险因素,包括较大的肿瘤体积、半球内的位置和较高的处方剂量。

### 16.7.3 形成囊肿

另一个副作用是形成囊肿,指在治疗部位有一个充满液体的空腔。在一个大的研究中,在接受伽马刀治疗的连续的 1203 例动静脉畸形(AVM)患者中,形成囊肿的发生率为 1.6%[20]。在动静脉畸形患者中,立体定向放射外科治疗后形成囊肿的易感因素是既往出血史。对囊肿通常采取观察来处理,但可能需要外科干预,包括引流、囊肿分流或开窗术。一个比囊肿形成更少见的并发症是慢性包裹性扩张性血肿,可以在伽马刀外科治疗动静脉畸形患者的多年后发生[21]。

## 16.8 适应证

### 16.8.1 总则

> SRS 通常适用于直径<3cm 的边界清楚的病灶。

下面将讨论已公布的适应证。

潜伏期/潜伏期间隔是放射外科的重要考虑因素。与外科手术不同,放射外科的效果并不能立即实现。以三叉神经痛(TN)为例,可能需要 2~3 个月才能临床缓解。

> 对于动静脉畸形(AVM),确认的潜伏期为 2~3 年。

脑转移瘤是最常见的脑肿瘤的形式。除了进行外科手术切除,转移性肿瘤可以通过辅助全脑放疗、术后立即进行立体定向放射外科(SRS)治疗切除术后的瘤腔,或若肿瘤复发,进行立体定向放射外科 (SRS) 治疗来控制。已有研究表明,术后应用立体定向放射外科治疗未切除的转移瘤,可提供同等的生存率,但相比全脑放疗,能更好地保持认知功能和生存质量,而且毒性副作用发生率较低[22-24]。

在外周有原发肿瘤的背景下发生的脑转移性肿瘤,立体定向放射外科(SRS)可与全身性化疗相结合治疗。远处治疗失败,提示微转移灶会逃逸治疗。辅助立体定向放射外科治疗和全脑放疗仍然存在问题。有人建议，增加全身性化疗可预防无法检测到的转移瘤复发[25]。相对新兴出现的免疫检查点抑制剂及其与放射外科治疗同时使用，还有待观察。

## 16.8.2 血管疾病适应证

### 动静脉畸形

动静脉畸形（AVM）是先天性血管异常，由从高压的动脉系统输入到低压的静脉系统不正常构造的分流所形成。解剖上和血流障碍会导致 AVM 破裂和颅内出血的风险增加。在决定进行立体定向放射外科治疗时，患者的年龄、病史、既往的治疗、（特别是出血的）风险因素，以及动静脉畸形（AVM）的特点（如体积、形态、密集性血管结构或弥漫性血管结构）都需要加以考虑[26]。按照上面所讨论的，放射外科治疗的作用并不能立即实现。根据血管造影或磁共振成像（MRI）的标准，立体定向放射外科治疗动静脉畸形（AVM）后中位时间 30 个月，达到完全闭塞。治疗后 3、4、5 和 10 年的闭塞率分别为 58%、87%、90% 和 93%（图 16.4）[27]。

### 脑内海绵状血管畸形

脑内海绵状血管畸形（CCM）属于血管异常，是由缺乏肌层和弹性组织的血管所组成。与 AVM 不同，CCM 的自然史各不相同，并且对畸形血管无法显

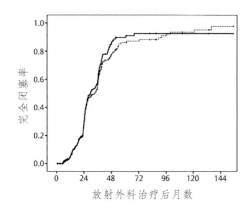

图 16.4 单次放射外科治疗小体积动静脉畸形（AVM）后通过磁共振成像（MRI）或血管造影证实完全闭塞的修正时间（实线）和未修正时间（断线）的 Kaplan-Meier 曲线[27]。

影,而且缺乏定义"治愈"的成像技术,立体定向放射外科(SRS)治疗脑内海绵状畸形(CCM)的作用仍然存在争议[28]。有循证证据支持使用立体定向放射外科(SRS)治疗在脑干、丘脑、基底神经节或内囊内有出血性高危风险的脑内海绵状畸形(CCM)患者[29]。

**硬膜动静脉瘘**

硬膜动静脉瘘(DAVF)是在硬脑膜内的瘘,硬膜动脉把血液直接输送到静脉窦和(或)其他硬膜和软脑膜的静脉血管。立体定向放射外科治疗主要是根据形态学和症状来确定适应证的。由于考虑到硬膜动静脉瘘(DAVF)逆行皮质静脉引流被认为具有进袭性的行为,建议采用血管内治疗或开颅手术治疗作为初步治疗。这与那些临床上被认为是良性的,只有顺行静脉窦引流的患者形成鲜明对照,放射外科治疗对这些有良性症状病灶的患者可作为初步治疗[30]。

## 16.8.3 肿瘤

### 原发恶性肿瘤

神经胶质瘤的特性通常无法清楚地界定,这是因为其没有被很好地描述,而且通常>3cm,往往不符合使用立体定向放射外科进行治疗的肿瘤的一般标准。对于这类患者,尽管大多数文献没有证实立体定向放射外科用于神经胶质瘤,但是接受或使用其治疗应在个体化的临床水平或个体化的医疗机构层面上,根据组织学亚型和分级做出[12]。在实践中,很少在神经胶质瘤的治疗中使用立体定向放射外科,通常是在神经胶质瘤初步放射和化疗失败后出现进展时,作为挽救性治疗而使用。

### 脑转移瘤

> 立体定向放射外科在脑转移瘤的治疗中起着主导的作用。

虽然立体定向放射外科历来一直是为1~4处的脑转移瘤

患者进行治疗而保留的,但是在2009年,日本 Leksell 伽马刀协会一项前瞻性的 0901 试验显示,有 5~10 处的脑转移瘤患者的预后与 2~4 处的脑转移瘤患者的预后相似[31]。在实践中,立体定向放射外科常被用来治疗有寡转移的脑转移瘤患者。

## 原发性肿瘤

### 脑膜瘤

脑膜瘤是最常见的原发性脑瘤,发病率大约为 7/100 000,切除手术是治疗选项[32]。立体定向放射外科治疗脑膜瘤的适应证,包括由于接近部分血管和神经结构而不能完全切除的脑膜瘤,或切除术后复发的脑膜瘤。

### 垂体腺瘤

垂体腺瘤占所有颅内肿瘤的 10%~20%。垂体腺瘤按分泌激素的状态和大小被分类。立体定向放射外科治疗对功能性和无功能性两种类型均能达到肿瘤控制,然而,功能性垂体腺瘤需要较高的剂量才能达到缓解[33]。库欣病患者完成立体定向放射外科治疗后的缓解率最高,而泌乳素瘤的控制率最低[33]。

### 脊索瘤

脊索瘤是间叶细胞分化的脊柱和颅底局部侵袭性肿瘤,若未全部切除,有极高的复发可能性。立体定向放射外科治疗最常用于复发性或残留性肿瘤,手术治疗是初始治疗的选项。当与常规分割放射治疗相比,立体定向放射外科治疗具有提高相对生物有效性的优势[34]。

### 软骨肉瘤

虽然起源于间叶细胞,软骨肉瘤属于原发性骨肿瘤,罕见的情况下可以从硬膜起源。在影像学上,软骨肉瘤很难与脊索瘤鉴别,导致经常被误诊[34]。在手术初步切除后,由于立体定向放射外科治疗看来可提供较高的局部控制率,可作为软骨肉瘤的辅助治疗选项[35]。

### 血管球瘤

血管球瘤是起源于副神经节的化学感受器的良性、富血管性肿瘤,尤其会累及舌咽神经(CN IX)和迷走神经(CN X)。因为放射外科治疗的神经系统并发症的风险适度,而且局部肿瘤控制率高,立体定向放射外科治疗可作为手术切除后的主要或辅助治疗[37]。

### 非前庭神经鞘瘤

非前庭神经鞘瘤的生长模式和生物行为与前庭神经鞘瘤相类似,尽管最常见的是起源于三叉神经和颈静脉孔区,但是其可起源于任何一对颅神经。在 Pollock 等的一项研究中,6 例三叉神经鞘瘤患者接受立体定向放射外科治疗,平均随访 21 个月,无 1 例出现肿瘤生长。5 例颈静脉孔区神经鞘瘤患者中,只有 1 例放射外科治疗后,肿瘤增大[38]。对这类颅底肿瘤的治疗,已经出现了思考模式的转变,立体定向放射外科成为主要的治疗方法,而切除手术则保留针对较大的肿瘤和因肿块占位效应产生症状的肿瘤。

### 前庭神经鞘瘤

前庭神经鞘瘤(VS),也被称为听神经瘤,起源于第八对颅神经的施万细胞,属于桥小脑角的良性肿瘤。多项研究显示,相比显微外科手术治疗对脑干没有明显的肿块占位效应或脑积水的神经鞘瘤,立体定向放射外科治疗具有更高的安全有效性,重点在保留面部运动和听

力功能[39-41]。立体定向放射外科治疗后 3 年的听力保留率为 65%。不过,因初始听力状况、听力丧失的既往史、立体定向放射外科的剂量和诊断后经过的时间间隔,而听力保留率会各不相同。在诊断后两年内接受治疗的小型肿瘤的患者有最好的听力结果。

### 血管网状细胞瘤

血管网状细胞瘤是罕见的且富血管性的肿瘤,常出现 von Hippel-Lindau 病(VHL 综合征)的表现,虽然其也可以是散发性的。尽管切除手术是治疗有症状的病变的选项,立体定向放射外科治疗被用作辅助性或挽救性选项已有 25 年。尽管立体定向放射外科的作用并不像外科手术切除那么明确。在 2015 年,Kano 等在回顾性的多中心研究中发现,立体定向放射外科治疗颅内血管网状细胞瘤的肿瘤控制率为 79%~92%[42]。

## 疼痛

### 三叉神经痛

三叉神经痛(TN)是一种严重的按神经分布的阵发性的三

叉神经痛。然而,由于微血管减压术有超过立体定向放射外科治疗的更长的疼痛缓解的时间,所以是首选的治疗选择。对不适合开放性神经外科手术的患者,立体定向放射外科治疗是另一种治疗选择。立体定向放射外科治疗三叉神经通的结果,可按疼痛缓解率、停止用药的可能性和生存质量的改善来衡量。Marshall等在一个有超过 400 例患者的队列中发现,在立体定向放射外科治疗后的前 3 个月里,86%的患者有最初的疼痛控制的改善[43]。

## 功能性疾病

### 运动障碍

功能性运动障碍的治疗,由于其可逆性和调节效果的能力,已经从放射外科的病灶毁损技术,转向脑深部刺激(DBS)技术。因为通过解剖磁共振成像(MRI)与不能精确确认生理学靶点有关,放射外科通常被保留给拒绝接受脑深部刺激术(DBS)的患者作为选项。放射外科丘脑切开术显示,可控制震颤,与采用其他方法取得的成功率类似[44]。

### 精神疾病

神经外科干预治疗难治性强迫症(OCD)可以追溯到 20 世纪 50 年代,病灶毁损主要设计在破坏额叶-纹状体-丘脑回路,这里被认为是重症强迫症患者高度活跃的地方。在文献中报道的 27 例患者曾接受过放射外科治疗强迫症,按 Yale-Brown 强迫症量表,其中 20 例(74%)出现得分下降25%[8]。关于立体定向放射外科治疗药物难治性强迫症,因为研究的数量很少,以及不了解强迫症背后的神经解剖学和神经生物学的性质,仍然有很多问题有待解决。

### 癫痫

当癫痫作为继发于肿瘤或血管畸形的几种症状表现之一时,立体定向放射外科(SRS)常用于治疗癫痫。在实践中,只有在患者有不能耐受手术或无法手术的癫痫病灶,立体定向放射外科通常被保留用于(最常见的成人顽固性癫痫的治疗原因)颞叶内侧的癫痫的治疗。而如下丘脑错构瘤,结果上的差异与剂量和患者的选择有关。来自 2004 年的欧洲前瞻性多中心试验的令人鼓舞的结果,报道治疗后 2 年的癫痫发作缓解率为 62%[45]。

## 16.8.4 眼部疾病

葡萄膜黑色素瘤是最常见的放射外科治疗眼部疾病的适应证,可以保留眼球。立体定向放射外科在眼科的特定使用中所面临的挑战,包括治疗过程中眼球的移动(虽然应用适当的眼球固定术,可以相对固定眼球的移动),以及对于这个与众不同的靶区位置的放射外科坐标系统的限制。Toktas 等在一组 35 例患者中,发现葡萄膜黑色素瘤 3 年的局部控制率为 83%,最常见的并发症是出现视网膜剥离[46]。虽然立体定向放射外科(SRS)治疗眼部肿瘤是正当的治疗选项,但仍需要进一步的临床研究。

## 16.8.5 儿科肿瘤适应证

关于在儿科人群中使用立体定向放射外科治疗的文献仅仅来自单一医疗机构的经验。由于与中枢的辐射暴露相关的正常组织的毒副作用的表征并不完整,立体定向放射外科治疗的应用具有复杂性。

### 室管膜瘤

室管膜瘤起源于脑室的室管膜细胞,占所有儿科脑瘤的 5%~10%[47]。室管膜瘤非常适合立体定向放射外科治疗,可从周围脑实质中勾画出轮廓的特点。然而,预后主要取决于立体定向放射外科治疗前切除手术的程度。

### 低级别星形细胞瘤

世界卫生组织(WHO)Ⅰ级和Ⅱ型星形细胞瘤,均被称为低级别星形细胞瘤。最大限度地手术切除是主要的治疗方法,尽管由于这些肿瘤的弥漫性性质使治疗复杂化。因为这一特点,低级别星形细胞瘤并不是立体定向放射外科治疗的理想目标,因为当试图覆盖整个已知的疾病时,大量的正常的脑组织会受到影响,从而限制了安全性和有效性两方面[51]。

### 高级别神经胶质瘤

高级别神经胶质瘤占儿童原发性脑肿瘤的 15%,与成年人群中的高级别神经胶质瘤相类

似,通常预后不良。关于在儿科
人群中使用立体定向放射外科
治疗高级别胶质瘤的数据是有
限和不利的。Hodgson 等对 18 例
Ⅲ级或Ⅳ级星形细胞瘤患者应
用立体定向放射外科(SRS)治
疗的研究中，其中 4 例生存 50~
119 个月[48]。匹兹堡大学也进行
了类似的研究,12 例接受立体
定向放射外科治疗的儿童中,7
例的中位生存期为 6 个月[49]。

## 髓母细胞瘤

　　髓母细胞瘤是小脑的小细
胞胚胎性肿瘤,也是常见的儿科
脑部恶性肿瘤,占儿童原发脑肿
瘤的 15%~20%[50]。立体定向放
射外科主要适用作为复发后外
照射治疗(XRT)后的推量治疗
或挽救性治疗,提供合理的局部
复发的控制,尽管没有充分的数
据表明这种治疗作为常规应用
会是可行的[51]。

## 脑膜瘤

　　在成年人中,立体定向放射
外科治疗已成为脑膜瘤治疗的
主流。然而,来自儿科人群的数
据是有限的。在未患有神经纤维

瘤病 2 型(NF2)的儿童中,脑膜
瘤很少见。在可能的情况下,大
体全切除术仍然是治疗方法的
可行性选择。

## 前庭神经鞘瘤

　　尽管前庭神经鞘瘤通常发
生于成人,但双侧听神经瘤也常
见于患有神经纤维瘤病 2 型
(NF2)的儿童。前庭神经鞘瘤,由
于能从周围正常脑实质中勾画
出轮廓,使其成为立体定向放射
外科理想的靶区,虽然与散发的
前庭神经鞘瘤相比,儿科人群的
数据仍然缺乏[8]。对于儿科人群,
有效的听力保留是最为重要的,
因为在幼儿早期的听力障碍会
导致言语和学习方面的缺陷。

## 颅咽管瘤

　　颅咽管瘤是良性的脑肿瘤,
在儿童中很常见,起源自 Rathke
囊的上皮细胞,虽然可能有一些
起源自第三脑室,通常累及鞍上
区域[4]。其共同的特点是,同时具
有固体和囊性成分。尽管治疗的
目的是最大限度地手术切除,立
体定向放射外科作为复发肿瘤
的挽救性治疗,已在文献中得到

证实。Kabayashi 等指出，一组 107 例接受伽马刀治疗的颅咽管瘤患者，其中 38 例在 15 岁以下，10 年生存率为 91%[52]。

### 垂体腺瘤

在儿童中，垂体腺瘤相对罕见，而且在儿科人群中使用立体定向放射外科治疗垂体腺瘤的数据非常有限。现有的文献表明，肿瘤控制率与成年人的肿瘤控制率相似。来自卡罗林斯卡研究所的 Thorén 等发现，用伽马治疗 8 例儿童库欣病后，7 例显示内分泌完全缓解[53]。

### 松果体肿瘤

松果体肿瘤是相对罕见的，并存在广泛多样性的组织学，这是决定治疗策略的一个关键因素。在对从 1999—2009 年使用伽马刀治疗松果体区肿瘤的 147 例患者的回顾性研究中，Li 等报道立体定向放射外科治疗 1 年后，57 例患者的肿瘤完全消失[54]。尽管几项研究有令人鼓舞的结果，但由于缺乏良好的治疗结果的数据，以及儿科和成人的肿瘤组织学均不同各异，关于立体定向放射外科治疗松果体肿瘤的作用，很难得出任何实质性的结论。此外，立体定向放射外科治疗松果体肿瘤的剂量指南尚未得以确定。

## 16.9 治疗过程

### 16.9.1 基本概述

治疗过程包括治疗计划、确定靶区、术前成像、安装立体定向头架治疗的执行。

### 16.9.2 剂量计划

治疗的剂量计划由确定的等中心点或"靶点(shots)"所组成，以创建所治疗靶区区域的剂量分布，同时尽量使周围正常结构的受照剂量最小化。

为了形成规则靶区的剂量分布，可以阻挡来自正在使用的整个装置的一束或多束射线束，并且每一束射线都可以有不同的直径。

## 治疗前成像

由于与 CT 相比，磁共振成像(MRI)在软组织与肿瘤对比增强中具有优势，因此立体定向放射外科治疗前的影像学检查一般采用磁共振成像(MRI)。在实践中，对于 CT 成像，所报告的准确性从未超过 0.6mm[4]，所以 CT 成像只限于不能接受磁共振成像的患者，以及在某些骨质成像对放射外科剂量计划有益的情况下，结合 MRI 成像使用。例如，CT 成像上的可视化的耳蜗会有助于治疗前的剂量计算。立体定向血管造影仍然是最好的定义动静脉畸形(AVM)畸形血管巢(nidus)的工具，可与 MRI 融合用于放射外科的剂量计划。

## 16.9.3　治疗前立体定向放射外科的头架安装

从一开始，以头架为基础的放射外科治疗一直被认为是放射外科的标准性治疗。头架具有多方面的作用，在治疗中，起着中心点的定位标志作用，并在治疗期间作为固定装置使患者保持静止。使用固定钉固定头架，然后将头架牢固地固定到患者的颅骨上(图 16.5)。利用患者的颅内解剖、头架的几何结构和感兴趣的病变来建立几何关系[55]。将外部(基准)标志，如定位框，固定到头架上(图 16.6)。进行一次 CT 扫描。在轴向 CT 扫描的每个切片中识别外部标志的具体位置，并创建坐标系统。使用 Icon 型伽马刀装置时，一种基于面罩的固定系统可用来提供立体定向的工作空间。

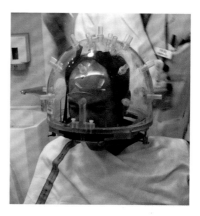

图 16.5　立体定向头架。(Reproduced from Lund V, Howard D, WeiW, Tumors of the Nose, Sinuses, and Nasopharynx,1st edition, © 2014, Thieme Publishers, New York)

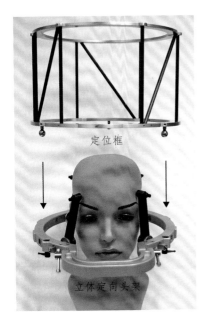

定位框

立体定向头架

图 16.6　Fiducial 基准框。(Reproduced from Lunsford L, Sheehan J, Intracranial Stereotactic Radiosurgery, 2nd edition, ⓒ2015, ThiemePublishcrs, New York)

## 16.9.4　治疗程序上的注意事项

> 治疗程序上的注意事项主要包括限制关键结构的受照剂量和使预期的靶区受照的适形剂量最大化。

例如,视神经和(或)视交叉

受照剂量超过 12Gy,毒副作用显著增加[56],虽然其他作者参考的是 8Gy[14]。同样,在前庭神经鞘瘤治疗过程中,显示耳蜗中央受照剂量<3.5Gy,这与立体定向放射外科治疗后的听力保留有关[57],如视觉神经和耳蜗等感觉结构,比运动神经纤维的传出神经元更容易受影响。

### 16.9.5　围术期护理

放射外科治疗后的围术期患者护理,应以患者安全为基础,在头架安装时,给予适当的麻醉。在我们医院,结合静脉点滴注射镇痛药和遗忘性药物。一般来说,有麻醉管理资格证书的护士负责确保患者的生命体征在正常界限内,患者基本上是舒适和安全的。

## 16.10　临床结果

### 16.10.1　死亡率

放射外科治疗后的围术期和治疗后即刻的死亡率约为0%。

### 16.10.2　即刻并发症发生率

只有少数患者接受治疗后

24 小时内没有出院回家，而且许多中心不接受患者过夜。直接的不良反应包括：头痛、恶心/呕吐，可能分别需要镇痛药和止吐药处理。

### 长期

就像常规外放射治疗的病例遇到的一样，较大的剂量和较大的治疗体积会增加长期并发症发生率。

## 16.11 放射性改变

通常在动静脉畸形（AVMs）治疗后的平均 13 个月会发现，放射性改变可能表现为 CT 上的低密度或 T2 加权 MRI 上的高信号，发生率为 34%[4]。放射性改变可能是由于血脑屏障（BBB）的破坏、神经胶质细胞的损伤和早期静脉血栓形成。

## 16.12 血管病变

放射性血管病变的发生率约为 5%，可以在血管造影成像上看到狭窄和缺血。

## 16.13 颅神经功能障碍

颅神经功能障碍最常见于鞍旁肿瘤。据报道，立体定向放射外科（SRS）治疗海绵窦病变后的新发颅神经功能障碍的发生率约为 11%[58]。桥小脑角肿瘤或颅底肿瘤也可能发生颅神经功能障碍。据报道，考虑到对所有的适应证的治疗，总的并发症发生率为 1%[4]。如果视神经和视交叉的平均受照剂量<8~10Gy，可以降低视神经病变的风险到低于不足患者的 1%。

## 16.14 放射诱发肿瘤

只有少数病例报道显示肿瘤的恶性诱发，如动静脉畸形（AVM）放射外科治疗后的胶质母细胞瘤，或者前庭神经鞘瘤的恶性变。立体定向放射外科（SRS）治疗动静脉畸形（AVM）20 年后，发生与放射相关的脑膜瘤的风险估计为 0.7%[59]。我们的医院以前有过报道，在超过 14 000 例伽马刀治疗中，没有一例患者符合 Cahan 对放射诱发肿瘤的要求。该肿瘤的具体定义为,在以前照射过的野内有组织学证实的肉瘤,并具有相当长的无症状的 5 年的潜伏期[60]。

## 16.15　未来方向

最近的研究显示,立体定向放射外科的进一步发展,会有利于思考引人助于的因素。2014年,AANS(美国神经外科医师协会)和 ASTRO(美国放射肿瘤学会),模仿 AANS(美国神经外科医师协会)脊柱外科注册中心的模式,启动了前瞻性的立体定向放射外科注册中心,旨在提供有关以下方面的有益信息,如患者报告的结果、成本效益、质量保证和患者选择[61,62]。据推测,立体定向放射外科将与分子制剂和纳米粒子结合,以减少副作用和提高治疗效果[8]。为了提高治疗疗效,同时考虑到逐步增加剂量,可以添加药物制剂以提供正常的脑组织保护[63]。同样,黄金纳米粒子被假定作为辐射致敏剂[64]。虽然在临床实践中,这些

推测尚未被采纳,但是令人兴奋的工作仍在进行,以优化患者护理和立体定向放射外科治疗的临床获益。

**要点**

- (SRS)是神经外科医生技能组合中的一个工具,可用于涉及肿瘤、血管、颅底、儿科和功能性神经外科的亚专科的多种疾病的非侵袭性治疗,以降低神经系统的发病率和死亡率。
- 所得到的长期数据资料证明,对绝大多数的适应证来说,SRS 是安全和有效的。
- 虽然患者的特异性和病理学特异性决定着医疗,但是 SRS 作为单独治疗,或作为多模式治疗,或作为计划针对具体的患者的综合治疗的策略的一部分,可以发挥有效的作用。

# 16.16　关键知识点回顾

## 16.16.1　习题

（1）除以下哪项外，其他各项都为立体定向放射外科并发症。

　　a.囊肿形成

　　b.放射性坏死

　　c.脱发

　　d.脑水肿

（2）除以下哪项外，其他各项都为脑血管放射外科手术指征。

　　a.硬脑膜动静脉瘘

　　b.动静脉畸形

　　c.大脑中动脉（MCA）动脉瘤

　　d.海绵状血管畸形

（3）下述哪项是视神经耐受的单次分割照射剂量的上限？

　　a.5Gy

　　b.8Gy

　　c.15Gy

　　d.20Gy

（4）在动静脉畸形闭塞前，下列哪个是潜伏期普遍接受的？

　　a.1~2 个月

　　b.6~12 个月

　　c.2~3 年

　　d.5~6 年

## 16.16.2　答案

（1）c.除了非常罕见的例外，单纯立体定向放射外科不会引起明显的脱发或秃发。形成囊肿、放射性坏死和放射性脑水肿，都是潜在的放射外科治疗的副作用。

（2）c.尽管然使用立体定向放射外科治疗海绵状血管畸形仍然存在争议，但是 MCA 动脉瘤不能用放射外科治疗是较好的答案选项。另外，动静脉畸形和硬膜动静脉瘘是放射外科治疗的常见适应证。

（3）b.

（4）c.在闭塞前的潜伏期内，动静脉畸形继续起着分流作用，并保持稳定的出血机会。

## 参考文献

[1]　Lunsford LD, Flickinger J, Coffey RJ. Stereotactic gamma knife radiosurgery. Initial North American experience in 207 patients. Arch Neurol. 1990; 47(2):169–175

[2]　Leksell L. The stereotaxic method and radiosurgery of the brain. Acta Chir Scand. 1951; 102(4):316–319

[3]　Kew Y, Levin VA. Advances in gene therapy and immunotherapy for brain tumors. Curr Opin Neurol. 2003; 16(6):665–670

[4]　Greenberg MS. Handbook of Neurosurgery. 6th ed. New York, NY: Thieme Medical Publishers; 2006

[5] Gerszten PC. Spine metastases: from radiotherapy, surgery, to radiosurgery. Neurosurgery. 2014; 61(s)(uppl 1):16–25

[6] Yamada Y, Lovelock DM, Bilsky MH. A review of image-guided intensity-modulated radiotherapy for spinal tumors. Neurosurgery. 2007; 61(2):226–235, discussion 235

[7] Barnett GH, Linskey ME, Adler JR, et al; American Association of Neurological Surgeons. Congress of Neurological Surgeons Washington Committee Stereotactic Radiosurgery Task Force. Stereotactic radiosurgery—an organized neurosurgery-sanctioned definition. J Neurosurg. 2007; 106(1):1–5

[8] Lunsford LD, Sheehan JP. Intracranial Stereotactic Radiosurgery. 2nd ed. New York, NY: Thieme; 2016. https://eneurosurgery.thieme.com/app/ebooks?q=9781626230330

[9] Schwartz M. Stereotactic radiosurgery: comparing different technologies. CMAJ. 1998; 158(5):625–628

[10] Kjellberg RN, Hanamura T, Davis KR, Lyons SL, Adams RD. Bragg-peak proton-beam therapy for arteriovenous malformations of the brain. N Engl J Med. 1983; 309(5):269–274

[11] Fowler JF. 21 years of biologically effective dose. Br J Radiol. 2010; 83(991):554–568

[12] Shaw E, Scott C, Souhami L, et al. Single dose radiosurgical treatment of recurrent previously irradiated primary brain tumors and brain metastases: final report of RTOG protocol 90–05. Int J Radiat Oncol Biol Phys. 2000; 47(2):291–298

[13] Flickinger JC, Kondziolka D, Pollock BE, Maitz AH, Lunsford LD. Complications from arteriovenous malformation radiosurgery: multivariate analysis and risk modeling. Int J Radiat Oncol Biol Phys. 1997; 38(3):485–490

[14] Stafford SL, Pollock BE, Leavitt JA, et al. A study on the radiation tolerance of the optic nerves and chiasm after stereotactic radiosurgery. Int J Radiat Oncol Biol Phys. 2003; 55(5):1177–1181

[15] Kondziolka D, Lunsford LD, McLaughlin MR, Flickinger JC. Long-term outcomes after radiosurgery for acoustic neuromas. N Engl J Med. 1998; 339(20):1426–1433

[16] Sahgal A, Weinberg V, Ma L, et al. Probabilities of radiation myelopathy specific to stereotactic body radiation therapy to guide safe practice. Int J Radiat Oncol Biol Phys. 2013; 85(2):341–347

[17] Kano H, Kondziolka D, Lobato-Polo J, Zorro O, Flickinger JC, Lunsford LD. T1/T2 matching to differentiate tumor growth from radiation effects after stereotactic radiosurgery. Neurosurgery. 2010; 66(3):486–491, discussion 491–492

[18] Cai R, Barnett GH, Novak E, Chao ST, Suh JH. Principal risk of peritumoral edema after stereotactic radiosurgery for intracranial meningioma is tumor-brain contact interface area. Neurosurgery. 2010; 66(3):513–522

[19] Chang JH, Chang JW, Choi JY, Park YG, Chung SS. Complications after gamma knife radiosurgery for benign meningiomas. J Neurol Neurosurg Psychiatry. 2003; 74(2):226–230

[20] Pan HC, Sheehan J, Stroila M, Steiner M, Steiner L. Late cyst formation following gamma knife surgery of arteriovenous malformations. J Neurosurg. 2005; 102(s)(uppl):124–127

[21] Lee CC, Pan DH, Ho DM, et al. Chronic encapsulated expanding hematoma after gamma knife stereotactic radiosurgery for cerebral arteriovenous malformation. Clin Neurol Neurosurg. 2011; 113(8):668–671

[22] Soltys SG, Adler JR, Lipani JD, et al. Stereotactic radiosurgery of the postoperative resection cavity for brain metastases. Int J Radiat Oncol Biol Phys. 2008; 70(1):187–193

[23] Soffietti R, Rudà R, Trakul N, Chang EL. Point/counterpoint: is stereotactic radiosurgery needed following resection of brain metastasis? Neuro Oncol. 2016; 18(1):12–15

[24] Brown PD, Jaeckle K, Ballman KV, et al. Effect of radiosurgery alone vs radiosurgery with whole brain radiation therapy on cognitive function in patients with 1 to 3 brain metastases: a randomized clinical trial. JAMA. 2016; 316(4):401–409

[25] Hardee ME, Formenti SC. Combining stereotactic radiosurgery and systemic therapy for brain metastases: a potential role for temozolomide. Front Oncol. 2012; 2:99

[26] Deruty R, Pelissou-Guyotat I, Morel C, Bascoulergue Y, Turjman F. Reflections on the management of cerebral arteriovenous malformations. Surg Neurol. 1998; 50(3):245–255, discussion 255–256

[27] Kano H, Lunsford LD, Flickinger JC, et al. Stereotactic radiosurgery for arteriovenous malformations, Part 1: management of Spetzler-Martin Grade I and II arteriovenous malformations. J Neurosurg. 2012; 116(1):11–20

[28] Kondziolka D, Lunsford LD, Flickinger JC, Kestle JR. Reduction of hemorrhage risk after stereotactic radiosurgery for cavernous malformations. J Neurosurg. 1995; 83(5):825–831

[29] Lunsford LD, Khan AA, Niranjan A, Kano H, Flickinger JC, Kondziolka D. Stereotactic radiosurgery for symptomatic solitary cerebral cavernous malformations considered high risk for resection. Journal of neurosurgery. 2010; 113(1):23–29

[30] Awad IA, Little JR, Akarawi WP, Ahl J. Intracranial dural arteriovenous malformations: factors predisposing to an aggressive neurological course. J Neurosurg. 1990; 72(6):839–850

[31] Yamamoto M, Serizawa T, Shuto T, et al. Stereotactic radiosurgery for patients with multiple brain metastases (JLGK0901): a multi-institutional prospective observational study. Lancet Oncol. 2014; 15(4):387–395

[32] Sekhar LN, Jannetta PJ, Burkhart LE, Janosky JE. Meningiomas involving the clivus: a six-year experience with 41 patients. Neurosurgery. 1990; 27(5):764–781, discussion 781

[33] Vance ML. Treatment of patients with a pituitary adenoma: one clinician's experience. Neurosurg Focus. 2004; 16(4):E1

[34] Chugh R, Tawbi H, Lucas DR, Biermann JS, Schuetze SM, Baker LH. Chordoma: the nonsarcoma primary bone tumor. Oncologist. 2007; 12(11):1344–1350

[35] Rosenberg AE, Nielsen GP, Keel SB, et al. Chondrosarcoma of the base of the skull: a clinicopathologic study of 200 cases with emphasis on its distinction from chordoma. Am J Surg Pathol. 1999; 23(11):1370–1378

[36] Iyer A, Kano H, Kondziolka D, et al. Stereotactic radiosurgery for intracranial chondrosarcoma. J Neurooncol. 2012; 108(3):535–542

[37]  Sheehan J, Kondziolka D, Flickinger J, Lunsford LD. Gamma knife surgery for glomus jugulare tumors: an intermediate report on efficacy and safety. J Neurosurg. 2005; 102(s)(uppl):241–246

[38]  Pollock BE, Kondziolka D, Flickinger JC, Maitz A, Lunsford LD. Preservation of cranial nerve function after radiosurgery for nonacoustic schwannomas. Neurosurgery. 1993; 33(4):597–601

[39]  Pollock BE, Driscoll CL, Foote RL, et al. Patient outcomes after vestibular schwannoma management: a prospective comparison of microsurgical resection and stereotactic radiosurgery. Neurosurgery. 2006; 59(1):77–85, discussion 77–85

[40]  Pollock BE, Lunsford LD, Kondziolka D, et al. Outcome analysis of acoustic neuroma management: a comparison of microsurgery and stereotactic radiosurgery. Neurosurgery. 1995; 36(1):215–224, –discussion 224–229

[41]  Myrseth E, Møller P, Pedersen PH, Lund-Johansen M. Vestibular schwannoma: surgery or gamma knife radiosurgery? A prospective, nonrandomized study. Neurosurgery. 2009; 64(4):654–661, discussion 661–663

[42]  Kano H, Shuto T, Iwai Y, et al. Stereotactic radiosurgery for intracranial hemangioblastomas: a retrospective international outcome study. J Neurosurg. 2015; 122(6):1469–1478

[43]  Marshall K, Chan MD, McCoy TP, et al. Predictive variables for the successful treatment of trigeminal neuralgia with gamma knife radiosurgery. Neurosurgery. 2012; 70(3):566–572, discussion 572–573

[44]  Kooshkabadi A, Lunsford LD, Tonetti D, Flickinger JC, Kondziolka D. Gamma Knife thalamotomy for tremor in the magnetic resonance imaging era. J Neurosurg. 2013; 118(4):713–718

[45]  Régis J, Rey M, Bartolomei F, et al. Gamma knife surgery in mesial temporal lobe epilepsy: a prospective multicenter study. Epilepsia. 2004; 45(5):504–515

[46]  Toktas ZO, Bicer A, Demirci G, et al. Gamma knife stereotactic radiosurgery yields good long-term outcomes for low-volume uveal melanomas without intraocular complications. J Clin Neurosci. 2010; 17(4):441–445

[47]  Lo SS, Chang EL, Sloan AE. Role of stereotactic radiosurgery and fractionated stereotactic radiotherapy in the management of intracranial ependymoma. Expert Rev Neurother. 2006; 6(4):501–507

[48]  Hodgson DC, Goumnerova LC, Loeffler JS, et al. Radiosurgery in the management of pediatric brain tumors. Int J Radiat Oncol Biol Phys. 2001; 50(4):929–935

[49]  Grabb PA, Lunsford LD, Albright AL, Kondziolka D, Flickinger JC. Stereotactic radiosurgery for glial neoplasms of childhood. Neurosurgery. 1996; 38(4):696–701, discussion 701–702

[50]  Marks JE, Adler SJ. A comparative study of ependymomas by site of origin. Int J Radiat Oncol Biol Phys. 1982; 8(1):37–43

[51]  Patrice SJ, Tarbell NJ, Goumnerova LC, Shrieve DC, Black PM, Loeffler JS. Results of radiosurgery in the management of recurrent and residual medulloblastoma. Pediatr Neurosurg. 1995; 22(4):197–203

[52]  Kobayashi T, Kida Y, Mori Y, Hasegawa T. Long-term results of gamma knife surgery for the treatment of craniopharyngioma in 98 consecutive cases. J Neurosurg. 2005; 103(s)(uppl)( 6):482–488

[53]  Thorén M, Rähn T, Hallengren B, et al. Treatment of Cushing's disease in childhood and adolescence by stereotactic pituitary irradiation. Acta Paediatr Scand. 1986; 75(3):388–395

[54]  Li W, Zhang B, Kang W, et al. Gamma knife radiosurgery (GKRS) for pineal region tumors: a study of 147 cases. World J Surg Oncol. 2015; 13:304

[55]  Roberts TS, Brown R. Technical and clinical aspects of CT-directed stereotaxis. Appl Neurophysiol. 1980; 43(3–5):170–171

[56]  Mayo C, Martel MK, Marks LB, Flickinger J, Nam J, Kirkpatrick J. Radiation dose-volume effects of optic nerves and chiasm. Int J Radiat Oncol Biol Phys. 2010; 76(s)(uppl)( 3):S28–S35

[57]  Kano H, Kondziolka D, Khan A, Flickinger JC, Lunsford LD. Predictors of hearing preservation after stereotactic radiosurgery for acoustic neuroma. J Neurosurg. 2009; 111(4):863–873

[58]  Kano H, Park KJ, Kondziolka D, et al. Does prior microsurgery improve or worsen the outcomes of stereotactic radiosurgery for cavernous sinus meningiomas? Neurosurgery. 2013; 73(3):401–410

[59]  Sheehan J, Yen CP, Steiner L. Gamma knife surgery-induced meningioma. Report of two cases and review of the literature. J Neurosurg. 2006; 105(2):325–329

[60]  Cahan WG, Woodard HQ, Higinbotham NL, Stewart FW, Coley BL. Sarcoma arising in irradiated bone; report of 11 cases. Cancer. 19 9 8; 82(1):8–34

[61]  Godil SS, Parker SL, Zuckerman SL, et al. Determining the quality and effectiveness of surgical spine care: patient satisfaction is not a valid proxy. Spine J. 2013; 13(9):1006–1012

[62]  Mummaneni PV, Whitmore RG, Curran JN, et al. Cost-effectiveness of lumbar discectomy and single-level fusion for spondylolisthesis: experience with the NeuroPoint-SD registry. Neurosurg Focus. 2014; 36(6):E3

[63]  Jiang X, Perez-Torres CJ, Thotala D, et al. A GSK-3β inhibitor protects against radiation necrosis in mouse brain. Int J Radiat Oncol Biol Phys. 2014; 89(4):714–721

[64]  Hainfeld JF, Smilowitz HM, O'Connor MJ, Dilmanian FA, Slatkin DN. Gold nanoparticle imaging and radiotherapy of brain tumors in mice. Nanomedicine (Lond). 2013; 8(10):1601–1609

# 第 **17** 章

# 神经系统感染性疾病

Divyansh Agarwal,Harvey Rubin,Ali Naji

## 17.1 简介

几个世纪以来,传染病一直以各种形式折磨着人类, 如 14 世纪中期的瘟疫、19 世纪 20 年代的霍乱、20 世纪初的脊髓灰质炎,还是 20 世纪 80 年代的获得性免疫缺陷综合征(艾滋病)。从 1980—2014 年, 传染病占美国总死亡率的 5% 以上, 其中大多数患者死于肺炎和流感。在本章中,我们将回顾中枢神经系统感染的微生物学诊断框架,并研究一些重要的病原体,包括黄病毒、脑膜炎球菌[1],以及两种常见的引起神经系统感染的寄生虫——猪带绦虫和阿米巴原虫。这里介绍的病原体尽管不是很全面,但是提供了病原体介导的

脑部感染的例子。我们将进一步回顾常见的术后感染,以及其他中枢神经系统感染性的微生物诊断。最后,用一个简短的部分来解释与感染性疾病相关的医学文献中的大数据分析,因为这些大数据分析对下一代医学研究人员至关重要,我们相信传染病为讨论该领域正在进行的计算性工作的基础提供了一个很好的途径。

## 17.2 微生物诊断

腰椎穿刺术和脑脊液分析对诊断中枢神经系统感染至关重要(图 17.1)[2]。在成人中,正常 CSF 初压范围为 50 ~190mm $H_2O$, 初压升高提示有细菌性脑膜炎。各种不同感染源引起的脑

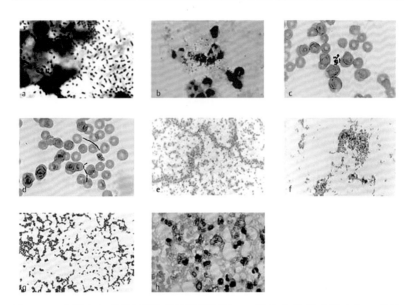

**图 17.1** 脑脊液中重要病原体的显微镜检测。(a)肺炎球菌(肺炎链球菌)，革兰染色。(b)脑膜炎球菌(脑膜炎奈瑟菌)，革兰染色。(c)葡萄球菌，革兰染色。(d)链球菌，革兰染色。(e)流感嗜血杆菌，革兰染色。(f)肠杆菌科，革兰染色。(g)李斯特菌，革兰染色。(h)结核分枝杆菌，苯酚复红抗酸染色。(Reproduced from Wildemann B, OschmannP,Reiber H, Laboratory Diagnosis in Neurology, 1st edition, ⓒ2010, ThiemePublishers,New York.)

膜炎患者的典型脑脊液结果如表 17.1[2]所示。

反应物中的两种重要的标志物通常被用作反应速率(ESR)和 C 反应蛋白(CRP)反应中的炎症在红细胞集落所需物质。ESR 对应于一个抗凝血柱内红细胞在 1 小时内下降多少。如果病情影响红细胞或纤维蛋白原水平，则 ESR 将受到影响[3]。

ESR 在炎症开始后 1~2 天内升高，然后缓慢降低。CRP 主要由肝脏对白细胞介素-6 (IL-6)的反应应答而产生，在测定急性期反应方面更有优势[4]。手术并发症的另一个预测指标是受损的围术期营养状况，而前白蛋白可用于评估营养缺乏[5,6]。同样，血清降钙素原已经展示出在鉴别细菌与病毒性脑膜炎方面的实

表 17.1　不同感染源引起的脑膜炎患者的典型脑脊液检查结果

|  | 白细胞计数 | 主要细胞类型 | 葡萄糖(mg/L) | 蛋白(mg/L) |
|---|---|---|---|---|
| 正常值 | 0~5 | – | 血糖水平的 2/3 | <50 |
| 急性细菌感染 | 1000~5000 | 中性粒细胞 | <40 | 100~500 |
| 急性病毒感染 | 50~1000 | 单核细胞 | >45 | <200 |
| 神经梅毒 | >10 | 单核细胞 | <50 | >50 |
| 莱姆病 | <500 | 单核细胞 | 正常 | <620 |
| 结核 | 50~300 | 单核细胞 | <45 | 50~300 |
| 隐球菌 | 20~500 | 单核细胞 | <40 | >45 |
| 球孢子菌 | <700 | 单核和嗜酸性细胞 | <50 | >50 |
| 耐格里属阿米巴虫 | >100 | 中性粒细胞 | <50 | >50 |
| 广州管圆线虫 | >100 | 嗜酸性细胞 | 正常 | >50 |

用性，并结合其他炎性标志物，降钙素原水平可用于区分术后感染与炎症。

## 17.3　黄病毒属介导的神经系统疾病

　　黄病毒属是一类正向单链有包膜的 RNA 病毒家族。它们通过虱子和蚊虫叮咬传播。这类病毒,如黄热病毒、登革热病毒和寨卡病毒可引起广泛的发病率和死亡率[7]。根据 2015 年巴西爆发的大规模疫情所揭示,母体的寨卡病毒感染与胎儿小头畸形之间有很强的关联性,我们将重点把寨卡病毒作为黄病毒家族神经感染性病原体的示例。

- 据报道，患有先天性寨长病毒(ZKV)感染的胎儿和新生儿中，最常见的畸形包括胼体发育不全、黄斑部脉络膜视网膜炎、大脑钙化、羊水过少、宫内生长受限、脑室萎缩、水肿和脑室扩大。
- ZKV 通过雌性蚊虫的叮咬传播。

- 怀孕的前 3 个月被认为是小头畸形的主要风险期。

世界卫生组织（WHO）于2016[8,9]年宣布寨卡病毒感染为国际关注的突发公共卫生事件。寨卡病毒感染最常见的表现为初期低烧、关节痛、肌痛、疲劳和结膜改变[10,11]。还有数例急性脑膜炎、脊髓炎的病例报道显示，从患者的脑脊液细胞培养中检测和（或）分离出 ZKV RNA。急性寨卡病毒感染的最终诊断依赖于血液和其他生物标本中病毒核酸分子的直接检测[12,13]。虽然目前还没有专门的抗病毒药物用于治疗包括ZKV 在内的黄病毒家族中的任何病毒，但已经证明，霉酚酸等化合物对它们具有抗病毒活性。

## 17.4　脑膜炎球菌性疾病

Vieusseux 在 1805 年首次报道了脑膜炎奈瑟菌的感染，他将其描述为一种"非传染性恶性脑热"[14]。荚膜多糖的免疫活性为脑膜炎球菌的血清分类奠定了基础。脑膜炎球菌最好在泰耶-马丁琼脂培养基上分离，当它们与细胞接触时，会改变它们的细胞骨架结构[15]。脑膜炎球菌脂质低聚糖的 α 链结构与人类多糖的 α 链结构相似，有助于细菌逃避宿主的免疫机制。

- 脑膜炎球菌性疾病是由脑膜炎奈瑟菌引起的，为革兰阴性、需氧、氧化酶阳性的双球菌属细菌。
- 一种提供血清群特异性保护的重要毒力机制被称为包膜转换。
- 急性脑膜炎最常见的表现为头痛、颈部僵硬、恶心、发烧和精神状态改变。在婴儿中，通常最明显的表现为囟门凸起（图 17.2）。
- 暴发性脑膜炎球菌血症（Waterhouse –Friderichsen综合征）的临床表现为肾上腺出血，也可引起弥漫性血栓性病变或紫癜。
- 所有家庭接触者、儿童保健/托儿所接触者和发病 7日内与分泌物接触者均应使用利福平进行化学预防。

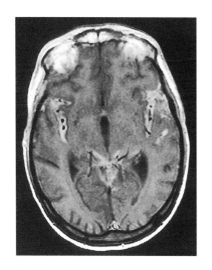

图 17.2　女性，4 个月，脑膜炎球菌性脑膜炎，在磁共振增强对比图像上可看到软脑膜广泛强化。（Reproduced from Hall W, Kim P, Neurosurgical Infectious Disease. Surgical and Nonsurgical Management, 1st edition, ©2013, ThiemePublishers, New York.）

脑膜炎奈瑟菌通过分泌物传播，并在鼻咽部繁殖[16]。脑膜炎球菌性疾病发生在接触后 2 周内[15,17]。有相当比例的脑膜炎球菌性疾病患者出现脑膜炎球菌败血症，也称为脑膜炎球菌血症。急性发热、低血压、弥漫性血管内凝血（DIC）、多器官衰竭和 DIC 引起的骨坏死是严重脑膜炎球菌血症的一些后果。晚期补体介导免疫活性不足患者（c5–c9 膜攻击复合物失效），功能性无痹症的患者？或在拥挤条件下生活（如大学宿舍）的人极易感染[18]。

血培养和脑脊液培养常用于诊断。全身循环、呼吸和颅内压（ICP）的管理对改善预后至关重要[17]。第三代头孢菌素类，如头孢曲松是治疗脑膜炎奈瑟菌的首选抗生素。类固醇也已被研究作为抗生素治疗细菌性脑膜炎的辅助手段，并应考虑应用于血流动力学不稳定的无法逆转的患者。一种脑膜炎球菌疫苗已经研发出来，并被推荐用于大学新生，特别是住在宿舍的新生。

## 17.5　脑囊虫病

- 脑囊虫病（NCC）是由猪肉绦虫的幼虫–猪带绦虫感染导致的。
- 脑囊虫病继发的脑膜炎症可表现为视力损害和多组颅神经麻痹。
- 阿苯达唑是一种咪唑类药物，它会降低寄生虫对葡萄糖的吸收和代谢，通常被认为是首选药物。

NCC(脑囊虫病)是人类中枢神经系统最常见的寄生虫病之一。当食入被猪带绦虫虫卵污染的食物和水时，虫卵进入肠道，在肠内孵化并播散全身，尤其喜欢定殖于中枢神经系统(图17.3)[19]。

NCC可表现为ICP升高、急性癫痫发作和弥漫性脑水肿。脑实质常受感染，囊虫常沉积在灰质和白质的交界处[20,21]。脑脊液和血液的流动也可能由于寄生虫的局部蓄积而中断。如果患者出现运动和感觉功能障碍，如沿着神经根向下肢走行的感觉异常和神经根疼痛，应怀疑脊髓囊虫病[21]。NCC(脑囊虫病)的诊断可以通过直接从脑活检中看到寄生虫来确诊。利用靶向抗原检测患者血清中猪带绦虫抗体的免疫分析也能提供敏感和具体的诊断信息。除了阿苯达唑、吡喹酮外，异喹酮因能扰乱钙代谢通路和内环境稳态而导致寄生虫麻痹，也可用于治疗NCC(脑囊虫病)。

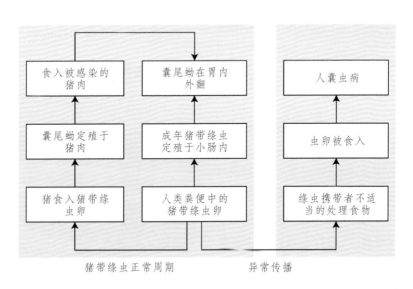

图17.3 猪带绦虫的生命周期显示了正常的传播周期。人类作为最终宿主，猪作为中间宿主，以及异常的传播周期。在这个周期中，人类的肠道成为中间宿主，虫卵进入其间发展成囊虫病。(Reproduced from Cohen A, Pediatric Neurosurgery. 1st edition, ©2015, Thieme Publishers, New York.)

## 17.6  原发性阿米巴性脑膜炎

- 由福氏纳格勒阿米巴滋养体引起的中枢神经系统感染是由阿米巴原虫沿着嗅上皮通路通过鼻黏膜和筛板进入颅内导致的。
- 嗅叶的感染会导致味觉、嗅觉和视觉的改变。
- 诊断可采用脑脊液酶联免疫吸附试验（ELISA）或免疫荧光法。
- 疾病控制和预防中心推荐的治疗方案包括两性霉素B、氟康唑、阿奇霉素、利福平和地塞米松。

原发性阿米巴性脑膜脑炎（PAM）是一种出血性坏死性脑膜脑炎，由嗜热性福氏纳格勒阿米巴原虫引起[22]。阿米巴原虫感染主要通过受污染的水和温泉传播。寄生虫通过鼻子进入人体，从暴露到发病的潜伏期可以是几天至几周[23]。

PAM 患者最常见的症状包括头痛、发热、恶心和呕吐，还有脑膜刺激症状，如意识混乱、易怒和癫痫发作[24]。脑膜脑炎可以非常严重，并引起脑水肿与局灶性白质脱髓鞘。对于出现神经功能改变、最近接触淡水或有温泉游泳史的患者，应在鉴别诊断时强烈考虑 PAM。这些患者的脑脊液革兰染色呈阴性，但聚合酶链反应（PCR）可用于诊断 PAM。

## 17.7  术后感染

- 葡萄球菌和兼性或需氧革兰阴性杆菌是大多数术后脑膜炎的病因，尤其是在贯通伤后长期住院的患者中。
- 精细的手术技巧和尽量减少脑脊液漏可以降低术后脑膜炎的风险。
- 阻塞性脑积水患者的脑室与腰椎穿刺脑脊液之间缺乏沟通。腰椎穿刺脑脊液可能不能反映心室系统的感染。

脑部术后脑膜炎虽然少见，但却是神经外科的严重并发症。治疗性脑脊液外引流或 ICP 监测装置的使用，如脑室外引流（EVD）、脊柱外引流（ESD）和分流手术与术后脑膜炎相对较高的发生率有关[25]。院内脑膜炎也可继发于复杂的颅脑创伤，以及在医院获得性菌血症背景下的转移性感染。细菌性脑膜炎发生为 1%~2% 的开颅患者。术后脑膜炎风险增加的两个重要危险因素为：①手术时间超过 4 小时；②切口处并发感染[26]。

需要使用异物的患者，如脑室内引流、易受表皮葡萄球菌等皮肤微生物感染[27]。颅底骨折后、头颈部和（或）耳朵术后，肺炎链球菌与其相关并发症相关[26]。与脑室内导管相关感染的最佳治疗是抗生素治疗联合移除受感染导管的所有部件以及引流外置部分，因为其是处理潜在感染的关键措施[26]。如果分流管感染是由金黄色葡萄球菌或革兰阴性杆菌引起的，建议在多次细菌培养阴性后和 10 日的抗生素治疗后，再放置新的分流管[28]。

手术后脑膜炎患者的常见临床表现包括发热、不适和意识水平下降。临床医生应使用神经影像学手段评估脑室尺寸和可能的 CSF 泄漏。在接受神经外科手术的患者中，脑脊液中乳酸盐浓度为 4mmol/L 或更高被证明具有极好的敏感性和特异性，一般阳性预测值为 96%，阴性预测值为 94%[29]。

感染的发病机制指导临床医生经验性选择抗生素治疗。对于头部贯通性创伤后住院时间较长的患者，最常用的治疗方案是万古霉素联合美罗培南、头孢吡肟或头孢他嗪[30]。一旦分离出特定的病原体，就应使用最有效的治疗方案。如果单用肠外抗菌治疗难以根除感染，则可通过导管直接将抗生素注入脑室。如果 CSF 培养结果为阴性，则应在 72 小时后停止治疗。这一建议在一项前瞻性研究中已被证明是有效的[31]，并符合英国抗生化疗协会的要求。

# 17.8 其他的神经系统感染

## 17.8.1 硬膜下脓肿

硬膜下脓肿(SDE)是一种罕见的位于硬膜下腔的化脓性感染。它最常由于局部感染的直接扩散而发生。感染可能通过板障静脉扩散至颅内腔隙,并与血栓性静脉炎有关。SDE 常与鼻窦炎和慢性中耳炎有关。在对发热、脑膜炎、偏瘫、言语困难、乳头水肿、癫痫发作、精神状态改变、恶心和鼻窦压痛或肿胀的患者进行鉴别诊断时,应考虑到 SDE[32]。引起 SDE 的常见微生物包括需氧链球菌、葡萄球菌、需氧革兰阴性杆菌和其他厌氧菌。治疗包括急诊手术引流和使用广谱抗生素。

## 17.8.2 艾滋病病毒和获得性免疫缺陷综合征

一半的艾滋病患者出现神经系统症状。弓形虫病、原发性中枢神经系统淋巴瘤(与 EB 病毒相关)、进行性多灶性白质脑病(PML)和隐球菌脓肿是艾滋病中最常见的引起中枢神经系统局灶性病变的疾病。中枢神经系统弓形虫病通常发生在 CD4 计数低于 200 时,可表现为占位性病变、脑膜脑炎和脑病。PML 由一种称为 JC 病毒的多瘤病毒引起,并导致局灶性脱髓鞘,引起精神状态改变、失明、失语症和最终昏迷[32]。与计算机断层扫描(CT)相比,钆磁共振成像(MRI)是艾滋病患者伴有 CNS 症状的首选筛查方法,因为其假阴性率较低(图 17.4)。

## 17.8.3 克雅病

当一种正常的朊病毒蛋白变成一种异形的传染性朊病毒时,它会在大脑中积聚并破坏正常大脑功能(图 17.5)。克雅病(CJD)是一种罕见的致命性疾病,通常在确诊后 6 个月内死亡。美国每年报道约 300 例新病例,按疾病发生的方式分为三类主要形式的朊病毒疾病——散发性、遗传性和获得性。CJD 的特点是神经认知能力迅速下降,表现为记忆力减退、思维混乱、协调困难、平衡能力下降和性格变化。脑电图(EEG)记录通常显

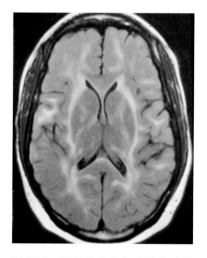

图 17.4 原发性人脑免疫缺陷病毒感染，表现为弥漫性异常高信号，多见于双侧大脑中央白质。（Reproduced from Meyers S, Differential Diagnosis in Neuroimaging: Brain and Meninges, 1st edition, ⓒ 2016, Thieme Publishers, New York.）

示周期性的锐波复合体。在神经元破坏后出现的 14-3-3 蛋白是一种有用的替代脑脊液的标志物。目前还没有 CJD 的治疗方法；管理的重点是舒适护理。

### 17.8.4 结核性椎体骨髓炎

波特病，又称结核性脊柱炎，是最常见的骨骼结核(TB)。波特病的临床表现可能在很长一段时间内是隐匿的,伴随的肺部病变也可能没有临床表现。

大多数患者由于脊髓和神经根的动脉炎症而出现神经功能缺损[33]。波特病的截瘫主要是由于水肿、炎性细胞、结节性脓液或碎片以及早期肉芽组织对

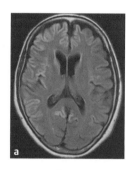
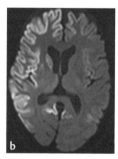
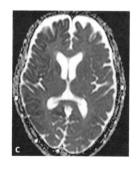

图 17.5 一名 68 岁的妇女有记忆问题和行为改变,后来发现患有克雅病。(a) 液体衰减反转恢复(FIAIR)序列显示不对称的皮质强化和右侧尾状核头部轻度强化。(b)弥散加权成像清晰显示皮层和右侧尾状核不对称限制性弥散(皮质带状征)。(c)这与表观弥散系数降低相关。(Reproduced from Kanekar S, Imaging of Neurodegenerative Disorders, 1st edition, ⓒ2015, Thieme Publishers, New York.)

脊髓不同程度的炎性压迫所致（图 17.6）。磁共振成像是首选的影像检查方法，虽然获得合适的抗酸杆菌培养标本，但是对确诊和覆盖结核分枝杆菌的药敏实验仍然至关重要。治疗方法包括成熟的抗结核药物治疗方案：利福平、异烟肼、吡嗪胺和乙胺丁

醇，用于治疗脊柱结核以及体内其他原发性结核病灶。对于高位截瘫，建议通过前或前路外侧入路清除病灶，行脊髓减压手术[34]。

## 17.8.5 颅骨骨髓炎

颅骨通常对骨髓炎有抵抗力，大多数感染是由于传染性播

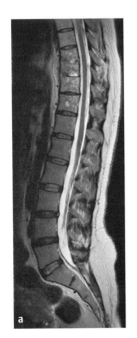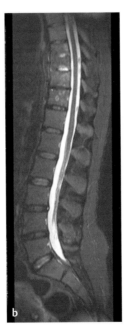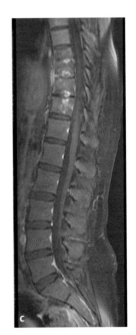

图 17.6 一名 29 岁的女性结核性脊柱炎患者，经微生物学证实为结核病。在过去的几个星期里，她一直诉说胸痛和背痛。(a)胸腰椎矢状位 T2W 图像。T8 到 T11 椎体呈片斑片状结构。T8、T9 椎体高度下降，轻微前倾。T8–T9 椎间盘间隙变小。(b)与(a)对应的短反转时间反转恢复图像。(c)胸腰椎矢状位脂肪饱和 T1W 图像显示 T8 ~ T11 椎体呈斑片状增强。在 T10 和 T11 椎体水平上观察有轻微伴随的硬膜外反应。(Reproduced from Forsting M, Jansen O, MR Neuroimaging:Brain, Spine, Peripheral Nerves, 1st edition, ⓒ2016, Thieme Publishers, New York.)

散或贯通性创伤。成人中最常见的致病微生物是金黄色葡萄球菌和表皮葡萄球菌。新生儿中，大肠杆菌感染较为常见[18]。影像学表现常表现为骨吸收、对比增强和骨膜反应。手术清创受感染的颅骨至关重要；仅使用抗生素是不够的。如果颅骨感染的患者行开颅术，感染的骨瓣必须取出并丢弃，并用咬骨钳扩大骨窗边缘至健康颅骨。如果没有残留感染的迹象，可以在术后 6 个月进行颅骨成形术。

## 17.8.6 脊髓硬膜外脓肿

腰痛、脊椎压痛、发烧、出汗或僵直的患者应考虑脊髓硬膜外脓肿。

与脓肿相关的典型疖病仅在少数病例中出现。早期发现脓肿是很重要的，因为它可以导致进行性脊髓病变和功能急剧恶化。脓肿的主要危险因素包括糖尿病、静脉注射（IV）药物、慢性肾衰竭和酗酒[32]。脊柱骨髓炎患者的症状和危险因素与脊柱脓肿相似。通常需要经皮穿刺活检，大多数病例可用适当的抗生素治疗，如头孢曲松、万古霉素和甲硝唑。在神经系统损害或脊柱不稳的情况下，考虑手术干预。一般来说，影响腰椎的脓肿可以接受药物治疗，而影响颈或胸椎的脓肿可能需要外科手术减压，以防止因感染性血栓性静脉炎或其他并发症而导致神经功能下降。

## 17.8.7 病毒性脑炎

脑炎可能会引起类似于占位性病变的影像学结果，这往往是神经外科医生注意到脑炎的原因。神经外科医生在培训中必须意识到最重要的出血性病毒性脑炎是由单纯疱疹病毒 1 型（HSV1）引起的多灶性坏死性脑脊髓炎。HSV1 好发于颞叶和眶额叶以及边缘系统（图 17.7）。患者通常表现为精神状态改变、性格改变、发烧、偏瘫、易怒，偶尔还会癫痫发作[35]。脑脊液的结果可以指导诊断，如上文所述。此外，颞叶脑电图可能显示周期性的偏侧性癫痫样放电，影像学表现与颞叶局部水肿一致。阿昔洛韦是治疗 HSV 脑炎的首选药物。

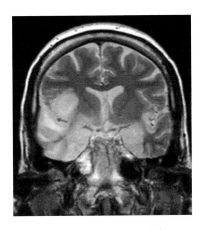

**图 17.7**　来自一名 33 岁的女性 HSV 脑炎患者冠状位 t2 加权像,颞叶可见高信号。(图片由 Laughlin Dawes 博士友情提供)

## 17.9　经验性治疗

　　最常见的脑膜炎经验性治疗方案包括万古霉素和头孢曲松。对于有 HSV 脑炎风险的患者,通常会添加静脉使用阿昔洛韦。同样,对于有感染李斯特菌风险的患者,通常会添加氨苄西林。在<56 天的新生儿中,头孢曲松是禁忌使用的,因为它能从白蛋白结合部位取代胆红素,可增加患核黄疸的风险。因此,对于有患脑膜炎危险的发热新生儿,经验性方案包括从出生到 21 天使用氨苄西林、头孢噻肟和阿昔洛韦,从 22~28 天使用氨苄西林/头孢噻肟,以及从 29~56 天单独使用头孢噻肟[36]。

　　另一类用于减少感染引起炎症的药物是皮质类固醇。皮质类固醇降低核因子 kB(NF-κb),与听力丧失和神经后遗症的风险增加有关。此外,使用皮质类固醇治疗肺炎链球菌引起的脑膜炎,患者的死亡率较低,但在流感嗜血杆菌和脑膜炎球菌引起的脑膜炎患者中,发现对这些患者的死亡率无影响[37]。

## 17.10　大数据

　　计算和数据分析技能现在比以往任何时候都重要。本章自然会对生物计算学进行讨论,因为与手术和感染相关的研究都可以极大地有助于理解如何在大量未分类的嘈杂数据中发现有用的信号。例如,美国地质调查局(USGS)正在使用大规模数据分析来调查福氏纳格勒阿米巴的分布情况[38]。我们现在知道福氏纳格勒阿米巴是一种导致原发性阿米巴性脑膜脑炎

(PAM)的嗜热菌,该病是致命性的。大数据使生物信息学研究人员能够了解影响温水中病原体的热梯度和地球化学梯度。地理测绘和地理信息系统(GIS)模型收集了广泛的环境变量,表明致命的阿粑感染是在铜含量低和锌含量高的地区报告的[38]。假设你是美国地质调查局的一名研究人员,正在调查福氏纳格勒阿米巴是否更有可能在锌含量较高的土壤中被发现。你已经记录了阿米巴在没有锌的土壤中生长的时间和有锌的土壤中生长的时间,并计算了平均生长时间和标准差。场景1:你进行数据分析并发现含锌土壤的生长时间更快,但差异"统计意义不大",即 $P=0.3$。尽管如此,在明尼苏达州华盛顿县,检查你家附近淡水池边的土壤中的锌含量似乎仍然是明智的。场景2:你发现了强有力的证据,证明阿米巴在有锌的情况下生长得更快,比如 $P=0.002$。尽管"意义重大",但重要的是要考虑差异的大小——增长速度有多快[39]?你的临床判断和科学结论不应该仅仅基于 $P$ 值是否超过一个特定

的阈值。这上因为结构上的显著性与临床上的显著性是不一样的[40]。

### 要点

- 尽管病毒和免疫介导的神经系统疾病是最具挑战性的神经系统疾病之一,但记住,在研究其之前,要先寻找常见的问题。
- 最常见的神经免疫疾病是多发性硬化症,而HIV是神经系统最常见的病毒感染。这两种疾病的共同之处在于神经元的逐渐丧失,导致明显的认知和运动功能障碍。术后定期随访最重要,并特别关注患者的营养需求。
- 作为一名关注感染的神经外科医生,花点时间来思考与感染相关的神经损伤的病理生理学。在提出有意义的会诊请求时,这种思考将至关重要。
- 永远不要忘记,P值并不衡量所研究的假设为真的概率,也不衡量数据仅由

随机偶然产生的概率。$P$值是在零假设为真的前提下，得到至少与观测值一样极端的结果的概率的表达式。它没有关于效应大小的信息。

# 17.11 关键知识点回顾

## 17.11.1 习题

(1)一名38岁的妇女来到急诊室，主诉7天来一直疲劳和头痛。她还出现呕吐症状。患者由她的室友陪同，没有发现任何意识障碍或性格变化。体检时，她清醒，机警，对答自如。她的颈部柔软，口咽部有鹅口疮。脑部MRI正常，眼科检查显示双侧乳头水肿。HIV快速检测呈阳性。以下哪一项最有可能确定诊断？

a.巨细胞病毒(CMV)IgG检测

b.弓形虫抗体血清

c.脑脊液的HSV1-PCR

d.脑脊液隐球菌抗原检测

e.脑脊液JC病毒PCR

(2)一名36岁的男子被他的室友带到急诊室(ED)，在过去的两天里，他感到意识模糊和焦虑。在急诊室，他有全身强直-阵挛发作。他的体温为40℃(104°F)，血压为120/80mmHg，脉搏为105/min，无颈部僵硬，但神经检查显示双侧足底反射向上。头部CT显示无异常。腰穿脑脊液常规结果如下[14]，蛋白质：85mg/dL，红细胞(RBC)：25/mL，白细胞(WBC)：90/mL，淋巴细胞：90%，下面哪一项是该患者最好的治疗方案？

a.静脉两性霉素B

b.静脉注射阿昔洛韦

c.静脉注射头孢曲松和万古霉素

d.脑部MRI，有或无对比增强

(3)一名15岁少女因头痛和昏睡18小时被送往急诊科。她和朋友们露营了3天，回来后就开始头痛。体温为39.6℃(103.3°F)，血压为90/60mmHg，脉搏为120/min，呼吸为22/min。患者感觉迟钝，只对深层的痛苦的刺激有反应。体格检查显示颈部对被动弯曲有抵抗力。下肢有几处瘀点。CSF 结果如下，葡萄糖：20mg/dL 蛋白质：475mg/dL 白细胞：2000/mL 中性粒细胞：90%，以下哪一项是该患者最有可能的病因？

a.虫媒病毒性脑炎

b.急性莱姆病

c.脑膜炎球菌感染

d.细菌性脑膜炎

e.落基山斑疹热

（4）一名 31 岁的男子，由于 2 周的日常头痛和渐进性意识混乱而被带到急诊室。他有艾滋病史。患者蓬头垢面，无方向感。体温为 38.6℃（101.4℉），血压为 118/75mm Hg，脉搏为 110/min。神经检查显示共济失调和右侧偏瘫。脑部磁共振显示多处环状强化病变。以下哪一项最有可能预防该患者的病情？

a.阿昔洛韦

b.阿奇霉素

c.甲氧苄啶-磺胺甲恶唑

d.异烟肼

e.更昔洛韦

f.氟康唑

（5）一名 28 岁的男子因手臂和脸出现问题来到急诊室。他的左臂和脸的左侧都有 1~2 分

钟的抽搐。几个星期来，他每天都头痛，并伴有恶心。患者有艾滋病史，但不定期服药。3 个月前，他的 CD4 计数为 46/mL，左臂肌力为 4/5 级，深部肌腱反射（DTR）为 3+。脑部磁共振显示在灰白色交界处和基底神经节有多处环状强化病变。下面哪一项是下一步治疗方案？

a.阿苯达唑

b.立体定向脑活检

c.克拉霉素和乙胺丁醇

d.磺胺嘧啶和嘧啶

e.两性霉素 B 和氟胞嘧啶

f.万古霉素和头孢曲松

（6）一名 35 岁的妇女因为 5 天的上肢日益无力和麻木到医生那里接受评估。在过去的两天，她有与打喷嚏或大笑无关的尿失禁。去年夏天，她的下肢暂时性麻木无力达 3 周之久。她曾有过 10 个男性性伴侣，并不完全使用避孕套。检查显示她的步态受损，双侧深部肌腱反射（DTR）为 4+。上肢轻微痉挛和肌力减弱。上腹部对振动觉和触觉减弱。下一步最合适的治疗方案是什么？

a.检测血清维生素 $B_{12}$ 水平

b.快速血浆重组素(RPR)/性病疾病研究实验室(VDRI)检测

c.大脑和脊柱的 MRI

d.腰椎穿刺

e.肌电图

f.肌肉活检

(7)一名 22 岁的初产妇在怀孕 12 周时到医生那里进行了首次产前检查。在过去的 1 个月里,她的双腿有一种刺痛感。她从 13 岁起就开始吃素食。检查显示,结膜苍白,舌头发亮,上肢和下肢的震动觉和位置觉下降。当被要求站起来,把胳膊放在面前,闭上眼睛时,她失去了平衡,并向后退了一步。以下哪一项最有可能阻止患者的病情?

a.补充叶酸

b.补钙

c.补铁

d.青霉素 G 疗法

e.维生素 $B_{12}$ 补充

(8)一名 38 岁的女性,因为近 3 个月的渐进性无力和麻木来医院接受评估。症状从她的小腿开始,逐渐加重至手臂。在过去的一周里,她还出现了双侧面部无力和头痛。她性生活活跃,并不完全使用避孕套。全身肌肉无力,双侧 DTR 为 1+。进一步的评估可能显示有以下哪一项发现?

a.弯曲杆菌粪便培养阳性

b.乙酰胆碱受体(ACHR)抗体阳性

c.RPR 效价 1:128

d.抗 GM1 自身抗体

e.血清肉毒杆菌神经毒素阳性

f.促甲状腺激素(TSH)升高和 T4 水平降低

(9)一名 71 岁的男性,因两周的疲劳和体重减轻而来看医生。8 个月前,他接受了肾脏移植手术。他目前的药物包括泼尼松和霉酚酸酯莫非替。在急诊室里,患者癫痫发作,很难用左手协调动作。磁共振成像显示脑实质内病变伴外周环增强。组织吸出物产生弱酸性的革兰阳性细菌,呈分枝丝状。下面最合适的初步药物治疗是哪一项?

a.甲氧苄啶-磺胺甲恶唑

b.万古霉素

c.利福平、异烟肼、吡嗪酰胺和乙胺丁醇

d.红霉素

e.阿米卡星

(10)一名 7 岁的男孩,因为高烧和嗜睡 4 天被带到急诊室。他患有镰状细胞病,由于父母的宗教信仰,他没有注射任何疫苗。检查显示颈项强直,Kernig征和 Brudzinski 征阳性。脑脊液检测结果显示,葡萄糖浓度降低、蛋白质浓度增加和大量的分叶核粒细胞。脑脊液的革兰染色显示革兰阴性球菌。这个患者会有哪种并发症的风险增加?

a.脑瘫

b.听力损失

c.肾上腺功能不全

d.脑脓肿

e.交通性脑积水

## 17.11.2 答案

(1)d.隐球菌病是艾滋病毒感染者中最常见的真菌疾病,它是 60%~70%艾滋病毒感染者的艾滋病定义性疾病。该患者的症状和双侧乳头水肿的隐匿性发作支持隐球菌感染的可能性。隐球菌病通常只有在 CD4+淋巴细胞计数<100 个/mL 时,才会发生。

(2)b.强直性阵挛性癫痫和

以淋巴细胞为主的脑脊液提示为病毒性脑膜炎。在美国,病毒性脑膜炎最常见的病因是 HSV。因此,正确和适当的治疗是静脉注射阿昔洛韦。

(3)c.患者的身体检查发现感觉迟钝,颈部对被动弯曲有抵抗力,瘀点指向淋病奈瑟菌感染。中性粒细胞占优势、白细胞升高和低葡萄糖的脑脊液发现,进一步有力支持细菌性脑膜炎。

(4)c.甲氧苄啶-磺胺甲恶唑是治疗诺卡菌引起的环化性病变的一线药物。环增强病变最常见的 3 个原因包括弓形虫病、诺卡菌和中枢神经系统淋巴瘤。在本例中,单侧偏瘫、共济失调和渐进性意识混乱的表现支持诺卡菌是最可能的病因。

(5)d.脑部磁共振成像显示灰白色质交界处和基底节处的多个环形强化病灶实际上是弓形虫感染的病理学特征。弓形虫病的一线治疗是磺胺嘧啶和嘧啶。单侧抽搐和 CD4 细胞计数低的其他特征支持感染性病因导致免疫功能低下患者的神经症状。

(6)c.这名妇女有复发的神

经症状，提示病变位于锥体束（无力，痉挛，DTR 增加）、脊髓背侧柱（失去震动觉精细触觉）和自主神经系统，病变在时间和空间上进展。这些提示多发性硬化（MS）。人脑和脊柱的 MRI 检查是确诊的首选检查，其可显示多个硬化斑块（最常见于心室周围、皮质旁、幕下或脊髓白质），具有手指状径向延伸。

（7）e.此患者表现为结膜苍白、疲劳、呼吸短促和舌炎，这共同表明营养缺乏性贫血。患者的素食和怀孕是维生素 $B_{12}$ 缺乏的重要危险因素。考虑到伴随的神经症状症状（感觉异常、失去振动觉和本体感觉、Romberg 试验阳性），最有可能的营养缺乏是维生素 $B_{12}$。

（8）d.抗 GM1 自身抗体见于慢性炎症脱髓鞘多发性神经病变（CIDP）患者。在最典型的 CIDP 中，患者表现为上升性的对称的感觉和运动缺失，其进展时间超过 2 个月。随着治疗（静脉注射免疫球蛋白、血浆置换和糖皮质激素）的进行，症状会在几个月到几年的时间里得到改善。

（9）a.甲氧苄啶/磺胺甲恶唑被认为是诺卡病患者的首选药物。虽然肺部是最常见的感染部位，但诺卡菌病也可感染皮肤、中枢神经系统，或导致播散性感染，如本例患者。诺卡菌病在具有某些特定危险因素的患者中更为常见，这类患者确实存在，如肾移植导致的免疫功能受损的患者。

（10）b.发烧、头痛、呕吐、颈部僵硬、Kernig 征和 Brudzinski 征阳性表明是脑膜炎。鉴于脑脊液中出现革兰阴性球菌，最可能的病原体是流感嗜血杆菌。由于感染通过耳蜗导水管从脑膜扩散到耳蜗，因此感染开始后 48 小时内，最有可能的会出现暂时性或永久性感音神经性听力损失。

# 参考文献

[1] Hansen V, Oren E, Dennis LK, Brown HE. Infectious disease mortality trends in the United States, 1980–2014. JAMA. 2016; 316(20):2149–2151

[2] Hall WA, Kim PD. Neurosurgical Infectious Disease: Surgical and Nonsurgical Management. New York, NY: Thieme; 2014

[3] Valmari P. White blood cell count, erythrocyte sedimentation rate and serum C-reactive protein in meningitis: magnitude of the response related to bacterial species. Infection. 1984; 12(5):328–330

[4] Markanday A. Acute phase reactants in infections: evidence-based review and a guide for clinicians.

Open Forum Infect Dis. 2015; 2(3):ofv098

[5] Tempel Z, Grandhi R, Maserati M, et al. Prealbumin as a serum biomarker of impaired perioperative nutritional status and risk for surgical site infection after spine surgery. J Neurol Surg A Cent Eur Neurosurg. 2015; 76(2):139–143

[6] Salvetti DJ, Tempel ZJ, Gandhoke GS, et al. Preoperative prealbumin level as a risk factor for surgical site infection following elective spine surgery. Surg Neurol Int. 2015; 6(s)(uppl 19):S500–S503

[7] Jordan TX, Randall G. Flavivirus modulation of cellular metabolism. Curr Opin Virol. 2016; 19:7–10

[8] Barzon L, Trevisan M, Sinigaglia A, Lavezzo E, Palù G. Zika virus: from pathogenesis to disease control. FEMS Microbiol Lett. 2016; 363(18):fnw202

[9] Dick GW. Zika virus. II. Pathogenicity and physical properties. Trans R Soc Trop Med Hyg. 1952; 46(5):521–534

[10] Brasil P, Calvet GA, Siqueira AM, et al. Zika virus outbreak in Rio de Janeiro, Brazil: clinical characterization, epidemiological and virological aspects. PLoS Negl Trop Dis. 2016; 10(4):e0004636

[11] Lucchese G, Kanduc D. Zika virus and autoimmunity: from microcephaly to Guillain-Barré syndrome, and beyond. Autoimmun Rev. 2016; 15(8):801–808

[12] Chang C, Ortiz K, Ansari A, Gershwin ME. The Zika outbreak of the 21st century. J Autoimmun. 2016; 68:1–13

[13] Tabata T, Petitt M, Puerta-Guardo H, et al. Zika virus targets different primary human placental cells, suggesting two routes for vertical transmission. Cell Host Microbe. 2016; 20(2):155–166

[14] Takada S, Fujiwara S, Inoue T, et al. Meningococcemia in adults: a review of the literature. Intern Med. 2016; 55(6):567–572

[15] Rosenstein NE, Perkins BA, Stephens DS, Popovic T, Hughes JM. Meningococcal disease. N Engl J Med. 2001; 344(18):1378–1388

[16] Stephens DS, Hoffman LH, McGee ZA. Interaction of Neisseria meningitidis with human nasopharyngeal mucosa: attachment and entry into columnar epithelial cells. J Infect Dis. 1983; 148(3):369–376

[17] Gardner P. Clinical practice. Prevention of meningococcal disease. N Engl J Med. 2006; 355(14):1466–1473

[18] Borrow R, Alarcon P, Carlos J, et al. The global meningococcal initiative: global epidemiology, the impact of vaccines on meningococcal disease and the importance of herd protection. Expert Rev Vaccines. 2017; 16(4):313–328

[19] Gripper LB, Welburn SC. Neurocysticercosis infection and disease—a review. Acta Trop. 2017; 166:218–224

[20] Del Brutto OH. Neurocysticercosis: a review. Sci World J. 2012; 2012:159821

[21] Garcia HH, Del Brutto OH; Cysticercosis Working Group in Peru. Neurocysticercosis: updated concepts about an old disease. Lancet Neurol. 2005; 4(10):653–661

[22] Siddiqui R, Ali IKM, Cope JR, Khan NA. Biology and pathogenesis of Naegleria fowleri. Acta Trop. 2016;

164:375–394

[23] Cain AR, Wiley PF, Brownell B, Warhurst DC. Primary amoebic meningoencephalitis. Arch Dis Child. 1981; 56(2):140–143

[24] Cetin N, Blackall D. Naegleria fowleri meningoencephalitis. Blood. 2012; 119(16):3658

[25] Soavi L, Rosina M, Stefini R, et al. Post-neurosurgical meningitis: management of cerebrospinal fluid drainage catheters influences the evolution of infection. Surg Neurol Int. 2016; 7(suppl 39):S927–S934

[26] van de Beek D, Drake JM, Tunkel AR. Nosocomial bacterial meningitis. N Engl J Med. 2010; 362(2):146–154

[27] Lozier AP, Sciacca RR, Romagnoli MF, Connolly ES, Jr. Ventriculostomy-related infections: a critical review of the literature. Neurosurgery. 2002; 51(1):170–181, discussion 181–182

[28] Schreffler RT, Schreffler AJ, Wittler RR. Treatment of cerebrospinal fluid shunt infections: a decision analysis. Pediatr Infect Dis J. 2002; 21(7):632–636

[29] Leib SL, Boscacci R, Gratzl O, Zimmerli W. Predictive value of cerebrospinal fluid (CSF) lactate level versus CSF/blood glucose ratio for the diagnosis of bacterial meningitis following neurosurgery. Clin Infect Dis. 1999; 29(1):69–74

[30] Tunkel AR, Hartman BJ, Kaplan SL, et al. Practice guidelines for the management of bacterial meningitis. Clin Infect Dis. 2004; 39(9):1267–1284

[31] Zarrouk V, Vassor I, Bert F, et al. Evaluation of the management of postoperative aseptic meningitis. Clin Infect Dis. 2007; 44(12):1555–1559

[32] Greenberg MS. Handbook of Neurosurgery. 8th ed. New York, NY: Thieme; 2016

[33] Leonard MK, Blumberg HM. Musculoskeletal tuberculosis. Microbiol Spectr. 2017; 5(2)

[34] Kumar K. Spinal tuberculosis, natural history of disease, classifications and principles of management with historical perspective. Eur J Orthop Surg Traumatol. 2016; 26(6):551–558

[35] Greenberg MS, Arredondo N. Handbook of Neurosurgery. 6th ed. New York, NY: Thieme Medical Publishers; 2006

[36] Aronson PL, Thurm C, Williams DJ, et al; Febrile Young Infant Research Collaborative. Association of clinical practice guidelines with emergency department management of febrile infants ≤56 days of age. J Hosp Med. 2015; 10(6):358–365

[37] Brouwer MC, McIntyre P, Prasad K, van de Beek D. Corticosteroids for acute bacterial meningitis. Cochrane Database Syst Rev. 2015(9):CD004405

[38] National Academies of Sciences E, and Medicine; Health and Medicine Division; Board on Global Health; Forum on Microbial Threats. Big Data and Analytics for Infectious Disease Research, Operations, and Policy: Proceedings of a Workshop. Washington, DC: National Academies Press; 2016

[39] Goodman S. A dirty dozen: twelve p-value misconceptions. Semin Hematol. 2008; 45(3):135–140

[40] Nuzzo R. Scientific method: statistical errors. Nature. 2014; 506(7487):150–152

# 第 **18** 章

# 跨学科诊疗

Logan Pyle,Joshua Smith,Je?rey Esper

## 18.1 神经病学

### 18.1.1 痴呆

#### 基础知识

《精神障碍诊断和统计手册》第 5 版将"痴呆"定义为:在以下一个或多个认知领域中,与以前的表现水平相比,存在认知能力显著下降的证据[1]:

(1)学习和记忆。

(2)语言。

(3)执行功能。

(4)复杂注意力。

(5)感知运动技能。

(6)社会认知。

这些缺陷不能用另一种精神疾病来更好地解释, 如抑郁症,它可以表现为"假性痴呆"。

重要的是区分痴呆和单纯谵妄。谵妄被定义为一种极度不安的精神状态,其特征是躁动不安、幻想以及思想和言语的不连贯。谵妄患者的脑电图(EEG)通常表现为弥散性的脑电基础频率的减慢, 而痴呆患者的 EEG 可能正常。

#### 活检基本指南(CJD)

所谓的快速进展性痴呆可能需要脑组织活检来诊断。最令人担忧的是朊病毒疾病,如克雅病(CJD)、变异克雅病(vCJD)、库鲁病(kuru)、致命的家族性失眠和格什曼-斯特拉斯勒-申克尔病[2]。

活检指南如下：

- 活检应该足够大(至少 1cm³)。
- 应取自受影响的区域。
- 它应该包括灰质和白质。
- 所有工具都应消毒。

## 18.1.2　头痛

**基础知识**

头痛可分为两类：原发性和继发性。

原发性头痛包括偏头痛和紧张性头痛，而继发性头痛由系统性疾病、颅内疾病、外伤、手术和腰椎穿刺引起。

**需要排查的头痛**

新出现的、发病突然的、严重的、不同于患者通常类型的头痛，或者伴有神经系统检查异常的头痛，需要用计算机断层扫描(CT)或磁共振成像(MRI)进行进一步的排查。

**偏头痛**

*一般偏头痛*

偏头痛被定义为持续数小时的发作性头痛，通常为单侧头痛，并伴有恶心、呕吐、畏光或畏声[3]。

*典型偏头痛*

典型偏头痛是一种常见的先兆性偏头痛。典型偏头痛的先兆症状由一些阳性表现组成，如闪光幻觉、万花筒视觉和麻痹等，这些表现有助于将偏头痛与中风症状区分开来[3]。

**丛集性头痛**

*基础知识*

丛集性头痛通常持续 30~90 分钟，其特征是严重的、反复发作的单侧疼痛，通常发生在 V1 支配范围区域，伴有相关的同侧自主神经紊乱症状，包括结膜充血、鼻塞、鼻腔充血、流泪和面部潮红[4,5]。

*治疗*

(1)100% $O_2$。

(2)皮下注射舒马普坦(SQ)。

(3)类固醇激素。

(4)难治性病例可考虑用以下方式进行治疗：

a.经皮射频蝶腭神经节阻滞。

b.下丘脑深部脑刺激。

(5)可用维拉帕米预防性治疗。

## 腰椎穿刺术后头痛

### 基础知识

也称为"脊柱性头痛",可能发生于硬脑膜穿刺后,也可能发生于自发性颅内压降低的特殊情况下[4]。

### 特征

头痛是位置性的,当患者坐位或站立时,头痛会加重。

### 病理生理学

脑脊液(CSF)从未愈的硬脊膜开口处泄漏,可导致持续性低颅压。

### 神经影像学

磁共振成像可显示弥漫性厚的硬脊膜,明显强化和 T2 呈高信号。

### 治疗

(1)平躺 24 小时。

(2)口服和静脉注射等离子液。

(3)腹部紧固带。

(4)咖啡因口服或静脉注射。

(5)高剂量类固醇激素。

(6)如果上述方法失败,则使用"血块补丁"的治疗方法。

## 18.1.3　帕金森综合征

### 经典帕金森病

帕金森病是继阿尔茨海默病后第二常见的神经退行性疾病。在 60 岁以上人群中发病率为 1%,但有几个相似疾病需要与之鉴别,使得即使有经验的神经科医生来说也很难诊断。

其特征在于以下症状的组合:

(1)运动迟缓。

(2)强直。

(3)静止震颤。

(4)姿势不稳定和步态障碍。

症状是由于多巴胺能神经元的损失,主要是在黑质致密部。这些神经元通常投射到尾状核和壳核,调节皮质纹状体的传递,这是正常运动所必需的。退化的原因尚不清楚,但这些细胞中有 α-突触核蛋白的积累,显微镜下可见[6]。

### 其他类型的帕金森综合征

也可以看到其他类型的帕金森综合征,通常被称为"帕金森病+"。这些疾病包括进展性核上性麻痹、多系统萎缩、皮质基底细胞退化和路易体痴呆(DLB)。所有类型都涉及运动迟缓和僵硬,但经常有记忆丧失和心理障碍的早期发作。帕金森综合征也可能是抗精神病药物,如抗精神病药物和止吐药诱导引起的。也可能与血管性、正常压力脑积水(NPH)或脑卒中相关。帕金森综合征也有罕见的家族性[7]。

### 外科疗法

手术选择包括在单侧或双侧丘脑底核(STN)或苍白球中间核(GPi)放置深部脑刺激器(DBS)。GPi DBS 可能有较少的神经精神副作用。

> 对于运动障碍,已证明手术优于最好的药物治疗,但患者的选择非常重要[8]。

## 18.1.4 特发性震颤

以腹侧中核(VIM)为靶点的丘脑 DBS 显著降低了原发性震颤的严重程度,即使在药物治疗难治的患者中也是如此[9]。

## 18.1.5 多发性硬化症基础知识

多发性硬化症是一种影响大脑、脊髓和脑神经的中枢神经系统(CNS)脱髓鞘疾病。没有周围神经系统(PNS)的参与。

### 流行病学

多发性硬化症影响着美国大约 45 万名患者和全世界 230 万名患者。这种疾病在女性中的发病率是男性的 3 倍,通常发病年龄在青年的成年期,但对预期寿命没有重大影响。多发性硬化症的终生经济负担估计远远超过每人 120 万美元[10]。

### 临床表现

对于最常见的变异,即复发缓解型多发性硬化症,患者较长时间的不活动期间会经历短暂的急性炎症和新发的残疾。炎症可以发生在中枢神经系统的任何地方,但脱髓鞘斑块最常见于视神经、脑室周围白质、胼胝体、皮质旁纤维和小脑脚。

复发包括在没有发烧或感染的情况下持续至少 24 小时的

神经障碍。单独发作的诊断应该至少间隔 30 天没有症状[10,11]。

## 诊断标准

最新标准是 2010 年修订的麦当劳诊断标准。需要排除更可能的诊断。为了诊断多发性硬化症,病变必须在时间和空间上扩散。仅临床证据就可以,如果有两次或两次以上一致的单独发作更足以证明。

空间传播包括中枢神经系统 4 个区域中至少两个区域的至少一个 T2 病变:

(1)脑室周围。

(2)近皮层。

(3)幕下。

(4)脊髓。

及时传播包括重复磁共振成像中出现新的 T2 和(或)钆增强病变,或者在任何时候出现无症状的钆增强和非增强病变。

活动性脱髓鞘病变会有钆增强,而陈旧性非活动性病变在 T2 和 FLAIR 像上无增强。增强的原因是血脑屏障的破坏[10]。脑脊液分析可以支持诊断。如果诊断不直接,所有疑似多发性硬化症的病例都应检查阳性脑脊液,包括寡克隆免疫球蛋白带或升高的免疫球蛋白指数。

## 18.1.6 运动神经元疾病

### 肌萎缩性侧索硬化

*流行病学*

在美国,每年有近 5000 人被诊断患有肌萎缩侧索硬化症(ALS),平均发病年龄为 56 岁,男女比例为 1.6:1。患者通常死于呼吸衰竭,通常在诊断后 3 年左右去世[12]。

*病理学*

最常见的遗传原因是 C9orf72 的突变,引起 GGGGCC 核苷酸重复,并占家族病例的 40%。SOD1 基因突变占家族性肌萎缩侧索硬化症的 20%。上下运动神经元都受到影响,包括运动皮层的巨大 Betz 细胞,然而,大多数硬化症发生在前角的下运动神经元[12]。

*临床和诊断*

埃尔埃斯科里亚标准于 1994 年发表,概述了肌萎缩侧索硬化症的诊断。肌萎缩侧索硬化症是一种临床诊断,其特征主要是下运动神经元障碍,包括肌萎缩、肌束颤动和肌无力。临床诊断还需要有上运动神经元退化征。症状通常从一个肢体开始，并扩散到其他区域。身体分为4个区域：延髓、颈部、胸部和腰骶部，诊断的确定性随着所涉及区域的数量而增加。一小部分患者出现"延髓"发作，伴有肌肉无力和构音障碍，预后较差[12]。

### 治疗和预后

在辅助治疗的同时，利鲁唑（一种阻止神经元谷氨酸释放的药物）和依达拉奉（一种作用机制未知但起作用的药物）作为一种自由基清除剂，是目前美国食品和药物管理局（FDA）批准的唯一肌萎缩侧索硬化症治疗方法。它们已经被证明可以减缓肌萎缩侧索硬化症的下降。

### 脊髓性肌萎缩症

脊髓性肌萎缩症（SMA）是一种常染色体隐性遗传病，由染色体5q13.2上SMN1基因缺失引起，在美国人群中的携带率为1/50。现在有一种美国FDA批准的鞘内注射药物为诺西那生钠，这是一种反义寡核苷酸，在存活率和运动方面有显著的里程碑式的改善[12]。

### 脊髓延髓肌萎缩症

脊髓延髓肌萎缩症，即肯尼迪病，是一种由X染色体上雄激素受体基因的CAG三核苷酸重复引起的X连锁隐性遗传性肌萎缩症。面部和口腔筋膜炎是伴随着近端肌群虚弱萎缩的常见症状[12]。

## 18.1.7 格林-巴利综合征

### 临床症状

格林-巴利综合征（GBS）也被称为急性炎症性脱髓鞘性多发性神经病（AIDP），其典型症状是呼吸或胃肠疾病。它被认为是由"分子模拟机制"反应触发的。免疫系统错误地攻击宿主髓鞘和轴突。神经症状在几天内迅速发展，通常伴有上升的对称瘫痪。在GBS病发作时，腰痛非常常见，可能是其表现症状[13]。

### 诊断特征

（1）渐进、相对对称的运动衰退。

（2）屈光不正。

（3）自主神经功能障碍：心

动过速,血压波动。

(4)胆汁血压。

(5)脑脊液:白蛋白细胞分裂(在没有脂肪细胞增多的褶皱蛋白质中)。

(6)脱髓鞘始于神经根。

## 治疗

静脉注射免疫球蛋白,每天400mg/kg,持续 5 天 ,或每天1000mg/kg,持续 2 天,或每隔一天更换血浆,持续 10 天。

## 18.1.8　脊髓炎

横贯性脊髓炎是由炎性脊髓病的任何原因引起的一类脊髓疾病,为特发性,或者继发于其他神经或系统疾病。

### 病因学

病因可以是炎性、血管性或压迫性的。鉴别诊断包括多发性硬化症、视神经脊髓炎、干燥综合征、狼疮相关横贯性脊髓炎、抗磷脂抗体综合征、铜缺乏症、$B_{12}$ 缺乏症、三级梅毒、结节病和多种单独的病毒/细菌疾病,甚至疫苗接种。

### 临床表现

没有临床迹象可以将横贯性脊髓炎与紧急压迫性脊髓病区分开来,因此所有出现急性脊髓病的患者都应接受评估和温和治疗。患者将出现感觉丧失、背痛、损伤水平以下虚弱、共济失调以及膀胱和肠功能障碍。这些症状可能会持续数小时、数天或数周。反射可以在早期减弱,但最终会变得反射亢进。存在感觉平面和尿潴留高度提示脊髓疾病[14]。

### 辅助检查

全脊髓的成像应该被强烈考虑检查,因为即使是小的颈部损伤也会引起孤立的下肢症状。磁共振成像有和没有增强是首选的诊断方式。横贯性脊髓炎的脑脊液分析将典型的显示出红细胞增多和 IgG 升高。脊髓全节段的影像学检查被强烈推荐,因为即使轻微颈髓损伤仅可造成下肢症状。MRI 平扫和(或)增强检查是首选诊断方式。红细胞增多和 IgG 升高是横贯性脊髓炎脑脊液分析的典型表现。

## 治疗

静脉注射甲泼尼龙 1g/d。在类固醇无效的严重病例中,考虑静脉注射免疫环蛋白 400mg/(kg·d),5 天或隔日更换血浆,共 5 次[14]。

## 18.1.9 神经系统结节病

结节病是一种以肉芽肿性炎症为特征的疾病,其病因不明,能够影响所有器官系统。不足 5% 的病例累及中枢神经系统,尽管也有单纯中枢神经系统结节病而不累及全身的病例,但没有系统性[15]。

### 病理学

确诊需要非肉芽肿性炎症的组织学证据。有巨噬细胞浸润,伴有上皮样、非核分化多核巨细胞,偶尔还有淋巴细胞或单核细胞浸润[16]。

### 临床发现

对于结节病,最常见的表现是慢性脑膜炎,伴有头痛、脑膜刺激征和脑病。颅神经麻痹,如贝尔麻痹或眼肌麻痹,也很常见,尽管任何颅神经都可能受到影响。另一个最常见的表现是脊髓病,其次是脊髓圆锥或马尾综合征。这些患者也可能呈现不对称的单神经病变多重图像。

### 实验室检查

脑脊液显示细胞增多,淋巴细胞为主。蛋白质普遍升高,高于 100。脑脊液葡萄糖低于正常水平。脑脊液血管紧张素转换酶水平具有假阳性率高和灵敏度低的特点,通常是无用的。

### 成像

整个神经轴的磁共振成像应该用钆作为增强剂。常见的发现是 T2 高信号和钆增强时明显强化。应特别注意硬膜外强化和局灶性硬脑膜强化。也可能有垂体柄增大和局灶性脑旁病变。可以观察到不同的增强模式,如均匀的和块状的,或者不规则的和线性的。脊髓的磁共振成像可以显示一个有趣的"三叉戟头"形状的中央管和脊髓背侧强化模式。应进行胸部 X 线或 CT 检查,以寻找肉芽肿性炎症和肺门淋巴结病[16]。

### 组织活检

如前所述,神经结节病的明确诊断需要进行临床检查。如果涉及肺,经支气管肺活检可能是最直接的方法,如果有皮肤结节,皮肤活检是一种选择。然而,如果怀疑原发性神经结节病不涉及其他系统,则应进行中枢神经系统活检。

## 治疗

治疗的主要方法是类固醇联合保留类固醇的免疫抑制剂。

氨甲蝶呤、霉酚酸酯、他克莫司、硫唑嘌呤、环磷酰胺和其他几种药物都曾被尝试过。应事先选择客观的改善措施,可能是影像增强、神经功能缺损或脑脊液麻痹[15,16]。

## 18.1.10　后部可逆性脑病综合征

### 临床特征

出现高血压脑病症状或体征的患者,包括但不限于头痛、恶心、呕吐、精神错乱、癫痫发作和视觉改变,伴有枕部白质的相关 T2 高强度病变(图 18.1)[17,18]。

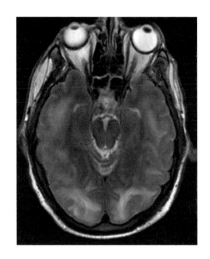

**图 18.1**　后部可逆性脑病综合征对磁共振血流衰减反转恢复的影响。

### 成像

磁共振成像将显示脑白质中的 T2 高强度,白质影响很小,而 CT 扫描观察相同的区域,显示该区域的密度降低。成像的变化通常最显著地位于大脑半球的后部。

### 治疗

后部可逆性脑病综合征(PRES)的治疗是有限的。最重要的是控制血压,将峰值血压降低约 20% 或以 150/100 的压力为目标是相对安全的[18]。

## 18.1.11 血管炎

### 简介

血管炎是指血管炎症,包括多种疾病,其中血管壁炎症导致末端器官缺血和炎症损伤。它们可能是特发性的,与免疫复合物沉积、慢性感染或结缔组织疾病有关。大多数涉及多系统,然而,原发性中枢神经系统血管炎和非系统性血管病是纯中枢神经系统血管炎。可能影响中枢神经系统的血管炎如下:结节性多动脉炎、过敏性血管炎、巨细胞动脉炎、多发性大动脉炎、肉芽肿病伴多血管炎、淋巴瘤样肉芽肿病、中枢神经系统孤立性血管炎和贝切特病[19,20]。

### 巨细胞动脉炎

#### 流行病学

巨细胞动脉炎(GCA),也称为暂时性动脉炎,是一种慢性肉芽肿性疾病。巨细胞动脉炎主要影响颈动脉颅外段,也可能影响其他动脉。当涉及颈内动脉时,可能发生缺血性脑卒中。GCA见于年龄较大的患者,一般超过50岁。高达50%的患者伴有风湿性多肌痛。

#### 临床表现

GCA通常表现为暂时性头痛、近端肌肉疼痛、低烧、体重减轻、不适、疲劳和下颌跛行。颞浅动脉可触诊,触诊时,搏动减弱。视力丧失可以是暂时性的,然后通过缺血性视神经病变发展为永久性视力丧失[20,21]。

#### 评估和活检

红细胞沉降率和碳反应蛋白通常都很高;血沉通常>50mm/h。血管造影术可以显示狭窄病变和相关的炎症变化。颞动脉活检是诊断GCA的金标准,应在受累侧进行[20]。

#### 治疗

开始时,应该使用60~80mg的泼尼松。当血沉降低时,治疗可以降低[20]。

### 其他血管炎

#### 结节性多动脉炎

结节性多动脉炎(PNA)影响中小动脉,并偏爱分支点。这是一种坏死性血管炎,最终导致血栓形成受影响的动脉。症状包括头痛、癫痫发作、蛛网膜下隙出血、视网膜出血和脑卒中。治疗包括疾病改善治疗,如环磷酰胺,而不是慢性类固醇[20]。

### 韦格纳肉芽肿病

此疾病影响上下呼吸道和肾脏。髓过氧化物酶(MPO)/核周抗中性粒细胞胞浆抗体(p-ANCA)经常存在。神经疾病包括局灶性颅神经病、多发性单神经炎和感觉运动性多发性神经病。治疗包括免疫抑制剂,如环磷酰胺[20]。

### 贝切特病

经典表现是口腔溃疡、生殖器溃疡和葡萄膜炎的三重组合。病理生理学包括静脉、小静脉、毛细血管的血管周淋巴细胞浸润,偶尔有动脉受累。神经病学表现包括伴有头痛的脑膜脑炎、伴有逐渐演变的多灶性体征的脑炎形式、脑卒中和由硬脑膜静脉窦血栓形成引起的伴有视神经盘水肿的头痛。类固醇可用于治疗眼部和脑部症状,而且通常不会造成皮肤损伤[20,21]。

### 原发性中枢神经系统血管炎

中枢神经系统原发性血管炎通常表现为影响软脑膜和实质血管的小血管炎。它表现为亚急性脑病,无全身症状。一旦怀疑,脑活检是必要的,以确认诊断[20,21]。

## 18.1.12 纤维肌发育不良

### 病因和动脉瘤

纤维肌发育不良(FMD)是一种非动脉粥样硬化性、非炎症性、多病灶动脉疾病,可累及动脉壁的任何一层或全部三层,通常与中膜平滑肌层增生有关。它可能导致血管局部不规则、狭窄、动脉瘤的倾向,并增加解剖和下游器官功能障碍的风险[21]。

### 临床表现

许多这类病变是无症状的,但是它们可以导致狭窄、血栓形成和变异。如果肾动脉受到影响,这些病变可以表现为缺血性中风,甚至是不受控制的高血压。这些患者还可能患有头痛、搏动性耳鸣、颈部杂音、偏头痛,如果颈部血管受到影响,还可能发展为霍纳综合征。

### 诊断

诊断是通过 CT 血管造影、磁共振血管造影或标准血管造影进行的。它可以表现为经典地

"串珠"样视觉化外观(图 18.2)。

## 治疗

治疗的主要内容包括减少其他血管危险因素和采用阿司匹林等抗血小板治疗。钙通道阻滞剂通常用于高血压,防止血管收缩。那些高血压患者应该对他们的肾动脉进行评估,以排除狭窄病变[21]。

## 18.1.13 常染色体显性遗传性脑动脉粥样硬化伴皮质下梗死和脑白质病

常染色体显性遗传性脑动

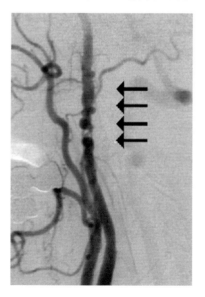

图 18.2 血管造影图像上的 "串珠"样外观符号(箭头所示)。

脉粥样硬化伴皮质下梗死和脑白质病(CADASIL)是一种常染色体显性遗传性疾病,可导致多种神经现象,包括缺血性皮质下卒中、先兆偏头痛、抑郁症和痴呆。CADASIL 是由于 NOTCH3 基因突变引起的,该基因对血管平滑肌发育很重要。分子遗传检测现在是诊断的黄金标准[22]。

## 18.1.14 神经元抗体疾病

以下是一些常见副磷脂综合征及其相关抗体和恶性肿瘤[19]:

• **抗 Ma1 抗体**:边缘性和(或)脑干脑炎。偶尔出现孤立性小脑炎。与肺癌和睾丸癌有关。

• **抗 Ma2/抗 Ta 抗体**:边缘性和(或)脑干脑炎,伴有过度白天嗜睡和垂直凝视。与睾丸生殖细胞肿瘤有关。

• **抗 Hu 抗体**:脑脊髓炎周围神经病。与小细胞肺癌有关。

• **抗 Ri 抗体**:调理肌阵挛视网膜退化。与成人乳腺癌和,儿童神经纤维瘤相关。

• **抗 NDMA 抗体**:脑髓-发生性格变化。与卵巢畸胎瘤有关。

• **抗 YO 抗体**:小脑炎和脑

干脑炎。与卵巢癌、子宫癌和乳腺癌有关。

• **抗电压门控钙通道抗体**：神经肌肉无力。也被称为兰伯特–伊顿综合征。与小细胞肺癌有关。

### 18.1.15　癫痫综合征

以下是一些常见癫痫综合征，以及特征和治疗[23]。

• **西方综合征(婴儿痉挛)**：头部和躯干的突然痉挛。与脑电图上的高峰节律紊乱有关。用促肾上腺皮质激素和维格巴丁治疗(图 18.3)。

• **良性中央沟癫痫**：夜间仅限癫痫发作。脑电图上的中央颞区棘波。通常是自我限制的，但可以用卡马西平或加巴喷丁治疗(图 18.4)。

• **伦诺克斯–加斯托综合征**：非控制–全身性、部分性和弛缓性(跌落发作)癫痫发作。丙戊酸钠、拉米特和托吡酯治疗，但通常难以治愈(图 18.5)。

• **青少年肌阵挛性癫痫(JME)**：发作间肌阵挛抽搐伴全身性癫痫发作。可能在青春期有"凝视期"。脑电图上出现 4~6Hz 的棘波和多棘波放电。丙戊酸钠

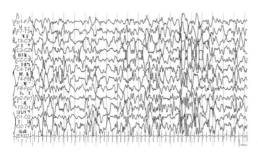

图 18.3　西方综合征中的高峰节律紊乱。

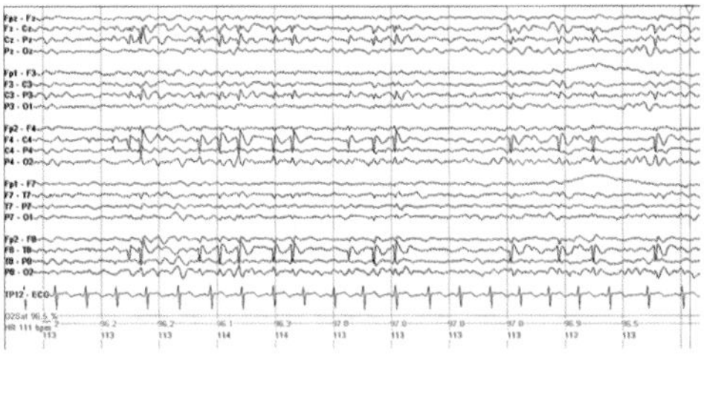

图 18.4　良性中央沟癫痫中的中央颞区棘波。

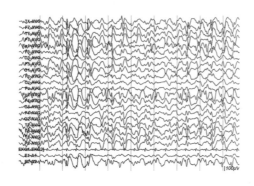

图 18.5 伦诺克斯–加斯托综合征中的尖峰和慢波。

治疗最有效。

• **失神癫痫**：空白凝视法无后期发作。脑电图上的 3Hz 尖峰波放电。如果还有其他类型的癫痫，用乙氧西米或丙戊酸盐治疗。

## 18.2 神经麻醉

### 18.2.1 可变的参数

与神经外科相关的参数，可由麻醉师调节，包括有助于确定患者脑灌注压（CPP）的血压、颈静脉压、动脉二氧化碳张力、动脉氧张力、血细胞比容、温度、血糖水平、脑脊液输出、患者头部水平、血管内容积和身体位置。上述许多参数会影响颅内压、持续血压和平均动脉压。所有这些参数共同影响患者的脑血流量（CBF）和他们的脑氧代谢率（$CMRO_2$）[24,25]。

### 18.2.2 药物

#### 吸入剂

除一氧化二氮（$N_2O$）外，这些药物抑制神经元活动，从而降低大脑代谢。这些药物确实会引起一定程度的血管扩张，从而增加脑血流量，进而增加颅内压。

> $N_2O$ 可能会将气颅转变为张力性气颅，因为它比氮更易溶解，所以更有可能从溶液中沉淀出来。

$N_2O$ 是一种强有力的血管扩张剂，可以显著增加 CBF，而大脑代谢的增加很少。$N_2O$ 也可以通过直接灭活 $B_{12}$ 分子导致急性 B$_{12}$ 缺乏。

卤化剂包括异氟醚(福伦)、地氟醚（超酮）和七氟醚(Ultane)。所有这些药物都抑制脑电图活动,并被理论化以提供一定程度的脑保护[24]。

**静脉制剂**

这些药物通常用于麻醉诱导和清醒镇静, 包括异丙酚、巴比妥酸盐、依托咪酯和氯胺酮。

异丙酚的半衰期很短,可以在镇静状态下反复进行神经检查。动脉压和颅内压都有剂量依赖性下降。副作用通常通过跟踪甘油三酯水平和监测代谢性酸中毒来监测。

大剂量连续给药可引起异丙酚输注综合征,包括代谢性酸中毒、心力衰竭、横纹肌溶解症、肾衰竭和其他异常,包括最终死亡。

巴比妥酸盐会导致大脑代谢的显著降低,并一路压制脑电图活动,从而打破压制或电描记沉默。大多数口服抗癫痫药物或

静脉注射用于治疗癫痫持续状态。所有形式都可能导致剂量依赖性低血压。最常用的静脉注射剂是硫喷妥钠, 因为它起效快,半衰期最短。

依托咪酯(酰胺酸)是一种具有遗忘但无镇痛性质的麻醉剂。它能产生肌阵挛活性。众所周知,它会损害肾功能,并可能导致肾上腺功能不全。它是一种非常血流动力学稳定的诱导药物,通常是首选药物。

氯胺酮产生离解麻醉,对心排血量或呼吸功能几乎没有影响。在过去,人们认为它会导致心率和血压的轻微升高,从而导致 ICP 升高。因此, 在那些 ICP升高的患者中避免使用它。然而,这还没有被证实,在那些低血压的患者中,有医生可能会主张使用它。应监测患者是否有明显幻觉和躁动的反常躁动性谵妄[24,25]。

**麻醉剂**

这些药物都可以减缓脑电图,但不会产生电描记沉默。它们都会导致剂量依赖性呼吸抑制,从而产生高碳酸血症,让非

通气患者的脑血管扩张和颅内压升高。

包括吗啡在内的非合成药物,可能导致低血压、血管扩张,还可能导致肾功能不全者的排泄受到损害。哌替啶(杜冷丁)具有神经兴奋代谢物,可导致多动症和癫痫。

合成麻醉剂,包括芬太尼、舒芬太尼(可引起颅内压升高)、阿芬太尼(也可引起颅内压升高)和瑞芬太尼,可用于清醒开颅术。这些药剂不同于非合成药剂,不会导致组胺释放。这意味着它们引起的低血压更少,因此对患者的心肺复苏的影响也更小。

## 杂项药物

苯二氮䓬类产生抗惊厥作用并产生健忘症。常用于麻醉或镇静的药物包括劳拉西泮或现在更普遍的咪达唑仑。

利多卡因抑制喉部反射,有助于降低颅内压升高,尤其是在插管期间。它被用作那些已知颅内压升高的插管患者的预处理。芬太尼更常用于这种情况。

艾司洛尔也可以用来减弱插管时的交感神经反应,尽管在血压波动的紧急情况下,β阻断剂的使用可能有问题,限制了它的使用。

右美托咪定(Precedex)是中枢 α2 肾上腺素能激动剂,具有多种用途,包括镇静、术后高血压控制、激动性分娩、戒断症状和清醒开颅术期间镇静。

## 插管麻痹剂

为了便于气管插管,麻痹剂与诱导剂一起使用。琥珀胆碱因其起效快、作用持续时间短,是颅内压升高的急性神经疾病患者选择快速序贯插管的药物。

在有些情况下,有的患者应该使用其他药物,如罗库溴铵。这些患者包括高钾血症患者或有高钾血症风险的患者、失用性萎缩患者或神经肌肉连接障碍患者,如重症肌无力患者,其中琥珀胆碱的去极化神经肌肉阻断作用是可以延长的[24,25]。

## 18.2.3　诱发电位

对感觉器官或周围神经的刺激导致与它们的反应相应的皮质区和相互连接的皮质下区。这些路径不能全部直接测量。然而，它们的代表性区域可以通过特定的电极放置和使用计算机对形成波形的输入进行平均来检测。可以测量和跟踪延迟和振幅，以帮助用于诊断和在神经外科干预期间的监测。

麻醉剂可以对诱发电位产生影响，这在神经外科手术中被监测到。所有的挥发性药物都能降低体感诱发电位(SSEP)的剂量依赖性。

通常需要使用最小有效剂量，远离巴比妥类药物和挥发性药物。与间歇注射相比，连续输注将最大限度地减少麻醉对诱发电位监测的影响。

## 18.2.4　恶性高热表现

这是一种高代谢状态，在这种状态下，人们会观察到快速上升的体温和极度的肌肉僵硬。它通常与挥发性吸入麻醉剂(如氟烷)或琥珀胆碱的使用有关。

### 治疗

停用违规麻醉剂，用丹曲林钠进行治疗，剂量为 2.5mg/kg 静脉注射，直至症状改善。

### 预防

处于危险中的患者包括那些有恶性高热、肌肉沉重、肌肉营养不良(特别是杜兴型)或脊柱侧凸家族病史的患者。对于有风险的患者，避免使用琥珀胆碱，应使用非卤化麻醉剂。

## 18.3　神经眼科学

### 18.3.1　眼震

眼震是指自发性或者继发性眼球震颤，由慢速动眼相伴或者不伴有快速恢复动眼相组成。眼震的方向命名取决于快速动眼相方向。水平眼震和上凝视诱发眼震的鉴别诊断非常多，包括药源性眼震，如抗癫痫药物(AED)诱发的眼震。非凝视诱发的垂直眼震，尤其是向下方眼震，多见于脑干病变[26,27]。

## 18.3.2 视盘水肿

视盘水肿是指由颅内压增高引起的视神经水肿，水肿是由于轴浆瘀滞导致，多为双侧出现。病因包括肿瘤的直接压迫、血管疾病，如前部缺血性视神经病变、血管炎、Foster Kennedy 综合征和脱髓鞘疾病。随着病情进展，其会导致视神经损伤直至永久性视力缺损[28]。

## 18.3.3 视野

### 简介

视野检查是一项很重要的床旁操作，严谨正式的视野检查有助于疾病诊断、病程随访和评估。正常视野范围为水平线上下方各 50°，鼻侧 35°，颞侧 90°。在视盘隐窝鼻侧 15°处的视网膜缺乏感光细胞，这就造成了一个生理性盲点，其位于中央点颞侧 15°，略偏向下[29]。

### 视野缺损

视野缺损可行床旁检查，应分别行双眼视野检查。正式的视野检查包括使用正切暗点计屏、Goldmann 计或 Humphrey 计（自动视野计）进行视野检查。

视野缺损通常根据病变的部位和范围来描述。对于仅累及单眼的病变，通常被称为暗点；完全视野缺损被称为单盲；其余的病变通常根据它们的部位（右侧、左侧、上方和下方）和范围（偏侧盲和象限盲）进行命名。图 18.6 显示了常见病变及其相关的视野缺损范围[29]。

## 18.3.4 瞳孔直径

### 瞳孔开大肌和传导束

瞳孔开大肌作用于虹膜，该肌肉收缩时，导致瞳孔开大[27]。

### 瞳孔括约肌和传导束

瞳孔括约肌收缩时，导致瞳孔缩小[27]。

### 传入性瞳孔障碍（Marcus Gunn 瞳孔）

该现象见于光照患侧眼时，直接对光反射和对侧眼间接对光反射减弱或消失。而光照刺激健侧眼时，直接对光反射和患侧眼间接对光反射正常存在[30]。

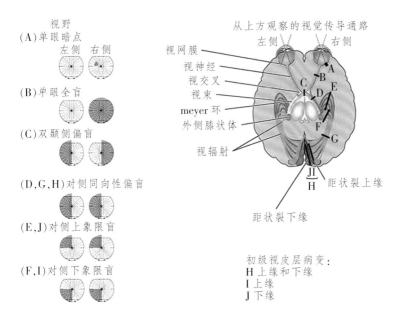

视野
(A) 单眼暗点
左侧  右侧

(B) 单眼全盲

(C) 双颞侧偏盲

(D,G,H) 对侧同向性偏盲

(E,J) 对侧上象限盲

(F,I) 对侧下象限盲

从上方观察的视觉传导通路
左侧    右侧

视网膜
视神经
视交叉
视束
meyer 环
外侧膝状体
视辐射

距状裂上缘
距状裂下缘

初级视皮层病变：
H 上缘和下缘
I 上缘
J 下缘

图 18.6   初级视觉传导通路病变表现。(Reproduced from Blumenfeld H, Neuroanatomy through Clinical Cases, 2nd edition, Oxford University Press, USA, 2010.)

## 对光视近物反射分离和Argyll Robertson 瞳孔

对光视近物反射分离时，瞳孔的对光反射收缩不如调节测试时瞳孔收缩反应强烈。神经梅毒时出现此情况称为 Argyll Robertson 瞳孔。在其他疾病中也可能出现此情况，如中脑背侧综合征、血管病变（如糖尿病或者酒精中毒导致的动眼神经障碍）和导致 Adie 瞳孔的病变中。

## 瞳孔不等大

瞳孔不等大是指瞳孔大小不等，通常直径差距>1mm[30]。大约 20% 的普通人群可见<1mm 的生理性屈光参差。

## Adie 瞳孔

Adie 瞳孔，或紧张性瞳孔，见于副交感神经节后纤维病变，但病因未明。如患者同时存在反射减弱，称为 Holmes–Adie 综合征,通常见于青年女性。

裂隙灯检查可见部分虹膜收缩,而部分虹膜不收缩。如果瞳孔异常持续数周,虹膜上逐渐出现高敏感性乙酰胆碱受体,如果予以两滴稀释的毛果芸香碱(0.125%),扩张的瞳孔会收缩[30]。

药物性瞳孔:尽管扩瞳药物经常用于扩瞳检查,但患者多次使用扩瞳药物而并未意识到此点,就医时可能会表现瞳孔异常,但这种症状会随着时间而逐渐消失[30]。

### 动眼神经(CN Ⅲ)受压

动眼神经的副交感神经纤维成分走行于该神经的外周,易受到机械压迫损伤,故动眼神经受压后表现为瞳孔散大。其病因包括动脉瘤扩张、肿瘤压迫和颞叶勾回疝[30]。

### Horner 综合征

Horner 综合征表现为瞳孔缩小、上睑下垂和无汗症。该综合征是由于支配面部和眼睛的交感神经受损所致。瞳孔缩小是由于支配瞳孔开大肌的神经失能所致。上睑下垂是因为 Müller 肌失神经支配所致,但上睑下垂症状较轻微,并不是完全下垂。无汗症是因为汗腺失神经所致。其鉴别诊断包括延髓外侧梗死、Pancoast 肿瘤和颈动脉夹层[27]。

## 18.3.5 眼外肌

### 简介

眼外肌是由 6 条眼外横纹肌组成,这些横纹肌受到三对颅神经的支配。这三对颅神经是动眼神经(CN Ⅲ)、滑车神经(CN Ⅳ)和展神经(CN Ⅵ)[31]。

### 核间性眼肌麻痹

内侧纵束(MLF)损伤可导致核间性眼肌麻痹。该综合征表现为患侧眼球内收障碍,因为 MLF 内传递的信息包括对侧外展核团和患侧动眼神经核团。有时患者还可出现外展眼震。常见病因包括多发性硬化(MS)、脱髓鞘病变和脑血管意外[32]。

### 动眼神经(CN Ⅲ)麻痹

#### 完全动眼神经麻痹

典型的完全动眼神经麻痹呈现"向上和向下"的症状,包括眼球下陷和固定于外展位。由于副交感神经功能障碍导致瞳孔散大，又由于上睑提肌障碍而出现严重的上睑下垂[33]。

#### 非瞳孔保留型动眼神经麻痹

当瞳孔功能不能保留时，通常涉及源自动眼神经外的压迫性病变。这是因为副交感纤维位于动眼神经的表面，更容易受到病变压迫。

常见的病因包括肿瘤压迫、动脉瘤等血管病变，以及勾回疝和海绵窦内病变。

#### 瞳孔保留型动眼神经麻痹

此型患者主要是动眼神经内的运动成分受损，而瞳孔功能保留完好。可能是由于给该神经供血的小血管病变所致，可见于糖尿病性单神经病变、动脉硬化和血管炎。

### 滑车神经(CN Ⅳ)麻痹

滑车神经很特殊，它是唯一由脑干背侧发出并呈完全交叉的颅神经。滑车神经麻痹的患者常见症状包括复视，常将头倾向患眼对侧以获得姿势代偿。导致CN Ⅳ麻痹的常见疾病包括外伤、先天性麻痹(晚期出现失代

偿)和小血管病变，但通常病因不明[33]。

### 展神经(CN Ⅵ)麻痹

展神经(CN Ⅵ)麻痹患者由于外直肌功能障碍，故表现为水平复视。导致展神经麻痹的常见病因包括颅内压(ICP)变化、糖尿病性单神经病变、血管炎和海绵窦内病变[33]。

### 眶部假瘤

眶部假瘤是一种眼眶的炎性疾病。表现为眼外肌、肌腱附着点和其他眶内容物的特发性炎症。与颅内压变化无关，多数病例为单侧发病，类固醇激素治疗效果良好[34,35]。

### Tolosa-Hunt 综合征

表现为单侧眶部疼痛伴动眼神经麻痹。检查发现可与结构性或者解剖性病变类似，MRI上呈局灶性强化占位。Tolosa-Hunt综合征继发于海绵窦内的炎性肉芽肿，可累及眶上裂和眼眶。值得注意的是，该疾病可表现出类神经肉瘤的症状。类固醇皮质

激素治疗效果良好[35]。

## Raeder 综合征

更准确的称谓是三叉神经交感神经麻痹综合征，其症状表现为单侧三叉神经眼支范围的疼痛，伴部分 Horner 综合征，出现单侧上睑下垂和瞳孔缩小。这一系列症状常与颈动脉夹层有关[36]。

## Gradenigo 综合征

表现为单侧眶周疼痛、复视和耳道溢液三联症。眶周疼痛为三叉神经受累所致，而复视由展神经障碍导致。该症状曾认为与细菌性中耳炎伴岩尖部炎症（颞骨岩部的炎症）有关。在抗生素广泛应用后，中耳炎导致的 Gradenigo 综合征甚为罕见。现在的 Gradenigo 综合征多与胆脂瘤、其他肿瘤或者岩骨的慢性骨髓炎有关[37]。

## 18.3.6 其他体征

### 角膜下颌反射

有时也称为 Wartenberg 反射，其症状包括触碰角膜时出现下颌向对侧移动。其病因为严重

的核上性眼动中枢功能障碍，病变位于脑干喙侧。该体征极少见，一旦出现常提示脑干上部功能障碍，有助于昏迷患者的定位诊断[38]。

## Duane 综合征

是一种遗传性神经功能障碍，表现为多样性的眼外肌运动障碍。分为三型：①患眼外展障碍；②患眼内收障碍；③患眼内收外展皆出现障碍。这些患者在第一眼位时，双眼往往同轴，尽管有明显的眼外肌运动障碍，但由于抑制代偿，不会有复视的主诉。典型的 Duane1 型的患者，在患侧眼球内收位时，会出现眼裂缩窄和眼球退缩现象[39]。

### 虹膜震颤

虹膜震颤是一种出现在瞳孔对光反射检查时的一种正常现象，是指瞳孔小的自发性震颤。待震颤停止后，可再行瞳孔测量[40]。

### 眼球浮动

在体格检查中，眼球浮动表现为双眼快速共轭向下运动，随

后缓慢回归原位。此现象常伴有双眼水平凝视障碍,提示脑桥破坏性病变,累及双侧脑桥旁中央的网状结构,此处为控制水平凝视的核上中枢。因眼球浮动与眼球下沉的表现不同,后者为眼球缓慢向下运动,并快速回归原位,为一种非特异性症状,无明确定位意义[41]。

### 斜视性眼阵挛

又称为扫视阵挛,表现为双眼持续性在水平、垂直及旋转方向背对背轭摆动扫视。此异常征象可见于病毒性脑炎、副肿瘤综合征、药物中毒(如锂中毒)。典型的斜视性眼阵挛见于神经母细胞瘤的患儿,呈斜视性眼阵挛-肌阵挛综合征[41]。

### 振动幻视

指患者出现环境运动幻觉或者视力模糊。常见于异常自发性眼动患者,如获得性眼震。遗传性眼震患者虽然可见明显的自发性眼球异常运动,但常无幻视感觉[41]。

## 18.4　神经耳科学

### 18.4.1　眩晕

**鉴别诊断**

当患者主诉头晕时,最初的鉴别诊断是极为艰巨,因其范围甚为宽广,包括:血管疾病、炎性疾病、感染、肿瘤、退行性病变、药源性、先天性异常、自身免疫疾病、外伤性因素、内分泌和代谢异常疾病。检查手段,如 Dix-Hallpike 动作(图 18.7),适用于眩晕患者。如果存在眼震,应检查并记录在不同方向凝视时眼震的状态,有利于进一步的管理和治疗[42]。

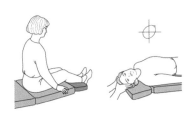

图 18.7　Dix-Hallpike 动作。

## 前庭神经切除术

### 手术注意事项

通常有两种情况需行前庭神经切除术,即梅尼埃病和部分前庭神经损伤(病毒性或外伤性)。前庭神经位于 CN Ⅷ 的上半部,与其耳蜗支相比略显灰色。手术应注意区分前庭神经支和耳蜗支,以保留患者的听力。由于毗邻面神经,术中应行面神经肌电图监测,以避免意外损伤面神经[43]。

### 手术入路

前庭神经切除术的手术入路包括迷路后入路、乙状窦后入路和中颅窝入路[43]。

## 18.4.2 梅尼埃病

## 临床表现

眩晕反复发作(持续 20 分钟至数小时),单侧听力丧失,耳闷胀感以及耳鸣。梅尼埃病的确诊标准包括:两次及以上眩晕发作,低频至中频听力丧失,波动的听觉症状,且排除其他疾病的可能性。该疾病可能为内耳淋巴积水所致,由于外耳淋巴液短时波动性进入内耳淋巴空间,导致

水肿和器官功能障碍[44]。

## 流行病学

其发病率约为 1/15 000,无显著性别差异,发病高峰年龄为 40~60 岁[44]。

## 鉴别诊断

其他眩晕病因包括肿瘤压迫、解剖结构变异(如 Chiari 畸形)、良性阵发性周围性眩晕、短暂性脑缺血和急性前庭神经炎症(迷路炎或前庭神经元炎)。排除这些疾病后,还应和前庭性偏头痛进行鉴别诊断,该病无听力丧失表现[44,45]。

## 诊断学研究

MRI 检查排除占位性病变。行听力测试以明确是否伴有低频或中频听域的感音性耳力下降,常为一过性。进一步的检查包括视频眼震描计术和前庭诱发电位[44]。

## 治疗

### 非手术治疗

在急性眩晕发作期,可予以前庭抑制药物,包括(但不限于)抗组胺药物(如美克洛嗪)、吩噻

嗪类、苯二氮䓬类药物、止吐药（如甲氧氯普胺或昂丹司琼）和局部抗胆碱能药（如东莨菪碱）。预防发作的措施包括低钠饮食（1500mg/d），予以噻嗪类利尿剂。倍他司汀是一种有效的 H3 受体拮抗剂，可用于长期疾病控制。目前并无高质量的随机临床试验能证实上述长期用药的有效性[44,45]。

### 手术治疗

无法用药物或者饮食控制治疗的患者，可考虑行手术治疗。手术治疗的方案有很多，包括鼓室内类固醇皮质激素注射、使用庆大霉素和内耳淋巴分流术等。上述方法无效的患者，可考虑行前庭神经切除术或迷路切除术。迷路切除术仅适用于患耳听力完全丧失的患者[44]。

## 18.4.3 面神经麻痹

### 定位

根据病变部位的不同，可分为两种面神经麻痹。一种为下运动神经元性面瘫，病变位于面神经核团及面神经本身；另一种为上运动神经元性面瘫，病变位于面神经核团以上。一般而言，上运动神经元性面瘫时，额部肌肉不受影响，会有轻度眼轮匝肌无力。下运动神经元性面瘫时，则导致整个半侧面部肌肉无力[46,47]。

### 病因

面神经麻痹的病因有很多，首先应明确该病因导致了中枢性还是周围性面瘫。导致中枢性面瘫的病因包括（但不限于）：卒中、肿瘤、脱髓鞘和中枢神经系统感染（如脓肿）。周围性面瘫的病因包括：Bell 麻痹、脱髓鞘病变、卒中、肿瘤（位于脑实质内或脑实质外）、外伤、遗传因素、医源性因素、脑膜炎（包括细菌性、真菌性、病毒性和非感染性等）、免疫紊乱、浸润性疾病、肌病和神经-肌肉接头疾病[46]。

### Bell 麻痹

Bell 麻痹是特发性面瘫的一种亚型，表现为急性（< 72 小时）发作的单侧周围性面瘫，且病因不明。如果发现明确的病因，如感染或其他原因，则不能称为 Bell 麻痹，仅称为面神经麻痹。该病通常在数月内自愈[46]。

## 治疗

如果面神经麻痹有明确的病因,则应对其进行治疗,如控制感染,切除增大的肿瘤,治疗自身免疫性或脱髓鞘疾病。根据美国神经病学学会(ANN)推荐意见,Bell麻痹患者可予以类固醇激素及抗病毒药物治疗[48]。

## 耳部带状疱疹

该病被命名为 Ramsay Hunt 综合征,表现为周围性面神经麻痹,外耳道、鼓膜及口咽部红斑,伴或不伴有水疱性皮疹。其病因为原发性或继发性带状疱疹病毒活化,通过膝状神经节感染面神经。如病毒播散或者出现病毒性脑膜炎,常累及其他颅神经。根据病毒感染的范围,可选用更积极的抗病毒方案治疗。如累及眼部(出现鼻尖部疱疹,提示病毒经鼻睫神经感染),早期应有眼科医生参加治疗[49]。

## 外科治疗

在美国耳鼻喉及头颈外科基金学会的临床操作指南中,提出了针对面神经麻痹的外科减压疗法,但根据其最新的数据,并无证据支持外科减压术。这不适用于因压迫脑干的肿瘤及侵袭性腮腺肿瘤导致的面神经麻痹患者。应根据肿瘤的类型和患者的特异性,制订个体化的治疗方案。减压手术适用的人群包括外伤性面瘫和血管压迫导致的面肌痉挛的患者[46,50]。

## 18.4.4 传导性和感音神经性听力丧失

听力下降是高龄患者人群中最常见的感觉障碍之一。听力下降分为两种类型:传导性和感音神经性。传导性听力下降是指声音无法到达内耳,病变包括外耳道闭塞、中耳积液、听骨链障碍及其他器质性损害病变。感音神经性听力下降是指耳蜗功能障碍或听神经受损[51]。

佩戴助听器通常有助于改善传导性听力下降。而有严重听力丧失的感音神经性听力下降则需要助听器或者行人工耳蜗植入。植入的人工耳蜗直接刺激听神经,作为旁路辅助原有的耳蜗。人工耳蜗的植入部分直接插入耳蜗内,靠近听神经,其外置部分为声音处理装置,放置于耳前。通常情况下,人工耳蜗植入非常适用于习语后失聪的成年人和先天性耳聋的儿童[52]。

> **要点**
>
> - 头痛症状的进一步评估应记住以下几个词:"首发、快速、部位、发热和体位相关的症状波动。
> - 腰穿后头痛的预防措施:采用无创性的钝头腰穿针来降低。
> - 帕金森患者不太可能表现痴呆或人格改变。如在疾病早期出现上述症状,可能是帕金森综合征疾病之一。
> - 对寿命受限的特发性震颤患者,可早期行深部脑刺激术。

## 18.5　关键知识点回顾

### 18.5.1　习题

(1)以下哪种痴呆需要行活检确诊?

a.阿尔茨海默病

b.帕金森病

c.Lewy 体痴呆

d.Creutzfeldt–Jakob 病

e.血管性痴呆

(2)深部脑刺激(DBS)术刺激下列哪种结构对帕金森病有益?

a.下丘脑

b.VPL

c.GPI

d.豆状核

e.尾状核

(3)利鲁唑(Riluzole)是一种治疗 ALS 的疾病,其药理机制为?

a.胆碱酯酶抑制剂

b.磷酸二酯酶抑制剂

c.抑制神经元谷氨酸释放

d.作用于 H2 受体起到抗组胺作用

e.作用于 D–2 受体起到多巴胺阻滞作用

(4)诊断神经肉瘤病需行下列哪种检查:

a.脑和脊髓的 MRI,显示病变特征

b.病变组织活检提示炎性肉芽肿

c.脑脊液及血清中 ACE 水

平升高

d.出现多发颅神经麻痹的症状

(5)以下哪种疾病的典型症状为口腔溃疡、生殖器溃疡和葡萄膜炎,并伴有头痛、脑脊髓膜炎和多发颅神经麻痹?

a.Behçet 病

b.韦格纳肉芽肿

c.结节性多发动脉炎

d.原发性中枢神经脉管炎

e.巨细胞动脉炎

(6)患者在初次行全身麻醉时,出现铅管样强直和 40.6℃的发热,应予以下列哪种治疗?

a.对乙酰氨基酚

b.丹曲林

c.地西泮

d.苯妥英

e.琥珀酰胆碱

(7)患者表现为复视,体格检查发现向左侧凝视时,右眼不能内收,诊断应为下列哪项?

a.展神经麻痹

b.核间性眼肌麻痹(INO)

c.滑车神经麻痹

d.动眼神经麻痹

e.Horner 综合征

(8)带状疱疹病毒感染时,

以下哪种非眼科症状提示眼部受累,并有致盲风险?

a.外耳道水疱疹

b.上睑下垂

c.咀嚼暂定(颌跛行)

d.鼻尖部水疱疹

## 18.5.2　答案

(1)d.Creutzfeld-Jakob 病,为朊病毒感染所致,表现为快速进展的痴呆和肌肉阵挛。无其他特异性生物标志或者临床症状,需行活检进行确诊。

(2)c.除 STN 外,GPI 是帕金森病行 DBS 治疗的另一个靶点。目前,该靶点应用日益广泛,因为其导致精神症状的副作用较少。

(3)c.Riluzole 的药理机制为抑制神经元谷氨酸释放。

(4)b.虽然 MRI 检查、ACE 水平检测,以及临床症状的诊断意义很大,但金标准依旧是病变组织活检。

(5)a.韦格纳肉芽肿可表现为鼻炎、鼻出血、巩膜炎、肾小球肾炎、肺结节、关节炎和(或)感觉神经病变。结节性多动脉炎(PAN)表现为多发性单神经炎,脑卒中、心包炎、关节炎、发热、疲劳和虚弱。原发性中枢神经脉管炎呈慢性或亚急性起病，表现为头痛、认知障碍、脑卒中、短暂性脑缺血发作和颅神经病变，而并无全身系统性血管炎。巨细胞动脉炎见于 50 岁以上的患者发病，出现首发一过性头痛，突发视力障碍，咀嚼暂停，ESR/CRP 水平升高，常伴风湿性多发肌痛。

（6）b. 该患者表现为麻醉导致的恶性高热。应选择丹曲林进行治疗，该药物可快速作用于骨骼肌，抑制肌浆网内钙离子释放。

（7）b. 眼内收障碍或内直肌麻痹，即为核间性眼肌麻痹（INO）。以不能内收侧定位命名，为患侧动眼神经核和对侧外展神经核团间失联络所致。这些核团通过内侧纵束（MLF）联系，MLF 病变导致 INO。

（8）d. 鼻尖部水疱疹提示三叉神经眼支的分支，鼻睫神经受累，称为 Hutchinson 征。该神经支配区包括睫状体、虹膜、角膜和球结膜。其终末支为筛前神经，支配区为鼻尖部。

# 参考文献

[1] Apostolova LG. Alzheimer disease. Continuum (Minneap Minn). 2016; 22 2 Dementia:419–434
[2] Geschwind MD. Rapidly progressive dementia: prion diseases and other rapid dementias. Continuum (Minneap Minn). 2010; 16 2 Dementia:31–56
[3] Becker WJ. Acute migraine treatment. Continuum (Minneap Minn). 2015; 21 4 Headache:953–972
[4] Goadsby PJ. Unique migraine subtypes, rare headache disorders, and other disturbances. Continuum (Minneap Minn). 2015; 21 4 Headache:1032–1040
[5] Newman LC. Trigeminal autonomic cephalalgias. Continuum (Minneap Minn). 2015; 21 4 Headache:1041–1057
[6] Hess CW, Okun MS. Diagnosing Parkinson disease. Continuum (Minneap Minn). 2016; 22 4:1047–1063
[7] McFarland NR. Diagnostic approach to atypical parkinsonian syndromes. Continuum (Minneap Minn). 2016; 22 4 Movement Disorders:1117–1142
[8] Morgan JC, Fox SH. Treating the motor symptoms of Parkinson disease. Continuum (Minneap Minn). 2016; 22 4 Movement Disorders:1064–1085
[9] Louis ED. Diagnosis and management of tremor. Continuum (Minneap Minn). 2016; 22 4 Movement Disorders:1143–1158
[10] Krieger SC, Okun M, Krieger SC. New approaches to the diagnosis, clinical course, and goals of therapy in multiple sclerosis and related disorders. Continuum (Minneap Minn). 2016; 22 3:723–729
[11] Coyle PK. Symptom management and lifestyle modifications in multiple sclerosis. Continuum (Minneap Minn). 2016; 22 3:815–836
[12] Tiryaki E, Horak HA. ALS and other motor neuron diseases. Continuum (Minneap Minn). 2014; 20 5 (Peripheral Nervous System Disorders):1185–1207
[13] Dimachkie MM, Saperstein DS. Acquired immune demyelinating neuropathies. Continuum (Minneap Minn). 2014; 20 5 Peripheral Nervous System Disorders:1241–1260
[14] Katz Sand I. Neuromyelitis optica spectrum disorders. Continuum (Minneap Minn). 2016; 22 3:864–896
[15] Tavee JO, Stern BJ. Neurosarcoidosis. Continuum (Minneap Minn). 2014; 20 3 Neurology of Systemic Disease:545–559
[16] Aksamit A. Neurosarcoidosis. Continuum Lifelong Learning Neurol. 2008; 14 1 Neurologic Manifestations Of Systemic Disease:181–196
[17] Pruitt AA. Neurologic complications of transplantation. Continuum (Minneap Minn). 2017; 23 3, Neurology of Systemic Disease:802–821
[18] Ropper AH, Samuels MA, Klein JP. Adams and Victor's Principles of Neurology. 10th ed. New York, NY: McGraw-Hill Education; 2014
[19] Tobin WO, Pittock SJ. Autoimmune neurology of the central nervous system. Continuum (Minneap Minn). 2017; 23 3, Neurology of Systemic Disease:627–653

[20] Dimberg EL. Rheumatology and neurology. Continuum (Minneap Minn). 2017; 23 3, Neurology of Systemic Disease:691–721

[21] Caplan LR. Caplan's Stroke a Clinical Approach. 5th ed. Cambridge, UK: Cambidge University Press; 2016

[22] Majersik JJ. Inherited and uncommon causes of stroke. Continuum (Minneap Minn). 2017; 23 1, Cerebrovascular Disease:211–237

[23] Wirrell E. Infantile, childhood, and adolescent epilepsies. Continuum (Minneap Minn). 2016; 22 1 (Epilepsy):60–93

[24] Greenberg MS. Handbook of Neurosurgery. 7th ed. New York, Stuttgart, Delhi, Rio de Janeiro: Thieme; 2016

[25] Seder DB, Jagoda A, Riggs B. Emergency neurological life support: airway, ventilation, and sedation. Neurocrit Care. 2015; 23(suppl 2):S5–S22

[26] Thurtell MJ, Leigh RJ. Nystagmus and saccadic intrusions. Handb Clin Neurol. 2011; 102:333–378

[27] Posner JB, Plum F. Plum and Posner's Diagnosis of Stupor and Coma. 4th ed. Oxford: Oxford University Press; 2007

[28] Friedman DI. Papilledema and idiopathic intracranial hypertension. Continuum (Minneap Minn). 2014; 20 4 Neuro-ophthalmology:857–876

[29] Blumenfeld H. Neuroanatomy through Clinical Cases. 2nd ed. Sunderland, MA: Sinauer Associates, Inc.; 2010

[30] Kawasaki AK. Diagnostic approach to pupillary abnormalities. Continuum (Minneap Minn). 2014; 20 4 Neuro-ophthalmology:1008–1022

[31] Blumenfeld H. Neuroanatomy through Clinical Cases. 2nd ed. Sunderland, MA: Sinauer Associates, Inc.; 2010

[32] Van Stavern GP. Efferent: supranuclear motility. CONTINUUM: Lifelong Learning in Neurology. 2009; 15:127–148

[33] Cornblath WT. Diplopia due to ocular motor cranial neuropathies. Continuum (Minneap Minn). 2014; 20 4 Neuro-ophthalmology:966–980

[34] Hoh HB, Laitt RD, Wakeley C, et al. The STIR sequence MRI in the assessment of extraocular muscles in thyroid eye disease. Eye (Lond). 1994; 8(pt 5):506–510

[35] Prasad S. Diagnostic neuroimaging in neuro-ophthalmic disorders. Continuum (Minneap Minn). 2014; 20 4 Neuro-ophthalmology:1023–1062

[36] Cheshire WP, Jr. Cranial neuralgias. Continuum (Minneap Minn). 2015; 21 4 Headache:1072–1085

[37] Pedroso JL, de Aquino CCH, Abrahão A, et al. Gradenigo's syndrome: beyond the classical triad of diplopia, facial pain and otorrhea. Case Rep Neurol. 2011; 3(1):45–47

[38] Pistacchi M, Gioulis M, Mazzon D, Marsala SZ. Corneomandibular reflex: anatomical basis. J Neurosci Rural Pract. 2015; 6 4:591–593

[39] Yüksel D, Orban de Xivry JJ, Lefèvre P. Review of the major findings about Duane retraction syndrome (DRS) leading to an updated form of classification. Vision Res. 2010; 50 23:2334–2347

[40] Kawasaki A. Anisocoria. Continuum Lifelong Learning Neurol. 2009; 15 4 Neuro-Ophthalmology: 218–235

[41] Eggenberger ER. Nystagmus and other abnormal eye movements. Continuum Lifelong Learning Neurol. 2009; 15 4:200–212

[42] Fife TD. Dizziness in the outpatient care setting. Continuum (Minneap Minn). 2017; 23 2, Selected Topics in Outpatient Neurology:359–395

[43] Greenberg MS. Handbook of Neurosurgery. 7th ed. New York, Stuttgart, Delhi, Rio de Janeiro: Thieme; 2016:840–841

[44] Lopez-Escamez JA, Carey J, Chung WH, et al; Classification Committee of the Barany Society. Japan Society for Equilibrium Research. European Academy of Otology and Neurotology (EAONO). Equilibrium Committee of the American Academy of Otolaryngology-Head and Neck Surgery (AAO-HNS). Korean Balance Society. Diagnostic criteria for Menière's disease. J Vestib Res. 2015; 25 1:1–7

[45] Fife TD, Saha K. Ménière's disease. Reference Module in Neuroscience and Biobehavioral Psychology. Elsevier; 2017

[46] Reich SG. Bell's palsy. Continuum (Minneap Minn). 2017; 23 2, Selected Topics in Outpatient Neurology: 447–466

[47] Blumenfeld H. Neuroanatomy through Clinical Cases. 2nd ed. Sunderland, MA: Sinauer Associates, Inc.; 2010

[48] Gronseth GS, Paduga R; American Academy of Neurology. Evidence-based guideline update: steroids and antivirals for Bell palsy: report of the Guideline Development Subcommittee of the American Academy of Neurology. Neurology. 2012; 79 22:2209–2213

[49] Sweeney CJ, Gilden DH. Ramsay Hunt syndrome. J Neurol Neurosurg Psychiatry. 2001; 71 2:149–154

[50] Baugh RF, Basura GJ, Ishii LE, et al. Clinical practice guideline: Bell's palsy executive summary. Otolaryngol Head Neck Surg. 2013; 149 5:656–663

[51] Yueh B, Shapiro N, MacLean CH, Shekelle PG. Screening and management of adult hearing loss in primary care: scientific review. JAMA. 2003; 289 15:1976–1985

[52] Mattox DE. Assessment and management of tinnitus and hearing loss. Continuum: lifelong learning in neurology. Neuro-Otology. 2006; 12:135–150

# 第 **19** 章

# 神经外科的社会经济学

Catherine Miller，Deborah L Benzil，Ann R Stroink

## 19.1　培训

### 19.1.1　概述

要在美国从事医学专科工作，必须先在医学院完成学业，通过美国执业医师资格考试(USMLE)第一部分、第二部分和第三部分，完成批准的住院医师培训大纲，获得国家执业证书，并取得医院工作许可。每一步都有联邦、州和地方相关部门监管。

### 19.1.2　住院医师

住院医师项目管理主要由研究生医学教育认证委员会(ACGME)负责，个别项目需通过住院医师评审委员会(RRC)获得满足基本培训要求的批准。

由专业协会来制订 RRC 具体遵循的标准；神经外科是由美国神经外科协会(ABNS)负责。

**经费来源**

Medicare 是为研究生医学教育(GME)提供支持的最大项目。这些资金分为直接研究生医学教育(DGME)基金和间接研究生医学教育(IGME)基金。

• DGME：涵盖了住院医师培训的部分费用——奖学金、福利、带教医生的工资、报酬和日常开支。具体数目取决于在教学医院接受治疗的 Medicare 患者的比例，以及在该院实习的 ACGME 认证项目的住院医师人数。

• IGME：与住院医生培训不直接相关的费用，如治疗复杂病例相关的费用。数目与医院住院医师和床位数的比例有关。

## 19.1.3 执业许可

在每个州行医，医生都必须取得行医执照。许可证由州政府合法批准，在其他州不能使用（注：在本书出版时，正在努力建立州与州之间的许可互认）。每个州都有特定的要求，在获得批准前必须满足，如从医学院毕业，通过 USMLE 的所有考试，以及完成 1 年或 2 年的住院医师培训。不同的州可能有不同的附加条件。在规定期间内可能需要续签。

## 19.1.4 认证

由民间或全国性的专业组织，如 ABNS 提供认证，验证面试者在该领域的能力。对于神经外科，必须在住院实习期间通过书面考试，并在数年内完成住院医师培训项目后进行面试。认证维护（MOC）计划促使医生终生学习和自我评估，确保神经外科医生保持和不断提高自身的知识和技能。

## 19.1.5 资格审查

由当地医院或医院集团进行资格审查。这些申请每项都独立进行，一般需要以下条件：

（1）完成人口统计和职业资格申请。

（2）健康证明（包括结核病[TB]检查）。

（3）关于工作纪律证明（医疗差错、执照、院内权限等）。

（4）一般权限请求。

（5）特殊权限请求。

（6）同行推荐信。

医院规章制度规定了再次资格审查的周期和获得证书的状态（临时、正式、协商等）。若想在多家医院工作，还需要进行单独的资格认证。

## 19.2 患者护理

神经外科医生致力于在合适的时间为恰当的患者提供正确的护理。

此外，神经外科医生承认，由于神经外科疾病的特点，许多患者在这个领域面临着独特的挑战，包括疼痛和与诊断相关的严重焦虑、可能的认知障碍以及许多此类问题的突发性。

## 19.2.1　患者安全

> 医疗保健建立在安全文化的基础上，涉及医疗专业人员、机构和患者。

美国医学学会将患者安全定义为"预防患者伤害"。已经建立了提高患者安全的措施，包括用于住院医师培训的手术模拟器、团队核查制度、手术检查清单、围术期抗生素使用、侵袭性操作时最大无菌屏障和抗生素涂层导管。有组织的神经外科通过基于系统的方法、积极教育和支持强力的患者安全委员会，积极接受了患者安全的优先权。

## 19.2.2　沟通

沟通是提供优质护理和成为医生的基础，是日常医疗工作必不可少的一部分，可能影响诊断的准确性、医疗计划的依从性、患者满意度、患者安全、团队合作和医疗事故风险。临床医生解释、倾听和同情他人的能力至关重要。虽然有些人可能是"天

生的交流高手"，但沟通是一种必须学习和改进的技能，以提高患者和医疗团队体验。鉴于沟通的重要性，开发出来许多新的工具和流程用于促进沟通，如签字、检查清单、工作流程转换以及高科技利用。

## 19.2.3　知情同意

> 知情同意就是"医患沟通之后，患方授权或同意接受特定的医疗干预措施。"

在患者决定接受主要治疗之前，必须提供足够的信息，使其充分知情，而且这种知情同意必须以书面形式记录下来，这是神经外科医生日常工作的一部分。不当的知情同意过程可能导致医疗差错、治疗不当和违反尊重患者权利的职业和伦理职责的概率增加。伦理原则指导知情同意的目的是保护、自主、防止虐待行为、信任、自身所有、不支配和个人完整性。

知情同意的过程远不止是书面文件。同意书的签署绝不能代替医生和患者之间实质性的

沟通。知情同意的例外情况是缺乏决策能力和患者意愿不明的紧急情况。获取同意的人必须能够独立进行操作，或接受过向患者提供操作相关建议的专业培训。每一名神经外科医生都应提前了解知情同意的文件。许多医学组织已经为知情同意建立了标准，包括美国医学协会和美国外科医师学会。鼓励神经外科医生阅读这些指导原则，并了解所在州和医院的具体要求。

# 19.3 医学经济学

- CMS：医疗保险和医疗补助服务中心。
- RVU：相对价值单位。
- DRG：诊断分类项目。
- CPT：常见操作术语。
- ICD-10：国际疾病分类。
- AANS：美国神经外科医师协会。
- CNS：神经外科医师大会。

## 19.3.1 国家老年人医疗保险制度

这是一项由联邦政府管理的医疗保险计划，专为65岁以上的老年人、特定的残疾人和终末期肾病患者而设。成立于1965年，由医疗保险和医疗补助服务中心(CMS)运营。该计划由联邦基本财政收入、工资税和受益人保险费资助。

### 组成

- A部分：覆盖住院医疗，包括住院患者院内服务、专业护理机构护理、家庭护理和临终关怀。为每一所机构支付的天数是有限制的。分为报销部分和自费部分。

- B部分：覆盖门诊医疗，包括医生服务、门诊院内服务、医疗器械和不属于A部分的其他服务。也分为报销部分和自费部分。

- C部分(联邦医疗保险优惠计划)：自愿项目，允许参保人退出传统的医疗保险，并加入包括所有常规医疗保险福利和合理的额外补助的商业保险。然后，联邦医疗保险按参保人每月向商业保险公司支付固定金额。

- D部分：覆盖自费处方药。参保人通过商业保险公司签约。覆盖了年度处方费用最高

2700 美元的 75%，以及超过 6154 美元的 95%的费用。2700 美元到 6154 美元之间的费用不予支付，这一承保缺口被称为"甜甜圈洞"。

## 19.3.2　医疗补助计划

医疗补助计划是由各州执行的一项政府医疗保险项目，通常以低收入人群为基础，为最有需要的个人和家庭提供保险。也是在 1965 年启动的。各州必须为收入低于规定水平的所有公民提供保险，包括儿童、抚养子女的父母、孕妇、严重残疾人士和老年人。

## 19.3.3　保险支付

卫生保健机构、私人诊所和保险公司以一种永远复杂的方式收取服务费。传统的由患者直接给医生或医院的支付方式，很大程度上已被保险公司和医疗服务提供者之间复杂的合同协议所取代。在这种情况下，医生和医院或卫生系统可能与保险公司有独立的契约。

**支付机制**

• **按服务收费**：给定的医疗行为支付固定的价格。这样可能会鼓励提供者进行更多的操作和检查以获得更多的报酬。

• **按疗效收费**：根据临床质量、安全、效果和患者满意度等指标付费。

• **按日收费**：患者入院后每日支付固定费用，涵盖当天发生的所有护理。

目前，大多数医生的服务都根据以下内容计算和付费：

• **相对价值单位 (RVU)**：RVU 是根据医生的工作量、支出和医疗事故保险成本，计算出每一项医疗行为的费用。

相比之下，医院服务根据以下独特的系统计算和付费：

• **诊断分类项目(DRGs)**：根据最能描述病情的 DRG 支付治疗费用。相同疾病的治疗可能会有多种支付，这取决于患者属于哪种 DRG。这种分类方案最初用于将医院治疗的患者类型与该医院发生的费用联系起来。

这两者都依赖于另外两个编码系统：

• **CPT(常见操作术语)**：一套与特定治疗或处置相匹配的代码。包括诊室就医和咨询(住院和门诊)以及手术和操作。

• **ICD-10(国际疾病分类):** 一套全球范围内通用的编码,具体对应到促使患者就诊的病因和疾病诊断。

越来越多的医院和医师也可能受到以下方式的影响:

• **捆绑付款:** 每次诊断支付固定费用,用于患者的全部医疗。包括实验室检查、护理协助、院外康复。

• **按人计费:** 不管疾病的严重程度、并发症或住院时间长短,每位患者收费相同。

### 19.3.4 提议

在医疗保健不断变化的时代,捍卫和保护神经外科医师自由行医、提高专业水平的能力仍然至关重要。神经外科通过美国神经外科医师协会(AANS)和神经外科医师大会(CNS),通过其华盛顿委员会和华盛顿办公室,通过对卫生保健政策发展的基本影响,不懈地努力改进国家的医疗服务保障体系 (见 20.6节)。虽然根据现状和最新的神经外科医师调研,AANS 和 CNS 的立法和监管议程可能每年都

会有所变化,但保持不变的是持续的高质量患者服务、专业上及时的进步、连续的住院医师优质教育和培训、有意义的医疗责任改革、公平支付和简化有用的质量改进。神经外科领导者依然处于形成卫生政策争论的前沿,同时维持高质量的神经外科工作能力,并确保卫生保健体系现在和将来能够发挥更好的作用。

## 19.4 私人财产

尽管我们经常接触死亡、大病和丧失行为能力,但只有不到66%的医生完成了与这一不可避免的过程相关的基本法律文书。包括:

• **生前遗嘱:** 书面的法律文件,阐明自己希望或不希望使用某种医疗手段来维持生命。

○ 包括疼痛管理、器官捐赠、复苏、机械通气、胃管鼻饲等。

• **医疗代理:** 提前指定一个人,在无法表达自己选择的情况下,为你做出医疗决定。

○ 或者叫作医疗替代、永久医疗委托、医疗代理方、患者

律师。

- **生前遗嘱和遗书**：为将遗产转让给他人(包括配偶、亲属、慈善机构、子女)提供法律依据，并为所有未成年人提供基本抚养。

  ○ 没有标准的形式，不需要律师，不过律师可以帮助指导你完善重要决定。需要两个证人、日期和时间。

  ○ 强烈建议每 5 年修订一次，因为你的财产和家庭情况会不断变化。

- **永久授权委托书**：当你暂时或永久不能做出法律和财产方面的决定，这份重要文书指定另外一个人代表你做出决定。

除了法律文件，每名医师还应该考虑其他经济问题：

(1) 人寿保险：承保人(保险公司)与投保人之间的合同。

a. 投保人/业主：向保险公司支付保险费。

b. 被保人：受保单保障的个人。

c. 承保人：在被保人死亡的情况下，负责理赔。

d. 收款人：被保人死亡后收到索赔的人。

(2) 伤残保险：为突然残疾或一段时间内不能工作的人们提供收入保障的保险形式(条款因保单而异)。

a. 短期：一般 3~6 个月。

在生病/伤残后 0~14 天的等待期——有些需要使用一定无数的病假/休假。

通常包括员工每周总收入的 40%~60%。

b. 长期：3~6 个月后开始。

通常占员工每周总收入的 50%~60%。

(3) 退休：大多数医师(少数在军队或政府部门工作的除外)退休后没有任何形式的养老金。因此，每个人都必须为自己的退休生活准备必要的资金，由于预期寿命延长，这些资金不断增加。财务模式明确支持以下观点：

a. 尽早开始是关键(有人甚至在培训期间就建立了基金)。

b. 最大限度地利用所有可用项目，尤其是单位提供相应资金的项目。

c. 当钱变得不可用时，存钱就容易得多了(如把它直接存入退休金，而不用于投资)。

d.一名精心挑选的财务顾问固然重要,但不能取代个人的努力以及自身需求与价值观的决定。

## 19.5 工作满意度

大多数神经外科医师在自己独立工作之前已经努力工作了很多年。可能需要为自己和所爱做出很大的牺牲。因此,作为一名神经外科医师,步入人生的下一个阶段时,获得职业满足感以及工作与生活的平衡稳定变得更加重要。

> 工作满意和职业成长一定要主动,在这个过程中,要不断地评估自己的目标和成就,成为自己最糟糕的批评者,同时也要面对现实,知道没有"完美的工作"。

在这个过程中,有一个导师非常重要。为此,明白以下几点也很重要:

(1)了解医疗服务领域的主要趋势。

(2)了解周围人的目标、挑战和偏好。

(3)认识到自己不是在与世隔绝中工作。

停下来"闻闻玫瑰花香"同样重要。因此,需要不懈努力建立和维护的,除了职业,还有家庭、健康、兴趣和睡眠。这些最终会使你成为一名更好的医师,让你为患者更好的服务。

# 第 **20** 章

# 大师的建言

Michael D White, Michael P D'Angelo, Ahmed Kashkoush, Edward A Monaco III

## 20.1 简介

本章旨在给对神经外科领域感兴趣或正在接受培训的医学生和住院医师提供全面的指导。由于本章包含大量的信息和资源,因此建议分节阅读,重点关注与自己医学教育水平相当的内容。一年级的医学生可能更关注同行评审期刊和国家会议章节。当你经过医疗学习培训,有了明确的兴趣方向,你可能更多关注亚专业的内容,因为我们在无数神经外科亚专业中提供了庞大的资源。对于同行评审期刊部分,每种期刊都根据其影响因子进行排序(基于 2016 Thomson Reuters™ 期刊引文报告©),而影响因子是每篇论文每年平均被引用次数的指标。下列资源来自全国顶级神经外科医师的建议和多个科研项目的汇编。

## 20.2 课外阅读

阅读神经外科专业书籍应该成为一种日常习惯,这种习惯将为你提供坚实的知识基础,有助于你完成整个学习培训。

### 20.2.1 概述

《神经外科学基础》(*Essential Neurosurgery*)

Andrew H. Kaye

本书是为医学生和初级住院医师编写的,是对神经外科领域一个总体的概述。这本书内容包括中枢神经系统常见疾病的诊断和治疗,以及疾病的病理基础。

## 《神经外科标志性论文》(Landmark Papers in Neurosurgery)

Reuben D. Johnson, Alexander L. Green

　　神经外科领域的一个有影响力的研究论文集,对任何神经外科实习生来说都是至关重要的。随着对循证医学的日益重视,该领域具有里程碑意义的研究成果将有助于指导临床决策。

## 《神经外科手册》(Handbook of Neurosurgery)

Mark S. Greenberg

　　为所有神经外科医生提供宝贵的资源,涵盖解剖学、生理学、鉴别诊断和临床管理原则,便于快速查阅。

## 《神经外科知识更新》(Neurosurgery Knowledge Update)

Harbaugh, Saffrey, Couldwell, Berger.

　　涵盖了神经外科领域一系列重要主题的大型教科书。

## 《临床病例解读神经解剖学》(Neuroanatomy through Clinical Cases)

Hal Blumenfeld

　　一种交互式的神经解剖学教学方法,使用了100多个临床病例和高质量的影放射图像。

## 《那么,你想成为神经外科医生吗?》(第2版)(So, You Want To Be a Neurosurgeon? Second Edition)

Muraszko, Benzil, Todor

　　这本"小册子"最初由Muraszko博士和Benzil博士于1999年撰写,2009年,Roxanne Todor博士进行重新修订。对于期望从事神经外科的人来说,这是一本简短而奇妙的读物。

## 《神经外科原理》(Principles of Neurological Surgery)

Principles of Neurological Surgery

　　这是对神经外科主题的一个深入总结。涵盖神经外科的方方面面,包括术前/术后、神经放射学、脊柱外科、肿瘤学和儿科学等。

## 20.2.2 手术

**《Schmidek & Sweet 神经外科手术技巧》**(*Schmidek& Sweet Operative Neurosurgical Techniques*)

Alfredo Quinones-Hinojosa

有关神经外科手术的巨大资源,包括手术适应证、手术技巧和术后并发症。同时,对于每一种手术,也为学习者提供相应的视频。

**《Youmans 神经外科手术学》**(*Youmans Neurological Surgery*)

H. Richard Winn

完整的神经外科手术指南,涵盖最新的神经外科手术。本书还附有近 100 个在线的手术视频。

**《神经外科手术器械指南》**(*Neurosurgical Instrument Guide*)

Christopher S. Eddleman

神经外科手术原则和器械装置的宝贵总结。对神经外科手术器械的视觉识别及其应用具有重要的参考价值。

**《手术口述:神经外科》**(*Operative Dictations: Neurosurgery*)

Chaim B. Colen

这种参考文献有助于提高专业口头听写的准确性。鉴于目前强调病历书写规范,其对任何神经外科实习生都是必备的。

## 20.2.3 亚专科

### 重症监护

**《Marino ICU 诊疗学》**(*Marino's The ICU Book*)

Paul L. Marino

全面的重症监护知识,包括内科和外科方面的重症监护。这本书并不是只针对神经外科专业,而是任何即将成为住院医师的医生必须了解 Marino 在书中讨论的原则。

《神经重症监护诊疗学》(*The NeuroICU Book*)

Kiwon Lee

本书提供了基于循证医学证据的神经重症监护知识，并有最新的研究来指导治疗。

## 血管介入

《脑血管造影诊断》(*Diagnostic Cerebral Angiography*)

Anne G. Osborn

这本书是脑血管造影最佳的参考书之一。它由 3 个部分组成，包括操作技术、解剖学和病理实体。

## 神经放射学

《神经放射学必读》(*Neuroradiology*: *The Requisites*)

Rohini Nadgir, David M. Yousem

包含所有你需要了解的关于大脑、脊柱、头部和颈部成像所需的概念、技术和核心知识解读。

## 疼痛

《疼痛教科书》(*Textbook of Pain*)

Wall, Melzack

最新版（第 6 版）提供了最新的、最全面的疼痛领域知识，包含疼痛的遗传学、神经生理学、心理学和疼痛评估方法。

## 周围神经

《周围神经损伤的检查》(*Examination of Peripheral Nerve Injuries*)

Stephen M. Russell

本书的内容是基于解剖学协助诊断周围神经损伤。书中提供了精美的插图，有助于理解复杂的解剖结构及其变异。

《外周神经系统辅助检查》(*Aids to the Examination of the Peripheral Nervous System*)

Michael O'Brien

本书是标准的影像学指南，用以指导周围神经病变患者的查体。

## 小儿神经外科

《小儿神经外科的原则与实践》(*Principles and Practice of Pediatric Neurosurgery*)

Albright, Pollack, Adelson

本书非常详尽地阐述了临床小儿神经外科的治疗方法。

《小儿神经外科手册》(Hand-
book of Pediatric Neurosurgery)

Jallo，Kothbauer，Recinos

　　本书涵盖了小儿神经外科
的全部内容,包含了先天性神经
系统疾病、发育性疾病和后天性
疾病。这是一本可以在病房携带
的很好的参考手册。

## 颅底

《颅底外科》(Skull Base Surgery)

Paul Gardner，Carl Snyderman

　　本书呈献专家对于超过 45
个颅底手术过程的逐步指导,包
括开颅和颅底手术入路的微创
技巧。

## 脊柱

《脊柱外科手册》(Handbook of
Spine Surgery)

Baaj，Mummaneni，Uribe，
Vaccaro，Greenberg

　　类似于 Greenberg 的另一本
手册,是很好的脊柱外科参考手
册。

## 立体定向放射外科

《颅脑立体定向放射外科》(In-
tracranial Stereotactic Radios-
urgery)

L. D. Lunsford，Jason P. Sheehan

　　本书涵盖了放射技术的全
面知识,包括可以治疗的多种颅
内疾病,以及治疗每种疾病的适
应证、技术和并发症。

《现代立体定向神经外科》(Mod-
ern Stereotactic Neurosurgery)

L. D. Lunsford

　　作为立体定向放射外科的
先驱,Lunsford 博士阐述了立体
定向放射外科的基本技术,以及
用其治疗神经外科疾病。

《脊柱放射外科》(Spine Radio-
surgery)

Peter C. Gerszten，Samuel Ryu

　　本书侧重于脊柱病变的放
射外科治疗。探讨脊柱放射外科
的设备、技术和治疗规划的最新
进展。

## 血管

《血管神经外科》(Vascular Neu-
rosurgery)

R. Loch Macdonald

　　作为神经外科手术图谱的一

部分，这本书极尽其详地阐述了神经血管疾病的外科手术治疗。

《七种动脉瘤》(*Seven Aneurysms*)

《七种颅动静脉畸形》(*Seven AVMs*)

《七种搭桥术》(*Seven Bypasses*)

Michael T. Lawton

这些著作是血管神经外科专业的重要参考书，并用详尽的示意图阐明。

## 20.2.4　在线学习平台

### Neurosurgical Survival Guide

这是一款手机应用程序，提供快速获取、快速更新的神经外科治疗方面的知识。

### HeadNeckBrainSpine.com

这是一个神经放射学领域的网站，提供病例资料、模块和抽认卡片，所有的设计都是为了让医学生熟悉有关神经放射学和神经解剖学。

### NeurosurgicalAtlas.com

这是一个提供阅读材料、手术视频和教学查房视频的网站，涵盖了神经外科的各个方面。

### The Rhoton Collection

该网站收录了一系列神经解剖学教材，包括幻灯片、视频讲座和互动图集。AANS会员可免费访问。

### The Surgeon's Armamentarium

这是一个为 CNS 成员提供各种神经外科资源的网站，包括视频库、病例报告和解剖图谱集。

### NeuroVascularCases.com

这是一个旨在通过病例报告和血管造影图像帮助医学生更加熟悉神经血管疾病的网站。

## 20.2.5　回忆录

《当空气冲去你的大脑时》(*When the Air Hits Your Brain*)

Frank Vertosick Jr.

Vertosick 博士讲述了他在神经外科领域学习和实践过程中的成功和失败故事。本书对神经外科职业生涯伴随的巨大荣耀和责任进行了阐述。

《额叶里的又一天》(*Another Day in the Frontal Lobe*)

Katrina Firlik

Firlik 博士对她作为一名神

经外科医师的经历进行了非常
坦率、有时幽默的回忆。她的写
作风格引人入胜，读起来轻松愉
悦而又深刻。

### 《恩赐妙手》(Gifted Hand)
Ben Carson，Cecil B. Murphy

这是一本自传，Carson 博士
在其中回顾了他作为一名神经
外科医生的经历。他写这本书的
初衷是为了吸引更多的读者，但
可能缺乏一些医学生或住院医
师所渴望的临床资料。然而，这
仍是一部极富洞察力和易读之
作。

### 《当呼吸变成空气》(When Breath Becomes Air)
Paul Kalanithi

这是 Kalanithi 医生发现自
己身患晚期癌症后写的一本个
人自传。这是一本引人深思的
书，它激发了人们对自己生命意
义的思考，并寻找自身的价值。

### 《严禁伤害》(Do No Harm)
Henry Marsh

作为《纽约时报》最畅销的
书，Marsh 博士在书中对神经外
科医师的生活进行了深入的剖

析。他在这个领域提出了令人惊
讶、诚实而坦率的观点。

### 《最好的告别》(Being Mortal)
Atul Gawande

在这本书中，Gawande 博士
探讨了死亡和濒死，并揭示医生
们在治疗时往往忘记了患者的
整体健康状况，试图通过一切医
疗手段来延长患者的生命。这是
一本关于衰老和医学领域临终
关怀的有趣读物。

## 20.3　会议

国家级会议能够吸引全国
范围内的神经外科医生，并且能
够汇聚各个亚专业的研究人员
及医师。会议还提供展示神经外
科领域的各项研究，并提供和同
道们讨论的机会。

### 20.3.1　概述

#### 美国神经病学会(AAN)

AAN 年会是世界范围内神
经病学家和神经科学家最大的
聚会。医学生可申请差旅奖学金
参加会议。

美国神经外科医师协会 (AANS)

医学生可免费参加会议。成为 AANS 的成员受益良多，医学生可免费加入协会。医学生及住院医师可申请加入 AANS 下属的青年神经外科医师委员会，并成为 AANS 的代表。

神经外科医师大会（CNS）

该会议为医学生及住院医师的交流提供很好的机会。跟 AANS 一样，CNS 也可申请加入，并且对于医学生也是免费的。

国家神经外科学会理事会 (CSNS)

该会议每年举行 2 次，主要针对神经外科的社会经济问题展开讨论并提出建议。

神经科学学会

该会议并非神经外科专业会议，对非学会成员来说，参会的耗资较多。

## 20.3.2　神经外科亚专业

### 血管介入

#### 神经介入外科学会

该会议很适合对神经血管介入手术感兴趣的医师参加。

### 神经放射学

#### 美国神经放射学协会（ASNR）

该会议每年举行一次，主要针对普通神经放射学。该会议并不只针对神经外科专业开放。

#### 美国脊柱放射学协会（ASSR）

年会主题是脊柱疾病的影像学研究。

#### 美国头颈放射学协会（ASHNR）

以头颈部疾病影像学为主题的神经放射学会议，多学科专业的医师常常参加会议，而不仅仅是神经外科医师。

### 疼痛

#### 癌痛研究协会

参加会议花费较大，且并不招募医学生参加，仅面向医务工作者。该会议也不是神经外科的专业会议。

## AANS/CNS 联合疼痛分会

该专业领域的会议每两年举行一次。该会议只针对神经外科专业，并提供互相交流的机会。

## 小儿神经外科

### AANS/CNS 小儿神经外科联合分会

AANS/CNS 联合举办的专门针对小儿神经外科的会议，并且是小儿神经外科领域主要的会议之一。

### 国际小儿神经外科协会

会议在全世界范围内举办，每次会议承办地点都不同,该会议汇聚小儿神经外科领域的领军人物。

## 周围神经病学

### 周围神经病学会

展示周围神经病学领域的跨专业国际性研究成果。

### 美国周围神经病学协会

年会主要面向周围神经病学领域的外科医师、研究员和医疗保健专家。

## 颅底

### 北美颅底研究协会

该会议每年一次,汇聚了医疗保健领域的多学科专业人员,讨论颅底病变最新的治疗指南。

## 脊柱

### 颈椎研究协会 (CSRS)

对脊柱研究感兴趣的研究人员参加该会议意义重大,但非协会成员参会耗资高。

### 腰椎研究协会 (LSRS)

这是一个年度会议,主题是腰椎外科手术的前沿发展。LSRS会议的目的纯粹是为了科学研究的展示与辩论。

### 北美脊柱研究协会(NASS)

是全美国最大的脊柱专业会议。尽管会议对于脊柱研究爱好者来说精彩绝伦,但非会员参会耗资昂贵。

### 脊柱外侧入路手术协会 (SOLAS)

这是一个年度会议,聚焦于脊柱外侧入路手术的研究。

### 脊柱微创外科协会

该会议会费较昂贵,主要面向医务人员而非医学生。

## 脊柱峰会

年度会议针对脊柱病变及周围神经疾病。非会员参会费用相对较低(医学生或住院医师仅需支付 50 美元即可参加)。

## 立体定向与功能神经外科

### 北美神经调控协会(NANS)

该协会注册费用需数百美元,且对医学生不免费。青年科学家旅行奖金可提供 1000 美元补助。医学生及住院医师可获得 NANS 会员,但需要缴纳 50 美元。

### 美国立体定向与功能神经外科协会(ASSFN)

对功能神经外科感兴趣的人们适合参加该会议。会议每两年举行一次,ASSFN 会员参会及订阅 *Stereo-tactic and Functional Neurosurgery* 杂志可减免部分费用。

## 肿瘤

### AANS/CNS 肿瘤联合分会

会议只针对中枢神经系统肿瘤。

### AANS/CNS 肿瘤分会卫星座谈会

该座谈会与 CNS 会议同时举行,涵盖神经肿瘤领域及中枢神经系统肿瘤治疗领域的各种议题。

## 血管

### 颅内动脉瘤与颅底病变的显微外科治疗学术会

该组织只针对医务工作者,而非医学生。

参会费用相对较低(住院医师及内科医师注册仅需缴纳 100 美元)。

### AANS/CNS 脑血管联合分会

会议由 AANS 和 CNS 联合举办,主要以脑血管病变及神经介入治疗为主要议题。

## 20.4 基金与奖项

获得基金资助不仅能为研究提供经费,还能证明一个住院医师申请设计高质量研究课题的能力。此外,获得研究奖项也可以向同行和上级证明个人主持研究的才能。

## 20.4.1　概论

### CSNS/CNS 医学生关于社会经济学研究的暑期奖学金 (MSS-SER)

这是一项为有志于开展神经外科社会经济学研究的医学生提供的奖学金，项目为期 8~10 周。申请获批后，可获得 2500 美元奖金。

### Howard Hughes 医学院(HHMI) 医学研究员项目

为医学生开展基础科学研究提供长达一年的资助。在医学院校期间，通过早期进入实验室并获得原始实验结果，可增加申请该项目时被录取的机会。同时也有助于寻找美国健康协会资助科学家、HHMI 研究员或诺贝尔奖获得者提供为期一年的赞助。

### Galbraith 奖

在每年 CNS 的年会中，奖项将颁发给提交最优秀论文摘要的住院医师。

### NREF 医学生暑期研究奖学金

该项目包含 25 个名额，人员为在校第一学年或第二学年的医学生。这些医学生期望暑期时在 AANS 神经外科导师指导下开展神经外科研究，每人可获得 2500 美元资助。但条件是需要两名神经外科医师的推荐信，因此需尽早准备。

### Presuss 奖

该奖项将颁发给每届 AANS 和 CNS 年会中提交最优秀基础科学研究摘要的住院医师。

### 技术发展基金

该基金将为开展技术研究项目的医学生或住院医师提供 2500~10000 美元的资金支持，技术研究项目时限为 1 年。

## 20.4.2　亚专业

### 小儿神经外科

### Shulman 奖

该奖项将颁发给在中枢神

经系统和小儿神经外科联合会议上,提交最优秀论文的住院医师。

## 脊柱

### Charlie Kuntz 学术奖

该奖项颁发给在脊柱疾病基础或临床研究中发表优秀文摘的前 30 名神经外科住院医师或研究员。每名获奖者将获得 500 美元奖励,如获奖者提交获奖摘要的全文还将获得额外的 1000 美元奖金。获奖者名单在年度脊柱峰会宣布。

### 新闻与学术神经外科英才(JANE)奖

年度脊柱峰会上颁发的奖项,主要给在过去一年中研究发表该领域顶级论文、促进该领域发展的高年资住院医师或研究员。获奖者将获得 1500 美元的奖金,并有机会在大会上演讲。

### Kline 奖

获奖者将获得高达 10 000 美元的奖金,用于与周围神经相关的基础或临床研究。现今住院医师都有资格申请该奖项,但需要有机构对其研究项目提供资助。

### Mayfield 临床科学奖

奖项授予给在脊柱和周围神经疾病领域临床或基础研究中取得杰出成果的住院医师和研究员。有 2 个获奖名额,分别属于临床研究和基础研究,获奖者将在年度 AANS/CNS 脊柱和周围神经分会宣布,奖金为 1000 美元,并可减免高达 2000 美元的会费。

### Synthes 奖

奖项授予给在脊髓或脊柱损伤领域发表优秀文摘的住院医师,获奖者名单在 CNS 和 AANS 年会上宣布。

## 肿瘤

### Ronald L. Bittner 奖

奖项授予给在脑肿瘤领域发表优秀文摘的住院医师或初级研究员,获奖者名单在 AANS 年会上宣布。

### Farber 奖

奖项授予给在神经肿瘤领域发表优秀文摘的作者,获奖者名单在 CNS 年会上宣布。

### 美国国家脑肿瘤基金会转化医学研究基金奖

对于脑肿瘤的转化医学研

究做出最突出贡献者，可获得15 000 美元奖金资助。

### 血管

#### 脑动脉瘤基金会 (BAF) 研究奖

这是为脑动脉瘤研究提供资助最大的私人基金。2016 年，该基金向 11 位获奖者共提供了310 000 美元的资助。该基金主要为致力于改善脑动脉瘤患者预后的基础科学研究项目提供资助，但临床研究和转化医学研究项目同样可获得资助。

#### Robert J. Dempsey 医学博士脑血管研究奖

该奖学金授予住院医师主导的基础科学研究或临床研究项目，研究项目需通过神经外科住院医师培训项目批准。

#### Kate Carney 脑血管研究奖学金

这是一项相对较新的奖项，主要为脑血管研究提供资助，但具体奖金数额尚未确定。

## 20.5　期刊

完成一个研究课题后，你希望通过将成果发表在同行评议的期刊上与科学界同行分享你的发现。你的研究效率是由你的h 指数来衡量，而 h 指数则由你发表的顶级出版物被引用的次数所决定。例如，h 指数为 5，即表示作者发表的论文，每篇被其他论文引用了至少 5 次的论文总共有 5 篇。下面是可供发表科学论文的期刊列表（表 20.1 和表 20.2）。

## 20.6　领导力

领导职务经历是完善你简历的最后内容之一，但需要付出时间及精力取得。领导职务经历将使你成为一个全面的申请人，还表明你具有与他人合作的能力。

### MISSION 培训

神经外科组织的医学生专科培训 (MISSION)，是为期两年的培训，医学生在神经外科青年委员会成员的指导下参与小组内工作。申请人需要在其感兴趣的领域提出一个理论或临床实践的研究主题。然后，他们将有机会在神经外科青年委员会的年会上汇报自己研究成果。

**表 20.1　普通期刊**

| 期刊名称 | 影响因子 |
| --- | --- |
| *Journal of Neurology Neurosurgery & Psychiatry* | 7.35 |
| *Neurosurgery* | 4.89 |
| *Journal of Neurosurgery* | 4.06 |
| *Journal of Neurosurgical Anesthesiology* | 3.24 |
| *Neurosurgical Focus* | 3.14 |
| *World Neurosurgery* | 2.59 |
| *Neurosurgery Clinics of North America* | 2.49 |
| *Journal of Neurological Sciences* | 2.3 |
| *Neurosurgical Review* | 2.26 |
| *Neural Regeneration Research* | 1.77 |
| *International Journal of Neuroscience* | 1.75 |
| *Clinical Neurology and Neurosurgery* | 1.74 |
| *Operative Neurosurgery* | 1.67 |
| *Journal of Clinical Neuroscience* | 1.56 |
| *British Journal of Neurosurgery* | 1.24 |
| *Journal of Korean Neurosurgical Society* | 0.86 |
| *Turkish Neurosurgery* | 0.78 |
| *Journal of Neurological Surgery Part A : Central European Neurosurgery* | 0.73 |
| *Interdisciplinary Neurosurgery* | 0.11 |

## CSNS 社会经济奖学金

这是一个专门为住院医师设立的奖学金，由国家神经外科学会理事会主办，皆在提供一个探索和了解神经外科世界社会经济问题的机会。你应该对社会经济卫生保健问题有浓厚的兴趣，因为所有内容都可以在 CSNS 的网站上找到。

## 华盛顿委员会培训

该培训主要面向接近完成或刚完成 CSNS 社会经济学培训的住院医师。它为住院医师提供在神经外科委员会服务的机会。该委员会致力于神经外科亚专业及患者的立法、监管和其他医疗保健相关的问题。

表 20.2 亚专业期刊

| 期刊名称 | 影响因子 |
|---|---|
| **血管介入** | |
| Journal of Neurointerventional Surgery | 3.55 |
| Vascular and Endovascular Surgery | 1.09 |
| **感染** | |
| Clinical Infectious Diseases | 8.22 |
| The Journal of Infectious Diseases | 6.27 |
| Journal of Neuroinflammation | 5.19 |
| Journal of Neurovirology | 3.23 |
| Neuroinfectious Diseases | 0.77 |
| **神经肿瘤学** | |
| Journal of Neuro-Oncology | 2.98 |
| **神经放射学** | |
| American Journal of Neuroradiology | 3.55 |
| **立体定向和功能神经外科** | |
| Neuromodulation | 2.61 |
| Stereotactic and Functional Neurosurgery | 1.69 |
| **小儿神经外科** | |
| Journal of Neurosurgery：Pediatrics | 2.17 |
| Pediatric Neurology | 2.02 |
| Journal of Child Neurology | 1.38 |
| Child's Nervous System | 1.24 |
| Pediatric Neurosurgery | 0.55 |
| Journal of Pediatric Neurology | 0.08 |
| **颅底** | |
| Journal of Neurological Surgery Part B：Skull Base | 1.07 |
| Otolaryngology：Head and Neck Surgery | 2.44 |
| **脊柱** | |
| The Spine Journal | 2.96 |
| Journal of Neurosurgery：Spine | 2.7 |
| European Spine Journal | 2.56 |

（待续）

表 20.2   亚专业期刊(续)

| 期刊名称 | 影响因子 |
| --- | --- |
| *Spine* | 2.5 |
| *Clinical Spine Surgery* | 1.99 |
| *The Journal of Spinal Cord Medicine* | 1.63 |
| *Journal of Craniovertebral Junction and Spine* | 1 |
| *Scoliosis* | 0.3 |
| 创伤 | |
| *Journal of Neurotrauma* | 5.19 |
| 血管 | |
| *Stroke* | 6.03 |
| *Journal of Vascular and Interventional Neurology* | 2.78 |

## CNS 领导力培训

这是另外一项专为住院医师设立的培训,让参与者在特定的委员会中工作 2 年,从而融入 CNS 的领导阶层。

### 神经外科青年医师委员会

这是一个专为住院医师设立的培训,为 AANS 培育领导预备人员。其目的是促进发展未来的领导者,并支持年轻医师说出对神经外科发展方向的构思。

## 20.7   执业资格考试复习

为了获得神经外科专科医师执业资格认证,住院医师必须首先通过美国神经外科协会的笔试和面试。下面我们列出准备这些考试最有用的复习资料。

### SANS 执业资格笔试科目模块

这是 CNS 开发的一套模块化的在线复习程序,包括 700 道临床问题可供巩固笔试复习。住院医师使用该程序需缴纳 425 美元,程序包括测试前和测试后评估——这是了解 700 道题学习后效果的很好方法。在回答结束时，会有即时的反馈和参考答案。

## SANS 执业资格考试 App

这是 CNS 开发的移动设备应用程序，包括 200 道具备即时反馈和参考答案的考核试题。练习题可通过考试的形式来解答，你可以反复训练解答某一问题。

## 《神经外科执业资格考试综合复习题》(Comprehensive Neurosurgery Board Review)

Citow,macdonald,andRefai

这是一本准备神经外科笔试的综合性复习书。这本书涵盖了解剖学、生理学、病理学、放射学、神经学、神经外科和重症监护学。书中用清晰简洁的文字强调重点，以插图标出考点。

## 《Colen 抽卡式复习：神经外科》(Colen Flash–Review：Neurosurgery)

Chaim B. Colen and Roxanne E. Colen

两卷包含大量资料的闪卡，以备执业资格考试复习和临床应聘。

## 《神经外科执业资格考试复习：自我评估的问答模式》(Neurosurgery Board Review：Questions and Answers for Self–Assessment)

Alleyne，Woodall，andCitow

本书具有多种选择模式，模拟笔试考试的形式，并涵盖相同的主题：神经外科、临床神经病学、神经解剖学、神经生物学、神经病理学、神经放射学、临床技能和重症监护。本书提供了超过 1000 道问题，并配有相关参考答案说明。

## 《神经外科执业资格考试权威复习》(Definitive Neurological Surgery Board Review)

Moore and Psarros

本书涵盖了执业资格笔试所有主题，这本复习资料是准备笔试时一个非常简洁的资源。在书中配有插图,并包含了考试中所有可能出现的关键概念。

## 《神经外科执业资格考试强化复习:神经外科一问一答》(Intensive Neurosurgery Board Review: Neurological Surgery Q & A)

Psarros and Moore

作为之前列出的参考资料的配套资料,本书包含 1300 道与笔试考试相同模式的练习题。每道练习题都附有对每个答案选项的详细解释。这本书最后还配有自我评估考试题,旨在模拟真实的笔试。

## 《神经外科应考:一问一答》(Neurosurgery Rounds: Questions and Answers)

Shaya, Nader, Citow, Farhat, Sabbagh

对疑难问题解答的最终极法宝。神经外科领域以疑难问题比较多而闻名,掌握本资源让你在回答疑难问题时能脱颖而出。

## 《神经外科执业资格面试复习》(Neurosurgery Oral Board Review)

Citow and Johns

这本书汇集了神经外科面试考试内容的所有主题。其中包括临床治疗、外科技巧和准备口语考试的深入见解。文字清晰明了,并配有插图,该书是一本简便和可读的复习资料。

## 《神经外科执业资格考试初级复习》(Neurosurgery Primary Board Review)

Ross C.Puffer

这是一个旨在为神经外科医生参加 ABNS 笔试考试准备的综合性题库。本书由超过 600 个问题和答案说明组成,登录网址后,还有 900 多个网上答题。其包含大量模拟笔试内容的练习题。

## 20.8　神经外科大师

Robert M Friedlander, 医学博士,硕士

主席兼教授,宾夕法尼亚州匹兹堡大学医学中心神经外科脑血管病区主任

一般建议

"你需要激情四射。你需要身体里充满活力,眼睛里闪烁着光芒,工作时热血沸腾。神经外科是一个小社区,因此我们与同事们要共处很长时间。你肯定想

和一个性格友善、平易近人、富有激情、工作努力的人相处。当他们接到任务时，就会努力完成它。如果我给你一个任务，你从来没有尝试完成，那么我就不会再交给你另一个任务。你想想，如果应聘者坐在我的位置上，他们会聘用什么样的人。你不会聘用一个各方面都普普通通还缺乏激情的人。"

### 基础科学研究的可行性

"我曾经的导师，Bob Martuza 教授，他拥有自己的实验室。如果你有指导老师，如果你看到别人完成过这种研究，你就会相信你也可以做到。然而，如果你没有看到有人完成这种研究，就很难去完成研究并到达研究目标。如果你真的真的真的想拥有一个神经外科实验室，你必须付出时间去实现目标。我过去一直在思考研究，并阅读其他领域的书籍。而且在住院医师期间，我确实做了 2 年的研究，这很关键，因为你必须集中精力工作。我没有博士学位。你必须在某一时刻集中精力工作。我对于现有这些培训的一个担忧是人们没有去做科研。如果你每周只去实验室

1 天或 2 天，就不会有效果。申报材料来建立实验室是真的真的真的很难。如果你们想成为一名在基础领域有贡献的神经外科医师，尝试做一些让你与众不同的事情是至关重要的。无论你是该领域的第一人（如果你创造了这一领域将更完美），还是在一个只有神经外科医师才能胜任的领域工作。以我为例，我想成为第一个研究天冬氨酸蛋白水解酶在神经疾病中的作用的人。当我在实验室工作的时候，我们在 *Stroke* 上发表了相关文章。这是世界上第一次发现天冬氨酸蛋白水解酶在神经疾病中的功能活性。然后我们对肌萎缩性侧索硬化症和亨廷顿舞蹈症进行了该机制的相关研究，这最终促使我在住院医师实习期满后第一年即获得了第一个 R01（美国国家卫生研究所 R01 项目）。"

### 成为领域的突出人物

"有些人认为，技能练习很重要。有些人长年累月地进行技能训练。那只是在浪费时间。你需要弄清楚你喜欢什么，不喜欢什么。参与到项目中，明确你长期想做的事情。对我来说，最终

我选定神经外科。但是我想拥有一个实验室，所以我做科研并建立了自己的实验室。我就是这样利用时间的。这是一个零和博弈。一天只有 24 小时。你必须弄清楚你想做什么。你无法完成所有事情。你不可能把一切都做好。做事情前你需要时间思考，明确你想把时间花在什么事情上。不管怎样，要试着去取得效果。每当我尝试做一件事的时候，我想要将其做到影响力最大。例如，我通常不写综述类文章。我会尽我所能将文章发表在高影响因子的杂志上。发表高影响力的文章相当困难。无论如何，你要有远大的目标。把你的生活分成五个部分。你不必每年都做一个具备高影响力的研究，但是如果你每五年做一次，那就很了不起了。如果你的目标不是在 JAMA 或 New England Journal 发表文章，那么你永远和这些杂志无缘。你可能不会被接收，但或许你仅仅只是稍逊一筹。如果你没有远大的目标，你就永远不会有实现远大目标的可能。所以你必须要有策略地安排你的时间。作为一名学生，你不能忽视解剖学、生理学等基础知识，但除此之外，你还要决定自己想成为什么样的人。"

工作与生活的平衡

"工作和生活保持平衡很重要。在住院医师阶段末期我结婚建立了家庭。我不知道在没有孩子的情况下能够非常、非常努力地工作是否是一种优势，这也不是我的计划。然而，当你有孩子的时候，你会想花时间陪伴他们。在成为教授的第二年时我有了孩子。在我任教的前几年里，我学会全身心地投入到临床和实验室研究中去。当孩子们出生以后，你必须花时间陪他们，因为你想花时间陪伴他们。这真的平衡了我的生活。对我来说，我的生活就是工作和家庭。"

**L Dade Lunsford，医学博士，美国外科医师协会会员**

Lars Leksell 高级教授，宾夕法尼亚州匹兹堡大学神经外科影像导航中心主任，神经外科住院医师培训项目主任，技术与创新实践委员会主席

成功申请者的优点

"当我们分析那些成功进入神经外科领域工作并出类拔萃

的医师优点时,会发现他们精力充沛,动力十足,能够很好地完成多项任务。他们在学校内表现良好,成绩通常在班级的前20%。他们工作努力。无论是在住院医师阶段还是之后的职业生涯中,他们在标准化测试中均表现良好,尽管这些测试并不能准确预示随后的成功。他们经常参与科学研究项目,和过去相比现如今参与的人越来越多。他们往往是全面发展的,他们常拥有一些其他方面的兴趣爱好,这对神经外科医生很重要,因为他们常常会面对不同类型的问题。医生职业生涯中的大部分事情结果很完美,预后也令人满意,但偶尔也会出现意外及非常糟糕的预后,所以你必须有一个足够坚韧的性格。在职业生涯中,你必须不仅能够迎接伟大的胜利,还能够处理好巨大的悲剧。神经外科医师中的许多人还有其他重要的技能。有证据表明,几乎每一名想成为成功外科医师的人,他或她的手、眼、脑协调能力很强。因此有的人爱好是乐器,有的人爱好是运动,有的人则是世界上最棒的电脑奇才。不管怎样,必须有其他大量的兴趣爱好才能帮助你释放和缓解压力。神经外科的培训是最困难和最漫长的职业选择之一。这就意味着一个人必须很专注,能够着眼于长期目标。神经外科是一个成就感十足的职业,但同时也是一个艰难生活方式的选择。所以你需要为此做好心理准备。当你是一名住院医师时,你可能认为每周工作 80 小时没什么大不了的,因为你年轻又健康,但事实是神经外科医师在整个职业生涯中每周都需要工作 80 小时。神经外科培训是目前美国唯一一个时间长达 7 年的培训项目。其他的外科专科培训都没有这么长时间。从事神经外科专业的医师是特殊人群——不是每个人都适合神经外科。我们需要那些在神经外科领域有潜力改变创新的人。这些人都很聪明,精力充沛,他们能看到发展趋势,发现需要解决的问题。我们主要的目标是培养神经外科领域未来的中流砥柱和领导者。”

**Nathan Zwagerman, 医学博士**

威斯康星医学院神经外科副教授

住院医师培训期间表现

"从实践的角度来看, 住院医师成功的秘诀非常简单。你必须能同时处理两项或更多的事情。你必须非常努力地工作。你应该为你所治疗的患者感到自豪, 并且总是愿意为他们多付出一些。你永远不应该成为最后一个进医院和第一个出医院的人。你需要能力过人, 因为能力过人意味着其他人会请你帮忙处理事情。他们会对你产生信心, 然后请你做更多的事情。在初级住院医师期间, 最重要的是要有空闲时间和阅读学习。如果你作为住院医师经常在医院阅读学习, 人们看到你就会给你安排工作, 而这将会促进你的成长。这工作不是朝九晚五。这份工作, 至少对我来说, 是我人生的舞台中心, 我在工作之外所做的一切都是由工作所决定的。我所认识的最好的住院医师都没有关注过一周工作了多少小时。

对于初级住院医师来说, 被看到总比传言给你好。如果你脚踏实地干好工作, 不冒险, 不做傻事, 并能低调行事, 那将会让你在职业生涯走得很远。如果人们注意到你是一个初级住院医师, 大多数时候是因为他们注意到你不好的方面, 而不是好的方面。"

实习期表现

"身为一名实习医生是极其困难的, 因为你永远不会给任何人留下深刻的印象。我认为, 任何一个实习医生要给人们留下深刻印象的想法, 已经境界落后了。不管怎样, 你能做好的就是随时准备好。总是可以随叫随到。不要说太多, 否则你会惹上麻烦的。不要试图越界。遵守纪律。多和其他住院医师谈谈如何才能更加高效。实习医生可能会雄心勃勃, 他们想要处理 4 名 ICU 患者并汇报他们的病情。但我们的时间非常有限, 当他们汇报 4 名患者病情的时候, 半个小时过去了, 尽管汇报可能非常翔实, 但这改变了整个团队的节奏。虽然他们做得很好, 但这需要时间, 也会让其他人感到压力。实习医生轮转的目标应该是尽可能多地向住院医师学习, 但实习医生也需要理解团队的概念，并努力适应在团队中的工作。熟悉患者的病情及相关知识非常重要，因为，在某个时候，实习医生将会被问到解剖学和疾病进程，而知道这些知识将会大有帮助。

对我来说，如果一个实习医生能关心患者，那么他(她)将会在医生职业生涯中走得很远。我的经验，尤其是对我们的患者来说效果很好，就是我每天都和他们讲笑话。去年我们每天都能看见一名实习医生给一名患者讲笑话。这些就是让你与众不同的东西。

实习医生最主要的错误就是让较年轻的住院医师尴尬。当被问到问题时，如果一个住院医师不知道问题的答案，而实习医生脱口而出，这只会让住院医师感到尴尬，因为他们已经由于工作时间太长而精疲力竭了。随时准备好，多阅读学习，关心患者，这比其他任何事情都能让你在职业生涯中走得更远。

打结和缝皮等操作技术并不是那么重要，因为人们来自不同的教育背景。我认为我们并不曾因为某人手术技巧超群而聘用他。我绝不会因为一个人打不了结或者打了几个滑结就批评他。这不公平，因为我不希望他们知道。我希望看到他们对此感兴趣。我喜欢看到他们练习打结，但坦率地说，我不会去评价他们，说这个人打的结不是方节，应该让他们少去参加手术，这不是我关心的重点"

**Shelly D Timmons，医学博士，哲学博士，美国外科医师协会会员，美国神经外科医师协会会员**

神经外科教授，行政副主席，宾夕法尼亚州立大学 Milton S. Hershey 医学中心神经外科主任

"当进入这个充满挑战和激动人心的专业时，我给学生最好的建议是，保持你的承诺及热情。神经外科自创立以来已取得长足发展并将继续向前，因为我们开发了脑机交互接口，采用先进的方法来调节神经环路，进行复杂的神经生理监测，使用更安全、更有效的方法治疗各种日常生活中的神经和肌肉骨骼疾病。我非常荣幸能把神经外科作为我自己的职业，而且最有意义的是帮助患者和他们的家人，赢得一些伟大的挑战。"

# 索 引